药明康德经典译丛

抗 癌 疗 法

——从药物发现到临床应用

Anticancer Therapeutics：

From Drug Discovery to Clinical Applications

〔英〕A. 托德
〔澳〕P. W. 格朗德沃特　著
〔英〕J. H. 吉尔

上海药明康德新药开发有限公司　译

U0228438

科学出版社

北　京

图字：01－2021－4186

内 容 简 介

《抗癌疗法——从药物发现到临床应用》由英国纽卡斯尔大学药学院 Adam Todd 博士、Jason H. Gill 博士及澳大利亚悉尼大学药学院 Paul W. Groundwater 教授共同编著。本书共分为三部分。第一部分介绍了全球癌症负担、癌症分期和分类及癌症的细胞和分子基础。在第二部分中，作者主要阐述了抗癌药物的发现、合成、作用机制、耐药机制和药物不良反应。第三部分则聚焦某些特定癌症，详细阐述了第二部分中出现的某些抗癌药物单用或联用的实际临床治疗应用。

本书全面介绍了抗癌药物基础科学和临床应用，是医学、护理学、药物化学、药学、药理学和其他相关生命健康科学领域大学生的理想教科书。对于在学术界和工业界工作的药剂师、医务人员和药物研究人员来说，它也将是一本重要的参考书籍。

版权所有，译本经授权译自威立出版的英文版图书。

图书在版编目（CIP）数据

抗癌疗法：从药物发现到临床应用／（英）A. 托德
（Adam Todd），（澳）P. W. 格朗德沃特（Paul W. Groundwater），
（英）J. H. 吉尔（Jason H. Gill）著；上海药明康德新药
开发有限公司译. —北京：科学出版社，2021.8
（药明康德经典译丛）
书名原文：Anticancer Therapeutics：From Drug
Discovery to Clinical Applications
ISBN 978－7－03－069419－5

Ⅰ．①抗… Ⅱ．①T… ②G… ③G… ④上… Ⅲ．①癌
—治疗②抗癌药—研究 Ⅳ．①R730.5②R979.1

中国版本图书馆 CIP 数据核字（2021）第 145254 号

责任编辑：谭宏宇／责任校对：郑金红
责任印制：黄晓鸣／封面设计：殷　靓

科学出版社 出版
北京东黄城根北街 16 号
邮政编码：100717
http：//www.sciencep.com
南京展望文化发展有限公司排版
上海锦佳印刷有限公司印刷
科学出版社发行　各地新华书店经销
＊
2021 年 8 月第 一 版　开本：787×1092 1/16
2021 年 8 月第一次印刷　印张：23 3/4
字数：505 000
定价：280.00 元
（如有印装质量问题，我社负责调换）

译者的话

　　继心血管疾病之后,癌症已成为全球"头号杀手",并且肿瘤微环境不断发生变化,从而对安全、有效的抗癌药物开发提出了越来越高的要求。伴随人们对癌症了解的日益加深,每年都有新的抗癌药物在临床上得以应用,全球抗癌药物市场已达 1 000 亿美元并保持继续增长。

　　由英国纽卡斯尔大学药学院 Adam Todd 博士、Jason H. Gill 博士及澳大利亚悉尼大学药学院 Paul W. Groundwater 教授共同编著的《抗癌疗法——从药物发现到临床应用》,是一本全面介绍抗癌药物基础科学和临床应用的专业书籍。它向读者提供了对抗癌药物科学各个方面的综合理解,也是学习医学、护理学、药物化学、药学、药理学和其他相关生命健康科学领域大学生的理想教科书。对于在学术界和工业界工作的药剂师、医务人员和药物研究人员来说,它也将是一本重要的参考书籍。

　　《抗癌疗法——从药物发现到临床应用》一书共分为三个部分。第一部分介绍了全球癌症负担、癌症分期和分类及癌症的细胞和分子基础。在第二部分中,作者主要阐述了抗癌药物的发现、合成、作用机制、耐药机制和药物不良反应。第三部分则聚焦某些特定癌症,详细阐述了第二部分中出现的某些抗癌药物单用或联用的实际临床治疗应用。

　　过去 20 年来,药明康德为不断提升科研团队药物研发水平而持续追踪全球最新研究成果,同时也努力将国际先进知识和经验介绍给国内同行,以共同提升中国药物研发的整体水平。至今已先后与华东理工大学出版社合作完成了具有很高学术水平的《有机化合物的波谱解析》及《新药合成艺术》的翻译和出版,与科学出版社合作完成了《有机合成——切断法》、《基于结构的药物及其他生物活性分子设计——工具和策略》、《药物设计:方法、概念和作用模式》和《药物代谢动力学技术:在药物设计和开发中的应用》的翻译和出版,本书是与科学出版社合作出版的第五本译作。这些译著组成"药明康德经典译丛"系列。药明康德一流科研团队优秀的专业知识背景为本书的翻译质量提供了保证,相信本书的出版能为国内高校、研究机构及医药研发企业中从事药物研究的专业人士提供重要的参考。

　　药明康德成立于 2000 年 12 月,是全球领先的制药、生物技术及医疗器械研发开放式能力和技术平台公司。药明康德的愿景是成为全球医药健康产业最高、最宽和最深的能力和技术平台，早日实现"让天下没有难做的药，难治的病"的愿景。药明康德国内新药研发服务部是药明康德为中国制药企业提供一体化新药研发服务的平台，立志帮助更多中国药企迈进"中国智造"的创新药物时代，经过近年来的实践，药明康德已经为中国本土制药企业的数十款创新药物提供了一体化的新药研发方案和研发服务，包括药物设计、药物化学、药理学、药代动力学，以及药物的吸收、分布、代谢与排泄（ADME）、毒理学研究、生产工艺、杂质研究与质量控制、临床前开发和新药临床申报等全部工作。

　　本书翻译工作由药明康德国内新药研发服务部科研团队及药明康德数字化创新部数据科学和人工智能团队协作完成，首次采用人工智能机器翻译+人工校对结合的方法，尝试专业书籍翻译创新模式，高效、高质量地输出外文专著中文版，以飨广大中国读者。为此目的，我们搭建了专用的机器翻译平台，构建了大规模专业词组库并对机器翻译模型进行了多轮训练和优化，在此基础上进行的机器翻译文本再由专业技术团队进行人工校对和润色，以期达到人工翻译的准确度和语句的流畅性。全文机器翻译工作由陈德铭博士、陈慧敏博士和方什完成，译文第一部分"概述"的校正工作由韦昌青博士、江志赶博士、孙德恒博士和夏宗俊博士完成；第二部分"抗癌药物"的校正工作由胡利红博士、李鹏博士、李琦博士和钱蕙博士完成；第三部分"癌症"的校正工作由王建非博士、熊剑博士、李伟博士和熊忠博士完成。江志赶博士和熊剑博士负责全书翻译及校正的协调工作，夏远峰博士也对部分译稿进行了审校并提出了建议。

　　在本书中文译稿完成之际，三位原作者 Adam Todd 博士、Jason H. Gill 博士和 Paul W. Groundwater 教授特意为中译本撰写了中译版序，对此我们表示衷心的感谢！科学出版社对本书的出版给予了很大的支持与帮助，让本书质量上了一个新台阶，在此我们表示诚挚的感谢！

　　尽管本书的出版凝聚了众多参与人员的心血，但尝试的新翻译模式及审校过程中不足之处在所难免，恳请广大读者在使用过程中提出宝贵意见。

黎健　博士

上海药明康德新药开发有限公司　副总裁

陈曙辉　博士

上海药明康德新药开发有限公司　科研总裁

陈志刚　博士

上海药明康德新药开发有限公司　首席数据官

中译版序

  癌症一直是人类医疗健康领域的重大挑战，而人类也只有采取全球协作的抗癌策略才能战胜这些挑战。根据世界卫生组织报告预测显示，2030 年全球因癌症死亡人数将达到 1 300 万。其中，大部分死亡病例预计来自中低收入国家，显示了癌症没有国界之分。癌症是人类史上最严峻的挑战之一，为了共同应对癌症，来自世界各地的人们团结起来成立了国际抗癌联盟(Union for International Cancer Control，UICC)。UICC 倡议设定的世界癌症日也呼应了全球抗癌策略的重要性。自从本书英文版首次发布以来，癌症治疗领域已获得重大进展——人们目前可选择的癌症治疗方法已多于以往任何时候。为了保证癌症治疗领域的持续进步，至关重要的一点是全球的研究者们必须通过合作且战略性协作的方式进行抗癌工作。最后，我们非常高兴本书中文版即将面世，这将惠及全球更多的读者。我们也期望本书中收录的抗癌策略能鼓舞和激励学生们，他们将成为未来的癌症治疗研究人员，在未来抗击癌症这一毁灭性疾病中发挥重要作用。

Adam Todd

Jason H. Gill

Paul W. Groundwater

2021 年 5 月

中译版序（原文）

Cancer continues to pose a significant challenge to healthcare, and only a coordinated global approach will be sufficient to tackle the challenges associated with it. According to the World Health Organisation, annual worldwide deaths from cancer are projected to reach over 13 million by the year 2030. Many of these deaths are anticipated to be in low- or middle-income countries highlighting that cancer has no boundaries. The importance of a global cancer approach is also echoed by World Cancer Day, an international initiative led by the Union for International Cancer Control, where people from across the world unite under one voice to address one of the greatest challenges in human history. Since the English version of this book was first published, there have been significant developments in the field of cancer therapeutics — with more treatment options now available than at any previous time. In order for this progress to continue, it is paramount that researchers work collaboratively and strategically to coordinate anti-cancer endeavours on a global basis. To this end, we are delighted to learn this book will be translated to Chinese, thus making it even more globally accessible. We hope that the integrated approach adopted in this text will inspire students; they represent the cancer therapeutics researchers of the future and are essential for the global fight against these devastating diseases.

Adam Todd

Jason H. Gill

Paul W. Groundwater

May 2021

目 录

导　言

　　到 2020 年,世界上约有 1/2 的人会在生命的某个阶段患上癌症[1]。这是一个可以理解的可怕的数字,特别是当我们考虑到在全球范围内,癌症导致的死亡人数超过了艾滋病(acquired immunodeficiency syndrome, AIDS)、结核病和疟疾的总和[2]。2012 年,约有 1 410 万新发癌症病例被确诊(预计到 2025 年这一数字将上升到 1 930 万),820 万人死于癌症[3]。然而,一个更积极的方面是,现在越来越多的人幸存于癌症;2012 年,估计有 3 250 万人在确诊癌症后存活了 5 年(或更长时间),到 2020 年,预计 40%的癌症患者不会死于癌症,而是死于其他原因,如心血管疾病[1,3]。

　　如今,对于任何一个刚刚被诊断为癌症的患者来说,最大的诱惑之一就是在互联网上搜索与生存率相关的信息。网上确实有很多优秀的资讯,但在患者的癌症被完全分类之前,那些统计学数据都没有意义。就算患者的疾病已明确了分期,但最值得他们关注的依然是中位生存率指标。此外,在互联网上搜索癌症治疗的新闻条目会有很多搜索结果,但是人们应该认识到:癌症是指影响身体不同器官和系统的多种疾病的通称,因此,仅依靠单一的疗法(甚至一种疗法治疗多个相关癌症)是极不可能的。

　　自 74 年前首次描述化学药物治疗以来,化疗已显著改善了一系列不同癌症患者的生存率,其中许多癌症现在被认为是慢性病,而非急性病。前列腺癌就是一个很好的例子;现在男性患者通过化疗可以生活很多年,并且不会影响他们的生活质量。然而,不幸的是,并非所有癌症的治疗进展都那么显著,胰腺癌患者的预后仍然非常差且生存率多年来一直没有改观。

　　癌症的复杂性反映了人体自身的复杂性。生存率的提高(需要治疗越来越多的癌症患者)依赖于我们对正常细胞功能的理解,以及知晓在癌症发展过程中这些正常功能出错的原因。正是这些类型的研究进展为治疗方案(包括手术、放疗和化疗的联合治疗)提供了信息,并提高了多种癌症的生存率。

　　例如,在英国,1992 年,21%的癌症患者死于与肿瘤无关的其他原因;到 2010 年,这个数字上升到 35%,2020 年这个数字将预计将达到 38%[1]。这些统计学数据表明我们在对付这一极具挑战性和复杂性的疾病方面取得了不错的进展。药物化学家、分子生物学家、临床试验者、卫生经济学家和肿瘤学家在内的广大人群都在努力延续这一重大进展。虽然一个里程碑式的发现,从而使癌症的管理方式在一夜之间发生重大改变是相当罕见的(尽管这种情况可能发生,一个很好的例子就是发现了治疗睾丸癌的铂疗法),但是通过高质量的研究和稳健设计的临床试验,我们不断地在如何更好地管理这种疾病方面迈出了小而重要的每一步。

在本书的第一部分中,我们介绍了全球癌症负担、癌症分期和分类及癌症的细胞和分子基础。在第二部分中,我们描述了不同类别的抗癌药,包括每一类药物的发现、合成、作用机制和耐药机制等。在第三部分中,我们汇集所有内容并探索 10 种不同癌症的临床管理;重要的是,在第三部分,我们考虑各种可能帮助提高生存率的筛查方法。我们希望这本书的组织结构能帮助大家理解抗癌治疗的复杂性,并理解不是且永远也不会是一个方案就能治疗所有癌症。与其他抗癌药物的书一样,本书提供了当时临床使用抗癌药物的简介。毫无疑问,随着大规模的数据丰富的生物学研究的快速进展,这种疾病的治疗将取得更多重大的进展,并且未来的此类书籍将对更多新的抗癌药物(和靶标)进行讨论。

参考文献

[1] https://www. macmillan. org. uk/_images/cancer-statistics-factsheet_tcm9 – 260514. pdf (last accessed 21. 8. 2017).

[2] Moten A, Schafer D, Ferrari M. Rededefining global health priorities:Improving cancer care in developing settings. *J Glob Health*. 2014,4,010304.

[3] https://publications. cancerresearchuk. org/downloads/product/CS _ REPORT _ WORLD. pdf (last accessed 21. 8. 2017).

第一部分

概　述

1.1 全球癌症负担

为了使大家了解癌症及其治疗方式,我们首先要让大家明白"癌症"这个术语的含义。"癌症"这个词最早是由希腊名医希波克拉底(Hippocrates,公元前460~前370年)提出,他用"carcinos"和"carcinoma"来描述非溃疡性和溃疡性的细胞生长。在希腊语中,这两个词都是指"螃蟹",之所以用这些词来命名这个疾病,是因为癌细胞的生长及扩散传播很容易让人联想到螃蟹的形态。后来又发生了一些变化,罗马医生塞尔苏斯(Celsus,公元前50~前28年)和盖伦(Galen,公元130~200年)分别使用"cancer"(拉丁语意为蟹)和"oncos"(希腊语意为肿胀)来描述肿瘤。有趣的是,我们现在依然使用这些名词来定义恶性肿瘤、讨论肿瘤的组织学外观及为医学专家(肿瘤学家)提供疾病描述。

癌症虽然被描述为单一病症,但实际上是数百种不同疾病的一个统称。区分癌症的类型是极其重要的,因为对它们的治疗、管理和患者的预后都是不一样的(将在后面的章节中介绍)。此外,即使同一癌症类型,患者个体间的差异可能也比较大,从而导致治疗方案选择和患者预后差异较大。癌症的全球分布也是如此,不同地理区域的癌症类型不同,致病因素不同,治疗方案和成功案例不同,预后和生存率也不同。全球范围内,部分癌症类型和患者获得一定程度的缓解,部分患者可能被治愈,但其他患者可能无法治愈,其治疗的重点是延长预期寿命。

癌症是一个重大的世界性公共卫生问题,世界卫生组织(World Health Organization,WHO)在2008年指出,癌症是人类健康和发展的四大主要威胁之一(其他三大主要威胁为心血管疾病、慢性呼吸系统疾病和糖尿病)[1]。2012年,癌症发病人数①约为1 410万,预测癌症死亡人数②为820万,癌症患病人数③估计为3 260万[2]。当我们单纯看这些数字时,可能很难意识到问题的严重性,因此,将其放在整体去看很重要。例如,2012年世界人口约为70.5亿人,75岁之前死于④癌症的风险为10.5%[2]。

---

① 这里的发病人数是特定人群在给定时间段内出现的新病例数,表示每年的绝对病例数或每10万人"年龄标准化"率。
② 这里的死亡人数是特定人群在给定时间段内的死亡人数,表示每年的绝对死亡人数或每10万人"年龄标准化"率。
③ 这里的患病人数是指2008年前的5年中被诊断为癌症但2008年仍存活的人数。
④ 换句话说,以目前的癌症发病率计算,每100个新生婴儿中就有10个在75岁之前死于癌症。

Anticancer Therapeutics: From Drug Discovery to Clinical Applications, First Edition.
Adam Todd, Paul W. Groundwater and Jason H. Gill.
© 2018 John Wiley & Sons Ltd. Published 2018 by John Wiley & Sons Ltd.

　　癌症不是一种现代疾病,大约在 5 000 年前就被发现和描述了。出乎意料的是,尽管癌症的诊断、治疗和管理取得了重大进展,但如今癌症的发病率仍比一个世纪前还要高。这怎么可能呢? 我们看到癌症病例增加了吗? 我们对这些疾病的治疗真的取得进展了吗? 这些问题的答案与我们看待癌症的方式有关,并与癌症领域以外的因素和其他疾病治疗成就有直接关系。在过去的一个世纪中,癌症逐步成为死亡的主要原因,这是因为我们在治疗其他危及生命的疾病方面取得了重要的进展。在 20 世纪初,因癌症死亡的患者数占比较小,大部分死亡是由感染性疾病引发的,如肺炎、肺结核和小儿麻痹症。自那时以来,医疗的进步、公共健康和卫生的逐步改善使感染死亡病例显著减少。如果我们比较世界不同地区的癌症发病率和死亡率的差异,特别是发达国家和发展中国家之间的差异,这种效应就明显了。在欧洲发达国家,感染性疾病的治疗非常成功,癌症似乎是一个主要的死亡因素,在北欧和西欧,总死亡率高于 150/10 万,总发病率高于 300/10 万。我们可以将其与非洲中部和北部的发展中国家进行比较,在这些国家,传染病是死亡主要因素,治疗成功率很低;在这些国家,癌症死亡率低于 90/10 万,发病率低于 130/10 万(图 1.1.1)。

　　从图 1.1.1 中我们可以清楚地看到,澳大利亚/新西兰的癌症发病率最高,欧洲和北美的发病率也高于全球(世界)发病率。死亡率(由每个地区最普遍的癌症所决定)部分反映了发病率,但明显的例外是美拉尼西亚(西太平洋),其发病率低于全球(世界)平均水平,但其死亡率接近最高水平,澳大利亚/新西兰的发病率最高,但其死亡率低于全球(世界)平均水平。澳大利亚最常见的癌症相关死亡疾病是肺癌(19%),其次是肠癌(11%);在美拉尼西亚,宫颈癌、乳腺癌、肝癌和唇/口腔癌是癌症相关死亡的最常见疾病(10%)。另一个与现代癌症发病率明显增加有关的重要因素是,随着全球人口稳步增加,人类的寿命更长了;更好的生活方式和疾病管理已使预期寿命延长。1970 年,全球人口的中位数年龄①为 22 岁,2010 年全球人口中位数年龄增至 29 岁,预计到 2050 年全球人口中位数年龄达到 38 岁。此外,预计 2050 年,60 岁及以上人口将增加 3 倍,达到 20 亿。对于癌症,预计到 2030 年,全球每年可能有 2 700 万新发癌症病例和 1 700 万癌症相关死亡病例。因此,我们延长的预期寿命和改善的癌症存活率是消除其他危及生命疾病的间接结果,这些疾病已将癌症推入四大健康问题的前列。

　　但是,为什么癌症病例数量明显上升呢? 如果我们接受癌症的死亡百分比增加是由于其他疾病(如感染)的数量显著减少而导致动态平衡的改变的观点,那么我们是否应该不只看到报告的总死亡数量减少但癌症相关死亡的病例数量大致相同。尽管原则上上述应该是正确的,但它没有说明的事实是,作为一个群体,人类的寿命更长了。我们知道,年龄增长与癌症病例数量之间存在显著相关性,后文将讨论其基本原理。简言之,世界人口的持续增长和老龄化意味着人们的生存时间更长,因此癌症的发生概率更大。综上所述,我们可以理解,这些潜在因素推动癌症成为全球关注的主要健康问题。然而,最近的研究

---

① 把人口分成两等份的年龄(译者注:将全体人口按年龄大小排列,位于中间的年龄)。

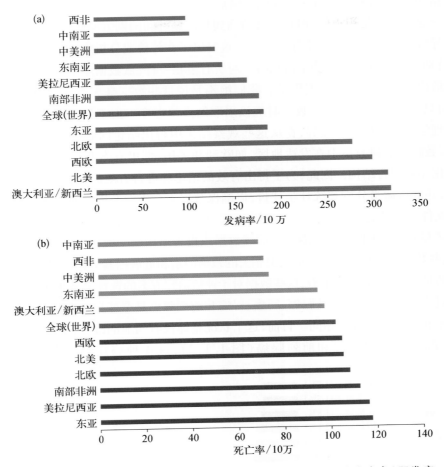

图 1.1.1 2012 年世界各地区每 10 万人的估计年龄标准化癌症发病率（即发病率）（a）和癌症相关死亡率（即病死率）（b）[3]。北欧包括英国和斯堪的纳维亚半岛；中南亚包括伊朗、伊拉克、阿富汗、巴基斯坦和印度；东亚包括中国、中国台湾、日本、朝鲜、韩国和蒙古国；东南亚包括老挝、缅甸、菲律宾、泰国、越南、马来西亚、新加坡和印度尼西亚①

来源：Torre 2012[3]。

表明，由于生活方式的改善、癌症的早期筛查诊断或治疗水平的提高，这些因素使抗癌取得了进步。例如，与前几年相比，欧洲被诊断为癌症的总体风险已趋于稳定（按年龄标准化比率估计为 356/10 万），死于癌症的总体风险已开始下降（估计为 168/10 万，随肿瘤类型和国家的不同而不同）[4]。

我们现在知道癌症是目前主要的疾病，在发病率、存活率和死亡率方面存在明显的全球差异。然而对这些数据的评价和解读，我们应当保持谨慎的态度。如前所述，根据所提

---

① 此图"北欧""中南亚""东亚"的地理分区为医学地理分区，原文即如此。

供的数据,欧洲的癌症发病率趋于稳定,癌症死亡率呈下降趋势,这些数据都是正确的。虽然这一总体变化是积极的,但它没有精确到具体癌种和国别方面数据,也没有说明这些因素会导致癌症相关死亡风险存在差异。这突出了在评价或分析癌症数据时的一个主要考量,特别是在提取需要的特定信息时。与所有事物一样,从数据库中获得的信息的质量和效用取决于输入系统的数据质量。我们绝不是说这些数据毫无意义、具有误导性或不正确,而只是指出在考虑这些数据时应该采取的谨慎态度。由于数据报告、文件、报告实践和病理学评价的国家间差异,在从这些观察结果中得出结论时必须仔细考虑。毫不奇怪,大多数报告的研究集中在发达地区,如欧洲和美国,那里有专业的和完善的癌症登记和标准化癌症报告结构。因此,为了得出有效的结论和进行有效的比较,必须确认数据的可靠性,并进行适当分析和统计学评价,以确保数据不会因混杂因素而发生偏倚。不完整的记录文件,如"肺癌"的描述,没有明确组织学类型,对报告和相关分析有重要影响。同样,一个地区和另一个地区之间可能缺乏后续数据或报告结构不一致。然而,正确使用这些数据时,这些数据在评估与特定癌症类型相关的致病因素和进展因素方面也具有重要的价值,更重要的是,从制药的角度来看,这些数据对于评估治疗方案的选择也是非常重要的。

在过去 40 年中,肺癌、乳腺癌、肠癌、胃癌和前列腺癌是全球最普遍的肿瘤类型,其治疗成功率和预后结局各不相同。目前,这个状况整体没有明显的改变,全球最常见的癌症是肺癌、乳腺癌、结直肠癌和前列腺癌(图 1.1.2),这 4 种癌症约占全球癌症总数的

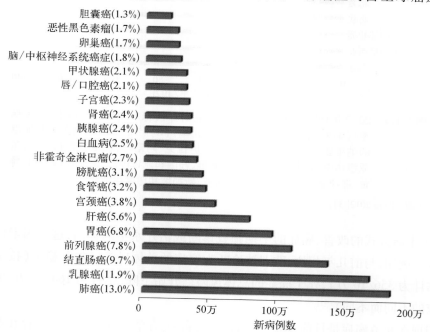

图 1.1.2 2012 年全球最常见的 20 种癌症的估计值①(http://globocan. iarc. fr/Pages/fact_sheets_population. aspx)

---

① 百分数表示此癌症占癌症总数的百分比。

40%[2,5]。如果单独取欧洲数据计算，情况略有不同，乳腺癌、结直肠癌、前列腺癌和肺癌几乎占该地区癌症总负担的一半[4]。癌症类型的差异反映了世界范围内不同地理和环境因素的差异，在全球范围内，胃癌的排名在前4位，但欧洲的情况并非如此，这可能反映了亚洲饮食的独特因素。与全球情况相反，欧洲的前列腺癌发病率较高，这也可能反映了世界发达地区与发展中地区的饮食和生活方式的差异。该性别特异性癌症也反映了全球报告的差异，其中男性的癌症发生率比女性高1/5以上，全球不同地区的男性和女性发生率相差3~4倍。与全球癌症发病率相似，癌症死亡在全球不同地区也存在显著差异。全球范围内与死亡相关的4种最普遍癌症类型为肺癌、胃癌、肝癌和结直肠癌，占全球癌症死亡率的45%。当专门针对英国进行分析时，排位数据又发生变化，英国肺癌、结直肠癌、乳腺癌和前列腺癌的死亡数几乎占癌症相关死亡总数的一半。

特定地区、国家或文化中的癌症发病率可用于指示或概述这些特定癌症的潜在促成因素。过去我们简单地将不同人群或地理区域之间癌症发病率的差异归因于这些不同人群之间的遗传差异。然而，现在我们知道，这种观点过于简单。环境的变化和居民的环境暴露情况也是癌症的影响因素。根据不同地理区域癌症发病率的比较，现在可以明确地将特定的环境、饮食、娱乐和工业因素与癌症的发生或发展直接联系起来。例如，肝癌高发于莫桑比克地区，调研发现可能其与花生的储存方式导致黄曲霉的生长有关。此地区花生储藏方法改变后的几年和几十年里，肝癌发病率下降了，这有力地支持了这些因素之间的关联性。该示例表明了存在地域性的致癌（致癌）因素，但持遗传观点的人还可以悲观地认为，此地区人群对部分食物不耐受或特有其他风险因素。

对移民人群的研究可以更强有力地验证遗传和环境风险因素对癌症发展的共同作用。对在新国家定居、新生活方式的移民的癌症发病率的研究，可以轻松评估这一点。支持环境因素促进癌症发展的例子是，在美国的日本移民显示出与美国人相似的结肠癌发病率，其发病率是一直生活在日本的人的5倍，这表明结肠癌发展的环境驱动因素超过遗传背景提供的驱动因素。相反，日本的胃癌发病率高于英国或美国。从表面上看，可以说这是由于这些人群的遗传特性造成的。事实上，从日本迁往美国的日本人胃癌发病率的研究支持了环境因素对癌症发展的具有推动力。在一到两代人之间，日裔美国人的胃癌发病率降到了美国水平。日本胃癌高发的因素是由于食品采用高盐储藏的方式引起的。

尽管描述多风险因素不在本节的讨论范围内，但有必要简要讨论吸烟与癌症（尤其是肺癌）发展的明确联系。毫无疑问，无论是直接吸烟者还是被动吸烟者，吸烟是肺癌的主要环境和致癌危险因素。自1930年以来，全球肺癌的发病率增加了10倍以上，使肺癌成为2012年欧洲癌症死亡的主要原因，也是几十年来世界上最常见的恶性肿瘤。肺癌发病率的上升直接归因于烟草使用的增加，尤其是香烟[4]。然而，当比较一种物质对癌症发展的影响时，一个重要的标准是观察其影响所需的时间。吸烟者的发病率与肺癌发展之间的关系大约滞后20年。该滞后时间反映了癌症发展的细胞基础（我们将在后面讨论），涉及多步骤的发展过程和满足癌症特定标志的要求。研究特定人群中吸烟习惯的差异可以明确滞后时间的存在。例如,可以通过比较男性和女性来评价吸烟和肺癌的滞后时间。在第一次世界大战期间(1914~1918 年),男性吸烟人群开始增加,而在第二次世界大战期间(后文简称二战)和之后(20 世纪 40 年代以后),吸烟在女性中开始流行。20 世纪 30~40 年代,男性肺癌的发病率开始增加,而女性的肺癌发病率则在 20 世纪 60 年代左右有所增加,均说明了存在大约 20 年的滞后期。

近年来,许多人已经从吸烟转向使用电子烟,电子烟对健康的好处优于前者,并且人们对与吸烟有关的癌症危险因素的认识有所提高。随着时间的推移,电子烟能否减少肺癌(和其他与吸烟相关的癌症)仍然值得关注。

正如您现在所理解的,癌症的因素存在巨大的复杂性和不确定性,特定癌症类型的患病率和病因学存在广泛差异。根据上述讨论的信息,我们现在了解到有多种外部因素驱动着癌症的发展。从表面上看,这些致癌因素与癌症发生之间的直接因果关系。这不是真的吗? 毫无疑问,癌症的发生与环境有关,许多流行病学研究提供了有力的证据。但是仍不清楚的是,这些致癌因素究竟是致病因素、疾病过程的催化剂、主要和不可或缺的因素,还是纯粹巧合发生在癌变过程中。而且,这些致癌因素实际上是如何驱动细胞癌变的(如何使细胞变成肿瘤细胞)还有待研究。实际上答案是相当直接的(现在已经进行了许多的研究):癌症是致癌因素驱动和(或)促进细胞基因变化和行为重编程的结果。因此,环境和致癌因素主要是癌症发展的催化剂和促进因素。

很明显,环境和生活方式是癌症发展的主要因素和风险因素,将许多实践、活动和环境参数描述为致肿瘤或致癌太容易了。因此,我们必须现实地看待癌症的这些致病因素。例如,在 20 世纪后期,结肠癌在发达国家呈上升趋势。这与减少健康饮食、外卖和便餐的增加及随后的肥胖增加有关。现有报道表明,饮食中水果和蔬菜含量低,红肉、加工食品和脂肪含量高导致结直肠癌的风险增加[4]。在相同时期内,结直肠癌的增加也能与个人电脑和电子游戏机的发明和使用联系起来。尽管结直肠癌和饮食之间存在明确的联系,但个人计算机的使用不太可能是这种疾病的主要致病因素(尽管缺乏锻炼、食用不健康的零食及与电脑有关的熬夜都可能是促进因素),因此,风险因素和致癌刺激也必须在生物学(或科学)上是可合理解释的。从结直肠癌与电子游戏的关系中可以得出的警示是,风险-疾病联系通常不是线性的或直接的,在复杂的、相互交织的病原网络中也存在一些其他的促进或支持因素。在这种情况下,运动和体育锻炼、均衡饮食、新鲜水果和蔬菜及控制体重都很重要。实际上,这不是一个新概念,这是 20 世纪早期的正常做法。因此,潜在的罪魁祸首可能是过去 50 多年来的生活方式、社会环境、零售便利和态度的变化。

除了将特定的风险因素与特定的癌症类型联系起来,特定人群中癌症发生率的变化也为其病因学的探索提供线索。尤其是在特定位置或人群中大量出现的"罕见"癌症尤为重要。例如,短时间内在一个特定城镇附近发生了几例急性白血病病例表明,这种疾病存在强烈的环境或个人暴露因素,如辐射。

从这些流行病学研究中得到人类癌症和环境危险因素之间具有关联性,并且表明可以通过识别、消除和改变致癌因素来预防许多癌症的发生。在过去的几十年里，这种预防癌症方法的研究可能已经成为癌症研究领域的重中之重，并且至今仍然如此。基于此，我们能从一开始就阻止癌症的发生吗？在回答这个问题之前，重要的是要考虑环境因素在这个过程中所起的作用。假设环境因素在所有癌症中起主要作用（约75%），癌症的内在原因（遗传）也确实存在并具有作用。那么我们至少可以通过控制危险因素来降低癌症的发展速度，目标是使人在有生之年不会发生癌症。然而，有强有力的证据表明，环境因素主要促进和加速癌症的发展，而不引发此类疾病，尤其是当我们认为癌症是一种遗传性疾病时。因此，癌变的多步骤性仅受环境因素的推动，最终发展为癌症（尽管可能会超出个体的寿命）。为了解决"我们能否完全预防癌症形成？"这一问题，我们需要考虑癌症引发的遗传问题，遗传变化及环境致癌因素的共同作用，但从本质上来说，这个答案是肯定和否定的结合。

现在，通过开展健康促进运动、改善公共卫生从业人员的教育以及改变社区环境中卫生从业人员的角色，认识和预防癌症已成为一项主要举措。

很明显，全球范围内的癌症治疗仍将是21世纪的主要挑战之一，除了预防策略外，诊断和治疗的进步也有望显著降低这些疾病的影响。

参考文献

[1] WHO. 2008－2013 action plan for the global strategy for the prevention and control of noncommunicable diseases: prevent and control cardiovascular diseases, cancer, chronic respiratory diseases and diabetes, edited by WHO, Switzerland, 2008.

[2] Ferlay J, Shin HR, Bray F, Forman D, Mathers C, *et al*. Estimates of worldwide burden of cancer in 2008: GLOBOCAN 2008. *Int J Cancer*. 2010, **127**, 2893－917. doi: 10.1002/ijc.25516.

[3] Torre LA, Bray F, Siegel RL, Ferlay J, Lorete-Tieulent, *et al*. Global cancer statistics, 2012. *CA Cancer J Clin*. 2015, **65**, 87－108.

[4] Ferlay J, Steliarova-Foucher E, Lortet-Tieulent J, Rosso S, Coebergh JW, *et al*. Cancer incidence and mortality patterns in Europe: estimates for 40 countries in 2012. *Eur J Cancer*. 2013, **49**, 1374－1403.

[5] Bray F, Ren JS, Masuyer E, Ferlay J. Global estimates of cancer prevalence for 27 sites in the adult population in 2008. *Intnl J Cancer*. 2013, **132**, 1133－1145.

1.2 癌症分期和分类

目前认为,有200多种不同类型的癌症,这种疾病有可能在任何身体器官中发展而来;每个器官和组织都由许多不同的细胞类型组成,每个细胞都有发展为肿瘤的潜力,这使情况变得更加复杂。可以想象,这些"正常"细胞的不同活动和功能会直接影响癌症的生长速度、活动性和致死率。因此,尽管不同类型的癌症发展过程基本相似,但在治疗响应、细胞"行为"特征和总体疾病预后方面存在巨大差异。

那么,肿瘤、癌症和恶性肿瘤之间究竟有什么区别呢?根据上下文背景,这几个术语可以互换使用(不精确)。在临床术语中,最重要的是区分良性和恶性。良性和恶性修饰"肿瘤"用于定义特定的细胞生长。然而,实际上,通常使用"肿瘤"的场合,用术语"赘生物"(其字面意思是"新生长的事物")更合适。大概是为了简化而不是因为准确性,我们现在经常使用"肿瘤"而不是"赘生物"。然而,不管是"赘生物"还是"肿瘤",它们可以是良性的,也可以是恶性的,这是解释或治疗疾病的关键和根本的区别。

1.2.1 良性肿瘤(或赘生物)

这种类型的肿瘤生长局限于其原始位置,缺乏侵入周围正常组织的能力,或缺乏与邻近细胞离解并扩散到身体其他部位的能力。良性肿瘤通常是遗传稳定的,其基因型(基因组成)随时间变化很小。良性肿瘤内的任何遗传扰动都不会使其具有比邻近细胞更高的细胞生长优势,而且细胞保留了正常的生长调节机制及确定的形态和功能。举例来说,常见的皮肤疣是皮肤感染人乳头瘤病毒(human papilloma virus,HPV)引起的良性生长。

良性肿瘤局限于其起源部位通常意味着可以通过手术完全切除,因此通常不会危及生命。当然,也确实存在例外情况,当良性肿瘤处于不能手术的位置时,它的存在会扰乱和阻碍所在组织的正常功能,如某些脑肿瘤。

Anticancer Therapeutics: From Drug Discovery to Clinical Applications, First Edition.
Adam Todd, Paul W. Groundwater and Jason H. Gill.

1.2.2　恶性肿瘤（或癌症）

尽管在少数情况下,良性肿瘤可能会对人的健康造成困扰(需要进行必要的治疗),但这很少涉及药物的使用(通常称为癌症化疗)。然而,"癌症"是完全相反的,其通常需要化疗干预,本书后续将详细介绍。

我们现在要关注癌症是什么,它与良性肿瘤的区别是什么,以及为什么我们需要全身治疗,而不是仅仅将它们局限于按肿瘤的发病部位来介绍。

良性和恶性肿瘤之间有许多特征性的区别,包括细胞分化、生长速度和遗传稳定性,良性肿瘤在组织学上与它们的正常起源组织具有相似性。然而,良性肿瘤和恶性肿瘤之间的关键和明确的区别是,后者具备侵袭邻近组织并扩散到其他组织和器官的能力,具备这一特征的肿瘤就被称为"恶性肿瘤"。在这种情况下,恶性肿瘤(恶性赘生物)是癌症的同义词,因为它们能够从起源部位转移到邻近组织,并扩散到全身(这一过程被定义为"转移")。恶性肿瘤的这种侵袭性和转移能力正是癌症如此危险和危及生命的原因。因为癌症一旦扩散,就不能再通过局部治疗和手术对其进行治疗。

一般而言,良性肿瘤生长缓慢,恶性肿瘤加速生长并可扩散到邻近和随后的远端部位。但是这个概念也有例外,部分良性肿瘤比一些癌症生长得更快,原因可能是原发病灶的差异或存在内源性生长诱导因子等。尽管有这些例外情况,但可以肯定的是,大多数良性肿瘤的发展和扩大是极其缓慢的。

同样重要的是,并非所有的恶性肿瘤都威胁生命,一些具侵袭性的癌症也是可治愈的。同样,如前所述,良性肿瘤虽然在本质上是无害的,但它们也可因其病发位置而引发死亡。因此,良性和恶性肿瘤的风险和结局并没有明确的"一刀切"的标准和答案。

1.2.3　肿瘤命名和分类

在讨论肿瘤的存在和位置(及其治疗)时,一个重要的概念是肿瘤的分类。肿瘤的描述性和限定性命名使我们能够知道它在哪里、它与周围组织环境的关系、是否会威胁生命、可能的预后及何时、如何对其进行治疗。

从组织学和解剖学角度来看,所有良性和恶性肿瘤均由两种细胞组分组成:① 肿瘤块,由肿瘤细胞组成;② 周围和支持性的非肿瘤细胞,由基质细胞、结缔组织、血管、炎症细胞和细胞外蛋白基质网络组成。现已明确,这两种细胞组分对于肿瘤的生长、存活和生长支持,以及肿瘤和周围细胞之间的相互作用都是必不可少的。这一认识是恶性肿瘤治疗的一个转折点,与以往的完全集中于基因不稳定且通常耐药的恶性肿瘤肿块的化疗方法不同,其促使研发出一波新的针对基因稳定的肿瘤微环境的化学药物。如书中稍后所述,这种治疗概念可以通过几种新的"分子靶向"化学药物来举例说明。良性肿瘤和恶性肿瘤的命名均涉及 3 个部分：

　　（1）位置（如脑、乳腺、肺、前列腺）。

　　（2）产生它们的细胞和组织类型（如上皮细胞、间质细胞）。

　　（3）肿瘤的生长行为（如良性或恶性）。

　　用位置来命名大多数肿瘤是很容易的（转移性肿瘤除外，如后文所述）。尽管这样的命名提供了部位信息，但不足以提供关于特定肿瘤的类型、特征、预后和治疗的详细信息。这些因素依赖于对肿瘤是良性还是恶性的识别和描述、肿瘤形成组织的胚胎起源、起源细胞类型的功能基础、肿瘤细胞与其起源细胞的分化程度（即细胞分化程度）、细胞生长方式及肿瘤的显微镜和肉眼组织学特征。因此，在描述和定义肿瘤时使用"通用语言"对于比较、定性和分类、诊断和预后及最终确定特定病例的最适当治疗的选择至关重要。

　　肿瘤的分类，无论是良性的还是恶性的，最初都与起源细胞类型的胚胎来源相关。在此背景下，胚胎发育的早期阶段有 3 个明确称为胚层的细胞层：外胚层、中胚层和内胚层。在这些胚层中，外胚层产生脑、神经系统和皮肤的表皮（外层）等；中胚层产生支持组织，包括骨、肌肉和血液；内胚层发育成内脏器官，如胰腺、尿道、膀胱、肝脏及消化道（口腔和肛门腔除外）和呼吸道的上皮内层。有趣的是，泌尿生殖道的上皮内层（如卵巢和肾脏）来源于中胚层而不是内胚层。发育过程中的一个重要点是这些起源于不同胚层的细胞具有明确的性质和功能，其中一些细胞分化为能够分泌激素的胰腺细胞，一些细胞分化为能够传递电脉冲的神经细胞，还有一些细胞在胃内分化为分泌胃酸的细胞。在整体情况下，细胞分裂和定向分化之间的协调平衡对于实现这些定向分化及各个器官的发育和功能至关重要。在本节的后续部分及随后的章节中讨论肿瘤的发展、良恶性和转移潜力及对治疗的反应时，突出了这种发展起源对于肿瘤分类的重要性和相关性。尽管良性和恶性肿瘤均可由同一细胞类型发展而来（图 1.2.1 和图 1.2.2），但清晰地阐明不同肿瘤类型对应的相关分类和名称是至关重要的（表 1.2.1）。

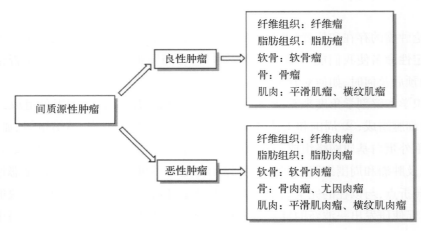

图 1.2.1　间质源性肿瘤的命名

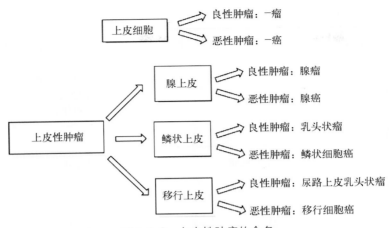

图 1.2.2 上皮性肿瘤的命名

表 1.2.1 良性和恶性肿瘤的命名

起 源 组 织	良 性	恶 性
结缔组织和中胚层来源的肿瘤		
骨	骨瘤	成骨性肉瘤 尤因肉瘤
软骨	软骨瘤	软骨肉瘤
肌肉（平滑肌）	平滑肌瘤	平滑肌肉瘤
肌肉（横纹肌）	横纹肌瘤	横纹肌肉瘤
纤维组织	纤维瘤	纤维肉瘤
脂肪细胞	脂肪瘤	脂肪肉瘤
血管	血管瘤	血管肉瘤、卡波西肉瘤
造血和淋巴源性肿瘤		
全血细胞 淋巴细胞		慢性髓细胞性白血病 急性/慢性淋巴细胞白血病 骨髓瘤 霍奇金淋巴瘤 非霍奇金淋巴瘤
粒细胞 单核细胞		急性髓细胞性白血病、急性单核 细胞白血病
神经系统肿瘤		
脑		星形细胞瘤 胶质母细胞瘤
	脑膜瘤	侵袭性脑膜瘤 神经鞘瘤 髓母细胞瘤

续　表

起 源 组 织	良　性	恶　性
眼睛		视网膜母细胞瘤
周围神经系统		神经母细胞瘤
		神经纤维肉瘤

上皮源性肿瘤

复层上皮 *	乳头状瘤	鳞状细胞癌
腺体上皮内层 *	腺瘤	腺癌
皮肤基底细胞		基底细胞癌
皮肤黑素细胞	痣	黑色素瘤
肾上皮细胞	肾腺瘤	肾细胞癌
		肾母细胞瘤（维尔姆斯瘤）
肝	肝腺瘤	肝细胞癌
移行上皮（泌尿道）	尿路上皮乳头状瘤	移行细胞癌
睾丸生殖细胞		精原细胞瘤
		绒毛膜癌
		胚胎癌
卵巢生殖细胞		无性细胞瘤
		绒毛膜癌

来源于多胚胎层的生殖细胞瘤

卵巢、睾丸、胚胎嵴	皮样囊肿	未成熟畸胎瘤
	成熟畸胎瘤	畸胎癌

* 来自胚胎 3 个细胞层的一系列组织的肿瘤。

　　在这种情况下，良性肿瘤是在肿瘤产生的细胞类型后加"moa"（瘤）后缀来命名的。例如，纤维组织的良性肿瘤称为纤维瘤，脂肪组织的良性肿瘤称为脂肪瘤（图 1.2.1）。上皮来源良性肿瘤（内胚层和少数中胚层来源的组织）的命名则略不同，通常与其组织学和组成上皮细胞特征有关，如腺上皮、鳞状上皮或移行上皮。例如，腺瘤为起源于腺上皮的良性上皮肿瘤（通常称为息肉），而乳头状瘤是由器官（如皮肤、子宫颈、口腔和咽组织）表面鳞状上皮引起的良性肿瘤（图 1.2.2）。然而，这个简单的良性肿瘤命名法仍有例外，如黑色素瘤实际上是一种皮肤的高度恶性肿瘤，神经母细胞瘤是一种儿科神经元细胞癌（尽管在后一种情况下，后缀是母细胞瘤，但实际上其不是瘤）。

　　恶性肿瘤在一定程度上遵循了良性肿瘤命名的原则，明显的例外是使用了不同的后缀。结缔组织和中胚层来源的恶性肿瘤被称为肉瘤，而不是使用良性肿瘤的"瘤"作为后缀（表 1.2.1）。例如，由脂肪组织引起的癌称为脂肪肉瘤，而同一组织中的良性肿瘤则称为脂肪瘤。类似地，纤维结缔组织癌症可能是纤维肉瘤，而不是良性纤维瘤（图 1.2.1）。

该规则的一个明显例外是血液和淋巴系统中产生的癌症,尽管它们起源于中胚层来源的组织,理论上应命名为肉瘤,但其分别称为白血病和淋巴瘤。因此,肉瘤实质上是指"实体"间质组织中的肿瘤。

　　由上皮细胞发展而来的恶性肿瘤称为癌,上皮细胞包括机体表面、内脏内膜、构成大多数器官分泌或吸收功能的上皮细胞。上皮细胞来源于所有 3 个胚层,所以这些恶性肿瘤涵盖了一系列组织类型和细胞起源。因此,肝脏的恶性肿瘤(源自内胚层)是癌,肾小管上皮(源自中胚层)或皮肤(源自外胚层)的恶性肿瘤也是癌。良性和恶性上皮性肿瘤不同命名的一个例子如胃肠道的结肠,其良性肿瘤称为结肠腺瘤(或结肠息肉),恶性肿瘤称为结肠癌(图 1.2.2 和表 1.2.1)。

　　上皮组织的特殊性质及不同的上皮功能形态,为癌症提供了进一步的描述性分类。那些起源于腺体上皮的肿瘤会以"腺"作为前缀(图 1.2.2)。例如,结肠腺分泌组织的恶性肿瘤称为结肠腺癌(图 1.2.3),而由肾内腺体组织发生的恶性肿瘤称为肾细胞腺癌。或者,起源于鳞状上皮细胞(即皮肤或食管)的癌称为鳞状细胞癌(图 1.2.2),如食管鳞状细胞癌。

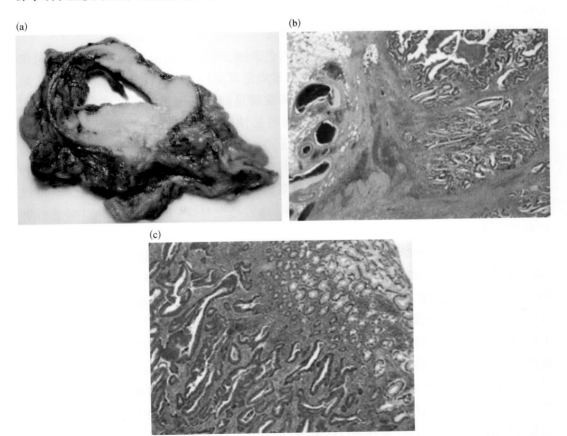

图 1.2.3　结肠腺癌(a)手术切除的盲肠显示,围绕结肠周径的 2/3 都是肿瘤组织(白色肿块)。组织病理学诊断为中度分化腺癌:(b)低倍镜;(c)高倍镜。此恶性肿瘤已从盲肠上皮层侵入下层的肌肉组织

　　癌症的进一步亚分类和额外描述性命名同样非常重要,因为它可以进一步帮助预后并指导特殊癌症的治疗。例如,肺癌(见第 3.4 节)可分为 4 种主要类型,取决于癌细胞的组织学和形态:非小细胞肺癌(non-small cell lung carcinoma, NSCLC,包括腺癌、鳞状细胞癌和大细胞癌)和小细胞肺癌(small cell lung carcinoma, SCLC)。这些肺癌的亚型以不同的速率生长和扩展,表现出不同的转移潜能,并且对化学疗法的反应也不同。

　　尽管均归类为癌,但这些肺癌的病理学分类之间存在明显差异[1]。例如,NSCLC约占所有肺癌的 85%,并且对化疗相对不敏感。相反,SCLC(被认为来源于肺内的神经内分泌细胞)通常比 NSCLC 生长更快、转移更广泛,但通常对化疗也更敏感(至少在初期是敏感的)。然而,尽管对化疗有良好的响应,SCLC 早期的高转移率往往导致预后较差。

　　尽管这种"标准化"命名法是相当直接和相对明确的,但在描述良性和恶性肿瘤方面有一些例外。如上所述,造血系统和淋巴系统的恶性肿瘤被命名为白血病和淋巴瘤,而不是按照传统,以其间质细胞起源而用肉瘤来命名。此外,根据所涉及的特定细胞类型,可对该恶性肿瘤家族进行进一步分类(表 1.2.1)。

　　其他命名不一致的肿瘤类型可能包括黑色素瘤、间皮瘤、精原细胞瘤和后缀为母细胞瘤的肿瘤,所有这些都是恶性肿瘤。黑色素瘤是高度侵袭性的皮肤恶性肿瘤,由皮肤内的黑色素细胞发展而来(见第 3.9 节),间皮瘤是肺间皮细胞的恶性肿瘤,通常与工业石棉接触暴露有关,精原细胞瘤是睾丸内的恶性肿瘤(见第 3.10 节)。后缀为母细胞瘤的肿瘤名称与许多儿科肿瘤和类似于胚胎组织的肿瘤相关,如神经母细胞瘤(儿科神经元恶性肿瘤)和视网膜母细胞瘤(儿科眼部视网膜癌)(表 1.2.1)。还有几种肿瘤类型是以发现或识别它们的人的名字命名的,如霍奇金(和非霍奇金)淋巴瘤(淋巴瘤类型)、尤因肉瘤(儿童骨癌)、卡波西肉瘤(血管恶性肿瘤)和维尔姆斯瘤(肾恶性肿瘤类型)(表 1.2.1)。

　　另一种命名和病理学不一致的肿瘤类型是畸胎瘤。这些肿瘤起源于全能生殖细胞(即具有成为任何特定细胞类型的原始细胞),是一种混合肿瘤类型,具有来自所有胚层的分化物,与卵巢和睾丸组织相关。畸胎瘤偶尔也可出现在儿童性腺外(睾丸或卵巢外),位于胚胎发生中线路径,如胸部、腹部、骨盆或下背部(骶尾部)区域。由于畸胎瘤由生殖细胞组成,这些细胞具有分化成人体内任何细胞类型的潜能,畸胎瘤可以是成熟和未成熟细胞类型及组织的复杂混合物。因此,畸胎瘤可含有上皮组织、肌肉、神经组织,甚至含有眼睛、头发和骨骼的情况并不少见。这些肿瘤在科学上非常有趣,但也令人望而生畏。命名的难点在于,尽管术语上看其是良性的,但是实际上畸胎瘤可以是良性的,也可以是恶性的。良性畸胎瘤(常称为皮样囊肿)由分化成熟的细胞组成,而恶性畸胎瘤大部分由分化未成熟和未分化的细胞组成,具有潜在的活动性和转移潜能。

　　肿瘤的命名原则上比较简单,但实际上很重要,它提供了关于肿瘤性质、鉴别、发病机制、分类及潜在预后和治疗选择的信息。

1.2.4 细胞分化和肿瘤分级

肿瘤团块内的细胞分化程度(如形态和功能与相应的"正常"细胞的相似性)是了解肿瘤发病机制和转移潜能的重要标准,有助于选择最适当的治疗。在良性肿瘤中,细胞分化良好,与正常细胞形态、组织学和功能活动非常相似。这种高度分化和较低的细胞分裂水平与正常组织较为相似。例如,软骨瘤由能够合成软骨基质的成熟软骨组成的,具有与正常细胞相似的形态学、正常功能表型和高水平的细胞分化。

相反,肿瘤团块内的恶性细胞表现出不同的分化程度,从分化良好到未分化(如间变性细胞和干细胞样细胞)都有。例如,结直肠癌在组织学上可能表现为腺体形态,表明为分化良好的恶性肿瘤。恶性肿块也可能是由与正常结直肠细胞无明确形态学相似性的细胞组成,这些细胞缺乏极性和定向性,其功能活性可能也比较弱,从而表明为低分化或未分化癌。介于这两个极端之间的是中度或低度分化的肿瘤。

恶性肿瘤的生长速率通常与分化水平呈负相关,低分化肿瘤的生长速率远大于高分化肿瘤。然而,我们要意识到,无论分化程度如何或肿瘤病理是否相似,不同肿瘤之间的生长速度存在巨大差异。简而言之,所有的肿瘤都会随着时间的推移而增大,并且这种不同的生长速度区分了它们的良恶性:良性和分化良好的肿瘤生长缓慢,分化不良的侵袭性肿瘤则快速生长。我们将在后文了解到,这与存在的基因组异常程度和受影响的"癌症特征"数量密切相关。在这种情况下,恶性肿瘤需要在数年的时间内发展成临床上明显的肿瘤,这一事实再次验证了肿瘤的发生是多步骤和遗传功能障碍积累的概念[2,3]。即使急性儿科恶性肿瘤也是如此,这些肿瘤在胎儿发育期间开始累积潜在的基因突变,然后在生命早期表现为癌症[4]。

与胚胎发育期间发生的过程类似,恶性肿瘤尽管具有无限的复制潜能,具备自我更新能力的特殊"干细胞"。虽然癌症干细胞与胚胎干细胞在根本上是不同的,但基本的概念和作用是一样的。这些肿瘤干细胞的来源仍存在争议,是来源于正常组织干细胞还是来源于成熟细胞的去分化还是未知的[3,5,6]。肿瘤中的肿瘤干细胞比例较高往往与较差的预后相关[3,5,6]。因此,干细胞对于癌症发展和维持至关重要,也决定了成功的癌症管理依赖于对这类细胞群的消除。不幸的是,肿瘤干细胞由于其细胞分裂率低和对药物治疗固有的抵抗性,一般对常规化疗药物耐药[4-6]。因此,从治疗的角度来看,未来的重点需要集中在消灭这些细胞上,从而才能成功摧毁癌症的根源。

与细胞分化和多形性紊乱有关的是细胞均一性和适当取向的丧失,这种状态称为发育异常(图1.2.4)。这主要与上皮细胞有关,发育异常的细胞表现出广泛的多态性和整个组织中细胞分裂的不均匀和不规则。在许多情况下,细胞增殖(通过细胞有丝分裂的存在进行识别)在非预期区域明显,如在上皮细胞的所有分层或腺体组织的顶端表面。当整个上皮层存在发育异常时,可能会发生原位癌[见第 3.1 节乳腺癌,我们在此讨论导管原位癌(ductal carcinoma in situ, DCIS)和小叶原位癌(lobular carinoma in situ, LCIS)]。尽管它本身不是恶性肿瘤,但这被认为是癌症的浸润前期。这个概念在组织退化中得到验证,组织退化过程会发生中度发育异常,但上皮的厚度不受影响。原位癌尽管不危及生命,但通常需要基于进展为浸润性癌的可能性进行治疗干预。

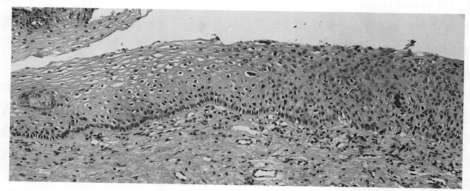

图 1.2.4 子宫颈鳞状上皮非典型增生。图像的左侧是正常复层上皮细胞,中央到右侧图像中的细胞发育不良,具有无序的多形性外观和异常大的细胞核。异型增生过程涉及上皮全层,但基底膜保持完整(图片来自美国得克萨斯州休斯敦的 Ed Uthman,根据知识共享归属 2.0 通用许可协议使用)

间变和(或)分化程度的临床识别和沟通是一个重要的组织病理学概念,对临床预测肿瘤预后、发病机制、转移潜能和治疗选择至关重要。由经验丰富的病理学家指定肿瘤分级,并记录为 4 个分级之一(表 1.2.2 和图 1.2.5)。该系统有一些例外情况,也可使用其他替代或附加系统,如骨和软组织肉瘤,通常为"高"或"低"级别,前列腺癌通常也使用格里森(Gleason)评分系统进行分类(见第 3.8 节)。

表 1.2.2 恶性肿瘤的组织病理学分级

肿 瘤 分 级	间 变 程 度	组 织 学 外 观
等级未知(GX)	无法评估等级	
1 级(G1)	高分化	与正常亲代细胞非常相似
2 级(G2)	中度分化	↓
3 级(G3)	低分化	
4 级(G4)	未分化	高度间变性,细胞来源不清楚

1.2.5 肿瘤侵袭和转移

恶性肿瘤的决定性特征是细胞具有侵入和转移(播散)到身体其他部位的能力,而不

低放大倍率 高放大倍率

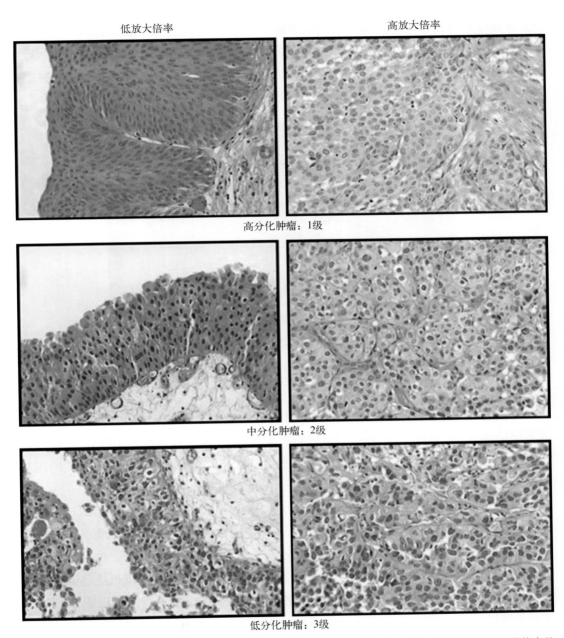

高分化肿瘤：1级

中分化肿瘤：2级

低分化肿瘤：3级

图 1.2.5 膀胱移行细胞癌的显微图像,提示不同程度的细胞分化和肿瘤分级。随着分级的增加和分化状态的降低,可见多形性增加和核质比增加

是局限于其起源部位。如本节后面部分所述,这些是癌症的基本特征。理论上,良性肿瘤(及在一定程度上的原位癌)会一直生长,直到细胞与细胞接触或物理屏障限制其继续扩展,因为它们没有能力浸润或侵入邻近组织。这些良性生长将缓慢扩大,但仍与其宿主组织有明显分界。因此,良性肿瘤这种局部限制使得手术切除成为可能。

相反,恶性细胞不受"接触抑制",由此产生的肿瘤细胞将逐渐侵入并穿透周围组织。

一旦肿瘤侵犯到邻近组织,切除所有的癌细胞会增加手术的复杂性,手术切除就变得越来越困难(图1.2.6)。因此,切除恶性肿瘤时,需要切除周围较大范围的正常组织。尽管这对于某些肿瘤部位(如结直肠癌)是可行的,但对于周围组织极小或特殊部位(如脑肿瘤)尤其困难。切缘在临床上很重要,因为它用于评估肿瘤块是否完全切除。

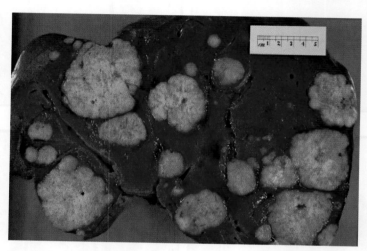

图1.2.6 肝脏转移肿瘤。肝脏的一个横截面,含有多个白色的源于原发性胰腺癌的肿瘤沉积物

原位癌或局部恶性肿瘤进展的第一步是肿瘤细胞通过基底膜(上皮所在的基膜)侵入下层结缔组织。这些细胞继续生长,肿瘤扩大,进一步侵入宿主组织。例如,结肠腺癌起源于上皮黏膜(结肠腔内壁),通过基底膜侵入黏膜下层(结缔组织),进入周围的肌肉组织,然后最终通过结肠外表面进入邻近器官(如膀胱、小肠、胰腺)或腹膜。

局部侵袭的一个主要结果是肿瘤细胞通过侵入位于黏膜下层和随后的组织层的血管而进入血管系统和淋巴系统,这使它们得以从局部"逃逸"并进入身体的其他部位。淋巴系统是人体的"引流"系统,组织中的液体通过该系统重新进入循环系统。肿瘤细胞扩散涉及淋巴液(从组织中引流),通过许多淋巴结(淋巴细胞的驻留部位,以抵抗感染),最初是局部的,然后远离原发器官。癌症常见的淋巴扩散包括肿瘤细胞进入淋巴管并"引流"至局部淋巴结,随后进一步扩散至局部和远端淋巴及其他器官。淋巴结扩散的方式很大程度上取决于肿瘤的部位和相应组织或器官的自然引流途径。例如,肺癌通常首先转移到局部支气管淋巴结(各支气管叶的"尖部"),然后转移到气管支气管淋巴结,最后转移到肺门淋巴结(支气管导管进入肺内的部位)。肿瘤细胞从那里进入的区域淋巴结,称为前哨淋巴结(通过在原发肿瘤附近注射追踪染料识别),然后潜在进入身体内的其他淋巴部位,或进入循环系统。由于肿瘤细胞通过淋巴结沉积和转移,淋巴系统是癌症转移的常见部位,因此通常通过组织病理学确定局部淋巴结和区域淋巴结(及通过成像技术测定远处淋巴结)中肿瘤细胞的存在和程度来评估肿瘤的扩散程度。

除了淋巴引流途径转移外,癌症细胞也可以通过循环系统转移(血管系统扩散)。这种途径对肉瘤有利也适合某些癌。在这种情况下,肿瘤细胞侵入血管和血液循环,从而使肿瘤细胞转移到身体的任何部位。然后,肿瘤细胞停滞在新组织的毛细血管床,穿透毛细血管内皮(渗出),逃脱天然免疫防御系统(吞噬细胞和自然杀伤细胞)向血液释放防御物质的攻击,然后侵入新的宿主组织。在绝大多数情况下,肿瘤细胞优先进入引流恶性肿瘤部位的静脉系统(主要是因为血压低、血管厚度增加和相应的限制性因素共同作用)。然后肿瘤细胞被捕获在下一个毛细血管床网络中,由于门静脉系统排入肝脏并且肺部有大量血流,肝脏和肺是最常见的继发部位。肿瘤细胞还可通过侵入天然体腔然后生根发芽。例如,神经系统恶性肿瘤,如髓母细胞瘤,可进入脑脊液并重新植入脑和脊髓的脑脊膜表面。此外,卵巢癌常经此途径扩散,即"逃离"卵巢进入腹腔并扩散到整个腹腔,引起肿瘤生长和腹水形成。在这种情况下,继发性癌症定植于整个腹腔内,但并不常侵入腹腔内的其他组织和器官。

尽管局部解剖结构是转移扩散的重要驱动因素,但并不能完全解释许多肿瘤的全身转移播散。某些肿瘤特征性地扩散到特定结构,而另一些肿瘤则不扩散。例如,肉瘤通常扩散到肺部,前列腺癌和乳腺癌易扩散到骨骼,肺癌易扩散到脑部。相反,尽管骨骼肌高度血管化,但它是罕见的肿瘤转移部位。这种"非预期"组织特异性扩散在很大程度上并不取决于重力或直接组织引流(如肺癌脑转移),而用一个称为"种子和土壤"的理论来解释更合适[7]。这个概念的基本原理是新的"宿主"组织必须有一个允许肿瘤生长的环境,包括适当的细胞外基质(extra cellular matrix,ECM)、生长因子和支持细胞网络。允许和接受组织对肿瘤细胞的吸引涉及癌细胞利用白细胞和其他炎性细胞类型定向趋化作用。癌细胞上特异性趋化因子受体高水平表达,并且与转移部位的高水平受体配体互补,进一步验证了前面的理论。然而,任何形式的癌症都无法预测转移的精确途径和部位。令人沮丧的是,继发组织的侵袭、播散和定植能力随不同类型的肿瘤和不同的患者而变化,甚至随肿瘤自身细胞的异质性而变化。

重要的是要认识到,癌细胞从原发肿瘤转移到体腔、循环系统或淋巴系统只是转移扩散的第一步。肿瘤会遇到很多的障碍,转移到循环中的绝大多数细胞将被清除。据估计,不到万分之一的肿瘤细胞能成功建立转移灶。但是我们也要了解,转移沉积物休眠或延长生存而无进展也可能是细胞在等待合适的生长环境或"触发"机会以重新开始生长。

1.2.6 癌症的临床分期

在前面的章节中讨论了肿瘤命名和肿瘤分级,这两者都是识别和管理肿瘤(并因此改善患者生存和生活质量)的关键因素。重申一下,我们使用特定的命名标准来区分肿瘤的良性和恶性,提供关于肿瘤起源和可能行为的信息,另外还使用了一个数字系统来归类肿瘤的"侵袭性"或"分级"。当然,使用这些描述性因素的目的是确定患者应采用的治疗方法,并提供生存和治愈可行性的预后指标。

尽管鉴定肿瘤的类型和分类,以及肿瘤内细胞分化的程度很重要,但肿瘤分期对预后预测和确定最佳治疗方案具有同样重要的意义。这里的肿瘤分化程度指的是目前疾病的程度,或者癌症进展、侵袭或转移的程度。肿瘤分期除了代表肿瘤的生长速率和侵袭性外,还间接反映了肿瘤与宿主组织的关系,牵涉到预后和治疗。

将肿瘤分为不同的阶段是因为局部肿瘤的生存率高于那些已经扩散的肿瘤[8]。使用简单的早期或晚期肿瘤分类系统,肿瘤可分为早期或晚期病例,这提示癌症进展有时间依赖性。这可以演变为以解剖学和组织学因素为基础的分期系统,通常基于术前影像学检查[如磁共振成像(magnetic resonance imaging,MRI)、X 线或计算机断层扫描(computer tomography,CT)]、手术切除期间的评价和术后病理学评估。多年来,临床实践在此方面存在多种分期系统,常用于特定类型的肿瘤或赘生物。然而,以不同方式对肿瘤相似进展和严重程度的描述导致了严重的混淆和复杂度的增加,不同医院、地理区域和患者之间缺乏统一化。现在有两种统一的分期方法被普遍接受使用:美国联合委员会(the American Joint Committee,AJC)系统[9]和国际抗癌联盟(Union for International Cancer Control,UICC)开发的 TNM 分期系统[8](尽管现在这两个系统之间存在密切的一致性)[8,9]。

正如我们将在第三部分中详细介绍的,疾病的分期或程度由 3 个参数描述:原发肿瘤的大小和局部侵袭性、淋巴结受牵连程度和是否存在远处转移性肿瘤沉积物。使用 AJC 系统,根据原发肿瘤的大小,结合扩散到淋巴结的方式和有无转移,癌症被分为 0~Ⅳ期[9]。如第三部分中特定癌症类型所示,该系统通常被用作治疗方式的通用对照。肿瘤 TNM 分期系统简单且精确[8]。在保持简单化的同时,根据如下 3 方面来定义肿瘤:

(1)T:原发肿瘤的范围、大小和局部侵袭。

(2)N:是否存在区域淋巴结转移及程度。

(3)M:有无远端转移。

通过对上述 3 个方面进一步衍生出表示恶性疾病程度的子类:T0、T1、T2、T3 和 T4,用于描述原发肿瘤大小和局部侵袭程度的增加;N0、N1、N2 和 N3,表示淋巴结的转移程度;M0 和 M1,分别表示无远处转移或存在远处转移。

在 T 分期方面,几种癌症类型的预后与原发肿瘤的大小简单相关。然而,在其他情况下,预后不仅与肿瘤大小有关,更与侵袭深度相关(如结直肠癌、NSCLC 和膀胱癌)。在黑色素瘤中,肿瘤累及深度被认为是比其他因素更好的预后指标。

N 分期对预后也有重要意义,N3 淋巴结牵连程度分类提示预后比 N1 更差。此外,N 分期也提示血源性或淋巴性播散的可能性。在许多病例中,N 分期是肿瘤侵袭性、转移潜能和最终患者生存的有力指标。

尽管在 TNM 分期系统中,T 分期和 N 分期提供了疾病进展阶段非常有用的信息,但是存在转移(即 M1 分类)则代表了预后和治疗的最差情况,无论是预后还是治疗,都超出了局部治疗的范围,需要全身化疗,并伴有较低的生存率。

然而,尽管 M1 与患者生存率显著降低有关毫无疑问,但重要的是要考虑到许多报告为 M0 的肿瘤(即无可观察到的转移性沉积物)实际上可能有微转移灶,只是它们低于检测水平或尚未发现。尽管这可能难以理解,并且不能被患者及其家属接受(或可能是不道德的),但临床医生通常会评估特定肿瘤类型转移的"常规"部位,而不会花费大量时间寻找是否存在微转移灶。这并不是说临床医生不关心转移灶,也不是一种节省成本的做法,而是反映了一个事实,即除非转移灶显示自身或引起生理功能障碍,否则实际上很难发现甚至不知道它存在。这种情况下,在所有患者中寻找小的转移性沉积物(在大多数情况下将不存在)将类似于大海捞针,并使用更多的诊断资源,还会增加患者的焦虑和压力。然而,通过灵敏度的提高、不同方法的组合[如正电子发射体层成像(positron emission tomography,PET)/CT,如下所述]和进行全身的扫描,以及成像和诊断能力不断取得的重大进展,使早期检测出这些微转移灶的速度大大提高。值得注意的是,这些微转移灶的形成将增加原发肿瘤的侵袭性(即 T2~T4)及淋巴结的转移能力(即 N1~N3)。因此,由于 T 和 N 分期直接反映了临床预后、转移潜能及治疗的类型和严重程度,这些"微转移"通常包含在诊断方案的框架和随后的治疗方案中。

然而,在某些癌症类型如淋巴瘤(疾病是弥漫性的)和白血病(没有局部生长或局部侵袭)中使用 TNM 分期系统存在缺点。如后面章节所述,在一些其他类型的癌症中,尽管 TNM 分期被广泛接受,但仍经常使用其他的分期系统,如 Duke 结直肠癌分期(尽管这通常是基于病理学家的偏好)。另一个系统是用于几种妇科肿瘤类型的国际妇科肿瘤联合会(Federation International of Gynaecological Oncologist,FIGO)系统,第 3.6 节将 FIGO 系统与 TNM 分期系统进行了清晰的比较。

实际上,TNM 分期系统(及绝大多数替代分类方案)是临床护理团队沟通恶性肿瘤程度和推测预后的指示符号。然而,我们对各方案内的微小差异通常会产生混淆或误解,最常见的是肿瘤的临床与病理分类。最初提供了临床(治疗前)分期,根据体格检查、成像、手术探查和其他临床分析中发现的因素,将其指定为 cTNM 分期(或通常仅 TNM 分期)。切除和组织病理学评价后,分期报告为 pTNM 分期(表明来自病理学家的评判)。后一种分类要求对切除(或活检)的肿瘤进行评价,以确定最高的 pT 分类,对手术切除的淋巴结进行组织学分析,以确定最高的 pN 分类,并通过显微镜检查对远处转移(pM)进行病理学评估。pTNM 分期随后可指导治疗并进行预后评估。

在大多数情况下,TNM 分期系统和补充方案的使用会对特定临床病例的治疗产生影响。例如,手术干预和局部治疗(即放疗)不是高分期、淋巴结阳性弥漫性癌症(如 T4、N3、M1)的主要方案。在这种特殊情况下,当患者有可检测到的转移性病灶(M1)时,疾病不太可能治愈,因此通过适当使用全身化疗延长预期寿命将是最适当的治疗方案。这些因素将在第 3 章中针对特定癌症类型进行讨论。

1.2.6.1　癌症识别和分期的成像方法

在过去的几十年里,成像技术及其精度有了显著的进步,现在有许多技术可以用于辅助和推导癌症的诊断和分期,现在有几种不同的方法可供选择,主要分为解剖法或功能成像方法。本书不可能非常详细地解释所有这些方法,因此以下部分提供了诊断和治疗选择方面的常用技术及其应用的概述。

疑似癌症患者首次就诊时,通常进行的检查包括临床生化分析(如血细胞计数、肝酶检测、肾功能)和身体触诊。可根据癌症的位置和疑似起源,并辅以其他检测,如胸部 X 线检查或尿液分析来诊断患者。胸部 X 线检查阳性将支持肺部存在原发性肿瘤、淋巴结肿大或来源于体内其他部位癌症的潜在转移沉积。因此,阳性反应将导致进一步的深入研究和临床成像检查,以确认诊断,并提高肿瘤分期的精确程度[10]。

绝大多数成像技术检查耗时、费用昂贵,并且需要高水平的技术和分析人员,但其使用通常有助于增加诊断和癌症分期的准确性,也可解决与治疗选择相关的特定问题。

(1)超声检查:依赖于用超声波探测组织获得的回声模式的差异。这些回波会基于组织密度的变化而产生变化,除非所研究的组织被骨头或气体屏蔽,该技术主要用于分析软组织[11]或腹部,尤其是肝转移[12]。该技术的优点是便宜、无创和灵活性高,可从多个角度评估组织;图 1.2.7 提供了一个示例。

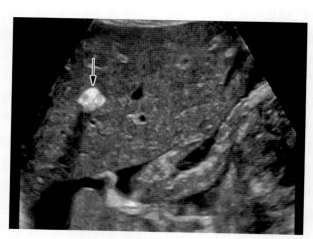

图 1.2.7　超声显像识别卵巢癌肝转移(箭头所指)。来源: 经 Geertsma 博士允许转载

(2)CT:也称计算机轴向断层成像(CAT)扫描,现在可能是癌症诊断评估中最常用的解剖成像技术。尽管更昂贵,但这种成像方式比超声更敏感,提供了更高水平的解剖诊断细节[11]。CT 成像利用了不同组织类型之间 X 线衰减的差异,通过器官变形、增大或密度改变鉴定是否存在肿瘤。这种扫描技术的功能是通过对所研究的区域从不同角度生成一系列横截面图像,从一系列二维扫描生成三维图像,从而允许分析体内不同深度和不同几何平面的解剖结构(图 1.2.8 和图 1.2.9)。在许多情况下,通过使用静脉造影剂可以进一步提高成像准确性[10,13]。在肿瘤分类和分期方面,CT 用于确定 T 分期(原发肿瘤的

组织侵袭程度)和肿瘤的局部播散(淋巴结;N 分期)及远端部位转移情况(M 分期),如肝脏转移等。在这种情况下,由于 CT 成像固有的高对比度能力及区分组织密度极小差异(如胸膜下恶性沉积物)的能力,CT 成像相对于传统 X 线成像有显著进步。然而,由于 CT 图像中含有器官的脂肪组织,这些脂肪平面的丢失降低了解剖细节的清晰度和可靠性。此外,CT 扫描在发现远处转移后追踪原发肿瘤方面的价值有限。

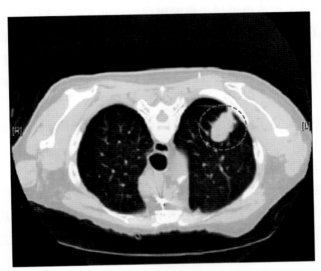

图 1.2.8　胸部 CT 扫描(轴向横截面)。左肺周围有一巨大腺癌肿块(圆圈所示)(图片由 Yale Rosen 提供,通过维基共享平台在知识共享归属-类共享许可协议 2.0 下使用)

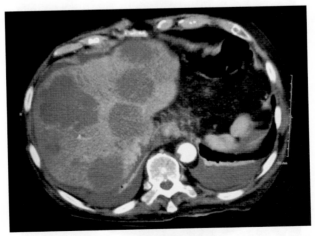

图 1.2.9　上腹部 CT 扫描。对比增强的轴向 CT 扫描显示转移性沉积物的特征外观对比正常增强的肝脏,沉积物表现为阴性缺陷(图片由 James Heilman 提供,通过维基共享平台在知识共享归属-类共享许可协议 3.0 下使用)

相对于其他解剖成像方式,CT 成像在评估胸部肿瘤扩散方面具有特殊优势[14]。在肺癌中,通过检测较小的肿瘤[15]和评估肺门淋巴结(位于肺和支气管结合处)及局部淋巴结[16]的受牵连情况进行淋巴结分期,该技术在晚期癌症诊断中具有显著优势。同样,CT是用于石棉癌间皮瘤和胸膜恶性肿瘤诊断和分期的主要方式,包括淋巴结阳性程度和胸外播散程度的评判[17]。

除胸部肿瘤外,CT 成像也可用于腹腔癌症的诊断[18-20]。特别是在结直肠肿瘤的诊断中具有重要价值,是目前评价晚期结直肠癌治疗反应的最常见方式[19,21,22]。动态对比增强 CT(DCE-CT),包括引入造影剂和利用 CT 成像通过灌注 CT 法测量肿瘤血流量,用于评估治疗方案的有效性和监测胸腔或腹腔内癌症靶向和局部治疗的效果[21-24]。

然而,值得注意的是,CT 扫描的解读可能会很困难,从而可能导致假阳性和假阴性结果。例如,在结直肠恶性肿瘤病例中,淋巴结阳性癌症可能出现假阴性,其中淋巴结在正常大小范围内,而结肠的自然形态变化可导致假阳性的结果。

(3)MRI:根据射频激发后不同的组织弛豫时间差异性生成解剖图像[10,25,26]。MRI检测强磁场中的氢原子(富含在组织内的水和脂肪分子中)被磁共振系统的激发脉冲激发从而产生 MRI 信号。组织之间存在固有的对比度差异,组织和肿瘤之间的信号差异会产生解剖结构图像(图 1.2.10)[26]。因此,MRI(无放射性)与 CT(利用组织间 X 线辐射衰减的差异来产生所研究身体区域的解剖结构)存在根本差异[10]。

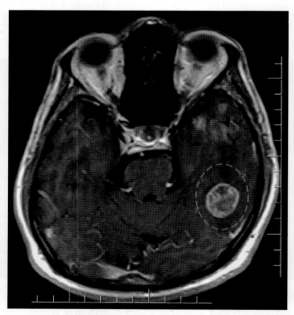

图 1.2.10　MRI 扫描显示脑转移性肺癌沉积(图片由 Nevit Dilmen 提供,在知识共享归属-类共享许可协议 3.0 下使用)

MRI 是一种非常通用的技术,具有较高的空间分辨率和良好的软组织对比度。相对于传统 CT,MRI 能够同时报告癌症诊断中的解剖和功能信息,提供了评价肿瘤病理生理学和异质性的能力,增加了肿瘤分期的准确度并指导确定可行的治疗方案。MRI 的改进包括使用不同脉冲序列突出显示不同组织的能力[25,26]、MRI 过程和分析的改变[如弥散加权 MRI(DW-MRI)][25-27]及特定造影剂的使用[25,26]。DW-MRI 技术依赖组织内水的扩散,由于肿瘤组织内的细胞密度较高且细胞外空间有限,肿瘤显示出相对于其他组织更高的 DW-MRI 信号[25-27]。外源造影剂(简单的顺磁性金属离子-配体复合物或超顺磁性颗粒)的加入使得成像技术和灵敏度得到进一步的改善和提升,并扩大了该成像技术的成像能力,衍生出动态磁敏感对比 MRI(DSC-MRI)和动态对比增强 MRI(DCE-MRI)。DSC-MRI 技术通常限于脑肿瘤灌注的临床评价,而 DCE-MRI 涉及造影剂给药前、给药期间和给药后的成像。在这两种情况下,动态数据允许评价组织动力学和随后的生理活动[25-27]。除了诊断的通用性,由于能观测到组织渗透性、肿瘤灌注、血容量和血流量的变化,动态 MRI 方法和造影剂现在在评估治疗反应中也很重要[25-27]。

使用 MRI 进行肿瘤识别和在大量软组织实体癌的诊断中具有重要的适用性,尤其是肉瘤和脑肿瘤(图 1.2.11)[19,26,27]。近年来,由于其无辐射性质和同时提供功能性肿瘤信息的高级能力,MRI 的范围已经扩大到对儿科癌症患者的全身评价[28]。

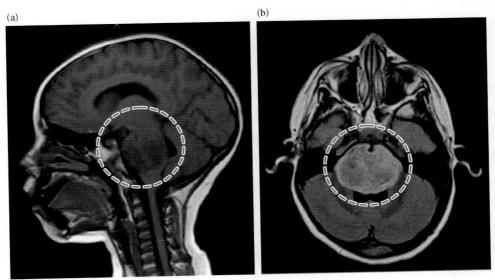

图 1.2.11 MRI 扫描显示一例 4 岁患儿的大型脑干肿瘤(圆圈):(a)矢状面,无造影剂;(b)轴面,有造影剂(图片由 Tdvorak 提供,在知识共享归属-类共享许可协议 4.0 下使用)

与其他技术相比,MRI 的主要缺点是采集时间相对较长和灵敏度相对较低[10,25]。但随着新方法的引入和技术的创新(如平行成像和更高场强的开发和引入)[25,26],MRI 灵敏度、质量和采集时间等性能在不断提高。

(4)PET:是一种非侵入性成像方式,可生成体内功能过程的三维图像,而非解剖结构[10,29]。该技术通过检测正电子发射器标记的示踪剂来提供癌症的功能或代谢评估。因此,PET 提供了关于肿瘤生理和生化活性的信息,这有助于了解肿瘤的分期[10,29]。

从机制上讲,该技术将结合了发射 γ 射线的放射性同位素的代谢活性分子探针引入患者体内,并监测其摄取和代谢情况。临床中最常用的探针是氟化脱氧葡萄糖(^{18}F - PET),其摄取表示葡萄糖代谢(糖酵解增强与恶性肿瘤相关),从而能够区分良性和恶性组织[29,30]。现在,针对一系列肿瘤分子特征的探针越来越多,如使用^{18}F - 氟咪唑检测肿瘤缺氧情况,以及针对一系列肿瘤特征的其他几种探针和特异性肿瘤生物标志物的探针以补充和促进诊断成像[30,31]。

尽管 PET 在肿瘤活性诊断方面有许多优势,但其有限的空间分辨率和无法提供详细的形态学信息意味着仅凭 PET 不足以支持肿瘤分期。

(5)多模式成像策略:尽管形态学成像技术(如 CT 和 MRI)提供了重要的解剖肿瘤细节,但其在生理和分子信息方面检测信息有限。相反,包括 PET 在内的功能成像方法提供了有关生理活动的深度信息,但提供的与肿瘤形态相关的细节非常少。因此,现在通常将解剖学和功能性成像策略结合起来,以提供最大程度的信息,以帮助临床诊断和改善癌症分期,从而创建 PET/CT 和 PET/MRI 等[10,17,19,26]。这些组合的一个明显优势是,功能活性的改变,如葡萄糖代谢增加与侵袭性的增强和癌症的较低分化及需要更高强度的治疗相关。类似地,肿瘤内的功能和代谢变化在任何物理形态学改变之前就可检测到,允许在诊断时更早地进行癌症分期。

PET/CT 联合通过提供精确的 CT 解剖信息补充 PET 提供的代谢和生理活动信息,适用于多种癌症类型的分期,目前被认为是癌症的标准检测方法。特别是,PET/CT 已被证明在肺癌、乳腺癌、头颈部癌、食管癌、结肠癌和直肠癌的成像是有效的并且在其他几种类型的肿瘤中也显示出了有效性。据报道,与单独使用 PET 或 CT 相比,PET/CT 的准确性可改善多种癌症的无创性分期[29,30,32]。例如,与单独的 CT 或 MRI 相比,肺癌的 PET/CT 肿瘤分期可以识别出患者体内更多的纵隔和远处转移[29]。此外,PET/CT 可用于全身成像,从而帮助识别远处转移,该技术对肿瘤分期和治疗方案选择,包括从手术到化疗干预均有重大影响。

与 PET/CT 相比,PET/MRI 是最近采用的方式,在癌症的诊断、分期和确定最合适的治疗方案方面显示出显著的前景(图 1.2.12)。如前所述,由于无电离辐射、软组织对比度改善及图像采集和形态学评估(如 DCE - MRI、DW - MRI 等)等特性,MRI 优于 CT[25-27]。尽管之前由于技术问题存在应用困难,但组合和集成 PET/MRI 系统的出现推动了这一特定技术的革命性进展[33,34]。

尽管 PET/MRI 仍处于相对初级阶段,但其提供了增强的软组织对比度,有利于许多癌症类型的分期,包括位于骨盆区(如妇科和前列腺癌)、脑、头颈部、肌肉骨骼系统的癌症和肝转移性沉积等[33,36]。在肺癌的胸部分期方面,尚未报告 PET/MRI 优于 PET/CT。但是,利用全身 PET/MRI 对肺癌的转移检测(及 M 期的确定)还是具有优势的,并且也可

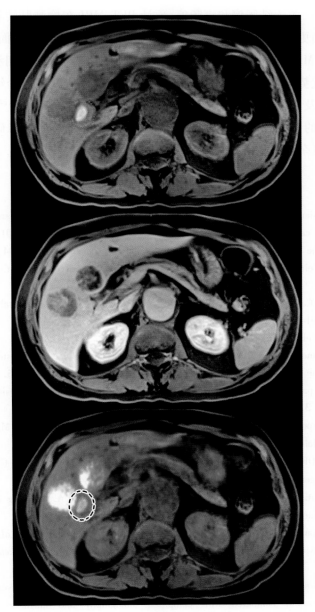

图 1.2.12 转移性结肠癌的 PET/MRI。上图，经轴 MRI 图像表明肝脏中存在两个低信号肿块；中图，增强造影剂（钆塞酸二钠）经轴 MRI 图像表明肝脏肿块增强，与转移性结肠癌一致；下图，PET/MRI 图像表明高强度 FDG 活性，证实存在恶性沉积物。通过 MRI 检测到肿块（红圈，上图）且缺乏 PET 可检测的代谢活性（圆圈，下图）显示了方法学的特异性。肿块确定为良性出血性囊肿（图片来自 Matthews 等[35]，在知识共享归属协议下使用）

以提高对脑和肝等器官的肿瘤分期的可信度[33]。相反,在检测肺部转移方面,PET/MRI
并不优于 PET/CT。关于结肠癌和直肠癌,预计 PET/MRI 在检测肝转移和对恶性肿瘤进
行无创性分期方面更灵敏和更准确。MRI 在原发性结直肠癌评价方面具有特殊优势,基
于这一现状,PET/MRI 将比 PET/CT 或其他技术在该疾病的初始分期和淋巴结肿瘤阳性
的评价方面更具优势[33]。然而,PET/MRI 的最大优势是儿童和青少年癌症的诊断和分
期,因为相对于涉及 CT 成像的方法,该方法的放射性暴露大大减少[33,37]。尽管前景显
著,但相对于常用的 PET/CT 作为临床方法,PET/MRI 使用的最终障碍可能是设备的成
本和成像方法的复杂性。

参考文献

[1] Oser MG, Niederst MJ, Sequist LV, Engelman JA, Transformation from non-small-cell lung cancer to small-cell lung cancer: molecular drivers and cells of origin. *Lancet Oncol*. 2015, **16**, e165 – 172.

[2] Nowell PC. The clonal evolution of tumor cell populations. *Science*. 1976, **194**, 23 – 28.

[3] Chaffer CL, Weinberg RA. How does multistep tumorigenesis really proceed? *Cancer Discov*. 2015, **5**, 22 – 24.

[4] Marshall GM, Carter DR, Cheung BB, Liu T, Mateos MK, *et al*. The prenatal origins of cancer. *Nat Rev Cancer*. 2014, **14**, 277 – 289.

[5] Visvader JE. Cells of origin in cancer. *Nature*. 2011. **469**, 314 – 322.

[6] Valent P, Bonnet D, De Maria R, Lapidot T, Copland M, *et al*. Cancer stem cell definitions and terminology: the devil is in the details. *Nat Rev Cancer*. 2012, **12**, 767 – 775.

[7] Fidler IJ. The pathogenesis of cancer metastasis: the 'seed and soil' hypothesis revisited. *Nature Rev Cancer*. 2003, **3**, 453 – 458.

[8] Sobin LH, Gospodarowicz MK, Wittekind C (eds). TNM Classification of Malignant Tumours, 7th edn, Wiley, Hoboken, NJ, 2010. ISBN 978 – 1 – 4443 – 3241 – 4.

[9] Edge S, Byrd DR, Compton CC, Fritz AG, Greene FL, *et al*. (eds) AJCC Cancer Staging Manual, 7th edn, Springer, New York, 2010. ISBN 978 – 0 – 387 – 88442 – 4.

[10] Sharma B, Martin A, Stanway S, Johnston SR, Constantinidou A. Imaging in oncology — over a century of advances. *Nature Rev Clin Oncol*. 2012, **9**, 728 – 737.

[11] Noebauer-Huhmann IM, Weber MA, Lalam RK, Trattnig S, Bohndorf K, *et al*. Soft tissue tumors in adults: ESSR-Approved Guidelines for Diagnostic Imaging. *Semin Musculoskelet Radiol*. 2015, **19**, 475 – 482.

[12] Cantisani V, Grazhdani H, Fioravanti C, Rosignuolo M, Calliada F, *et al*. Liver metastases: Contrast-enhanced ultrasound compared with computed tomography and magnetic resonance. *World J Gastroenterol*. 2014, **20**, 9998 – 10007.

[13] Petralia G, Bonello L, Viotti S, Preda L, d'Andrea G, *et al*. CT perfusion in oncology: how to do it. *Cancer Imag*. 2010, **10**, 8 – 19.

[14] de Groot PM, Carter BW, Betancourt Cuellar SL, Erasmus JJ. Staging of lung cancer. *Clin Chest Med*. 2015, **36**, 179 – 196, vii – viii.

[15] Swensen SJ, Jett JR, Hartman TE, Midthun DE, Mandrekar SJ, *et al*. CT screening for lung cancer: five-year prospective experience. *Radiology* 2005, **235**, 259 – 265.

[16] Ruparel M, Quaife SL, Navani N, Wardle J, Janes SM, *et al*. Pulmonary nodules and CT screening:

the past, present and future. *Thorax.* 2016, **71**, 367 - 375.

[17] Nickell LT, Jr., Lichtenberger JP, 3rd, Khorashadi L, Abbott GF, Carter BW. Multimodality imaging for characterization, classification, and staging of malignant pleural mesothelioma. *Radiograph.* 2014, **34**, 1692 - 1706.

[18] Wong JC, Lu DS. Staging of pancreatic adenocarcinoma by imaging studies. *Clin Gastroenterol Hepatol.* 2008, **6**, 1301 - 1308.

[19] Van Cutsem E, Verheul HM, Flamen P, Rougier P, Beets-Tan R, et al. Imaging in colorectal cancer: progress and challenges for the clinicians. *Cancers (Basel).* 2016, **8**, 81.

[20] Hallinan JT, Venkatesh SK Gastric carcinoma: imaging diagnosis, staging and assessment of treatment response. *Cancer Imag.* 2013, **13**, 212 - 227.

[21] Goh V, Glynne-Jones R. Perfusion CT imaging of colorectal cancer. *Br J Radiol.* 2014, **87**, 20130811.

[22] Chun YS, Vauthey JN, Boonsirikamchai P, Maru DM, Kopetz S, et al. Association of computed tomography morphologic criteria with pathologic response and survival in patients treated with bevacizumab for colorectal liver metastases. *JAMA.* 2009, **302**, 2338 - 2344.

[23] Eriksen RO, Strauch LS, Sandgaard M, Kristensen TS, Nielsen MB. Dynamic contrast-enhanced CT in patients with pancreatic cancer. *Diagnostics (Basel).* 2016, **6**, 34.

[24] Strauch LS, Eriksen RO, Sandgaard M, Kristensen TS, Nielsen MB, et al. Assessing tumor response to treatment in patients with lung cancer using dynamic contrast-enhanced CT. *Diagnostics (Basel).* 2016, **6**, 28.

[25] Edelman RR. The history of MR imaging as seen through the pages of radiology. *Radiology.* 2014, **273**, S181 - 200.

[26] Yankeelov TE, Pickens DR, Price RR. (eds). Quantitative MRI in Cancer. CRC Press, Boca Raton, 2011. ISBN 9781439820575.

[27] Charles-Edwards EM, de Souza NM. Diffusion-weighted magnetic resonance imaging and its application to cancer. *Cancer Imag.* 2006, **6**, 135 - 143.

[28] Nievelstein RA, Littooij AS. Whole-body MRI in paediatric oncology. *Radiol Med.* 2016, **121**, 442 - 453.

[29] Gallamini A, Zwarthoed C, Borra A. Positron Emission Tomography (PET) in Oncology. *Cancers (Basel).* 2014, **6**, 1821 - 1889.

[30] Fukuda H, Kubota K, Matsuzawa T. Pioneering and fundamental achievements on the development of positron emission tomography (PET) in oncology. *Tohoku J Exp Med.* 2013, **230**, 155 - 169.

[31] Zhu A, Shim H. Current molecular imaging positron emitting radiotracers in oncology. *Nucl Med Mol Imag.* 2011, **45**, 1 - 14.

[32] Czernin J, Allen-Auerbach M, Schelbert HR. Improvements in cancer staging with PET/CT: literature-based evidence as of September 2006. *J Nucl Med.* 2007, **48**, 78 - 88.

[33] Sotoudeh H, Sharma A, Fowler KJ, McConathy J, Dehdashti F. Clinical application of PET/MRI in oncology. *J Magn Reson Imag.* 2016, **44**, 265 - 276.

[34] Jadvar H, Colletti PM. Competitive advantage of PET/MRI. *Eur J Radiol.* 2014, **83**, 84 - 94.

[35] Matthews R, Choi M. Clinical utility of positron emission tomography magnetic resonance imaging (PET-MRI) in gastrointestinal cancers. *Diagnostics (Basel).* 2016, **6**, 35.

[36] Bashir U, Mallia A, Stirling J, Joemon J, MacKewn J, et al. PET/MRI in oncological imaging: State of the art. *Diagnostics (Basel).* 2015, **5**, 333 - 357.

[37] Gatidis S, la Fougere C, Schaefer JF. Pediatric oncologic imaging: A key application of combined PET/MRI. *Rofo.* 2016, **188**, 359 - 364.

1.3 癌症的细胞和分子基础

　　本节我们将了解到,癌症是一种遗传性疾病,以下内容将涉及与癌症发生发展因素相关的巨大的复杂性和不确定性。因此,自身的基因改变和一系列环境因素(如化学物质、辐射和病毒)共同导致癌症发展和预后的差异性。尽管有如此多的致癌因素,但现在人们强烈地认识到,肿瘤来源于肿瘤干细胞的克隆扩增,并涉及染色体异常积累[1,2]。

　　在 1.2 节中我们了解到,器官和组织是由许多不同类型的细胞组成的,因此可发生各种不同的恶性肿瘤。从解剖学和形态学的角度来看,癌症是一个遗传改变的量变带来细胞变化的质变的复杂过程。

　　从我们目前所了解的情况分析来看,许多因素可增加癌症发生的可能性,从解剖学角度来看,癌症是多方面的,涉及许多细胞过程和相互作用。从表面上看,了解癌症的发展过程,并为其制订治疗策略是非常困难的。因此,面对这个复杂和困难的过程,我们是否应该就此放弃,自己不去了解肿瘤,接受它超出了我们的智力范畴的事实? 答案也许是,我们应该以一种不同的方式来思考癌症。与其从全局发展的角度来看待这个话题,不如从另一个方向来看待我们对肿瘤的理解,即是什么推动了它的发展,而不是最终的“结果”是什么样子。我们如果能够理解癌症之间的许多相似之处,就能领略癌症发展的根本基础(及随后的治疗管理)。

　　尽管癌症的“成因”和“类型”范围很广,并且个体之间存在差异,但癌症从根本上来说,其来源于易感细胞内的分子突变。通常,癌症的发生发展包括如下过程:非致死性遗传损伤导致细胞内关键通路的改变,进而导致细胞生长缺乏正常调控,使受影响的细胞获得生存优势,并能够侵入邻近组织从而传播至身体其他部位。

　　有几种类型的改变可以影响这些肿瘤细胞内的基因组,导致细胞转化和生长优势。这些影响的基因类型大致分为两类:促进细胞生长不受控制的基因(癌基因)和那些抑制肿瘤生长的基因(肿瘤抑制基因)。这两个对立基因类别的活性和抑制的对比平衡驱动了癌症的分子进化。在许多情况下,这种平衡的紊乱是癌症管理的基本原则,特别是分子靶向治疗,将在本书后文讨论。

Anticancer Therapeutics: From Drug Discovery to Clinical Applications, First Edition.
Adam Todd, Paul W. Groundwater and Jason H. Gill.
© 2018 John Wiley & Sons Ltd. Published 2018 by John Wiley & Sons Ltd.

1.3.1 癌基因

癌基因是正常细胞也会表达的一类基因,当它在正常细胞中表达时,最终会获得转化表型(获得改变的生长特性——癌细胞和肿瘤生长的特征)。简单地说,癌基因类似于汽车的加速器,如果失控(突变为活性形式),汽车将从具有向前移动的潜力(正常基因功能)切换成汽车永久向前移动的情况。

那么这些癌基因从何而来呢?它们是否来源于外部因素的"感染"?我们从外部继承了这些基因吗?或者在初始阶段,它们是沉默基因,然后被激活的吗?事实上,在某种程度上,上述所有假设都是正确的。

1.3.1.1 病毒致癌基因

病毒基因组的大小限制(通常<10 个基因)有利于识别特定的从病毒中获得的可诱导肿瘤生长的分子改变病毒癌基因[3]。第一种具有癌基因能力的病毒是于 1911 年发现的劳斯肉瘤病毒(Rous sarcoma virus, RSV),它是一种逆转录病毒(与 HIV 同科的 RNA 病毒),可在禽类中引发肉瘤,也可在实验室中转化鸡胚细胞(一项重大发现,尽管研究禽类癌症有点非正统)。随后,通过比较 RSV 基因组与密切相关的禽白血病病毒(avian leukosis virus, ALV)(一种不转化胚胎细胞的逆转录病毒),确定了关键癌基因[4]。这些研究揭示 RSV 含有一个在 ALV 中不存在的小的附加基因。尽管这种基因本身并不驱动病毒复制,但它对 RSV 在体内外转化细胞的能力至关重要。这种负责致癌的基因是 *src*,其因 RSV 能诱导肌细胞瘤而得名[4]。自 *src* 基因发现以来,已从相似转化逆转录病毒中鉴定出超过 30 种病毒致癌基因,这类病毒致癌基因均以与病毒诱导肿瘤的类型[如 *mpl* 基因(骨髓增殖性肉瘤)]、病毒感染的靶动物种属[如 *sis* 基因(猿猴肉瘤)]或首次识别病毒的人[如 *abl* 基因(来源于 Herbert Abelson 的名字和由它导致的白血病)]相关的 3 个字母命名[3](表 1.3.1)。

表 1.3.1 病毒癌基因的功能作用,包括逆转录病毒来源和宿主种属

癌基因	物 种	病 毒	功能性癌蛋白靶标
abl	小鼠	Abelson 小鼠白血病病毒	非受体酪氨酸激酶
akt	小鼠	Akt8 小鼠胸腺瘤病毒	丝氨酸-苏氨酸信号激酶
crk	鸡	CT10 禽肉瘤病毒	模块化信号通路链接
erbA	鸡	禽成红细胞增多症病毒	甲状腺激素受体
erbB	鸡	禽成红细胞增多症病毒	表皮生长因子受体(EGFR)
fos	小鼠	FBJ 小鼠骨肉瘤病毒	激活蛋白 1(AP1)复合物
jun	鸡	禽肉瘤病毒- 17	激活蛋白 1(AP1)复合物
kit	猫	HZ 猫肉瘤病毒	干细胞生长因子受体(SCF - R)

续　表

癌基因	物　种	病　　毒	功能性癌蛋白靶标
mos	小鼠	Moloney 鼠肉瘤病毒	丝氨酸-苏氨酸信号激酶
mpl	小鼠	骨髓增生性白血病病毒	血小板生成素受体
myc	鸡	禽髓细胞瘤病毒	转录因子
myb	鸡	禽成髓细胞瘤病毒	转录因子
pi3k	鸡	禽肉瘤病毒 16	磷脂酰肌醇 3 激酶
raf	小鼠	鼠肉瘤病毒-3611	丝氨酸-苏氨酸信号传导激酶
H-ras	大鼠	Harvey 肉瘤病毒	GTP 酶
K-ras	大鼠	Kirsten 肉瘤病毒	GTP 酶
sis	猴	猿猴肉瘤病毒	血小板源性生长因子（PDGF）
src	鸡	Rous 肉瘤病毒	非受体酪氨酸激酶

除了在转化逆转录病毒（RNA）中发现病毒致癌基因（如 *src* 基因和 *abl* 基因）外，其他几种病毒类型也会表达癌基因，包括 DNA 病毒[5]。与人类癌症发展相关的其他病毒包括 Epstein-Barr 病毒（EBV）、乙肝和丙肝病毒（HBV 和 HCV）、卡波西肉瘤疱疹病毒（KSHV）、人 T 淋巴细胞病毒-1（HTLV-1）及最显著的 HPV[5]。这些病毒中的癌基因如 *BNLF-1* 基因在 EBV 中编码潜伏膜蛋白-1（LMP-1），在 HPV 中编码 E6 和 E7，除帮助细胞转化外，通常还会促进病毒复制[5]。

因此，致癌基因是否来源于外部因素的"感染"？答案在一定程度上为"是"，因为感染病例约占全球所有癌症病例的 20%[5]。有明确的证据支持病毒致癌基因可整合到宿主细胞基因组中，并转移到子细胞中，最终导致细胞异常生长、转化并最终发展为恶性肿瘤。此外，现在有明确的证据支持 HPV 和宫颈癌的发生之间存在联系[5]，目前针对该病毒的疫苗接种已得到广泛实践。

1.3.1.2　原癌基因和细胞癌基因

在病毒中发现癌基因并证明这些因子的肿瘤诱导特性，为癌症发生的分子基础提供了重要证据。然而，大多数癌症并不是由病毒引起的（病毒致癌约占癌症的 20%），因此，它们一定是细胞受其他因素诱导而发生类似变化的结果。无论癌症的起因是什么，现在毫无疑问的是，癌症的发展也需要通过类似病毒致癌过程在分子水平上途径的路径，这一理论显然得到了这些病毒致癌基因和癌细胞遗传物质之间同源性的支持。这表明，必须有关键的基因靶点，使细胞具备与致癌病毒感染相似的致肿瘤能力。如果正确的话，这意味着我们的细胞内存在癌基因。那么，我们每个细胞里都会有引发癌症的"定时炸弹"吗？这些癌基因究竟是隐藏在我们的基因组内，单纯地等待合适的环境和条件成熟后才能启动癌症，还是它们更加微妙，而且情况更加复杂？

答案是所有的癌基因实际上都是正常基因的改变或过度表达，与细胞增殖、细胞通信、与细胞环境的相互作用或生存的调节有关。这意味着癌基因实际上是一个正常的基因，它或者被异常开启，或者正常的表达控制机制被误用。这些具有潜在驱动恶性肿瘤的"正常"基因被称为原癌基因（Michael Bishop 和 Harold Varmus 因发现了逆转录病毒致癌基因的细胞起源获得了 1989 年诺贝尔生理学或医学奖）。原癌基因从遗传学角度来看占主导地位，其中一个重要原则是，单个等位基因的激活足以驱动细胞转化。这些原癌基因的异常产生了一种替代的病理形式，具有异常的功能和潜在的致肿瘤作用，我们将其称为癌基因。

但是，什么类型的遗传机制将原癌基因转化为癌基因？如果您认为任何改变都必须增加原癌基因的表达水平或活性，那么答案是相当直接的：所需的是原癌基因的基因变化（突变）（"开启"并产生过度活跃的癌基因）或是特定原癌基因的扩增（可能产生数百个基因拷贝）及随后的正常蛋白的过度表达[6]。原则上，以下变化与原癌基因转化为癌基因有关：

（1）导致基因产物过度活跃的基因点突变、缺失或插入。

（2）原癌基因启动子区域的点突变、缺失或插入导致转录增加。

（3）导致原癌基因的额外染色体拷贝的基因扩增事件。

（4）染色体易位事件，将原癌基因重新定位到可导致其高表达的新染色体位点。

（5）导致原癌基因与第二基因融合的染色体易位，从而产生具有致癌活性的融合蛋白。

由于人类基因组序列的可用性和测序方法灵敏度的提高，大量已知的激活突变存在于所有的原癌基因中（太多的原癌基因无法在此描述），而其他原癌基因的识别则迅速加速（图 1.3.1）[6-8]。例如，已知有超过 140 个基因在基因内突变时可促进和"驱动"肿瘤发生，其中至少有 50 个是已知的癌基因（图 1.3.2）[6]。由于此激活要求和"命中"癌基因的特定区域，癌基因在相同的氨基酸位置会出现反复突变（图 1.3.2）[6]。除了激活突变的获得外，特定原癌基因的扩增（可能产生数百个基因拷贝）和随后的正常蛋白的过表达也是癌基因产生的另一种机制[6]。例如，在大约 20% 的乳腺癌患者中检测到 *erbB2* 基因（通常称为 HER2）扩增，这种改变已可成功用于该癌症类型的治疗（见第 3.1 节）。同样，*myc*基因扩增在大约 30% 的神经母细胞瘤中可观察到，这一变化与该恶性肿瘤的不良预后相关。尽管有其他潜在的放大或活化机制，所产生的致癌蛋白的活性增加总是与驱动恶性表型相关。用电影《星球大战》（*Star Wars*）中的一个类比来说，癌基因是绝地武士——它有可能行善，但也已经跨越了黑暗面（如 Anakin Skywalker，又名 Darth Vader）。

现在有许多例子证实了特定细胞癌基因和特定癌症发展之间的联系[9]。这种观点尽管已经普遍被人们接受，但不能保证单个原癌基因的激活会导致特定的恶性肿瘤。然而，在许多人类癌症中均发现了细胞癌基因的表达增加，支持基因本身或其发挥作用的分子途径的核心作用。例如，*myc* 癌基因在神经母细胞瘤、多发性骨髓瘤和 SCLC 中过度表达[9,10]。同样，在特定类型的白血病中，细胞 *abl* 癌基因（*c-abl*）邻近该恶性肿瘤的染色体易位位点（费城染色体，见第 3.3 节）[11]。

在病毒诱导肿瘤发生的情况下，病毒癌基因有效地模拟等效的细胞癌基因，并覆盖原

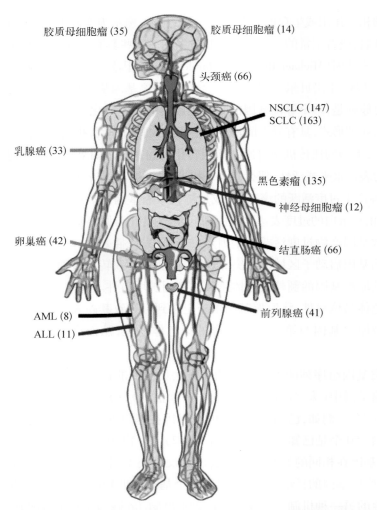

图 1.3.1　代表性人类癌症的体细胞突变数量。通过全基因组测序分析了多种儿科和成人（包括特定女性和男性）癌症的基因组。括号中的数字表示每个肿瘤中非同义突变的中位数（改编自［6］）
NSCLC，非小细胞肺癌；SCLC，小细胞肺癌；AML，急性髓系白血病；ALL，急性淋巴细胞白血病

癌基因的活性，或启动驱动肿瘤发生的固有相关信号通路。例如，病毒 *erbB* 癌基因产物是细胞表皮生长因子受体（epidermal growth factor receptor，EGFR）的结构相关同系物[12]。然而，病毒合成的蛋白缺乏部分胞外域（包括 EGF 结合位点），加上一个细胞质磷酸化位点的丢失，导致受体被永久激活[12,13]。这种"失去刹车的加速器"独立于实际生长因子诱导的细胞增殖，因此满足了癌症的典型标志（见第 1.3.6 节）。

　　由于癌基因是肿瘤发生的驱动力，在所有肿瘤中表达和（或）活性升高，抑制或中和癌基因是主要的治疗策略，特别是在分子靶向治疗的时代。第 2.5 和 3.1 节详细讨论了这种方法和当前临床使用的药物。

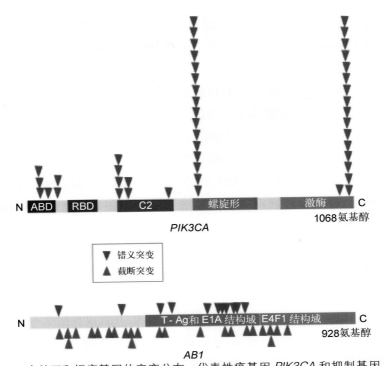

图 1.3.2 癌基因和抑癌基因的突变分布。代表性癌基因 *PIK3CA* 和抑制基因 *RB1* 的
错义突变和截断突变的分布。数据采集自 COSMIC 数据库(发布版本 61)中
注释的全基因组研究(改编自[6])
PIK3CA,磷脂酰肌醇-4-5-二磷酸-3-激酶催化亚基 α(基因);ABD,N-端
接头结合域;RBD,Ras 结合域;C2,蛋白激酶 C 同源-2 域;RB1,视网膜母细
胞瘤相关蛋白(基因);T-Ag,SV40 大 T 抗原蛋白;E1A,腺病毒 E1A 蛋白;
E4F1,转录因子 E4F1

1.3.2 肿瘤抑制基因

  肿瘤抑制基因的功能与癌基因相反即阻止不受控制的细胞生长,这些基因被称为肿
瘤抑制基因(见表 1.3.2)。与癌基因不同,肿瘤抑制基因的起源很明确,因为这些基因天
然存在于个体基因组内,其作用是抑制潜在的致肿瘤过程,如细胞增殖或获得性激活的致
癌突变。这类基因的丢失或失活可使细胞表型转化。因此,由于需要"失活"这些蛋白,
肿瘤抑制基因通常通过其整个长度蛋白的截断改变而发生突变,而不像癌基因一般在一
致的位点[6]。据报道,在基因内突变修饰并能够"驱动"肿瘤发生的基因(>140 个)中,超
过 70 个是肿瘤抑制基因[6]。更重要的是,在许多常见实体瘤中,肿瘤抑制基因的失活突
变比癌基因激活突变更普遍,相对于肿瘤抑制基因的多种变化,极少数个体肿瘤含有一个
以上的癌基因突变[6]。此外,由于肿瘤抑制基因的丢失(而不是获得)在癌症中很重要,
感染并将这些基因导入细胞中不是癌症发展的必由之路(实际情况则是相反的)。
  如果将癌症比作汽车的话,肿瘤抑制基因可以被视为刹车:刹车系统的完全丧失(肿瘤抑制基因失活）将导致汽车无法停止,而刹车的部分损坏（基因表达量不足）可能会使汽车处于不稳定的状况。如果在这种情况下癌基因被激活,抑癌基因失活,那么就像汽车会出现无法控制的加速并无法停止一样。

　　我们现在把肿瘤抑制基因的存在看作是事实。这类基因的发现彻底改变了我们对疾病的认识,因为在此之前,癌症被认为完全是由癌基因引起的,许多人认为外部因素（如病毒）是致病因素。在这一领域的决定性研究是由癌症临床医生 Alfred Knudson① 承担的,他通过对罕见儿科癌症视网膜母细胞瘤的研究,提出了二次打击假说和癌症是由两个突变事件引起的概念[14]。这源于他的观察,即遗传性视网膜母细胞瘤常常在双眼（双侧）和5 岁以前出现肿瘤,而散发性视网膜母细胞瘤仅在一只眼（单侧）和更晚的年龄出现。Knudson 然后提出遗传性肿瘤必须有一个遗传性的视网膜母细胞瘤基因 RB1 的突变拷贝（从一方突变的父母遗传而来）（图 1.3.2）,第二个基因拷贝在生命的最初几年发生突变。遗传基因的拷贝由于将出现在所有孩子身体的细胞中,他们将更容易发展出多个肿瘤（在双眼）。相反,非遗传性视网膜母细胞瘤个体出生时具有两个正常的 RB1 基因拷贝,这两个拷贝都需要受到损伤,因此肿瘤在生命晚期发展出现,并且仅在接受零星遗传损伤的细胞中发展而来[14]。因此得出的结论是,这些遗传突变一定是隐性的,因为只有当两个基因拷贝都受到影响时才会发生癌症,杂合性基因缺失（即剩余的正常基因的失活）导致癌症的观察结果证明了这一理论[15]。因此,肿瘤抑制基因的理论诞生了,与之一起的概念是这些基因的突变或失活版本的遗传可以使个体更易于发生肿瘤（和癌症）。此外,尽管

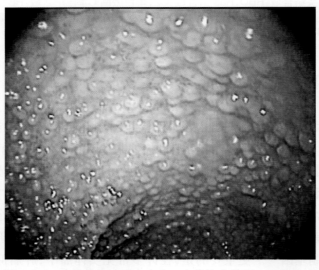

图 1.3.3　家族性腺瘤性息肉病。内镜检查发现乙状结肠内
　　　　　多发肠息肉,提示家族性腺瘤性息肉病（图片由
　　　　　GNU 免费文档许可 1.2 的条款提供）

① 他于 2016 年 7 月不幸去世。

在大多数情况下,这些特殊基因的两个等位基因拷贝的丢失或损伤是必要条件,但这一理论也表明,单个等位基因的失活可使细胞处于不稳定的状态,通过复杂的遗传网络的作用,可使细胞处于向癌症转化的边缘。

现在有许多与功能异常的肿瘤抑制基因遗传相关的家族性癌症类型的例子,包括 *BRCA1/2* 基因,它们易患乳腺癌和卵巢癌(见 3.1 和 3.6 节)[16]。*BRCA1/2* 癌症易感基因的先天性突变(即遗传)占(约 5%的病例)这个基因突变乳腺癌病例的 20%~60%[17]。正常的 *BRCA1/2* 基因产生的蛋白质参与基因组监控,并感知和修复受损的 DNA,从而阻止了突变的扩增和潜在的癌症发展(即肿瘤抑制)[17,18]。*BRCA1* 基因现在也被认为在转录控制和细胞周期调控中发挥重要作用,从而增加了其在癌症中失调的意义[17,18]。如果个体继承了这些基因的突变拷贝,那么这种功能就会丧失(或严重受损),个体处于发生某些癌症的较高风险中。在这种情况下,*BRCA* 基因变异和乳腺癌家族史可导致许多人(包括女演员 Angelia Jolie)选择预防性手术。

另外,多发性良性肿瘤的患病率可能会提高患肿瘤的风险,如家族性腺瘤性息肉病与腺瘤性结肠息肉病(adenomatous pdyposiscoli,APC)肿瘤抑制基因失活的遗传和随后的结肠癌倾向呈正相关(图 1.3.3)[19,20]。该基因在多种细胞功能中发挥作用,包括细胞增殖和细胞极性的信号转导、介导细胞间黏附和细胞骨架的稳定[19]。如后面将要讨论的,APC 是结直肠癌和恶性肿瘤多步发展中的主要驱动因素和范例。

1.3.2.1 肿瘤抑制基因的功能

肿瘤抑制基因的传统观点认为,它们主要参与调节细胞增殖、细胞死亡和总体细胞存活。这类肿瘤抑制基因可被视为癌基因过度激活效应的拮抗剂,即视网膜母细胞瘤肿瘤抑制因子,其作为细胞周期中的"检查点"调节细胞增殖[21]。在肿瘤发生过程中,视网膜母细胞瘤肿瘤抑制因子的功能性失活影响了细胞对正常情况下抑制细胞增殖的信号的应答能力,从而导致驱动细胞分裂的基因表达错误[21]。此类抑癌基因描述还支持其他几种经典肿瘤抑制基因和细胞周期调节蛋白,如 $p16^{Ink4A}$、$p15^{Ink4B}$、$p18^{Ink4C}$、$p19^{Ink4D}$ 和 $p14^{Arf}$[22,23]。

然而,也存在另一个机制的肿瘤抑制基因家族,表现出"卫士"的表型。这类肿瘤抑制基因负责检测和响应基因组损伤,从而防止引入突变或覆盖正常的细胞控制功能。通过检测基因组损伤(和相关的有害作用),这些肿瘤抑制基因的激活阻止了细胞增殖的通路(通常是通过与参与调节细胞分裂的肿瘤抑制基因相关的信号通路),或者,如果损伤过于严重并且不能单纯抑制增殖(允许损伤修复),那么这些肿瘤抑制基因可以诱导激活细胞死亡的通路。这一类典型的肿瘤抑制基因是 *p53*,*p53* 通常被称为基因组的守护者,其活性是由负调控因子 MDM2 介导的[24];超过一半的人类癌症存在 *p53* 突变[25,26]。家族性 Li-Fraumeni 综合征也是一种 *p53* 等位基因突变型遗传的结果。

作为一种肿瘤抑制基因,*p53* 是细胞应激的中心感受器,包括 DNA 损伤、癌基因表达、营养缺乏和细胞分化条件的微环境不足,可导致细胞在不利条件下繁殖受限等[26,27]。近年来，*p53* 更多的功能和作用被发现（图 1.3.4），包括对代谢、侵袭和转移等过程的调节及参与肿瘤微环境内的通信[24.27]。

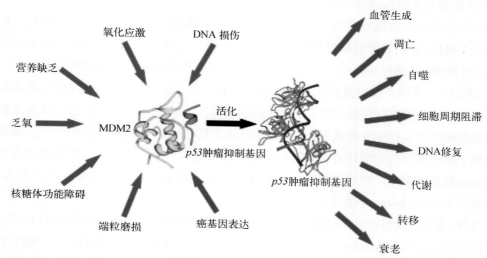

图 1.3.4 *p53* 肿瘤抑制基因在调节细胞功能中的核心作用。*p53* 肿瘤抑制基因对广泛的应激信号（这里显示了其中的一些信号）有应答，并通过正向或负向调节不同的细胞过程来维持肿瘤抑制（来自 PDB①、IDs 的 1TUP 和 1YCR 的蛋白结构）

与获得癌基因不同，这些肿瘤抑制基因的突变通常不会导致细胞转化，它们的缺失可使其他致癌基因突变不受阻，从而促进肿瘤的发生，而不是直接控制细胞分裂或诱导细胞死亡。癌基因和其他肿瘤抑制基因在保卫功能缺失的情况下发生肿瘤突变的加速现象通常被称为"突变表型"。因此，肿瘤抑制基因（如 *p53*）的功能丧失通过触发修复或诱导细胞死亡（细胞凋亡）来消除细胞对 DNA 损伤的正常反应能力。

这给肿瘤治疗带来的最大困难是，尽管肿瘤抑制基因在数量和多样性方面多于癌基因的变化，但药物通常只会干扰蛋白质的功能，并不能取代失活的肿瘤抑制基因的功能。在这种情况下，治疗干预（基因治疗除外）的目标在于刺激功能失调的肿瘤抑制基因的下游因子，或间接重新解决癌基因的活性和肿瘤抑制控制之间的平衡。

1.3.3　表观遗传学和基因启动子调控在肿瘤发生中的作用

癌症是一种遗传性疾病，突变和基因改变是产生病理结果的根本原因。希望这一假说是正确的，因为我们迄今已经花了相当长的时间来讨论它。尽管癌症无疑是一种基因

① www.rcsb.org（Berman HM, Westbrook J, Feng Z, Gilliland G, Bhat TN, et al. The Protein Data Bank. *Nucl Acids Res*, 2000, **28**, 235–242）。本书中所有来自 PDB 的图像都来自 Protein Workshop（Moreland JL, Gramada A, Buzko OV, Zhang Q, Bourne PE. Molecular Biology Toolkit（MBT）: a modular platform for developing molecular visualization applications. *BMC Bioinformatics*. 2005, **6**, 21）。

疾病,但事实上癌症并不完全是由基因序列的改变引起的。基因调控实际上涉及众多的控制因素,包括表观遗传机制。表观遗传学是指由原始 DNA 序列改变以外的因素(如突变)决定的基因表达的可遗传变化。换言之,DNA 提供了与细胞表型(以食材作比)和表观遗传学指导基因表达模式(以食谱作比)相关的储存信息。因此,与 DNA 突变和染色体重排促进基因过表达(癌基因)或失活(肿瘤抑制基因)的方式相同,表观遗传学改变同样可以控制表达,从而影响肿瘤发生。儿科癌症视网膜母细胞瘤再次提供了一个明确的例子,从而说明了表观遗传学在癌症中的关键作用。肿瘤类型的基因分析证实,肿瘤抑制基因 *RB1* 的两个拷贝的失活,很少伴其他类型的基因改变[28,29]。然而,这种肿瘤类型表现出大量的表观遗传畸变,即伴随着与组蛋白修饰和 DNA 甲基化相关的几种癌基因表达的变化[28,29]。

为了理解表观遗传学的概念,更重要的是理解它们对于治疗管理的意义,首先理解与这些调控过程相关的原则是至关重要的。表观遗传调控在很大程度上受到两个过程的控制:染色质结构的改变会调节转录机制的 DNA 的结合(组蛋白的翻译后修饰)和通过特定核苷酸的甲基化(DNA 甲基化)直接对 DNA 进行表观遗传修饰。在基因的启动子区,甲基化发生在由位于 DNA 碱基序列中鸟苷之前的胞嘧啶组成的二核苷酸上。具有高密度 CpG 序列的基因组区域称为 CpG 岛,这些岛的 DNA 甲基化与转录抑制和基因沉默相关[29,30]。这种沉默基因表达模式对于一些正常生理的长期过程是必不可少的。例如,X 染色体的失活和基因组印记是调节细胞分化和最终命运的中心机制[31]。癌症中(或者说肿瘤生成中)存在全基因组范围的低甲基化(hypomethylation)①,其伴随着许多通常与肿瘤抑制功能丧失相关的基因启动子区域中的 CpG 岛(基因沉默)的高甲基化。许多癌症如结直肠腺瘤的早期阶段表现出不同的基因启动子区域局部 DNA 超甲基化模式,包括肿瘤抑制基因 *p16^{Ink4A}* 和 *RB1*[29]。DNA 甲基化作为致癌因子核心作用的理论基础为 DNA 甲基转移酶抑制剂(阿扎他定和地西他滨)(目前临床上使用的药物)成功使血液学恶性肿瘤生长停滞和细胞死亡后变得更加有说服力(见第 2.1.8 节)[32]。

在组蛋白修饰方面,重要的是要记住 DNA 与这些组蛋白一起包装形成染色质,染色质经过一系列的翻译后修饰以促进 DNA 区域和个体基因的转录和调节活性[29,30]。DNA 组装成染色质涉及 DNA 缠绕组蛋白的八聚体(两个组蛋白 H3 - H4 二聚体的四聚体和组蛋白- H2 的二聚体),从而形成核小体(染色质的基本单位)。随后,带正电荷的组蛋白通过静电作用与 DNA 骨架带负电荷的磷酸基团相互作用,产生聚集的核小体。最终,这些紧密压缩的核小体长链("串珠")与短接头 DNA 序列结合,形成染色质,最终形成染色体[33]。

核小体聚集体被压缩聚集(或解旋)的程度决定了转录活性,引起特定基因的表达或抑制。本质上,紧密压缩的核小体引起"染色质闭合"(异染色质)和转录抑制,而"开放"染色质结构(常染色质)具有转录活性(图 1.3.5)。

通过促进或抑制 DNA -组蛋白复合物的聚集来调控核小体的调节,以促进活性基因

---

① 前缀"hypo"表示低于(或低于正常);"hyper-"表示高于(或高于正常)。

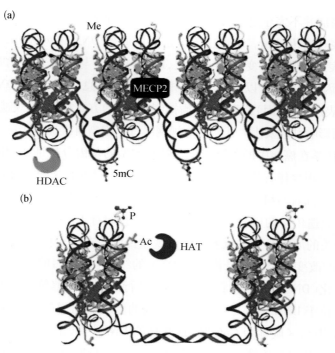

图 1.3.5 基因转录的表观遗传控制。缠绕在组蛋白八聚体上的 DNA（红色和蓝色螺旋）组成核小体。（a）DNA 甲基化和组蛋白尾部修饰,通过去除乙酰基基团,诱导聚集染色质构型和转录抑制。（b）DNA 去甲基化和组蛋白上乙酰基（Ac）基团的加入使染色质松弛,从而允许转录激活。组蛋白乙酰转移酶（HAT）和去乙酰化酶（HDAC）的相反作用调节乙酰化。甲基结合蛋白如 MECP2（甲基 CpG 结合蛋白）靶向甲基化 DNA 并招募 HDAC。Me,甲基;5mC,5-甲基胞嘧啶;P,磷酸盐（DNA-蛋白质复合物结构来自 PDB,ID 5B2J.）

的转录,这一过程主要由组蛋白 N 端尾部的修饰介导[31]。这些翻译后改变包括甲基化、乙酰化和磷酸化等[31,34]。在组蛋白磷酸化和乙酰化的情况下,负电荷加到组蛋白上（磷酸化）,或者组蛋白上的正电荷带电程度降低（乙酰化）,均可排斥 DNA（负电荷）在组蛋白上的排列,使转录机制进行,从而促进基因调控。从机制上讲,组蛋白乙酰转移酶（HAT）和组蛋白去乙酰化酶（HDAC）家族的互补活性分别增加和去除组蛋白尾部关键赖氨酸残基上的乙酰基（图 1.3.5）[29,31]。组蛋白去乙酰化（HDAC 活性）增加了组蛋白正电荷和 DNA 负电荷之间的静电吸引,确保其紧密结合并使聚合酶无法结合到基因转录的启动子区域。HDAC 与基因活性之间的强相关性及与 HAT 的协调调控,支持了这些酶在转录调控中的核心重要性;HDAC 的作用是去除 HAT 添加的乙酰基,以促进转录活性,从而为后续的转录周期提供染色质结构的重置[35]。

癌症与组蛋白低乙酰化有关,主要是由于 HDAC 的过度表达,该因子导致这些酶被归类为癌基因（该名称可能不适用于所有 HDAC 家族成员）。关于 HDAC 与肿瘤发生之间的分子关联,从组蛋白中去除乙酰基（通过 HDAC）从而导致一些肿瘤抑制基因的抑制,如细胞周期调节基因位点 *CDKN2A*（包括 *p16^{Ink4A}* 和 *p14^{Arf}*）基因和 DNA 修复基因 *BRCA1*[35]。

HDAC 与癌症之间的这种联系,再加上这些酶的靶向性,引领了为恢复组蛋白乙酰化平衡和抑制癌症生长的治疗性抑制剂的开发[35,36]。迄今,已有 4 种 HDAC 抑制剂(伏立诺他、罗米地辛、贝利司他和帕比司他)获批用于癌症治疗,特别是淋巴瘤和骨髓瘤的治疗,我们将在第 2.1.8 节中讨论这些药物[35]。从分子生物学角度来看,HDAC 抑制可调节和影响许多肿瘤生成特征(癌症的特征,将在后文讨论),这些特征包括增殖能力、对细胞死亡信号的反应、血管生成和免疫逃避。

基因表达的整体表观遗传调控是一个动态过程,酶催化共价修饰(写入者)、去除(擦除者)或接受先前的表观遗传标记(读取者)以执行基因调控(表 1.3.2)[37]。关键写入者酶包括 HAT 和 DNA 甲基转移酶(DNMT),而关键擦除者酶包括 HDAC 和 DNA 去甲基化酶。这一组中的第三类,读取者酶,具有识别特定组蛋白及其碱基甲基化状态的能力,将表观遗传和转录元件引导到适当的作用位点。表观遗传控制机制的失调和写入-擦除平衡的失调是癌症的共同特征,涉及肿瘤多阶段的发生发展(将在后面讨论),并作为与癌症的几个重要标志物之一(见 1.3.6 节)。

表 1.3.2　肿瘤发生相关基因的分类系统

基因类别	定　义	举　例
遗传分类		
癌基因	突变或重排激活促进肿瘤发生	*myc*、*K-ras*、PIK3CA、BRAF
肿瘤抑制基因	突变失活促进肿瘤发生	RB1、*p53*、APC、CDKN2A
选择性分类		
驱动突变	突变导致肿瘤关键发生发展和肿瘤选择	*myc*、*K-ras*、PIK3CA、RB1、P53
非驱动突变	突变并不驱动肿瘤发生发展	大约 99% 的癌症突变
表观遗传学分类		
表观遗传调节因子	癌症中激活或抑制表观遗传机制的基因	*K-ras*、APC、*p53*、IDH1/2
表观遗传修饰因子	修饰癌症中 DNA 甲基化的基因或染色质结构	ARID-1A/-1B/-2、DNMT3A、PBRM1、BRD4
表观遗传效应因子	在肿瘤中受表观遗传修饰因子调控改善癌症,提高患者生存率	OCT4、NANOG、SOX2、KLF4

资料来源:改编自[29]。

注:APC,结肠腺瘤性息肉病;ARID,富含 AT 的相互作用结构域;BRD4,溴结构域蛋白 4;CDKN2A,细胞周期蛋白依赖性激酶抑制剂 2A;DNMT3A,DNA 甲基转移酶 3A;IDH,异柠檬酸脱氢酶;KLF4,Kruppel 样因子 4;PBRM1,多溴蛋白 1;PIK3CA,磷脂酰肌醇-4-5-二磷酸-3-激酶催化亚基 α;RB1,视网膜母细胞瘤 1;SOX2,性别决定 Y-box 2。

关于肿瘤发生相关基因的分类,有两个明确的基因标识符:癌基因和抑癌基因(如前所述)。这些是进一步分类该基因是驱动基因还是非驱动基因的关键。随着表观遗传学的引入,研究者进一步确定了一组功能性致肿瘤因子:表观遗传修饰、效应和调节因子(表 1.3.2)[29],表观遗传修饰因子(如 *p53*)的产物通过直接 DNA 甲基化、翻译后染色质修饰或染色质结构改变来影响基因表达。表观遗传效应因子(如 DNA 甲基转移酶 3A；*DNMT3A*)是指那些其产物是表观遗传修饰靶点的介质。另外,表观遗传调节因子是那些位于上游信号通路的调节剂和修饰剂,通过增加关键(驱动)突变获得癌症发生的可能性,将细胞应激与肿瘤发生发展联系起来[29]。在所有这些情况下,负责表观遗传调控的基因本身可能会发生基因突变,这进一步增加了癌症分子方面的复杂性和相互关系。本质上,调节因子被修饰,修饰因子被调节(调节因子以某种方式参与其中),进一步推动了"鸡与蛋"的分子决定簇哲学,从而使得遗传-表观遗传关系有点像一面镜子。在未来几年里,对这一领域的更多了解将不可避免地改善许多恶性肿瘤的诊断和治疗。

1.3.4 多阶段肿瘤发生发展

在细胞水平,肿瘤发生通常被认为是一个多步骤的过程,涉及一系列突变和遗传(和表观遗传)变化,导致具有选择性生长优势的细胞持续存在和存活,最终转化恶性肿瘤表型并形成转移灶的能力。肿瘤发生的初始阶段称为起始阶段,是单个细胞基因改变的结果,主要是致癌物质诱导的基因突变,导致单个细胞异常增殖和持续存在。从理论上讲,这种细胞可以被去除(如被宿主免疫系统识别为"外来"细胞),但就恶性程度而言,这种细胞仍然具有增殖优势,尽管仍然受达尔文的选择制约。肿瘤发展的第二个阶段被称为肿瘤促进阶段,其中细胞分裂增加和进一步的遗传(和表观遗传)变化导致了增殖性肿瘤细胞群的发展。在该细胞群中,经过一段时间的额外突变和表观遗传修饰,它们获得了更强的侵袭性和恶性潜能,随后进入肿瘤发生的最后阶段,这个过程称为肿瘤进展。总体而言,这种不断获得突变、遗传和表观遗传修饰的过程将对细胞产生有利和有害的影响,最终通过克隆选择导致产生肿瘤的细胞群。后者在肿瘤进展过程中会重复多次,因为生长中的肿瘤细胞会获得遗传不稳定性、突变积累和进一步的致肿瘤加速选择压力。在分子水平上,肿瘤进展与多个原癌基因和肿瘤抑制基因的多个改变获得相关,在不同的细胞亚克隆中独立累积,"成功"的肿瘤最终存活。因此,重要的是要认识到,尽管癌症是单克隆性的(来自单个"起始阶段"细胞),但"最终"癌症均是混合(异源性)细胞的集合。

肿瘤细胞具有的选择性生长优势是驱动突变和其他驱动基因变化(基因易位等)的结果,在生理学方面,每种驱动突变和其他驱动基因变化均使细胞具有边际生存优势(表 1.3.2)[6,38]。尽管单个细胞提供较小的选择性生长优势,随着时间的推移,这种轻微的优势积累在一个巨大的恶性肿块中将达到顶点[6]。除了获得这些关键的基因改变外,肿瘤还将获得更多的突变,这些突变虽然对恶性发展没有明确的影响,但可能是沉默的、无功能的,或促进驱动因子的改变[6,38]。举例说明,APC 肿瘤抑制因子中的驱动基因突变导致蛋白 N 端(蛋白的起始)内截断,从而影响该蛋白的几种相互作用,而随后的基因错义突变或导致 C 端内截断的修饰被归类为非驱动基因突变[6]。

在已报道的基因组分析中引入驱动突变解释了为何老年患者的结直肠癌与中年患者

中形态相同的结直肠肿瘤相比具有更多显著的突变。同样,与结直肠肿瘤相比,在胰腺和脑肿瘤(胶质母细胞瘤)中检测到的突变较少,支持驱动和非驱动基因突变的观点,因为与结直肠上皮不同,胰腺上皮和脑胶质细胞主要是静息的(非增殖)[6]。

癌症治疗的一个主要障碍是对化疗逐渐产生耐药性,通常伴随着肿瘤复发。这种化疗获得性耐药是一些既存耐药突变(在肿瘤促进和进展期间获得)的肿瘤亚克隆或在初始治疗存活的细胞中发展获得的耐药突变(指肿瘤持续进展和进一步的缓解获得的突变)的结果,该概念将以 EGRR 抑制剂为例(见第 2.5 节)[39]。

1.3.4.1 结直肠癌中的多阶段肿瘤发生发展

结直肠癌的发病机制阐明了人类癌症的多阶段发展,随着时间的推移,肿瘤从起始的癌细胞发展为成熟的恶性肿瘤,获得了一系列突变和表观遗传学变化。虽然起始细胞(其原因可能是许多致癌损害之一)始终无法识别,但它可导致结肠上皮细胞增殖增加,并使癌细胞成为具有选择性生长优势的克隆。在结直肠癌中发现的最常见的(也是最早的)突变基因是肿瘤抑制基因 APC[40]。如前所述,该基因的缺失是家族性腺瘤性息肉病的促进因素。

机体通过获得另一个基因(如 K-ras 癌基因)的第二个突变,促进了生长缓慢的小腺瘤的肿瘤发展,从而加速生长并增加腺瘤大小[40,41]。然后,这种肿瘤的促进和进展通过诸如 $PIK3CA$ 癌基因或肿瘤抑制基因 $p53$ 和 $SMAD4$ 等基因的突变(或遗传和表观遗传改变)继续进行[40,41]。最后,肿瘤变为恶性并有可能转移到局部淋巴结和其他器官。尽管以线性方式描述(图 1.3.6),单基因的变化顺序会更复杂,在初始 APC 基因突变后,遗传变化和关键通路的改变的不断积累导致了恶性肿瘤的发生。

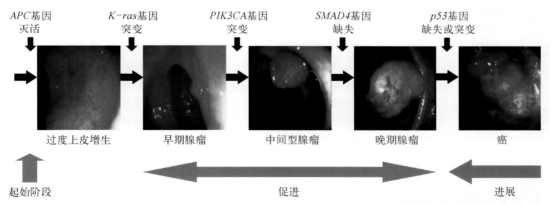

图 1.3.6 结直肠癌的多阶段肿瘤发生。肿瘤的发生是 APC 肿瘤抑制基因突变的结果。癌基因(如 K-ras)突变会增加良性腺瘤的过度增殖能力、基因组不稳定性和生存优势。其他几个基因的进一步渐进性突变(和表观遗传修饰)或相关通路的改变,如 $PIK3CA$ 癌基因和与转化生长因子β(TGFβ)信号通路(如 $SMAD4$ 基因)或细胞周期和细胞凋亡(如 $p53$ 基因)相关的通路,可导致肿瘤进展和恶性发展。多阶段肿瘤的发生尽管被描述为一个线性过程,但其遗传变化和积累可以以任何顺序发生,直到所有需要的分子途径受到影响

1.3.5　癌基因成瘾性

众所周知,肿瘤发生是一个多步骤的过程,由一系列驱动突变和癌基因及抑癌基因的改变启动和发展。尽管这个过程中有许多通路被破坏,但其中一些异常的逆转可以显著延缓恶性表型,这一现象被称为癌基因成瘾性[42,43]。

癌基因成瘾的临床示例以慢性髓细胞性白血病(chronic myelogenous leukemia, CML)为例,涉及 *BCR - ABL* 癌基因。激酶抑制剂伊马替尼(靶向 BCR - ABL)的临床应用已证实 CML 对癌基因成瘾[44]。此外,最初对伊马替尼治疗有效但随后复发(且不再显示药物疗效)的 CML 患者表现出 BCR - ABL 激酶结构域的突变,减弱并消除了对伊马替尼的疗效[43]。CML 中的这种选择性压力表明,这种肿瘤类型依赖于特定的癌基因,如 *BCR - ABL*,并且在肿瘤形成过程中对特定基因成瘾。通过靶向致癌激酶的治疗提供了癌基因成瘾的更多示例,证明了单药对其各自的肿瘤类型有效性,如表 1.3.3 所示。在这些特殊情况下,特异性靶激酶在许多复杂的相互作用通路中具有多重作用,其失活影响多条通路,因此是肿瘤发生的多种关键驱动因素中的致命弱点[43,44]。癌基因成瘾的含义及其在分子靶向治疗中的应用将在后面的章节中进一步阐述。

表 1.3.3　癌基因成瘾的靶点和相关的靶向治疗(摘自[44,45])

癌 基 因 靶 标	癌 症 类 型	治 疗 药 物
c - Kit	胃肠道间质瘤	伊马替尼
VEGF	乳腺癌、结直肠癌、肾癌	贝伐珠单抗
VEGFR	肾癌	索拉菲尼
BCR - ABL	慢性髓细胞性白血病	伊马替尼
HER - 2	乳腺癌	曲妥珠单抗
EGFR	非小细胞肺癌	吉非替尼、厄洛替尼
EGFR	头颈癌、结直肠癌	西妥昔单抗
EGFR	胰腺癌	厄洛替尼
BRAF	黑色素瘤	维莫菲尼
RET	甲状腺癌	凡德他尼

注:c - Kit,干细胞因子受体;VEGF,血管内皮生长因子;VEGFR,VEGF 受体;EGFR,表皮生长因子受体。

1.3.6　肿瘤标志物

简而言之,癌症包括一系列疾病,其特征是失去控制的细胞生长,从而导致细胞团块生长,并通过转移的过程迁移到新的部位侵入周围组织。由各种外部或内部过程引起的多次连续遗传改变可逐渐导致细胞丧失维持正常细胞功能和正常生长模式的能力;这一过程称为肿瘤发生。原则上,这种肿瘤发生对癌症的描述是基本正确的,并且表明了关键的癌基因和肿瘤抑制基因的重要作用,但它无法提供关于癌症发展的分子特征,或实际上的机制的解释。本质上,这一理论缺乏我们希望了解癌症发生发展治疗干预策略选择所需的细节。

在过去的几十年里,许多癌基因和肿瘤抑制基因被发现,它们之间的关系和功能障碍经常在几种癌症类型中被发现(正如我们在本章前面所描述的)。这一不断增加的知识领域产生了这样一个综合概念,即癌症之间存在共同的特征,这表明肿瘤发生过程中必然存在基本的生理和细胞变化。基于此,有人提出癌症需要 6 种基本改变的表现,即肿瘤的标志(图 1.3.7)[46]:

(1) 无限复制潜能。

(2) 生长信号的自给性。

(3) 对抗增殖信号不敏感。

(4) 逃避细胞死亡。

(5) 持续生成血管的能力。

(6) 侵袭和转移能力。

10 年后,又增加了两个标志(图 1.3.7)[47]:① 细胞能量学的反常调控;② 免疫系统逃逸能力。此外,还有两个充分条件的标志[47]:① 基因组不稳定性;② 肿瘤促进炎症。尽管癌症的性质复杂,但它通常被简单地描述为细胞不受控制地生长,随后发展为肿瘤。然而,不受控制的细胞生长并非简单,它是由一系列受调控的特征的失调所致。这

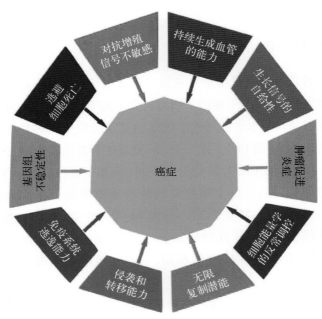

图 1.3.7 癌症的标志(改编自[46])

一系列受调控的特征包括防止复制限制特征、细胞对抗生长信号不敏感及逃避程序性细胞死亡。

1.3.6.1 无限复制潜能

在非肿瘤细胞中,每个细胞可进行的细胞分裂次数通常受到限制。这种有限的复制能力是通过与细胞生长相关的染色体缩短来调节的。染色体被称为端粒的特异性 DNA(及 DNA 结合蛋白)覆盖,每次细胞复制时端粒逐渐降解。一旦端粒达到特定的缩短长度,固有的 DNA 修复机制就会检测到它们,从而导致细胞周期停滞和衰老。此外,随后发生的与端粒缩短相关的基因组不稳定性和伴随的修复机制激活也阻碍有丝分裂,最终导致有丝分裂灾难并进一步启动细胞凋亡过程。

癌细胞必须能够更新端粒,以确保其持续的增殖能力。端粒酶通过增加一段富含 G-T 的短重复 DNA 序列来延长线性染色体顶端的端粒 DNA,从而防止增殖细胞中遗传物质的丢失。正常情况下,端粒酶活性在胚胎发生过程中进行性下调。然而,在癌症中,这种酶被重新激活,从而导致端粒的维持,并超过细胞分裂寿命的正常生理限制[48,49]。虽然端粒酶活性存在于大多数人类癌症中,但仍有大约 10% 的肿瘤未显示出端粒酶活性。在后一种情况下,端粒长度通过基于重组的机制维持(替代延长端粒,ALT)[48-50]。端粒酶在人类癌症发展中的中心作用是引领了端粒酶活性抑制剂的开发,不幸的是,迄今,几乎没有端粒酶活性抑制剂开发的成功案例[49,51,52]。

将端粒酶与癌症的治疗联系起来的几次尝试,取得了有限的成功。如果癌基因是加速器,抑癌基因是刹车,那么端粒酶激活就相当于增加了不可破坏的轮胎(即它们永远不需要更换,可让肿瘤汽车不断前行)。

1.3.6.2 生长信号的自给性

癌细胞采用几种策略来促进增殖并克服对正常生长调节的不敏感性,最终目的是使所有细胞进入细胞周期,最终产生新的子细胞。为了阐明这一标志的分子特征,重要的是要了解正常细胞周期及其高水平的调控。该细胞复制过程受到多种外部参数的刺激,这些外部参数包括生长因子(如 EGF)、生长环境(充足的营养物质和氧气等)和细胞外基质(如细胞整合素)。细胞周期(图 1.3.8)分为 4 期:间隙 1 期(G1)、DNA 合成期(S)、间隙 2 期(G2)和有丝分裂期(M)。每个细胞周期阶段依赖于前一个周期的正确激活和完成。在细胞周期的关键阶段,特别是 G1—S 期和 G2—M 期,存在检查点以确认细胞完整性和评价细胞环境的适合性。在肿瘤发生过程中,细胞周期检查点的异常调节,通过突变或基因畸变,进一步加速了突变的积累,从而导致癌基因激活和肿瘤抑制基因的失活。

细胞周期由完整的检查点和非常严格顺序的分子机制进行精密调控。细胞周期由两类不同的蛋白质调控,细胞周期蛋白和细胞周期蛋白依赖性激酶(cyclin dependent kinase,

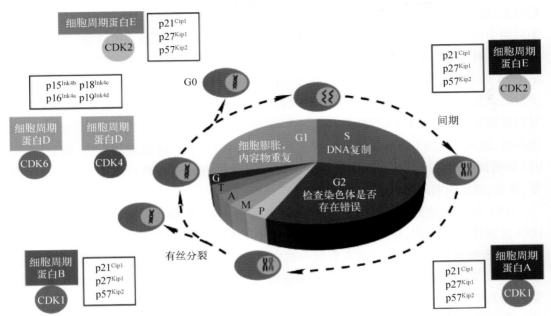

图 1.3.8　细胞周期的分子调控。细胞周期包括 4 个(或 5 个,如果包括 G0 期)阶段,每个阶段由特定细胞周期蛋白和 CDK 的协同活性调节。细胞周期蛋白 D 与 CDK4/CDK6 的结合使细胞通过最初的间隙期(G1 期),为 DNA 合成做准备。通过 G1 期,细胞周期蛋白 D－CDK4/CDK6 水平降低,细胞周期蛋白 E－CDK2 水平升高。在进入 DNA 合成期(S 期)之前,细胞到达 G1—S 检查点,在这里完成"准备就绪"和 DNA 完整性的评估。细胞周期蛋白 E 的降解和 CDK2 的释放启动了 S 期。通过细胞周期蛋白 A－CDK2 进入 S 期,之后细胞进入涉及细胞周期蛋白 A－CDK1 的第二个间歇期(G2 期)。细胞达到第二个检查点(G2—M)以验证 DNA 合成成功和有丝分裂准备就绪。细胞周期蛋白 B 的水平在有丝分裂开始时增加,在 M 期结束时减少,细胞周期蛋白 B 的减少触发了细胞周期完成,因此 CDK1 失活。在整个细胞周期中,内源性抑制剂(p16^{Ink4a}、p27^{Kip1} 等)进一步抑制了 CDK 的活性和功能。周期完成后,细胞或经历另一个重复周期,或者退出并进入静止期(G0 期)

CDK)参与细胞周期的有序进行。细胞周期蛋白(因其产生和降解的周期性而得名)从 G1 期到 M 期依次表达(按照细胞周期蛋白 D、细胞周期蛋白 E、细胞周期蛋白 A 和细胞周期蛋白 B 的顺序),并与特异性 CDK 形成确定的复合物,然后形成磷酸化(并激活)与增殖过程相关的调节蛋白。例如,参与 G1—S 期转变的关键蛋白是视网膜母细胞瘤蛋白(一种肿瘤抑制因子,如前所述)[53]。正常细胞内通过 CDK 抑制剂(CDKi)蛋白的活性调控细胞周期水平,其作用是限制 CDK 的活性。这些蛋白质对 CDK(如 p21^{Waf1} 和 p27^{Kip1})具有广泛的选择性,或对某些 CDK 具有选择性。例如,p16^{Ink4A} 对细胞周期蛋白 CDK4 和细胞周期蛋白 CDK6 具有选择性。

　　在正常细胞中,抗增殖信号如 TGF－β 可使细胞维持静息状态。这些细胞外信号通过视网膜母细胞瘤蛋白来抑制转录因子,从而激活 G1 检查点,并阻止细胞周期从 G1 期向 S 期推进(图 1.3.8)。

　　在 G1 期,细胞经历一段 DNA 合成的准备期。在这一阶段结束时,细胞到达 G1—S

检查点,这时是决定进入 S 期还是退出细胞复制而进入静止期(G0 期)的关键点。这是细胞周期中的一个重要决策点(和限速步骤),因为 G1—S 检查点的推进可使细胞处于 DNA 复制的不可逆过程中。因此,该检查点作为质量控制步骤安排在 DNA 复制开始之前,评估 DNA 的完整性及所需模块和材料的可用性。如果检测到 DNA 损伤,信号就会通过许多蛋白激酶来触发 DNA 修复机制,而不能通过 G1 检查点,使细胞有更长时间进行 DNA 复制前修复。但如果 DNA 损伤的程度太大,就会引发细胞发生程序性细胞死亡或退出细胞周期,进入永久的 G0 静息期。决定点主要涉及基因组 p53 肿瘤抑制蛋白,如上所述,p53 肿瘤抑制蛋白是一种转录因子和参与广泛细胞过程的中心调控因子,包括 DNA 修复、衰老、细胞周期阻滞和细胞死亡[24,26,27]。

　　DNA 合成后达到第二个细胞周期限速步骤即 G2—M 检查点时,细胞进一步监测 DNA 完整性[54]。此时,应对 DNA 复制的完整性和成功性(及细胞环境的适合性)进行评估,并决定细胞是否能安全地进入有丝分裂期以进行细胞分裂,并产生两个新的子细胞。相反,DNA 损伤或错误地存在也会触发细胞周期停滞和潜在的细胞死亡启动[54],这同样受到 p53 和类似物的调节[24.26]。

　　肿瘤抑制因子 p53 是 G1—S 和 G2—M 关卡的关键调节因子;然而,在超过一半的临床癌症中 p53 是失活的,使 DNA 受损的细胞复制并产生携带这些未校正 DNA 修饰的子细胞[24,26,27]。因此,p53 的突变降低了 DNA 损伤诱导的细胞死亡的发生率,同时增加了通过 p53 介导的功能失衡传递 DNA 缺陷的可能性[24,26,27]。然而,这就提出了一个问题,谁来调节这个调节器,p53 如何接受它自己的突变;它不自检吗?另外,p53 突变的持续存在是否是肿瘤生成细胞中另一个错误调节过程的一个必经之路?

　　癌症病理生理学的核心原则是不受控的细胞增殖(类比于汽车加速器和刹车),这个过程通常通过激活 CDK 介导,加上增殖抑制过程的失活,从而促进(不受调节的)细胞周期进展[53,55]。癌症最常见的临床改变是 G1—S 检查点的失活或覆盖,同时伴随着 *CDK4* 和 *CDK6* 基因的扩增和细胞周期蛋白 D 的过度表达。这一现象在几种肿瘤类型中都很明显[55,56]。此外,CDKi 的失活突变也是常见的肿瘤生成驱动因素,许多人类恶性肿瘤均可见 p16^{Ink4A} 失活[57]。因此,靶向 CDK,尤其是 CDK4 和 CDK6(类似于 CDKi)的治疗药物,是药物研发管线中的主要策略,有几项正在临床试验中[53]。

1.3.6.2.1　不依赖生长因子调节

　　细胞增殖通过接受生长因子和随后信号通路的刺激来进行调节,酪氨酸激酶类是其主要参与者[如 EGF、血管内皮生长因子(vascular endothelial growth factor, VEGF)等]。在正常情况下,这些因子与细胞表面特异性受体(如 EGFR)的结合可使瞬时受体活化,随后信号通过一系列信号转导分子[如 RAS 和促分裂原活化的蛋白激酶(MAPK)途径]从细胞膜转导至细胞核。然后,这些分子信号通过 MYC 等蛋白激活并启动 DNA 转录,最终激活细胞周期和细胞分裂。

　　在正常情况下,绝大多数增殖诱导生长因子由各自组织内的特定细胞类型合成,以旁分泌方式刺激另一种细胞类型的增殖。这进一步增强了对增殖的安全控制,因为提供生长因子的细胞通常不表达各自的受体,反之亦然。然而,癌细胞获得自给自足的一个主要机制是通过获得合成和响应特定生长因子的能力,形成一个自分泌闭环。在另一种肿瘤发生机制中,一些癌细胞与其微环境相互作用,错误地刺激正常细胞产生生长因子,随后促进肿瘤发生。在各种情况下,细胞均获得了对升高的生长诱导因子做出反应的能力。就癌症类比汽车场景而言,这相当于汽车获得了自己制造燃料的能力,从而独立于加油站的控制。

与这种癌症标志(生长信号的自足)相关的进一步机制包括在受体中获得激活类突变(产生致癌蛋白)或受体表达增加(基因复制或染色体易位)。在这些情况下,细胞要么凌驾于正常增殖控制机制之上(并不依赖外部生长因子),要么对正常情况下不会引发增殖的生长因子水平产生高反应性。ErbB 超家族提供了这些机制的一个典型例子,ErbB 超家族包括 EGFR(ErbB1)、HER2/NEU(ErbB2)、HER3(ErbB3)和 HER4(ErbB4)。EGFR 在超过 50% 的结直肠癌、30%~50% 的胰腺癌和绝大多数肺癌中过度表达(图 1.3.9)。同样,HER2/NEU 在大约 30% 的乳腺癌、肺癌和卵巢癌中表达升高。这些肿瘤对 EGF 极为敏感,较小的浓度即可引起不成比例的增强反应。此外,该受体家族表达升高与多种癌症类型的不良预后相关[58]。

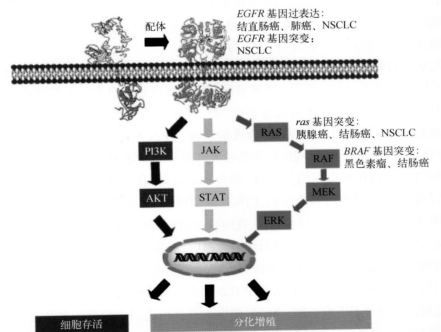

图 1.3.9 生长因子(配体)刺激 EGFR 后,EGFR 发生二聚化,一系列过程导致 *ras* 基因活化,*ras* 基因活化后启动 MAP 激酶的磷酸化级联反应,导致 ERK(MAPK)的磷酸化和活化。*ras* 基因和 *raf* 基因经常出现突变,从而导致它们在各种肿瘤中持续性激活(蛋白质结构来自 PDB,ID:1NQL、2M0B 和 2ITX)

与生长信号自主性相关的另一种常见机制是通过基因改变或基因的表观遗传修饰将生长因子受体与细胞核中有丝分裂的效应机制联系起来。这些变化激活下游信号通路，有效模拟生长因子通路激活的促生长作用。致癌蛋白 BRAF 的激活是这种情况的典型案例。BRAF 基因在绝大多数黑色素瘤中发生突变，而 ras 原癌基因突变为致癌 ras 基因（在所有癌症中超过 30%），通过 PI3K/AKT 和 MAPK 途径刺激下游增殖调节因子，这是酪氨酸激酶介导增殖的共同途径[59]。从本质上讲，ras 基因突变使蛋白质处于活跃的构象，细胞处于不断增殖的状态。

有丝分裂信号转导通路的最后阶段是核转录因子的激活，核转录因子的激活可导致与细胞周期进行有序的相关基因的调控表达。最终，癌症进展的最后一个过程出现失调，细胞周期持续受到刺激。生长的自主性也可归因于转录因子，如 Myc、Jun 和 Fos 的突变，它们调节细胞周期蛋白、CDK 和其他细胞周期相关基因的表达[60]。例如，Myc 经常在乳腺癌、结肠癌和肺癌中扩增[60]。

1.3.6.3 对抗生长信号不敏感

就像细胞接收信号通过细胞周期促进增殖和进展一样，细胞也必须接收信息来抑制、延缓或离开细胞周期（进入 G0 期）。实际上，这些信号是由肿瘤抑制基因提供的（与癌基因介导的促增殖作用相反），它们的破坏使细胞难于抵抗其生长抑制活性，理论上会使它们模拟癌基因激活的作用。因此，对这一标志的描述及其意义主要与对肿瘤抑制基因的讨论相同，以视网膜母细胞瘤蛋白和 p53 为例。

在正常细胞中，这些抗生长信号通过多种机制发挥作用，但最终都会阻止细胞周期进展通过 G1—S 或 G2—M 检查点。视网膜母细胞瘤蛋白是调节 G1—S 期的中心环节，它是一种 DNA 结合蛋白，以过度磷酸化状态"失活态"或去磷酸化的"活化态"状态存在。正如前面关于细胞周期的讨论，DNA 合成的启动（进入 S 期）主要由细胞周期蛋白 E/CDK2 介导。从 G1 期开始，视网膜母细胞瘤蛋白被去磷酸化，并与 E2F 转录因子（此时无法接近 DNA 和其他相互作用的蛋白质）结合。细胞周期的此阶段推进是由与 CDK4 和 CDK6 结合的细胞周期蛋白 D 介导的，CDK4 和 CDK6 可磷酸化视网膜母细胞瘤蛋白，释放 E2F 诱导细胞周期进程所需的基因。视网膜母细胞瘤蛋白随着细胞有丝分裂的进行而去磷酸化，再生的低磷酸化的视网膜母细胞瘤蛋白，准备随后进入下一个细胞周期。这明确表明视网膜母细胞瘤蛋白处于中心位置，也是控制细胞周期的关键。因此，视网膜母细胞瘤蛋白的损伤或缺失（或驱动其活性的其他因素，如细胞周期蛋白 D 或 CDK4）使得细胞在不受调控的情况下进入 S 期，驱动肿瘤发生并获得进一步的突变和基因变化。实际上，视网膜母细胞瘤蛋白肿瘤抑制因子调节能力的丧失等同于抑制生长信号的不敏感，类似于汽车制动系统的丧失。

尽管这一标志的原理及其与细胞周期机制调控的关系相当直接，但也有一些外部生物因素提供了生长抑制信号。这方面的一个主要例子是 TGF-β，它是一种激活 TGF-β

受体的强效增殖抑制剂。该通路刺激 CDKi 的转录活性,抑制 CDK 的活性,从而抑制细胞通过周期检查点。就癌症而言,TGF‑β 途径内的蛋白质突变比较常见,通常发生在受体本身或 SMAD 信号蛋白中,后者将生长抑制剂信号从活化受体传递至细胞周期调控[61]。例如,SMAD4 的失活在结直肠癌中很常见(图 1.3.6)。

有趣的是,尽管 TGF‑β 在癌症早期阶段明确显示出肿瘤抑制活性,但目前的证据表明,TGF‑β 通路的干扰也可能在肿瘤发展晚期阶段促进肿瘤进展和转移[61,62]。同一通路中的这种相互冲突作用说明了肿瘤发生的复杂性,以及在以线性方式考虑和处理癌症诊断、发展和治疗时需要注意的问题[62]。

细胞适度生长的促进和抑制被另一种称为接触抑制的机制过程所调节,即汇合(完全细胞覆盖)群体中的细胞间接触会抑制细胞进一步增殖。在癌症中,这种接触抑制机制是失效的,细胞可以继续生长,甚至超出物理细胞的边界(已在实验室中证实,癌细胞可继续生长,并堆叠在一起)。尽管接触抑制的实际机制尚未完全透彻,但已知其是由钙黏蛋白细胞间作用启动的。跨膜 E‑cadherin 蛋白达到峰值后,最终将导致 CDKi(如 $p16^{InkA}$ 和 $p27^{Kip1}$)主动募集和诱导表达肿瘤抑制因子(如 p53 和 $p27^{Kip1}$)[47]。

1.3.6.4 逃避程序性细胞死亡

细胞的不适当增殖可以通过严格调控的程序性细胞死亡(apoptosis)来控制(图 1.3.10)。在正常生理条件下,分子信号可以诱导信号复合体,进而引起核碎裂、细胞膜起泡和形成凋亡小体。这些通路被细胞外应激(如生长因子、氧或营养物质的限制)或细胞内应激(如 DNA 损伤或端粒缩短)的反应机制所启动[63]。在癌细胞中,这些通路的缺陷赋予了癌细胞对凋亡的抵抗作用,从而允许不受抑制的细胞复制存在。

正如你所预料的,程序性细胞死亡必须是一个受到严格控制和调节的过程。如果不受监管,我们正常功能的细胞会丢失,可能最后满目疮痍,变成一堆废物!然而,同样重要的是,任何受损的细胞在它们能够造成进一步的损伤之前就从体内移除,如癌症的发展。因此,如果没有程序性细胞死亡,我们也无法生存。

细胞凋亡有两条途径,来分别对外部(外在)和内部(内在)信号做出反应,最终导致降解酶(称为半胱天冬酶)的激活和细胞的有序分解和缺失[63]。外源性途径由细胞表面受体介导,主要是肿瘤坏死因子受体(tumor necrosis factor receptor, TNFR)家族,如 Fas(CD95)、TNFR1 和 TNF 相关凋亡诱导配体受体[TRAIL‑R1/死亡受体 4(DR4)、TRAIL‑R2/DR5][63,64]。在正常细胞中,外源性通路的激活是维持 T 细胞稳态和删除非必需 T 细胞克隆的关键[64]。或者,内源性途径响应许多细胞应激,如细胞损伤和复制错误(DNA 损伤等)、细胞应激(缺氧等)和生化损伤(存在活性氧等)。该通路是通过线粒体介导的,线粒体膜的完整性是该通路的调节位点[63,65]。线粒体膜完整性的丧失可引起细胞色素 c 的释放,细胞色素 c 是一种参与细胞呼吸并位于线粒体内外膜之间的蛋白质,是内源性途径的起始蛋白。线粒体膜中允许细胞色素 c 逃逸的闸门由 Bcl‑2 家族的特定成员看

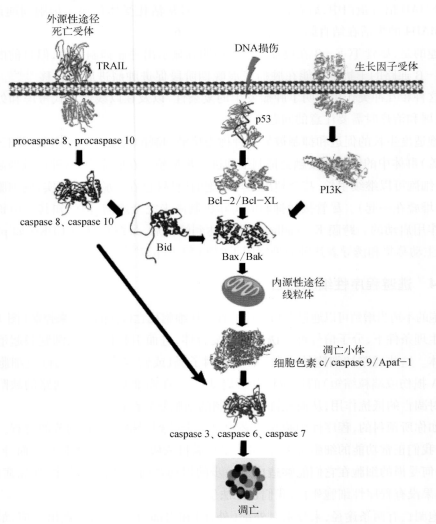

图 1.3.10 细胞凋亡的外源性和内源性途径。细胞应激（如放疗/化疗引起的 DNA 损伤）通过 p53 激活内源性途径；凋亡前 Bax 和 Bak 使线粒体外膜通透性增加，从而导致细胞色素 c 外流，细胞色素 c 与配体 Apaf-1 结合，将启动因子 caspase 9 招募到被称作凋亡小体的信号复合体中。活化的 caspase 9 随后裂解并激活效应器 caspase 3、caspase 6 和 caspase 7 以触发细胞凋亡。细胞毒性免疫细胞产生促凋亡配体，如 TNF 相关凋亡诱导配体（TRAIL），其与靶细胞表面的促凋亡死亡受体[DR4 和（或）DR5]结合，配体结合诱导衔接蛋白和启动因子 caspase 8 和 caspase 10 作为半胱天冬酶前体募集，从而形成死亡诱导信号复合物。最终触发效应器 caspase 3、caspase 6 和 caspase 7 的活化（使用 PDB 的蛋白质结构构建，ID：1NQL、1TUP、2BID、2M0B、2ITX、4NBL、4S0P、5CIR、5I9B、5ITD、5IY5 和 5FMJ）

管[63]。从机制上讲,促凋亡成员(如 Bax)形成了这些孔隙,它们的作用被抗凋亡家族成员(如 Bcl‑2、Bcl‑XL)抵消,这是一种精细的平衡,可以促进或阻止细胞凋亡的启动[65-67]。一旦释放,细胞色素 c 就会激活一系列涉及级联蛋白水解半胱天冬酶的分子事件,与 caspase 3 处的外源通路会聚,并最终使细胞有序解体。关于癌症发展,这些通路中有几个位点是肿瘤发生干预的常见位点,尤其是抗凋亡蛋白的过度表达(如 B 细胞淋巴瘤)[66,67]、细胞死亡受体的下调或这些通路中许多抑制蛋白的上调。在癌症治疗的背景下,多种分子治疗策略围绕这些途径,如促凋亡模拟物、抗凋亡蛋白抑制剂和细胞表面死亡受体激活剂[66,67]。因此,以汽车类比中,程序性细胞死亡可以被视为服务警示灯,而癌细胞忽略了这一警告,拒绝进行维修服务或去报废场。

1.3.6.5 血管生成

到目前为止,我们已经了解到癌症的生长包括肿块大小和侵袭性,其增加了癌细胞分裂速率,避免了对细胞寿命的固有限制,使生长促进因子变得自给自足,对生长抑制途径缺乏响应,最后,忽略了程序性细胞死亡(凋亡)的信号。实际上,癌症就像一辆失控的汽车加速很快,没有刹车,且安装了坚固耐用的轮胎,不需要司机,也不需要机械维修。

然而,尽管拥有所有这些条件,汽车可能仍然停在车库,因为这些条件都不方便使其转移。出于同样的原因,汽车需要燃料和定期加油,所有的细胞都需要获得营养物质和氧气,并具有清除废物的能力和功能。

要实现上述功能的细胞(即有充足的食物、饮料和氧气,并能够清除废物)必须在靠近血管(或淋巴管)的位置,以允许这些因子的最大扩散输送或清除。像正常细胞一样,这种连接蛋白也适用于癌症,因为肿瘤不能生长到直径大于 1~2 mm,除非它们有血管供血[68,69]。癌症存在的差异是不断增大的肿块,随后,它们需要越来越多的血液供应来支持。为了满足这一要求,肿瘤必须获得启动血管生成的能力,这就是新生毛细血管从既存血管中出芽的地方[70]。然而,肿瘤生长迅速会导致肿瘤血管系统异常、分布不均、混乱和渗漏[70]。此外,除了促进和支持肿瘤的生长和扩张,新生血管增加了肿瘤细胞的逃逸途径,默认情况下,增加了肿瘤的恶性程度和肿瘤细胞向身体其他部位扩散(转移)的能力。因此,以癌症汽车作比,血管生成类似于不断增加的燃料供应和加油站(包括清除废物的场所)。也就是说,假设随着癌症汽车速度的提高,它消耗了更多的燃料,从而需要越来越多的加油站。此外,汽车行驶的路线是随机的,但是汽车在行驶的道路上都需要有加油站(有些道路将是死胡同,而另一些道路可能难以进入,其他道路可能返回起点)。肿瘤是如何形成这种新的血液供应的呢? 是由于血管的好奇还是肿瘤在向它招手? 血管生成过程(包括生理性和肿瘤内)涉及多个阶段,受促血管生成因子和抗血管生成因子之间的精细平衡控制[70]。肿瘤中发生的缺氧达到了扩散限制的临界尺寸,阻止了氧敏感转录因子、缺氧诱导因子 1(HIF‑1α)的降解,后者随后重新定位到细胞核并启动 VEGF 的表达。因此,肿瘤达到临界尺寸前不会进行血管生成。一旦肿瘤达到临界尺寸,便会触发血管生成开关,使促血管生成因子的平衡超过抗血管生成因子(图 1.3.11)[70]。

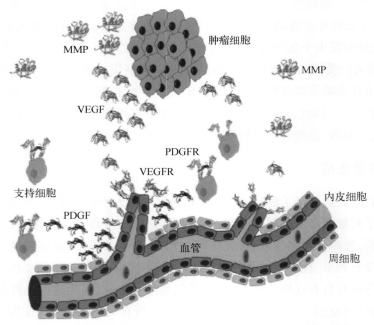

图 1.3.11 肿瘤血管生成。肿瘤细胞释放促血管生成因子(如 VEGF),与既存血管的内皮细胞上的 VEGF 受体(VEGFR)结合并启动其激活。这导致蛋白水解酶的分泌和激活,如 MMP 可降解细胞外基质,使内皮细胞迁移。周细胞支持现有脉管系统,而正在发育的血管生成血管分泌生长因子,如 PDGF,其吸引支持细胞和周细胞稳定新血管(使用 PDB 的蛋白结构构建,IDs:3MJG,3V2A,5B5O)
MMP,基质金属蛋白酶;VEGF,血管内皮生长因子;VEGFR,血管内皮生长因子受体;PDGF,血小板源性生长因子;PDGFR,血小板源性生长因子受体

肿瘤细胞和周围微环境产生和分泌的 VEGF 激活内皮细胞表面的血管内皮生长因子受体(vascular endothelial growth factor receptor,VEGFR),导致细胞渗透性增加和血管舒张,内皮细胞接触松动,最终形成内皮开窗[70]。同时,VEGF(和其他促血管生成因子,如碱性成纤维细胞生长因子)水平升高刺激蛋白水解酶的释放,包括丝氨酸蛋白酶纤溶酶和几种锌依赖性基质金属蛋白酶(matrix metalloproteinase,MMP)。这些蛋白酶产生的清除途径允许增生性内皮细胞向肿瘤团块方向迁移,沿着肿瘤释放的化学动力因子的梯度向上迁移,形成迁移柱和原始血管[70,71]。内皮细胞将在既定血管和肿瘤块之间的微柱形成后完成分化,其中涉及形态学改变和细胞黏附血管腔的形成。最后,通过向内皮外表面募集周细胞(平滑肌相关细胞)来稳定新形成的血管。然而,在肿瘤血管生成中,周细胞与新形成不成熟的血管(与成熟的正常血管相比)之间的关联减少,这解释了为何在肿瘤中可观察到结构不规则、渗漏的血管和持续增殖的内皮细胞[70]。

1.3.6.6 转移潜能

不受控制的细胞生长不一定对患者健康有害。事实上,良性肿瘤的生长并不具备侵犯邻近组织或从其驻留部位转移到体内其他部位的能力。然而,根据定义,恶性癌细胞表现出扩散和侵袭邻近组织的潜力并可最终转移至身体的远端区域[47]。正如我们所描述的,转移是癌症死亡的最重要原因,转移肿瘤与转移扩散之前确诊的癌症相比,可显著恶化患者的预后。不幸的是,通常情况下,患者在诊断出原发癌时往往已经开始发生转移了[肺癌(见 3.4 节)是一个很好的例子]。

实际上,癌症转移是最终的结局,堪比癌症汽车类比中的开路。事实上,它可能比给肿瘤铺设古雅的乡村道路要严重得多,并且更类似于让癌症汽车可以开入任何地方,仅受限于物理上的是否可及的道路(血管生成,即燃料和加油站位置)。癌症汽车的移动能力和抵达任何地方的潜力可以总结概括为 Emmett Brown 博士在 20 世纪 80 年代电影《回到未来》(*Back to the Future*)中的独白:"道路? 我们要去的地方,不需要道路。"

转移过程包含一系列限速步骤,为了使癌症扩散到原发肿瘤以外的部位,肿瘤转移需要包括以下这些过程:

(1)原发肿瘤形成无血管肿块,从宿主组织获取营养。肿瘤的扩增增加了肿瘤内部的缺氧,缺氧是肿瘤转移过程中几个主要的驱动因素之一,可激活血管生成通路。由此形成的肿瘤血管增加了肿瘤扩增的范围,最终导致恶性肿瘤。

(2)随着肿瘤的生长,癌细胞进一步基因畸变,这为它提供了获得移动性的潜力和工具,并经常触发从上皮到间质(epithelial to mesenchymal,EMT)表型的转换和转化。EMT是一个复杂的途径,在此过程中上皮细胞开始失去其分化特征并获得间质特征,其中包括运动、侵袭和抗凋亡[47,73]。目前,EMT 诱导转录因子似乎可以协调介入侵袭/转移级联中的大部分步骤[47,73]。

(3)获得移动性和侵入组织的能力最终导致肿瘤细胞突破局部基底膜并向血管和淋巴管转移。

(4)随后,肿瘤细胞可从侵入的组织进一步进入循环系统(或淋巴系统),并在此过程中黏附于内皮细胞和血小板,甚至可通过脉管系统,直至被截留或沉积在另一组织的毛细血管内,由此渗出血管外并进入新的宿主组织。

随后,肿瘤沉积物(现在称为微转移灶)可以扎根在这个新的部位,直到它们的生长被触发,宿主环境变得有利于再生长,或血管生成开关被触发。正如我们前面所讨论的,生长环境和适应性在很大程度上依赖种子和土壤的理论,其原理是新的宿主组织必须具有允许肿瘤生长的环境,包括适当的细胞外基质、生长因子和支持性细胞网络。因此,如果肿瘤细胞的新家是可以接受的,则肿瘤就会生长并形成继发性肿瘤。

从分子角度来看,这种标志实际上是两种能力组合在一起:肿瘤细胞移动并侵入邻近组织的初始能力(局部侵袭)和从一个部位移动并扩散到另一个部位的能力(转移)。

1.3.6.6.1 肿瘤细胞侵袭的分子基础

为使肿瘤侵袭,基底膜和细胞外基质必须被蛋白水解酶降解,使肿瘤细胞向血管(和淋巴管)迁移。同样,在转移过程的另一端,肿瘤细胞必须具有迁移出脉管系统的能力,然后"反向侵入"受体组织。因此,肿瘤浸润是一个持续的多阶段过程。侵袭的第一阶段是肿瘤细胞脱离其邻近细胞,这一过程通常涉及肿瘤抑制蛋白 E - cadherin 的基因的下调或突变[74]。E - cadherin 基因的缺失,除了释放细胞,也会引发 EMT,如上所述[74]。

一旦肿瘤细胞获得了自由,下一个分子步骤是肿瘤细胞和肿瘤细胞间接诱发的基质细胞(肿瘤成纤维细胞和支持细胞)释放蛋白水解酶从而降解细胞外基质和基底膜。尽管这一过程中存在许多蛋白酶家族,但 MMP 在降解细胞外基质和基底膜的过程中起到关键作用,有助于形成促进肿瘤扩增和转移的微环境[75]。大量的 MMP 与肿瘤细胞浸润相关,局部组织渗透和 MMP 水平升高之间的相关性也证明了这一点[76]。MMP 在肿瘤中就像是一种"推土机"酶,清除细胞外基质,使肿瘤细胞转移(和血管生成进展,如上所述),但这种观点过于简单化。现在已知的 MMP 等多种蛋白酶会通过激活参与控制细胞生长、炎症和血管生成的信号通路的多种因子,从而创造有利的微环境,进而影响癌症进展[77]。

这个过程的最后一步,一旦细胞解放了自己,获得了入侵和突破物理细胞障碍的能力,就能够自由地移动和迁移穿过组织了。这种运动表型涉及大量受体、细胞外基质蛋白、蛋白水解代谢物、整合素和正常细胞运动因子,如肝细胞生长因子(hepatocyte growth factor, HGF)。历史上,人们认为,肿瘤细胞通过这些渐进性特征,与局部细胞环境的旁分泌相互作用影响侵袭,随后通过组织和细胞外基质向它们的血液和淋巴管逃逸。现在已经知道这过于简单,肿瘤的微环境是成功迁移和侵袭的主要因素[78]。与恶性细胞共存的非肿瘤细胞包括成纤维细胞、内皮细胞、免疫细胞和其他细胞,如脂肪细胞或肌细胞,它们被统称为纯的肿瘤基质[79]。根据不同情况,这些细胞及其功能性激活可促进或阻止肿瘤存活、细胞移动和肿瘤恶化。然而,在恶性肿瘤的早期阶段(包括局部浸润),有证据表明,基质细胞的保护性约束通常被环境促进肿瘤发展的作用所推翻,从而影响到局部浸润[78,79]。因此,尽管肿瘤细胞本身也有许多其他因素参与了这一复杂的侵袭过程。最具侵袭性的肿瘤很可能是那些与周围组织关系最密切、对周围组织的控制力最强的肿瘤,它们有能力选择并"说服"间质细胞提供帮助。简单地说,这些肿瘤细胞可能是最耀眼的汽车!

1.3.6.6.2 肿瘤细胞扩散和转移的分子基础

细胞通过间质和细胞外基质后向其他部位的血管播散。尽管转移扩散最常见的途径是血液循环(血流),许多肿瘤细胞也通过淋巴系统到达目的组织,但为了便于解释,我们将重点放在前一种途径。肿瘤细胞(现在装备有侵袭能力)在进入血管之后,即进入了循环系统的大千世界,在那里它们需要逃避免疫检查和随后的破坏。幸运的是,大多数肿瘤细胞在这种挑战下无法存活,在到达它们的新位点之前就被清除了[79]。肿瘤细胞通过循环系统的转运主要参与肿瘤微转移灶的形成,肿瘤微转移灶由肿瘤细胞与血小板和其他白细胞聚集组成,默认情况下,这些白细胞包覆肿瘤细胞,从而避免免疫监视机制。如果它能够适应在循环系统的新环境中生存,那么细胞必须到达其靶器官,渗出回到血管并进入新的宿主细胞环境,然后持续存在并最终重新生长为肿瘤,每个阶段都是比较低效的[79]。

肿瘤转移的最终部位通常是原发肿瘤的部位,肿瘤的转移是血管(或淋巴)引流的结果(如前所述)。例如,结肠癌常常转移到肝脏,在那里形成继发性肿瘤沉积。然而,在一些情况下,这种可预测的传播途径并不直接,而且违反了规则。一个例子是肺癌转移到脑,从肺向上转移;同样,前列腺癌通常扩散到骨,这也不是最初可预测的部位。其原因可用种子和土壤理论来解释;从分子角度来看,种子从分子生物学角度产生了基因突变并拥有了一个倾向的转移位点。不幸的是,对于任何癌症类型,转移灶的精确路径和最终定位都是不可预测的。显然,肿瘤细胞有卫星导航功能、可选择多种路线,所有的都指向了一个未明确的方向。

那么,癌细胞如何找到转移沉积生长的途径呢?癌细胞向"应许之地"的这种特定定向运动是由趋化因子及其受体介导的。通常情况下,趋化因子协调炎症反应并促进促炎性细胞定向移动至其所需位置(该过程称为趋化性),但在癌症中,该过程被劫持以控制转移感受态细胞的部位特异性迁移[79,80]。例如,趋化因子受体 CXCR4 在转移性人乳腺癌细胞中高水平表达,但在正常乳腺组织中表达水平较低,甚至缺失。同时,乳腺癌转移的主要部位(肺、肝、淋巴结和脑)高水平表达 CXCL12,它是 CXCR4 的趋化配体[80]。同样,胰导管腺癌向神经系统的扩散也得到了肿瘤细胞上 CX3CR1 的表达和外周神经元上相互作用配体的支持[79,81]。

尽管转移是癌症的破坏性结果,但现在普遍认为,在许多情况下,扩散的肿瘤细胞可能在它们的新部位休眠多年。在一些病例中,患者体内发现并证实的癌症是转移灶;在另一些病例中,转移性扩散可能发生在原发肿瘤确诊前数年。转移微环境明显地促进和延缓播散性肿瘤的发展和再生长,在肿瘤中存在进行性基因畸变或扰动是临床上明显转移灶形成的触发因素。因此,成功的肿瘤转移在很大程度上依赖于肿瘤在侵袭及转移过程中各个阶段(原发肿瘤部位、侵袭性环境、全身循环和最终转移部位)的适应和其对周围环境的反应。

1.3.6.7 能量代谢重编程

为了生存和适应,肿瘤必须对周围环境做出调整和反应;这包括它如何获得能量和利用可用的营养物质。癌细胞的代谢表型与其他快速增殖的细胞非常相似,但在癌症中,这些变化是基因改变和后续细胞自主信号的结果,而不是对传统外源性生长因子介导的信号通路的反应。就代谢变化而言,肿瘤细胞展现出葡萄糖摄取增加、谷氨酰胺摄取增加、脂质和核苷生物合成增加的现象。近一个世纪前,人们通过有氧糖酵解发现了癌细胞的高葡萄糖消耗和乳酸产量增加,并将其称为 Warburg 效应(Otto Warburg 因此获得 1931 年诺贝尔生理学或医学奖）。现在人们认识到,Warburg效应不仅限于癌症,实际上在许多与高增殖能力相关的情况下也很常见,表明这一效应在支持细胞生长中有基本作用。正常情况下,细胞通过线粒体氧化磷酸化从葡萄糖获得能量(以三磷酸腺苷、ATP的形式储存),从而生成最终产物 CO_2。然而,即使有足够的氧气且细胞具有完全功能的线粒体,癌细胞的能量产生仍主要是通过葡萄糖的有氧糖酵解,相对于氧化磷酸化每分子葡萄糖产生36个分子的ATP,有氧糖酵解是一种低效的生成ATP的手段,每个葡萄糖分子只产生2个分子的ATP。相反,有氧糖酵解的葡萄糖代谢率显著高于氧化磷酸化,乳酸的生成速度是糖酵解的100倍。随后,这两个过程相互平衡,产生的ATP量在氧化磷酸化和有氧糖酵解之间相当[82]。由于有氧糖基化效率低,葡萄糖分解率高,肿瘤细胞需要摄取相当高水平的葡萄糖以满足其能量需求。如第1.2节中所讨论的,在临床上,可以利用可视化PET成像策略在肿瘤中观察到葡萄糖摄取的增加。

大多数癌症没有表现出线粒体能量产生的缺陷,说明有氧糖酵解程度高不是正常代谢过程失败的结果,也不是癌症发病机制中的旁观者,而是支持肿瘤细胞生长的特殊适应性行为[82]。尽管Warburg效应在癌症发展中发挥核心作用,已提出了多种假设和分子机制,但尚未证实Warburg效应在癌症中的明确功能。然而,促进有氧糖酵解的变化是肿瘤细胞的普遍现象,能量代谢的重编程现在也是癌症明确的标志物。

1.3.6.8 逃避免疫系统

肿瘤细胞避免被免疫系统识别和清除的能力现在被认为是癌症的一个基本标志。因为肿瘤细胞实际上并不是"外来的",所以绝大多数癌症避免了免疫监视,因此自然地逃避了免疫检测[83]。同样,因为肿瘤细胞基本上是"自身"的,所以一般而言,任何自身免疫反应都是被阻止的。产生免疫应答的肿瘤细胞通常与免疫原性肿瘤抗原的表达相关[84],在这方面,有几种机制可使肿瘤逃避免疫检测或清除。一个很好的例子是肿瘤细胞可以与循环系统中的血小板形成微团以躲避正常的免疫监视。此外,还有许多其他机制可以解释这一标志物,主要集中在肿瘤免疫原性标志物的递呈减少和随后的免疫系统不作为[83,84]。而且,一些肿瘤已经进化,通过激活诱导的细胞死亡机制导致免疫细胞死亡,从而用限制正常生理条件下的免疫应答机制来削弱免疫应答[84]。最终,免疫系统会被欺骗,无法检测或识别出肿瘤细胞,或下调自身水平,使自身水平降低到正常的免疫激活水平以下[83,84]。

1.3.6.9 必要特征:基因组不稳定性

Hanahan和Weinberg[47]定义了由基因突变和一系列癌基因和抑癌基因的表观遗传调控导致的癌症的表型标志(图1.3.7),这些标志物由它们的发生的条件来论证。尽管整个人体的细胞暴露于一系列假定的致突变因子中,但癌症的发展速度和程度明显低于这些研究者的预测。这是因为,在正常情况下,细胞能够检测和修复DNA损伤,严重损伤的细胞会通过细胞凋亡触发细胞清除[85]。相反,癌细胞通常缺乏正常的 DNA 修复功能,这种缺陷使肿瘤发展成基因组不稳定性。在这种缺陷存在的情况下,肿瘤细胞变得更容易受到肿瘤抑制基因的破坏、产生致癌融合基因和染色体畸变,这些改变加速肿瘤向恶性程度更高的状态发展,从而使后续的癌症标志得以继续。

癌症中大部分编码 DNA 修复蛋白的基因都有缺陷或缺失,DNA 修复作为癌症的一个有利特征的重要性和意义从癌症的遗传形式中可见一斑[85]。其中一个例子是着色性干皮病,它与暴露于阳光(紫外线)后皮肤肿瘤增加有关,这是关键的 DNA 修复基因遗传性丢失的结果。在这种情况下,紫外线引发 DNA 交联,阻止正常 DNA 合成。这种修复通常受到核苷酸切除修复系统的影响,该信号通路成员的丢失与这种遗传性癌症综合征的发生有关。

其他具有 DNA 修复基因缺陷遗传性综合征包括遗传性非息肉性结肠癌,它与编码 DNA 错配修复酶的基因缺失有关。通常情况下,当各自基因的两个拷贝都丢失时,基因组就会不稳定,少数杂合性丢失或单倍体数量不足的情况也会促进癌症的发生。

1.3.6.10　必要特征:肿瘤促进炎症

虽然长期以来炎症与肿瘤的发展有关,但目前认为,炎症的存在和参与是对癌症的保护性反应,但它使癌症恶性程度更高。通常,一种炎症成分存在于绝大多数实体恶性肿瘤的微环境中。这种癌症相关炎症涉及适应性和先天性免疫系统的细胞,包括白细胞,主要是肿瘤相关巨噬细胞,以及几种炎症介质如肿瘤坏死因子-α(TNF-α)、白细胞介素-6(IL-6)和趋化因子,如 CXCR4 和 CXCL12。

肿瘤内炎性细胞的存在最初被认为与免疫反应和宿主破坏肿瘤的企图有关。虽然这可能有助于解释肿瘤中存在的炎症细胞,但目前已知生长因子、趋化因子和其他细胞介质可促进多种肿瘤发生过程,如肿瘤增殖、侵袭性肿瘤表型、血管生成、肿瘤趋化性和活动性。

肿瘤的发生更容易产生持续性慢性炎症或自身免疫反应。例如,胃癌与幽门螺杆菌感染和随后的炎症反应有关。类似地,自身免疫性疾病,如结肠炎相关癌症,也涉及炎症反应,如释放一些细胞因子。在所有情况下,细胞的代偿性增生都可修复组织损伤,这一过程涉及几种生长和细胞调节因子。这些因子的持续存在对成瘤细胞有直接影响,使细胞处于进一步获得有害突变或外源性生长因子环境的风险中。

1.3.7　癌症治疗原则

癌症的治疗主要取决于所治疗疾病的性质。正如本节开头所详述的,癌症是一种复杂的异源性遗传疾病,涉及无限的分子变化和细胞效应组合。在我们继续讨论当前癌症治疗背后的科学基础和利用癌症特征的分子靶向治疗的发展之前,必须深信不疑的一点是,我们正在与一种潜在危及患者生命的疾病打交道。这就需要我们阐明当前临床使用策略的优势和局限性及类似地仍在开发中的治疗选择。

诊断后,有几种治疗策略可供选择:在所有情况下,初始目标当然是使用单一药物或联合治疗患者。然而,同样重要的是,并非所有的癌症都可以治愈,在这些情况下,治疗的目标是延长患者的生命,同时维持或改善其生活质量。治疗的策略基于几个因素考虑。就患者而言,这包括治疗策略的有效性和他们的体能状态(更多关于这一点,我们在第三部分中考虑了特定癌症的治疗)。就癌症治疗本身的选择而言,这取决于癌症的类型、位置、分子表型(癌基因、抑癌基因和癌症的特征)、局限于原器官的程度及其扩散到身体其他部位的程度。当然,在做出治疗决定时,另一个最重要的因素是患者的选择和愿望。

任何癌症的一线治疗都首先考虑手术切除。苏格兰外科医生 John Hunter(1728~1793 年)首先建议使用手术来治疗癌症,他表示,如果肿瘤没有侵入邻近组织并且是"可切除的",那么就没有理由不将其切除。虽然这是癌症治疗的一个明显的里程碑,但应该指出的是,麻醉直到大约一个世纪后才发展起来。这种手术方法的成功在很大程度上取决于肿瘤的所在部位(包括器官等)及手术团队清除所有癌细胞的能力。关于这种方法,值得留意的是,在正常情况下,肿瘤并没有与周围组织区分开,这使得外科医生通常很难识别所有的癌组织。然而,近年来研究者在癌症成像方面取得了重大进展,促进了更多的图像引导手术切除方法。目前,几种医学成像技术是临床上诊断和监测癌症不可缺少的工具,包括 CT、MRI、PET 和各种其他光学技术(见第 1.2 节)。这类技术在癌症治疗方面的完整描述超出了本书的范围,但如果你有兴趣了解更多,可查阅 Sharma 及其同事已经就这一主题写的一篇优秀的综述[86]。然而,无论图像引导与否,外科医生必须确信他们已经尽可能多地切除了肿瘤,因此也需要切除肿瘤周围至少一部分的健康组织。

另一种治疗方法是使用放射线破坏癌细胞。与手术类似,放疗作为一种治疗策略主要用于治疗局部癌症。与手术相比,放疗的优势在于它也可以靶向肿瘤肿块局部播散的癌细胞,超出了单纯手术的范围和可行性。在某些癌症类型中,放疗通常是首选方案;这可能是由于肿瘤无法进行手术切除或放疗的聚焦性质有利于保留正常组织。此外,放疗通常与手术联合使用,以帮助消除侵入邻近正常组织的癌细胞。这种方法在限制手术范围和显著降低切除术后残留癌细胞引起的风险方面是有益的。

放疗(通过辐射靶向破坏癌细胞)的概念是使用高能辐射(X 射线、γ 射线等)或粒子束(如电子)电离原子通过生物组织并破坏癌细胞的结构。在生物学上,辐射束可导致癌细胞内产生反应性化学物质,进而损伤 DNA 和其他生物敏感分子。然而,放疗诱导的细胞损伤是非选择性的,因此,放疗影响目标射束附近的任何增殖细胞,通常引起几种严重的不良反应,如恶心、呕吐和腹泻(胃肠道损伤引起)、皮肤损伤和脱发(增殖毛囊损伤引起)、贫血(骨髓和造血细胞损伤)和不育(生殖细胞损伤)。

近年来,局部肿瘤切除的手术和放疗均取得了重大进展,在许多情况下,这对改善生活质量(通过减少癌症相关症状)和延长生存期具有显著影响。尽管如此,许多癌症直到进展到晚期才被发现,此时不可能进行局部治疗。正如我们前面所描述的,与其他许多疾病不同,早期癌症往往是无症状的。此时,恶性肿瘤由于太小或不干扰正常组织和器官功能,并不能被患者发现,甚至全科医生也无法通过标准体检项目来发现患者是否患有癌症。因为没有理由去寻找患者没有意识到的疾病,这种做法就像在干草堆中寻找针头一样。然而,为识别肿瘤高危人群而启动的一系列筛查项目和倡议使早期诊断变得越来越普遍。不幸的是,许多病例在癌症扩散到身体内的其他部位时,才能做出癌症阳性的诊断(偶尔是由于继发性癌症引起的症状才使患者寻求医学关注)。在这种情况下,手术或放疗可能已经来不及了;这就使我们在癌症的管理中使用化疗。

1.3.7.1 分子靶向治疗药物进展

1909 年诺贝尔生理学或医学奖获得者 Paul Ehrlich 描述了细胞毒化疗的基本原理[1]:

"为了成功地进行化疗,我们必须寻找与寄生虫具有高亲和力和高致死效力,但不良反应小的物质,以便在不对身体造成严重损伤的情况下杀死寄生虫。我们要尽可能有选择性地打击寄生虫。换言之,我们必须学会在化学意义上做到瞄准和精确。做到这一点的途径是通过化学手段合成尽可能多的化学物质的衍生物。"

尽管这句话主要与他参与发现首个有效的梅毒治疗药物(阿司帕明)有关,但也有效地说明了癌症化疗的概念。正如我们将在本书的第二部分和第三部分中看到的,许多仍然用于癌症临床治疗的药物具有细胞毒性,通过靶向核酸复制或合成发挥药理作用,其中许多药物在几十年前已被批准用于临床。从机制上讲,这些药物并不完全针对癌细胞,也会攻击任何快速增殖的细胞类型,如消化道或骨髓中的细胞,从而导致产生大量不良反应,其中一些可能危及患者生命。然而,在过去的十几年中,我们很高兴地看到,对癌症分子基础认识的提高使抗肿瘤治疗进入了靶向分子治疗的时代(图 1.3.12)[87,88]。激酶抑制剂就是一个很好的例子(第 2.5 节)。这些新的靶向治疗将其活性集中于癌症的标志物(而不是快速增殖的细胞),因此与传统的细胞毒性化疗相比,这些新的靶向治疗具有不同的抗癌活性谱。的确,激酶抑制剂对某些个体的某些癌症具有良好的活性,但是,正如我们将在第二部分中看到的,靶向治疗并不一定意味着这些药物没有不良反应。为了继续对抗这种复杂、繁重的疾病,我们必须继续了解癌症背后的分子基础,并利用这些信息来指导我们的药物设计和开发方法。

---

① Paul Ehrlich 和 Ilya Ilyich Mechnikov 在 1908 年获得诺贝尔生理学或医学奖以表彰他们在免疫方面的工作。

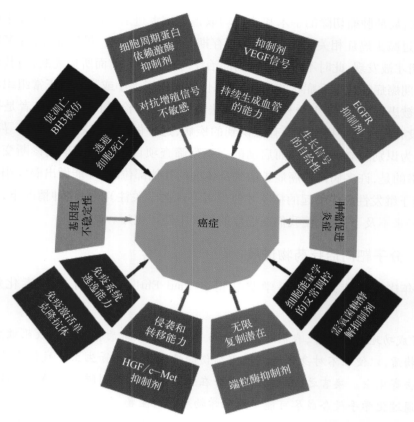

图 1. 3. 12　针对癌症标志的治疗。目前,临床上或研发中的癌症治疗方法很多,每一种方法都以癌症已知的或新出现的标志为靶标。目前针对这些肿瘤标志开发了很多的临床试验药物(改编自[46,47])EGFR,表皮生长因子受体;HGF,肝细胞生长因子;VEGF,血管内皮生长因子

参考文献

[1]　Dalerba P , Cho RW, Clarke MF. Cancer stem cells: models and concepts. *Annu Rev Med.* 2007, **58**, 267 – 284.

[2]　Ciurea ME, Georgescu AM, Purcaru SO, Artene SA, Emami GH, *et al*. Cancer stem cells: biological functions and therapeutically targeting. *Int J Mol Sci.* 2014, **15**, 8169 – 8185.

[3]　Vogt PK. Retroviral oncogenes: a historical primer. *Nat Rev Cancer.* 2012, **12**, 639 – 648.

[4]　Rubin H. The early history of tumor virology: Rous , RIF, and RAV. *Proc Natl Acad Sci USA.* 2011, **108**, 14389 – 14396.

[5]　Morales-Sanchez A, Fuentes-Panana EM. Human viruses and cancer. *Viruses.* 2014, **6**, 4047 – 4079.

[6]　Vogelstein B, Papadopoulos N, Velculescu VE, Zhou S, Diaz LA, Jr. , *et al*. Cancer genome landscapes. *Science.* 2013, **339**, 1546 – 1558.

[7]　Stratton MR, Campbell PJ, Futreal PA. The cancer genome. *Nature.* 2009, **458**, 719 – 724.

[8]　Carr TH, McEwen R, Dougherty B, Johnson JH, Dry JR, *et al*. Defining actionable mutations for oncology therapeutic development. *Nat Rev Cancer.* 2016, **16**, 319 – 329.

[9] Beroukhim R, Mermel CH, Porter D, Wei G, Raychaudhuri S, *et al*. The landscape of somatic copy-number alteration across human cancers. *Nature*. 2010, **463**, 899 – 905.

[10] Dang CV. MYC on the path to cancer. *Cell*. 2012, **149**, 22 – 35.

[11] Greuber EK, Smith-Pearson P, Wang J, Pendergast AM. Role of ABL family kinases in cancer: from leukaemia to solid tumours. *Nat Rev Cancer*. 2013, **13**, 559 – 571.

[12] Coussens L, Yang-Feng TL, Liao YC, Chen E, Gray A, *et al*. Tyrosine kinase receptor with extensive homology to EGF receptor shares chromosomal location with neu oncogene. *Science*. 1985, **230**, 1132 – 1139.

[13] Riedel H, Schlessinger J, Ullrich A. A chimeric, ligand-binding v-erbB/EGF receptor retains transforming potential. *Science*. 1987, **236**, 197 – 200.

[14] Knudson AG, Jr. Mutation and cancer: statistical study of retinoblastoma. *Proc Natl Acad Sci USA*. 1971, **68**, 820 – 823.

[15] Cavenee WK, Dryja TP, Phillips RA, Benedict WF, Godbout R, *et al*. Expression of recessive alleles by chromosomal mechanisms in retinoblastoma. *Nature*. 1983, **305**, 779 – 784.

[16] Lalloo F, Evans DG. Familial breast cancer. *Clin Genet*. 2012, **82**, 105 – 114.

[17] Nathanson KL, Wooster R, Weber BL. Breast cancer genetics: what we know and what we need. *Nat Med*. 2001, **7**, 552 – 556.

[18] Lord CJ, Ashworth A. BRCAness revisited. *Nat Rev Cancer*. 2016, **16**, 110 – 120.

[19] Aoki K, Taketo MM. Adenomatous polyposis coli (APC): a multi-functional tumor suppressor gene. *J Cell Sci*. 2007, **120**, 3327 – 3335.

[20] Galiatsatos P, Foulkes WD. Familial adenomatous polyposis. *Am J Gastroenterol*. 2006, **101**, 385 – 398.

[21] Manning AL, Dyson NJ. RB: mitotic implications of a tumour suppressor. *Nat Rev Cancer*. 2012, **12**, 220 – 226.

[22] Rayess H, Wang MB, Srivatsan ES. Cellular senescence and tumor suppressor gene p16. *Int J Cancer*. 2012, **130**, 1715 – 1725.

[23] Ozenne P, Eymin B, Brambilla E, Gazzeri S. The ARF tumor suppressor: structure, functions and status in cancer. *Int J Cancer*. 2010, **127**, 2239 – 2247.

[24] Bieging KT, Mello SS, Attardi LD. Unravelling mechanisms of p53 – mediated tumour suppression. *Nat Rev Cancer*. 2014, **14**, 359 – 370.

[25] Olivier M, Hollstein M, Hainaut P. TP53 mutations in human cancers: origins, consequences, and clinical use. *Cold Spring Harb Perspect Biol*. 2010, **2**, a001008.

[26] Brady CA, Attardi LD. p53 at a glance. *J Cell Sci*. 2010, **123**, 2527 – 2532.

[27] Bieging KT, Attardi LD. Deconstructing p53 transcriptional networks in tumor suppression. *Trends Cell Biol*. 2012, **22**, 97 – 106.

[28] Zhang J, Benavente CA, McEvoy J, Flores-Otero J, Ding L, *et al*. A novel retinoblastoma therapy from genomic and epigenetic analyses. *Nature*. 2012, **481**, 329 – 334.

[29] Feinberg AP, Koldobskiy MA, Gondor A. Epigenetic modulators, modifiers and mediators in cancer aetiology and progression. *Nat Rev Genet*. 2016, **17**, 284 – 299.

[30] Goldberg AD, Allis CD, Bernstein E. Epigenetics: a landscape takes shape. *Cell*. 2007, **128**, 635 – 638.

[31] Allis CD, Jenuwein T. The molecular hallmarks of epigenetic control. *Nat Rev Genet*. 2016, **17**, 487 – 500.

[32] Derissen EJ, Beijnen JH, Schellens JH. Concise drug review: azacitidine and decitabine. *Oncologist*.

2013, **18**, 619 – 624.

[33] Benbow RM. Chromosome structures. *Sci Prog.* 1992, **76**, 425 – 450.

[34] Kouzarides T. Chromatin modifications and their function. *Cell.* 2007, **128**, 693 – 705.

[35] Ceccacci E, Minucci S. Inhibition of histone deacetylases in cancer therapy: lessons from leukaemia. *Br J Cancer.* 2016, **114**, 605 – 611.

[36] Falkenberg KJ, Johnstone RW. Histone deacetylases and their inhibitors in cancer, neurological diseases and immune disorders. *Nat Rev Drug Discov.* 2014, **13**, 673 – 691.

[37] Blancafort P, Jin J, Frye S. Writing and rewriting the epigenetic code of cancer cells: from engineered proteins to small molecules. *Mol Pharmacol.* 2013, **83**, 563 – 576.

[38] Bozic I, Antal T, Ohtsuki H, Carter H, Kim D, *et al.* Accumulation of driver and passenger mutations during tumor progression. *Proc Natl Acad Sci USA.* 2010, **107**, 18545 – 18550.

[39] Hata AN, Niederst MJ, Archibald HL, Gomez-Caraballo M, Siddiqui FM, *et al.* Tumor cells can follow distinct evolutionary paths to become resistant to epidermal growth factor receptor inhibition. *Nat Med.* 2016, **22**, 262 – 269.

[40] Fearon ER, Vogelstein B. A genetic model for colorectal tumorigenesis. *Cell.* 1990, **61**, 759 – 767.

[41] Fearon ER. Molecular genetics of colorectal cancer. *Annu Rev Pathol.* 2011, **6**, 479 – 507.

[42] Weinstein IB. Cancer. Addiction to oncogenes — the Achilles heal of cancer. *Science.* 2002, **297**, 63 – 64.

[43] Weinstein IB, Joe A. Oncogene addiction. *Cancer Res.* 2008, **68**, 3077 – 3080.

[44] Pagliarini R, Shao W, Sellers WR. Oncogene addiction: pathways of therapeutic response, resistance, and road maps toward a cure. *EMBO Rep.* 2015, **16**, 280 – 296.

[45] Weinstein IB, Joe AK. Mechanisms of disease: Oncogene addiction — a rationale for molecular targeting in cancer therapy. *Nat Clin Pract Oncol.* 2006, **3**, 448 – 457.

[46] Hanahan D, Weinberg RA. The hallmarks of cancer. *Cell.* 2000, **100**, 57 – 70.

[47] Hanahan D, Weinberg RA. Hallmarks of cancer: the next generation. *Cell.* 2011, **144**, 646 – 674.

[48] Blackburn EH. Telomerase and Cancer: Kirk A. Landon — AACR prize for basic cancer research lecture. *Mol Cancer Res.* 2005, **3**, 477 – 482.

[49] Kumar M, Lechel A, Gunes C. Telomerase: The Devil Inside. *Genes (Basel).* 2016, **7**, 43.

[50] Bryan TM, Englezou A, Dalla-Pozza L, Dunham MA, Reddel RR. Evidence for an alternative mechanism for maintaining telomere length in human tumors and tumor-derived cell lines. *Nat Med.* 1997, **3**, 1271 – 1274.

[51] Arndt GM, MacKenzie KL. New prospects for targeting telomerase beyond the telomere. *Nat Rev Cancer.* 2016, **16**, 508 – 524.

[52] Jager K, Walter M. Therapeutic Targeting of Telomerase. *Genes (Basel).* 2016, **7**, 39.

[53] Besson A, Dowdy SF, Roberts JM. CDK inhibitors: cell cycle regulators and beyond. *Dev Cell.* 2008, **14**, 159 – 169.

[54] Kawabe T. G2 checkpoint abrogators as anticancer drugs. *Mol Cancer Ther.* 2004, **3**, 513 – 519.

[55] O'Leary B, Finn RS, Turner NC. Treating cancer with selective CDK4/6 inhibitors. *Nat Rev Clin Oncol.* 2016, **13**, 417 – 430.

[56] Kim JK, Diehl JA. Nuclear cyclin D1: an oncogenic driver in human cancer. *J Cell Physiol.* 2009, **220**, 292 – 296.

[57] Chen Y, Hao J, Jiang W, He T, Zhang X, *et al.* Identifying potential cancer driver genes by genomic data integration. *Sci Rep.* 2013, **3**, 3538.

[58] Roskoski R, Jr. The ErbB/HER family of protein-tyrosine kinases and cancer. *Pharmacol Res.* 2014,

79, 34 − 74.

[59] Tsuchida, N, Murugan, AK, Grieco, M. Kirsten Ras oncogene: Significance of its discovery in human cancer research. *Oncotarget*. 2016, **7**, 46717 − 46733.

[60] Adhikary S, Eilers M. Transcriptional regulation and transformation by Myc proteins. *Nat Rev Mol Cell Biol*. 2005, **6**, 635 − 645

[61] Drabsch Y, ten Dijke P. TGF-beta signalling and its role in cancer progression and metastasis. *Cancer Metastasis Rev*. 2012, **31**, 553 − 68.

[62] Sun N, Taguchi A, Hanash S. Switching Roles of TGF-beta in Cancer Development: Implications for Therapeutic Target and Biomarker Studies. *J Clin Med*. 2016, **5**, 109.

[63] Okada H, Mak TW. Pathways of apoptotic and non-apoptotic death in tumour cells. *Nat Rev Cancer*. 2004, **4**, 592 − 603.

[64] Guicciardi ME, Gores GJ. Life and death by death receptors. *FASEB J*. 2009, **23**, 1625 − 1637.

[65] Wallace DC. Mitochondria and cancer. *Nat Rev Cancer*. 2012, **12**, 685 − 698.

[66] Delbridge AR, Strasser A. The BCL − 2 protein family, BH3 − mimetics and cancer therapy. *Cell Death Differ*. 2015, **22**, 1071 − 1080.

[67] Delbridge AR, Grabow S, Strasser A, Vaux DL. Thirty years of BCL − 2: translating cell death discoveries into novel cancer therapies. *Nat Rev Cancer*. 2016, **16**, 99 − 109.

[68] Folkman J. Tumor angiogenesis: therapeutic implications. *N Engl J Med*. 1971, **285**, 1182 − 1186.

[69] Folkman J. Angiogenesis. *Ann Rev Med*. 2006, **57**, 1 − 18.

[70] Weis SM, Cheresh DA. Tumor angiogenesis: molecular pathways and therapeutic targets. *Nature Medicine*. 2011, **17**, 1359 − 1370.

[71] Nakasone ES, Askautrud HA, Kees T, Park JH, Plaks V, *et al*. Imaging tumor-stroma interactions during chemotherapy reveals contributions of the microenvironment to resistance. *Cancer Cell*. 2012, **21**, 488 − 503.

[72] Rankin EB, Giaccia AJ. Hypoxic control of metastasis. *Science*. 2016, **352**, 175 − 180.

[73] Engelhardt JJ, Boldajipour B, Beemiller P, Pandurangi P, Sorensen C, *et al*. Marginating dendritic cells of the tumor microenvironment cross-present tumor antigens and stably engage tumor-specific T cells. *Cancer Cell*. 2012, **21**, 402 − 417.

[74] Berx G, van Roy F. Involvement of members of the cadherin superfamily in cancer. *Cold Spring Harb Perspect Biol*. 2009, **1**, a003129.

[75] Egeblad M, Werb Z. New functions for the matrix metalloproteinases in cancer progression. *Nat Rev Cancer*. 2002, **2**, 161 − 174.

[76] McCawley LJ, Matrisian LM. Matrix metalloproteinases: multifunctional contributors to tumor progression. *Molec Medicine Today*. 2000, **6**, 149 − 156.

[77] Rucci N, Sanita P, Angelucci A. Roles of metalloproteases in metastatic niche. *Curr Mol Med*. 2011, **11**, 609 − 622.

[78] McAllister SS, Weinberg RA. Tumor-host interactions: a far-reaching relationship. *J Clin Oncol*. 2010, **28**, 4022 − 4028.

[79] Joyce JA, Pollard JW. Microenvironmental regulation of metastasis. *Nat Rev Cancer*. 2009, **9**, 239 − 252.

[80] Vinader V, Afarinkia K. The emerging role of CXC chemokines and their receptors in cancer. *Future Med Chem*. 2012, **4**, 853 − 867.

[81] Marchesi F, Piemonti L, Fedele G, Destro A, Roncalli M, *et al*. The chemokine receptor CX3CR1 is involved in the neural tropism and malignant behavior of pancreatic ductal adenocarcinoma. *Cancer Res*.

2008, **68**, 9060 - 9069.

[82] Liberti MV, Locasale JW. The Warburg Effect: How Does it Benefit Cancer Cells? *Trends Biochem Sci.* 2016, **41**, 21121 - 21128.

[83] Reeves E, James E. Antigen processing and immune regulation in the response to tumours. *Immunol.* Rev. 2017, **150**, 16 - 24.

[84] Vinay DS, Ryan EP, Pawelec G, Talib WH, Stagg J, *et al.* Immune evasion in cancer: Mechanistic basis and therapeutic strategies. *Semin Cancer Biol.* 2015, **35**, S185 - 198.

[85] Jeggo PA, Pearl LH, Carr AM. DNA repair, genome stability and cancer: a historical perspective. *Nat Rev Cancer.* 2016, **16**, 35 - 42.

[86] Sharma B, Martin A, Stanway S, Johnston SR, Constantinidou A. Imaging in oncology — over a century of advances. *Nature Rev Clin Oncol.* 2012, **9**, 728 - 737.

[87] Collins I, Workman P. New approaches to molecular cancer therapeutics. *Nat Chem Biol.* 2006, **2**, 689 - 700.

[88] Newell DR. How to develop a successful cancer drug — molecules to medicines or targets to treatments? *Eur J Cancer.* 2005, **41**, 676 - 682.

第二部分

抗癌药物

　　本部分并没有囊括所有临床使用的抗癌药物。考虑到在癌症化疗方案中小分子药物的多样性,如果全面介绍所有临床使用的抗癌药物的话,本书内容会非常多。本书专注于小分子药物,而不是生物大分子药物,重点介绍每一种类别代表药物的合成、作用模式及耐药机制。如果某一类别或作用机制有多种药物,我们会侧重于 WHO 基本药物示范清单上所列的药品(http://www.who.int/medicines/publications/essentialmedicines/20th_EML2017.pdf)。

第二部分

民族药物

本部分内容是根据……整理……基本药物……

……引用……WHO……基本药物……www.who.int

…medicines/publications/essential medicines/en… 2016. EML 2017. pdf

2.1　直接作用于 DNA 的药物

2.1.1　氮芥和亚硝基脲

氮芥和亚硝基脲(图 2.1.1.1)与 DNA 反应形成链间交联结构。美法仑被批准用于治疗包括骨髓瘤、黑色素瘤和卵巢癌在内的多种癌症。苯丁酸氮芥和苯达莫司汀被批准用于治疗白血病。氮芥前体药物环磷酰胺同样被批准用于治疗骨髓瘤、白血病、乳腺癌和肺癌等多种癌症。异环磷酰胺可用于乳腺癌、睾丸癌和肺癌的治疗。

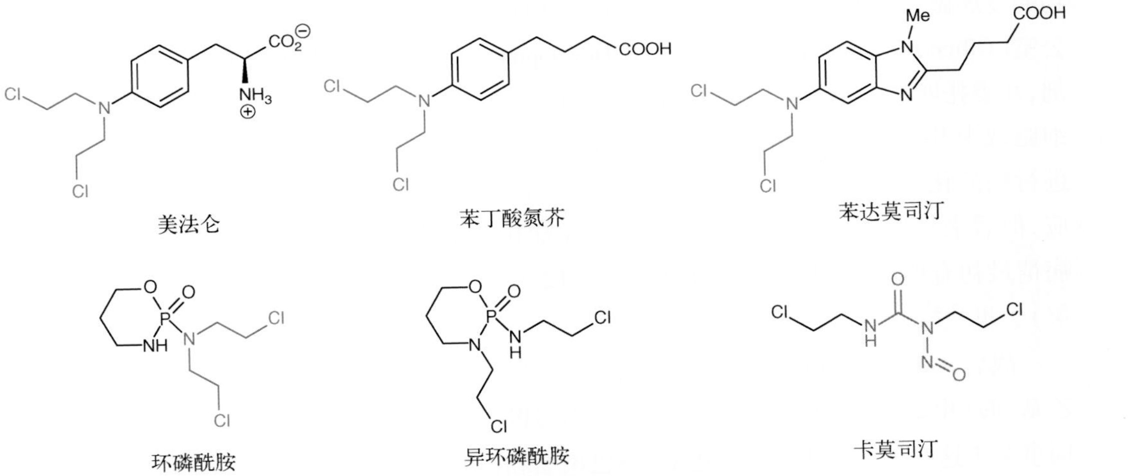

图 2.1.1.1　临床应用的氮芥和亚硝基脲示例

卡莫司汀[1,3-双(2-氯乙基)-1-亚硝基脲,BCNU]是一种亚硝基脲类药物,也被批准用于治疗骨髓瘤、淋巴瘤和脑肿瘤。

2.1.1.1　发现[1]

正如我们将要研究的许多药物一样,氮芥抗癌活性的发现,在很大程度上归功于

Anticancer Therapeutics: From Drug Discovery to Clinical Applications, First Edition.
Adam Todd, Paul W. Groundwater and Jason H. Gill.
© 2018 John Wiley & Sons Ltd. Published 2018 by John Wiley & Sons Ltd.

偶然性和临床(或科学)观察;二战期间发生的一个可怕事件,至少在一定程度上奠定了研究这些药物作用的基础。毒气被用于战争已有 2 500 多年的历史,其中硫芥子气 **1**(芥子气)在第一次世界大战期间造成超过 100 万人伤亡(其中 9 万人死亡)。尽管 1925 年的《日内瓦公约》(*Geneva Convention*)禁止将毒气用于战争,但由于担心欧洲轴心国军队会使用毒气,罗斯福总统于 1943 年发出警告,任何毒气攻击都将受到最全面的报复。1943 年,盟军打败了北非的德军,开始通过意大利向北进入欧洲。为了维持对其部队的补给,盟军在亚得里亚海的巴里港建立了一个军事补给基地,并错误地认为该基地超出了敌机的袭击范围。尽管二战期间欧洲双方都没有使用毒气,但毒气肯定是一个备选的方案。1943 年 12 月,约翰·哈维号(SS John Harvey)带着芥子气炸弹及其他供应品抵达巴里港。12 月 2 日晚,德国空军对巴里的突袭击沉了 17 艘船只,其中包括 SS John Harvey(船员无一幸存),附近的人在毫不知情的情况下受到了泄漏的芥子气的伤害[1]。Stewart Alexander 中校是一位受过化学战训练的医生,他事后出具的医疗报告中披露了芥子气的影响,即受害者出现严重白细胞减少症[2]。

二战结束后,上述的许多工作仍然处于保密状态,不过当时的其他工作也为这些化合物的发展做出了重大贡献。为应对二战期间任何气体攻击可能,美国科学研究和发展办公室(Office of Scientific Research and Development, OSRD)致力于寻找氮芥毒性的解毒剂,并委托耶鲁大学医学院的 Gilman 和 Goodman 研究氮芥的作用。在观察到兔子的白细胞减少及对小鼠移植肿瘤的良好抑制效果后,他们与 Lindskog 决定一起对一名患者进行癌症化疗治疗。现在仅知道这名患者代号为 JD,患有淋巴肉瘤,最初对放疗有反应,但后来复发,需要手术治疗。第一次癌症化疗实施于 1942 年 8 月 27 日,虽然 JD 的病情最初有所改善,但他还是于 1942 年 12 月 1 日(几乎正好是巴里港事件发生前一年)去世[3,4]。

战后,Gilman 和 Philips 关于两种 β-氯乙胺[三(β-氯乙基)胺(**2**)和甲基-双(β-氯乙基)胺(甲氯乙胺,HN2)(**3**)]的治疗应用的报告(图 2.1.1.2)[5],以及 Goodman 和他的同事关于这些氮芥对霍奇金淋巴瘤、淋巴肉瘤和白血病的影响的报告[6],都提示了化疗可能可用于癌症的治疗;因此,氮芥被作为抗癌药进行了广泛的测试。

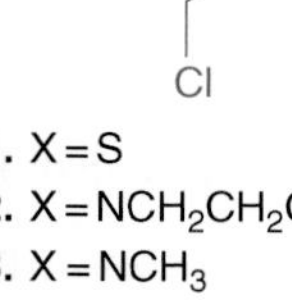

1. X＝S
2. X＝NCH₂CH₂Cl
3. X＝NCH₃

图 **2.1.1.2** 芥子气(X＝S)和(最早的)氮芥(X＝NCH₂CH₂Cl,X＝NCH₃)

如我们将在第 2.1.3 节中所看到的,甲氯乙胺(**3**)是一种高反应性的亲电试剂①;虽然如此,甲氯乙胺(**3**)仍是美国食品药品监督管理局(Food and Drug Administration,FDA)批准的第一种化疗药物(1949 年),目前其仍被批准用于某些适应证。

到 20 世纪 60 年代,根据 1937 年《国家癌症法案》(The National Cancer Act)成立的美国国家癌症研究所(National Cancer Institute,NCI)成立了癌症化疗国家服务中心(Cancer Chemotherapy National Service Center,CCNSC),该中心在当时可测试合成化合物的潜在抗癌活性。他们发现的其中一个先导药物是 1-甲基-3-硝基-1-亚硝基胍(NSC-9369)(图 2.1.1.3);该化合物延长了 L1210 移植瘤小鼠的寿命。其他亚硝基化合物的后续结构-活性研究最终发现了 1,3-双(2-氯乙基)-1-亚硝基脲(BCNU,卡莫司汀 NSC-409962)[7,8]。

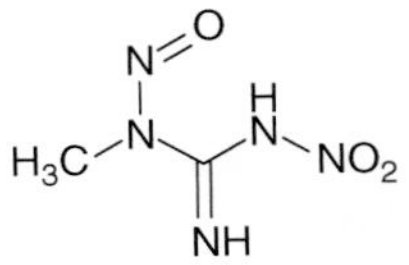

图 2.1.1.3　1-甲基-3-硝基-1-亚硝基胍(NSC-9369)

2.1.1.2　合成[9]

我们将使用美法仑的合成来示例芥子气基团是如何引入分子中的。因为该分子的合成有两个特点很具有代表性:产物立体化学的控制及使用保护基团来确保所需产物的形成(并防止分子中其他基团的反应)。这在合成其他类型的氮芥中也会用到。该合成的一个重要特征是双(2-氯乙基)胺基与芳香环相连,然而分子中存在另一个氨基,其在所采用的条件下也可能形成氯乙基加合物。为了区分这两个氮原子,起始原料选择了 S-4-硝基苯丙氨酸,合成过程中采用了 α-氨基保护的策略(其中 α-氨基转化为在所采用的反应条件下不会反应的衍生物,在后期可以转化回胺基)。首次成功制备美法仑单一立体异构体的是 Bergel 和 Stock[9]。他们在合成中面临的另外一个关键问题是整个合成过程中如何保留起始物料 S-立体化学(示意图 2.1.1.1)。

首先将 S-4-硝基苯丙氨酸(**4**)的羧酸基团酯化为乙酯(**5**),然后通过与邻苯二甲酸酐(**6**)反应,将 α-氨基用邻苯二甲酰亚胺(**7**)进行保护。邻苯二甲酰亚胺基团符合保护基团的标准,该保护基团在随后采用的任何反应条件下均不发生反应,并且在随后的步骤中很容易除去(在本例中为最后步骤)。硝基还原为芳香胺(**8**)之后,芳香胺(**8**)与 2 当量的环氧乙烷反应,得到双(2-羟乙基)胺基类似物(**9**)。在该步骤中,胺基作为亲核试剂打开具有高环张力的环氧亲电试剂(示意图 2.1.1.1 方框内容)②。二醇(**9**)氯化转为氯化

---

① 亲电试剂(electrophiles,electron-loving):带正电荷(或部分正电荷),与 DNA 碱基的氨基或含氧、氮基团等亲核体反应。
② 邻苯二甲酰亚胺保护的 α-氮是非亲核性的,因此不能进行该反应。

物,同时完成邻苯二甲酰亚胺基团的脱保护,再将酯水解回氨基酸,得到二氯衍生物就是美法仑,而且氨基酸的立体化学得到了保持。

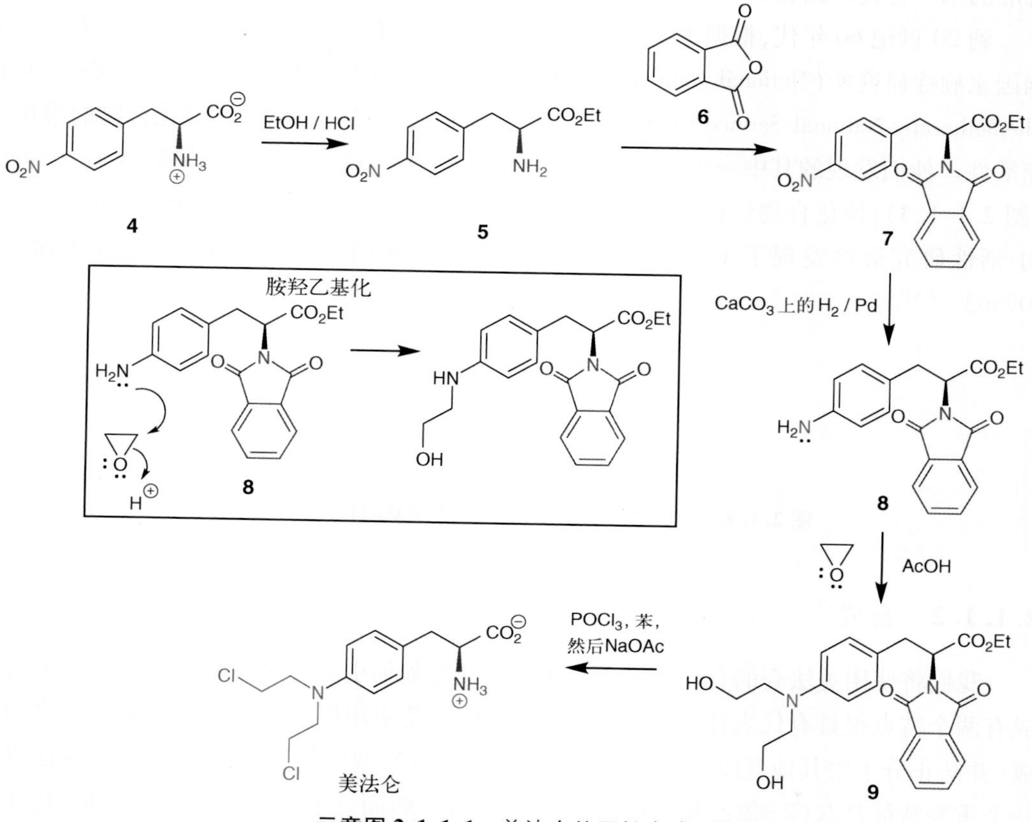

示意图 2.1.1.1　美法仑的原始合成

Friedman 和 Seligman[10]试图通过降低胺孤对电子的亲核性来降低氮芥的活性(见2.1.1.3 节),他们对潜在的前体药物进行了探索,并假设:癌细胞表达高水平的磷酸酰胺酶,而癌细胞高水平磷酸酰胺酶可以有效裂解氮芥基团连接到磷酸骨架的 P－N 键,使得芥子气可以在癌细胞中选择性释放。尽管与磷酸相连的芥子气是无活性的,Arnold 和 Bourseaux 还是采用了类似的策略,即 nor－HN(10)与三氯氧磷(POCl₃)反应,然后在碱(三乙胺,NEt₃)的存在下,二氯化磷(11)与 3－氨基丙醇反应,生成环磷酰胺(示意图 2.1.1.2)[11]。

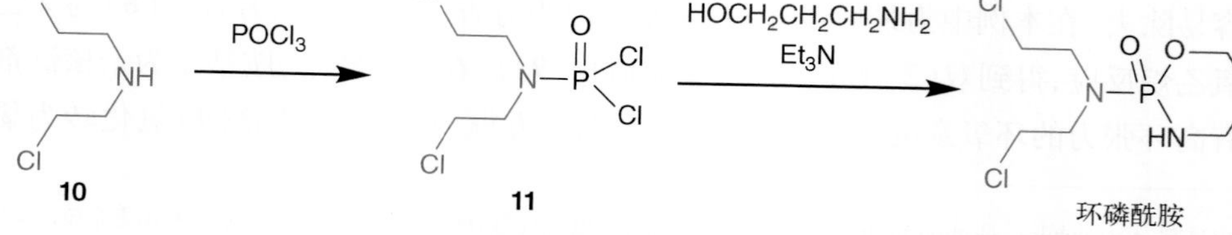

示意图 2.1.1.2　环磷酰胺的原始合成[11]

由于被磷酸基团保护,环磷酰胺芥子气组的氯化物释放比率确实比 HN2 低得多,且在体外(细胞培养)试验中无活性,但是它对大鼠的一系列肿瘤异种移植物显示出良好的活性[12]。

亚硝基脲有多种制备方法[8],我们在此只提到一种方法,即通过光气(COCl₂)与氮丙啶(乙烯亚胺)的初始反应合成卡莫司汀[13],然后再亚硝基化(图 2.1.1.3)。如果氮丙啶和光气的初始反应是在无碱条件下进行的,则氮丙啶的亲核取代反应释放出的氯化物会进攻(和打开)氮丙啶环(示意图 2.1.1.3 方框内容),生成 2-氯乙基取代物①。

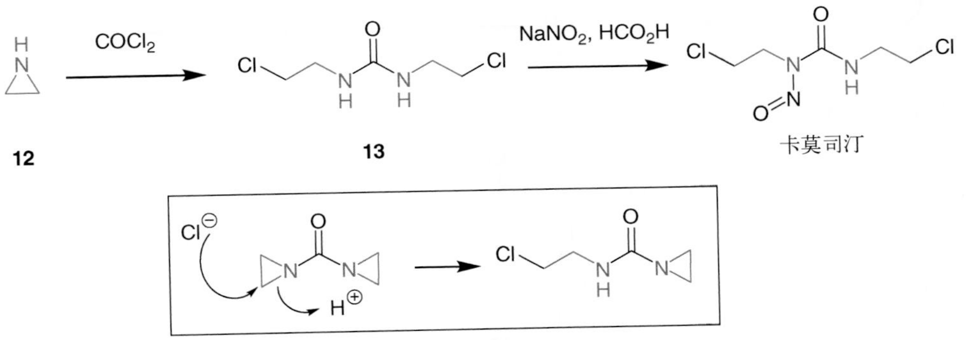

示意图 2.1.1.3　卡莫司汀的合成[13]

2.1.1.3　作用机制

氮芥作用机制直到开始临床应用后才被揭开,甚至到现在,我们仍在研究它们的细胞毒性机制。氮芥是双功能亲电试剂,可引起 DNA 双螺旋的链间交联,这些链间交联对细胞有毒。要知道,复制和转录这两个关键的细胞生理过程起始于 DNA 双螺旋双链的分离;通过在双链之间形成不可逆的共价交联,双功能烷化剂阻止了这一关键的分离,并通过细胞凋亡[因为 DNA 损伤被肿瘤抑制蛋白(如 p53)识别,然后诱导细胞程序性死亡]或有丝分裂(由于 DNA 完整性丧失导致的细胞死亡)导致肿瘤细胞死亡[14]。虽然大部分情况是链间交联,但氮芥也可在单链内(链内交联②)及 DNA 与蛋白质之间形成共价连接。

不同烷化剂烷基化的特定碱基(和位置③)不同,但 O^6-鸟嘌呤和 N^7-鸟嘌呤是氮芥类药物氯乙基化的常见位点[15,16]。DNA 序列也是烷基化位置的决定因素,例如,所有氮芥都优先与有其他鸟嘌呤相邻的鸟嘌呤残基反应[17]。

如示意图 2.1.1.4 所示,氮芥(如 HN2)对 DNA 碱基的烷基化作用不是通过 DNA

---

① 三元环的开环即将变得非常重要。
② 链间交联是两条链之间,链内交联是单链内。让我们通过足球迷的活动来理解这个机制:如果是两个位于米兰的俱乐部之间的比赛,国际米兰和 A.C. 米兰,运动员只在米兰城内两点活动,而这些俱乐部和尤文图斯之间的客场比赛运动员就得在城市间活动了。
③ 烷基化可发生在 DNA 碱基的氮或氧及磷酸骨架的含氧基团上。

碱基杂原子对氯乙基 β-碳的直接亲核进攻实现的。这种烷基化反应实际上涉及邻近基团的参与(NGP,也被称为邻基参与效应),其中第一步并不依靠其他亲核试剂,而是氮上的孤对电子进行 β-位亲核取代,氯离子离去并形成(**14**)(DNA 碱基攻击的亲电试剂)。由于存在两个氯乙基,该过程可能发生两次,导致形成双烷基化中间体(**15**)(链间交联)。

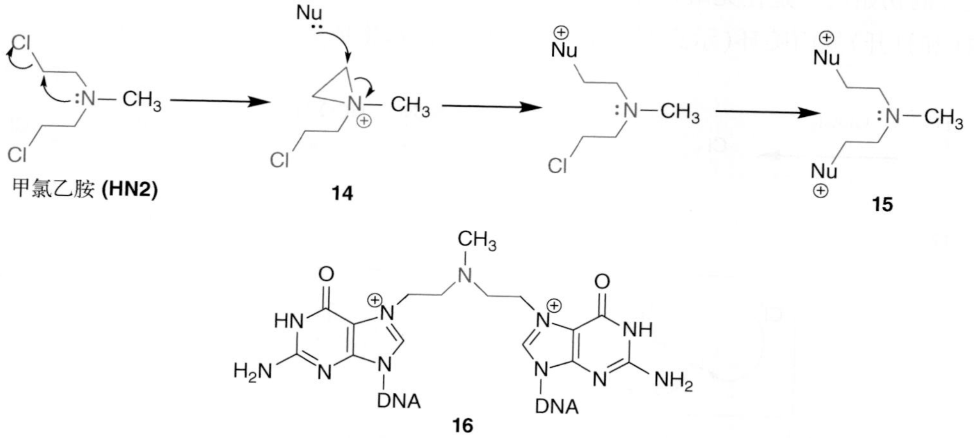

示意图 2.1.1.4 链间交联形成,以 N^7-鸟嘌呤-烷基-N^7-鸟嘌呤(**16**)为例

美法仑中的氮孤对电子与芳香环离域,因此同甲氯乙胺(pKa 6.1)相比,美法仑的芳香氨基的 pKa(1.42)大大降低,所以认为发生上述的相邻基团参与反应较慢,化学反应性较低。

这种推测与实际情况相符:首先,用甲氯乙胺处理人黑色素瘤细胞产生的 DNA 交联水平比等量的美法仑高 13 倍,另外,美法仑治疗也需要相当长的时间(6~12 h 对比 30 min)才能产生最大水平的链间交联[18]。

除了有一个基团(P=O)会通过共轭效应降低氮的亲核性外,环磷酰胺还是一种前体药物,需要代谢活化才能生成活性烷化剂磷酰二胺酸(示意图 2.1.1.5)。与最初的假设相反,不是磷酰胺酶催化生成环磷酰胺的活性形式,而是由肝细胞色素 P450 酶(CYP2B6、CYP2C9 和 CYP3A4)氧化烷基生成 4-羟基环磷酰胺(醛磷酰胺的互变异构形式)。随后,丙烯醛(**17**)被消除,这其中涉及碱催化的 Cα 质子的脱去,继而生成磷酰二胺酸。磷酰二胺酸再脱氯生成烷基化物质。与该激活途径竞争的是如下失活途径:

(1)CYP450 催化的脱氯乙基化(也是通过烷基羟基化)生成单-β-氯乙基类似物(**18**)。

(2)醛脱氢酶催化醛磷酰胺氧化生成无活性的羧磷酰胺(其具有酸性较低的 α-氢原子,因此不太可能生成磷酸二酰胺酸)。

(3)醛磷酰胺与谷胱甘肽结合生成谷胱甘肽加合物(**19**)[19]。

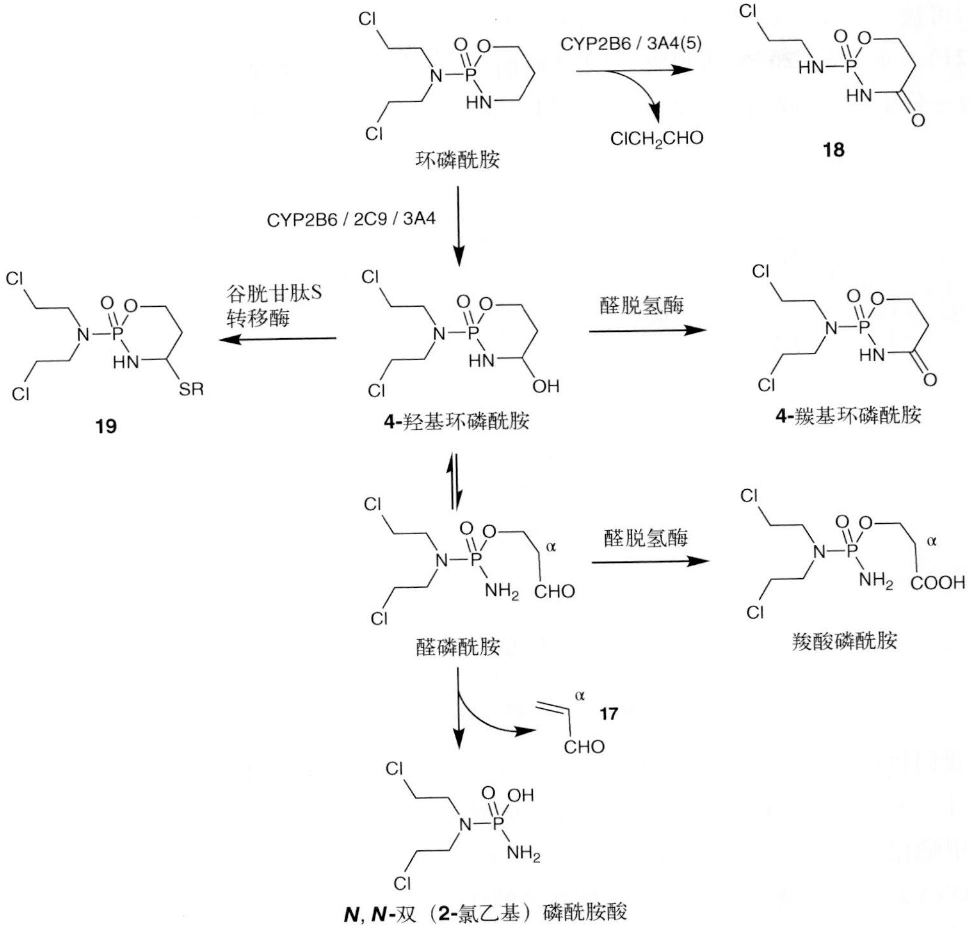

示意图 2.1.1.5 环磷酰胺的代谢活化

意外的是（另一个偶然的例子），环磷酸酰胺作用于癌细胞的效果不同可归因于醛脱氢酶（特别是 ALDH1A1）水平的不同[20]。

醛磷酰胺/4-羟基环磷酰胺中间体的选择性和特异性高于简单氮芥（如甲氯乙胺）[19]。这种代谢产物的均衡混合物比单纯的烷化剂具有更高的治疗窗口和细胞毒性特异性①。

像氮芥一样，亚硝基脲（如卡莫司汀）也是双功能烷化剂，能交联 DNA 链。我们刚刚看到氯乙基在氮芥中是如何作为烷基化试剂的，因此对于亚硝基脲我们唯一需要考虑的是第二个烷基化基团（亲电基团）的来源。

如示意图 2.1.1.6 所示，亚硝基脲上的 N—H 具有足够的酸性（其 pKa 实际上约为

---

① 治疗指数（TI）是导致毒性的药物量与产生治疗效应的药物量的比值：TI = LD$_{50}$/ED$_{50}$（其中 LD$_{50}$ = 受试者的半致死剂量；ED$_{50}$ = 受试者的半有效剂量）。细胞毒性特异性（CS）是对产生细胞毒性效应的反应效率的测量（对于烷基化试剂，CS = 细胞毒性活性/烷基化活性）。

12)，可被一个碱性基团移除，从而引发一系列的电子对移动，形成重氮酸（**20**）和异氰酸酯（**21**）。重氮酸（**20**）是重氮离子（**22**）的前体，重氮离子本身就是一种强效烷化剂，可以离去一分子 N_2 形成相应的碳正离子（**23**）（也是一种强效烷化剂）[21,22]。

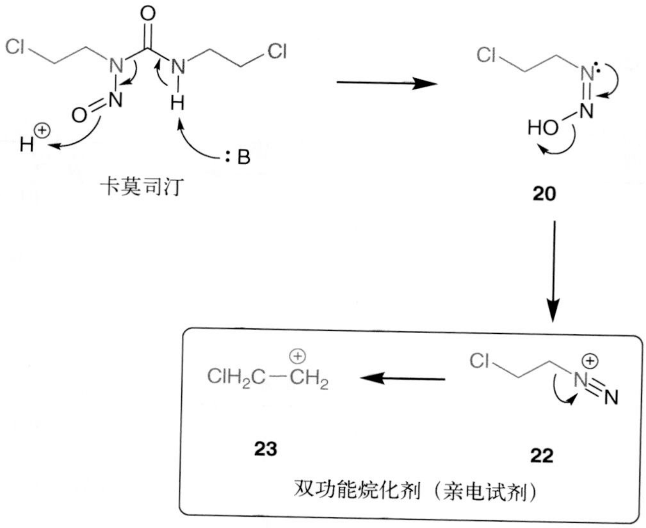

示意图 **2.1.1.6** 亚硝基脲活化成双功能烷基化物[21,22]

我们将在第 2.1.2.2 节中再次遇到异氰酸酯，如异氰酸酯（**21**），我们将介绍它们具有高毒性。蛋白质与亚硝基脲类活化过程中形成的异氰酸酯的反应（主要是赖氨酸 ε -氨基的氨甲酰化）可能对这些试剂的细胞毒性起了一定的作用[23]。

DNA 经亚硝基脲烷基化生成一种独特的加合物 $1-O^6$ -乙基鸟嘌呤（**25**），它是由 O^6 -氯乙基-鸟嘌呤（**24**）形成（示意图 2.1.1.7）[24,25]。另一条 DNA 链中的胞嘧啶残基对中间体（**25**）展开亲核性攻击，然后产生链间交联（**26**），而蛋白质- DNA 加合物（**27**）是通过 DNA 修复蛋白 O^6 -甲基鸟嘌呤- DNA 甲基转移酶（MGMT）的半胱氨酸残基对中间体的进攻而形成。

（我们将在第 2.1.1.4 节和第 2.1.2.4 节中再次见到 MGMT）。

2.1.1.4　耐药机制

正如我们将在这一部分中反复看到，对特定药物作用机制的了解有助于我们理解癌细胞如何产生耐药性。虽然体外耐药（例如肿瘤细胞系）是我们理解作用机制和耐药机制的重要途径，但我们仍将坚持尝试研究与作用机制相关的临床耐药案例（在接受特定药物治疗的患者中）。

产生耐药性的常见机制包括细胞摄取减少和（或）细胞外排增加（如谷胱甘肽结合物）。在肿瘤细胞系对美法仑的耐药中，这两种机制均发挥作用。

由于氮芥和亚硝基脲的细胞毒作用是因为链间交联，因此细胞可通过提升 DNA 修复

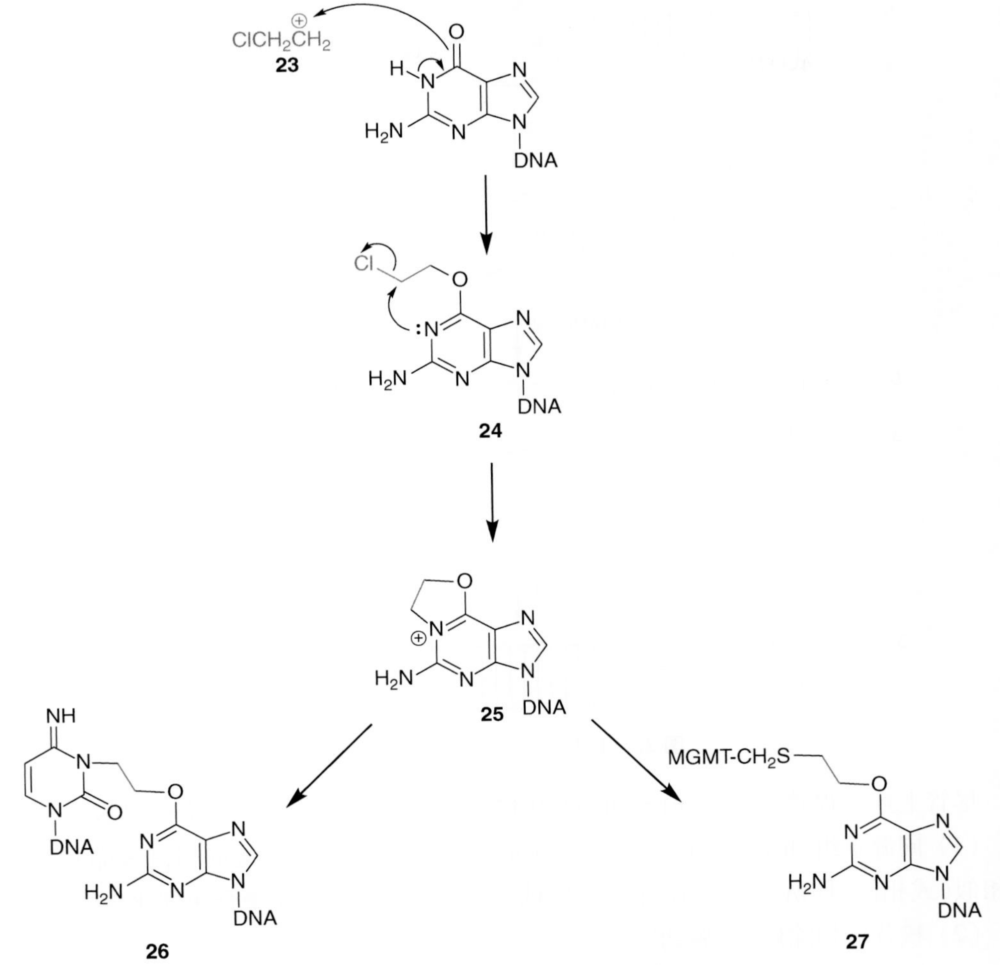

ClCH₂CH₂⁺
23

24

25

26

27

示意图 2.1.1.7 亚硝基脲形成链间交联的机制[24,25]

能力产生"药物特异性"耐药。正如我们将在替莫唑胺和顺铂相关的章节中看到的一样，烷基化 DNA 的细胞修复是一个非常复杂的过程；链间交联的修复尤其复杂，因为该过程必须顺序清除两条链上的烷基化损伤，以防止同时修复两条链可能形成毒性极大的双链断裂。在细胞周期的不同时相修复机制也不同[14,16,26]。

"最简单"的链间交联修复过程出现在 G1 期（图 2.1.1.4），涉及[14]：

（1）核苷酸切除修复（nucleotide excision repair，NER），涉及核酸内切酶 XPF/ERCC1。

（2）DNA 聚合酶进行跨损伤合成。

（3）被"翻转"的链间交联的核苷酸切除修复。

我们将在第 2.1.3.4 节顺铂耐药机制的相关内容中更详细地讨论核苷酸切除修复。

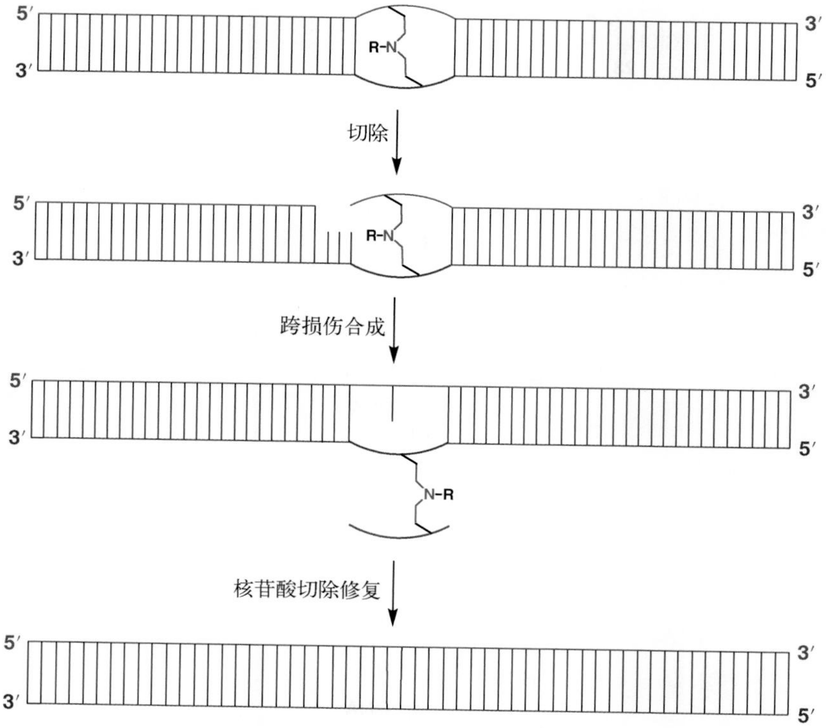

图 2.1.1.4 G1 期的链间交联修复

尽管上述过程并不简单，但 S 期细胞中链间交联的修复还要复杂得多，涉及[14]：

（1）同源重组（homologous recombination，HR），即一条 DNA 链的切割末端利用另一条相似（或相同）DNA 链的互补（同源）区域作为模板，指导 DNA 聚合酶催化修复链断裂。

（2）核苷酸切除修复“脱钩”。

（3）被“翻转”链间交联的核苷酸切除修复。

我们将在第 2.1.6.3 节鬼臼毒素的作用模式的相关内容中更详细地讨论同源重组。

Spanswick 等比较了从未接受美法仑治疗和接受美法仑治疗后复发的多发性骨髓瘤患者中分离的浆细胞的链间交联修复的差异[27]。两组的浆细胞均接受美法仑处理，虽然产生的链间交联水平相近，但未接受过美法仑治疗的患者的细胞未显示链间交联修复，而美法仑治疗复发的患者的细胞在处理 40 h 后有 42%～100%的链间交联被修复。

一项使用慢性淋巴细胞白血病（chronic lymphocytic leukemia，CLL）患者淋巴细胞的类似研究显示，与既往未接受药物治疗的患者相比，美法仑耐药患者的细胞修复增加[28]。

将环磷酰胺代谢为醛磷酰胺是激活该前体药物的关键步骤，但令人惊讶的是，负责该代谢过程的醛脱氢酶（ALDH1A1）在环磷酰胺耐药中的作用较小[20]。相反，细胞自身的凋亡能力才是耐药的关键因素。例如，在接受过环磷酰胺治疗的急性髓细胞性白血病（acute myelogenous leukemia，AML）患者中观察到骨髓细胞凋亡减少[29]。

正如我们在之前章节中看到的，亚硝基脲由于生成双功能烷化剂氯乙基碳正离子而产生链间交联。这些交联难以修复,可导致 DNA 复制终止,形成单链和双链断裂,并最终导致细胞凋亡[30]。细胞可以通过多种方式修复这些交联,但现在我们将关注 MGMT 的作用,MGMT 也称为 O^6 -烷基鸟嘌呤- DNA 烷基转移酶(AGT)。我们将在 2.1.2.4 节中看到更详细的内容,MGMT 从鸟嘌呤上切除 O^6 -烷基加合物,将烷基转移到其活性位点的半胱氨酸残基上[31,32]。如果烷基是氯乙基(**24**)[或乙氧基类似物(**25**)],这一催化过程也可以通过半胱氨酸残基形成 DNA - MGMT 共价交联[24]。

MGMT(AGT)在亚硝基脲类药物耐药方面尤其重要;其在所有人类肿瘤中均有表达,在多种癌症,包括结肠癌、肺癌、黑色素瘤和胶质瘤中检测到高表达[30]。亚硝基脲耐药的主要机制之一是 MGMT 表达升高,从而确保在有毒的氯乙基(乙氧基)加合物被识别或在进一步的 DNA 损伤出现(导致细胞凋亡)之前将其清除[16,30]。

2.1.1.5 药物不良反应

氮芥类和亚硝基脲类化疗药(实际上也是大多数化疗药物)最常见的不良反应之一是恶心和呕吐:由于由化疗引起,这种恶心和呕吐被称为化疗诱导的恶心和呕吐(CINV)。我们简单地介绍下恶心和呕吐的含义:呕吐是胃内容物通过口腔用力排空的物理事件,而恶心是想呕吐的感觉——可能伴有干呕,但没有胃内容物的排出。CINV 是一个主要问题,可对患者、其家庭和照顾者的生活质量产生重大影响。一些患者对 CINV 非常恐惧,以至于他们延迟甚至有时拒绝化疗。

广义上讲,CINV 有 3 种类型:

(1)急性 CINV(在接受化疗后 24 h 内发生)。

(2)延迟 CINV(发生在接受化疗 24 h 以后)。

(3)预期性 CINV(发生于化疗前和条件性反应;既往刺激,如与既往化疗周期相关的视觉或嗅觉可刺激 CINV)。

值得庆幸的是,我们能够用止吐药治疗 CINV,但在列出止吐药之前,我们先讨论与 CINV 有关的不同神经递质。涉及 CINV 的 3 种主要神经递质是 5 -羟色胺(5 - hydroxy tryptamine, 5 - HT)、P 物质和多巴胺。简而言之,一般认为化疗药通过自由基的产生导致小肠嗜铬细胞释放 5 - HT。这又会刺激小肠中传入迷走神经上的受体产生信号,传至大脑中一组被统称为孤束核和化学受体触发区的相关细胞。孤束核和化学受体触发区激活呕吐中枢(有时称为中枢模式发生器),引起呕吐反射。靶向和阻断这些过程的药物很多,但主要有:

(1)甲氧氯普胺(D_2 受体拮抗剂)。

(2)昂丹司琼①(一种 5 - HT_3 受体拮抗剂)。

(3)地塞米松(一种皮质类固醇)。

---

① 昂丹司琼的发现在肿瘤学领域意义重大,改变了 CINV 的管理方式。在此发现之前,给予患者高剂量的甲氧氯普胺,40 mg 的剂量对 5 - HT_3 受体有微弱的拮抗活性,对 D_2 受体也有活性。这会产生问题,因为高剂量甲氧氯普胺可引起锥体外系症状,如迟发性运动障碍,且不幸的是,该症状通常是不可逆的。

（4）阿瑞匹坦［一种神经激肽-1（NK-1）受体拮抗剂］。

我们通常预防性使用止吐药，但如果患者发生 CINV，其也可用于急救。使用哪种止吐药组合取决于化疗的致吐潜力。事实上，并非所有的化疗都有相同的致吐风险；风险可分为 4 个等级[33]：

（1）最低风险（<10%）。

（2）低风险（10%～30%）。

（3）中度风险（31%～90%）。

（4）高风险（>90%）。

百分比数字表示在未采取止吐药预防的情况下存在的呕吐风险。不幸的是，氮芥类和亚硝基脲类药物具有高度致吐性，分类如下：

（1）卡莫司汀：高风险。

（2）苯达莫司汀：中度风险。

（3）环磷酰胺：当剂量为 1 500 mg/m^2 或剂量更大时致吐风险更高，当剂量低于 1 500 mg/m^2 时为中度风险。

（4）异环磷酰胺：中度风险。

（5）美法仑：中度风险。

（6）链脲佐菌素：高风险。

这实质上意味着，在没有用任何止吐药的情况下如果给 10 名患者使用卡莫司汀，会有 9 名患者出现呕吐。这显然意义重大，阐明了 CINV 的问题。因此，由于存在这种风险，在接受氮芥类或亚硝基脲类药物治疗前，应给予患者止吐药组合（通常为昂丹司琼、地塞米松和阿瑞匹坦），以尝试预防或最大程度减少 CINV。

我们还没有提到的一件事情是，与化疗相关的药物不良反应是如何分级的。这是一个相对简单的概念，但很明显，当报告药物不良反应时，对其进行适当分级并在临床医生之间保持一致是很重要的。为此，NCI 制订了一套标准，称为不良事件通用术语标准（the Common Terminology Criteria for Adverse Event，CTCAE），根据严重程度对药物不良反应进行分级，1 级为最不严重，5 级为最严重（5 级为与药物不良反应相关的死亡）。例如，根据 CTCAE，1 级呕吐为 24 h 内发生 1 次或 2 次呕吐（间隔 5 min），而 3 级呕吐为 6 次或以上呕吐（间隔 5 min）或需要管饲、全胃肠外营养或住院治疗。CTCAE 在整个肿瘤学中普遍使用，因此在讨论药物不良反应时，我们将在本书的其他章节中再次提及它们。

CINV 不是氮芥类和亚硝基脲类药物引起的唯一不良反应，尽管它是最烦琐的不良反应之一；其他不良反应包括骨髓抑制（如中性粒细胞减少、血小板减少和贫血）、脱发、不育、疲乏和继发性恶性肿瘤的发生；环磷酰胺也可引起出血性膀胱炎①。

---

① 患者突然发生排尿困难（排尿疼痛）和血尿（尿中带血）。它是由丙烯醛（一种 α，β-不饱和羰基，是环磷酰胺代谢的副产物）引起的（示意图 2.1.1.5）。为对抗丙烯醛的作用，环磷酰胺与美司钠（一种含巯基化合物，SH）联合给药，可清除和灭活丙烯醛。

参考文献

[1] Hirsch J. An anniversary for cancer chemotherapy. *JAMA*. 2006, **296**, 1518－1520.

[2] Alexander SF. Medical report on the Bari Harbor mustard casualties. *Mil Surg*. 1947, **101**, 1－17.

[3] Christakis P. The birth of chemotherapy at Yale: Bicentennial Lecture Series: Surgery Grand Round. *Yale J Biol Med*. 2011, **84**, 169－172.

[4] Gilman A. The initial clinical trial of nitrogen mustard. *Am J Surgery*. 1963, **105**, 574－578.

[5] Gilman A, Philips FS. The biological actions and therapeutic applications of the β-chloroethylamines and sulfides. *Science*. 1946, **103**, 409－415.

[6] Goodman LS, Wintrobe MM, *et al*. Nitrogen mustard therapy: use of methyl-bis (*beta*-chloroethyl) amine hydrochloride and tris (*beta*-chloroethyl) amine hydrochloride for Hodgkin's disease, lymphosarcoma, leukemia and certain allied and miscellaneous disorders. *J Am Med Assoc*. 1946, **132**, 126－132.

[7] Devita VT, Carbone PP, Owens AH, Gold GL, Krant MJ, *et al*. Clinical trials with 1,3－bis(2－chloroethyl)－1－nitrosourea NSC－409962. *Cancer Res*. 1965, **25**, 1876－1881.

[8] Johnston TP, McCaleb GS, Opliger PS, Montgomery JA. Synthesis of potential anticancer agents. 36. *N*-Nitrosoureas. 2. Haloalkyl derivatives. *J Med Chem*. 1966, **9**, 892－911.

[9] Bergel F, Stock JA. Cyto-active amino-acid and peptide derivatives. Part I. Substituted phenylalanines. *J Chem Soc*. 1954, 2409－2417.

[10] Friedman OM, Seligman AM. Preparation of *N*-phosphorylated derivatives of bis-*beta*-chloroethylamine. *J Am Chem Soc*. 1954, **76**, 655－658.

[11] Arnold H, Bourseaux F. Synthesis and breakdown of cytostatically active *N*-phosphamide esters of the bis(*beta*-chloroethyl)amine. *Angew Chem Intn Edn*. 1958, **70**, 539－544.

[12] Arnold H, Bourseaux F, Brock N. Chemotherapeutic action of a cyclic nitrogen mustard phosphamide ester (B518－ASTA) in experimental tumours of the rat. *Nature*. 1958, **181**, 931－931.

[13] Bestian H. Uber einige reaktionen des äthylen-imins. *Justus Liebigs Ann Chem*. 1950, **566**, 210－244.

[14] Deans AJ, West SC. DNA interstrand crosslink repair and cancer. *Nat Rev Cancer*. 2011, **11**, 467－480.

[15] Margison GP, Santibáñez Koref MF, Povey AC. Mechanisms of carcinogenicity/chemotherapy by *O*6－methylguanine. *Mutagenesis*. 2002, **17**, 483－487.

[16] Drabløs F, Feyzi E, Aas PA, Vaagbø CB, Kavli B, *et al*. Alkylation damage in DNA and RNA — repair mechanisms and medical significance. *DNA Repair*. 2004, **3**, 1389－1407.

[17] Mattes WB, Hartley JA, Kohn KW. DNA sequence selectivity of guanine — *N*7 alkylation by nitrogen mustards. *Nucleic Acids Res*. 1986, **14**, 2971－2987.

[18] Hansson J, Lewensohn R, Ringborg U, Nilsson B. Formation and removal of cross-links induced by melphalan and nitrogen-mustard in relation to drug-induced cytotoxicity in human-melanoma cells. *Cancer Res*. 1987, **47**, 2631－2637.

[19] Brock N. Ideas and reality in the development of cancer chemotherapeutic agents, with particular reference to oxazaphosphorine cytostatics. *J Cancer Res Clin Oncol*. 1986, **111**, 1－12.

[20] Emadi A, Jones RJ, Brodsky RA. Cyclophosphamide and cancer: golden anniversary. *Nature Rev Clin Oncol*. 2009, **6**, 638－647.

[21] Colvin M, Brundrett RB, Cowens W, Jardine I, Ludlum DB. A chemical basis for the antitumor activity of chloroethylnitrosoureas. *Biochem Pharmacol*. 1976, **25**, 695－699.

[22] Montgomery JA, James R, McCaleb GS, Johnston TP. The modes of decomposition of 1,3－bis(2－chloroethyl)－1－nitrosourea and related compounds. *J Med Chem*. 1967, **10**, 668－674.

[23] Wheeler GP, Bowdon BJ, Grimsley JA, Lloyd HH. Interrelationships of some chemical, physicochemical, and biological activities of several 1 -(2 - haloethyl)- 1 - nitrosoureas. *Cancer Res.* 1974, **34**, 194 - 200.

[24] Gonzaga PE, Potter PM, Niu TQ, Yu D, Ludlum DB, *et al*. Identification of the cross-link between human *O6* - methylguanine-DNA methyltransferase and chloroethylnitrosourea-treated DNA. *Cancer Res.* 1992, **52**, 6052 - 6058.

[25] Daniels DS, Woo TT, Luu KX, Noll DM, Clarke ND, *et al*. DNA binding and nucleotide flipping by the human DNA repair protein AGT. *Nature Struct Mol Biol.* 2004, **11**, 714 - 720.

[26] Clauson C, Scharer OD, Niedernhofer L. Advances in understanding the complex mechanisms of DNA interstrand cross-link repair. *Cold Spring Harb Perspect Biol.* 2013, **5**, a012732.

[27] Spanswick VJ, Craddock C, Sekhar M, Mahendra P, Shankaranarayana P, *et al*. Repair of DNA interstrand crosslinks as a mechanism of clinical resistance to melphalan in multiple myeloma. *Blood.* 2002, **100**, 224.

[28] Torres-Garcia SJ, Cousineau L, Caplan S, Panasci L. Correlation of resistance to nitrogen mustards in chronic lymphocytic leukemia with enhanced removal of melphalan-induced DNA cross-links. *Biochem Pharmacol.* 1989, **38**, 3122 - 3123.

[29] Banker DE, Groudine M, Norwood T, Appelbaum FR. Measurement of spontaneous and therapeutic agent-induced apoptosis with BCL - 2 protein expression in acute myeloid leukemia. *Blood.* 1997, **89**, 243 - 255.

[30] Gerson SL. Clinical relevance of MGMT in the treatment of cancer. *J Clin Oncol.* 2002, **20**, 2388 - 2399.

[31] Silber JR, Bobola MS, Blank A, Chamberlain MC. *O* - 6 - Methylguanine-DNA methyltransferase in glioma therapy：Promise and problems. *Biochim Biophys Acta — Rev Cancer.* 2012, **1826**, 71 - 82.

[32] Liu LL, Gerson SL. Targeted modulation of MGMT：Clinical implications. *Clin Cancer Res.* 2006, **12**, 328 - 331.

[33] Roila F, Molassiotis A, Herrstedt J, Aapro M, Gralla RJ, *et al*.；participants of the MASCC/ESMO Consensus Conference Copenhagen 2015. 2016 MASCC and ESMO guideline update for the prevention of chemotherapy — and radiotherapyinduced nausea and vomiting and of nausea and vomiting in advanced cancer patients. *Ann Oncol.* 2016, **27**(**suppl 5**), v119 - v133.

2.1.2 替莫唑胺

2.1.2.1 发现[1,2]

烷化剂替莫唑胺(temozolomide，TMZ)是一种口服咪唑[5,1 - d][1,2,3,5]四嗪酮,与放疗联合用于治疗高级别胶质瘤(例如,最常见的原发性恶性成人脑肿瘤胶质母细胞瘤和间变性星形细胞瘤)和转移性恶性黑色素瘤。替莫唑胺是罕见的由学术界发现的临床使用药物,由英国阿斯顿大学药学院的 Malcolm Stevens，OBE 和他的同事首先合成并测试[3,4]。替莫唑胺的研究早期由 May & Baker 公司(现在是 Sanofi - Aventis 的一部分)资助,后期开发该药物的大部分资助来自癌症研究运动组织(现在是英国癌症研究协会)[5]。替莫唑胺随后被授权给先灵葆雅公司,并于 1999 年首次投入临床,且在 2008 年取得重磅炸弹级地位,年销售额超过 10 亿美元。

　　起初,咪唑四嗪酮类化合物是一个科研项目的重点,该项目旨在研究能在体内分解产生具有抗肿瘤活性的含三氮烯(NNN)键的小分子。先导化合物米托唑胺(mitozolomide)是一种 DNA 交联剂,在许多啮齿类动物肿瘤模型中展现出治疗活性,但在 I 期临床试验中活性有限,并有严重(和不可预测的)骨髓抑制①。幸运的是,癌症研究运动协会临床 I / II 期分会坚持认为,这些咪唑四嗪酮类药物有足够的成药希望,因而继续推进了替莫唑胺[一种单烷基化(甲基化)药物]的临床试验(图 2.1.2.1)。

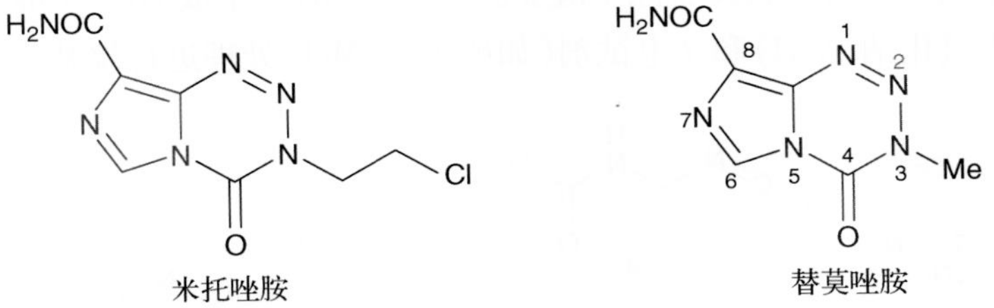

图 2.1.2.1 咪唑四嗪酮类药物米托唑胺和替莫唑胺

2.1.2.2 合成

　　咪唑四嗪酮类化合物最吸引人的特点之一是其易于制备;一系列 N^3 -取代类似物可以很容易地从 5 -氨基咪唑- 4 -甲酰胺(**1**)经亚硝化制备为重氮类似物(**2**),然后与适当的异氰酸酯(**3**)进行环加成反应而得到(示意图 2.1.2.1)。

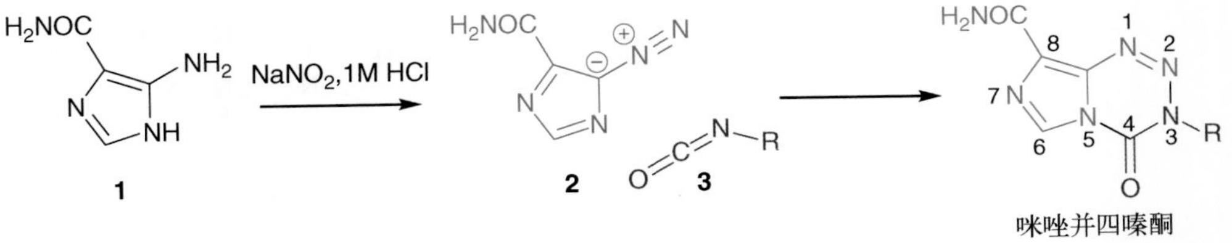

示意图 2.1.2.1 咪唑四嗪酮的原始合成[3,6]

　　从示意图 2.1.2.1 可以看出,在 N^3 位置引入不同的取代基(R)仅取决于相应异氰酸酯(RNCO)的可得性。虽然这种合成方法非常简单、高效②,可以用这种方法在不需要进一步纯化的情况下高产量生产临床样品级替莫唑胺,但它有一个主要缺点,也是替莫唑胺本身的制备尤其明显(R=Me)的问题,即相应的原料异氰酸酯具有挥发性和毒性。尤其是替莫唑胺合成所需的异氰酸甲酯(MeN=C=O)特别易挥发(bp 37℃),1984 年它从印度博帕尔的一家化工厂的排放导致了成千上万人丧生。自替莫唑胺最初合成以来,为了避免使用这种剧毒化学品,人们寻找了许多替代品。由于这些合成总是比最初使用的简单

---

① 骨髓产生血小板和红、白细胞的能力下降。
② 咪唑四嗪酮合成具有原子效率,因为起始物料(**2** 和 **3**)中的所有原子均合并至产物中,不会导致原子浪费。

两步法工艺涉及更多的步骤,它们可能永远不会达到高效(在原子效率或总收率方面),但其主要优势是总体安全性可控。这也说明了安全性是在工业规模下生产任何药物时需要考虑的因素。

在制备 nor - TMZ(**7**)时,此类替代合成也涉及异氰酸酯(**4**)(尽管挥发性较低),通过简单烷基化可制备一系列取代咪唑四嗪酮(**8**)的中间体(示意图 2.1.2.2)[7]。该合成利用了叔丁基氧羰基(Boc)基团,通过酸处理,可以从环加成产物(**5**)中除去该基团,得到季铵盐(**6**)。该季胺类化合物自发脱除甲醛亚胺(H2C = NH),生成 nor - TMZ(**7**),其可以通过碱(本例中为氢化钠,NaH)和亲电试剂(如碘甲烷,MeI)处理进行烷基化。

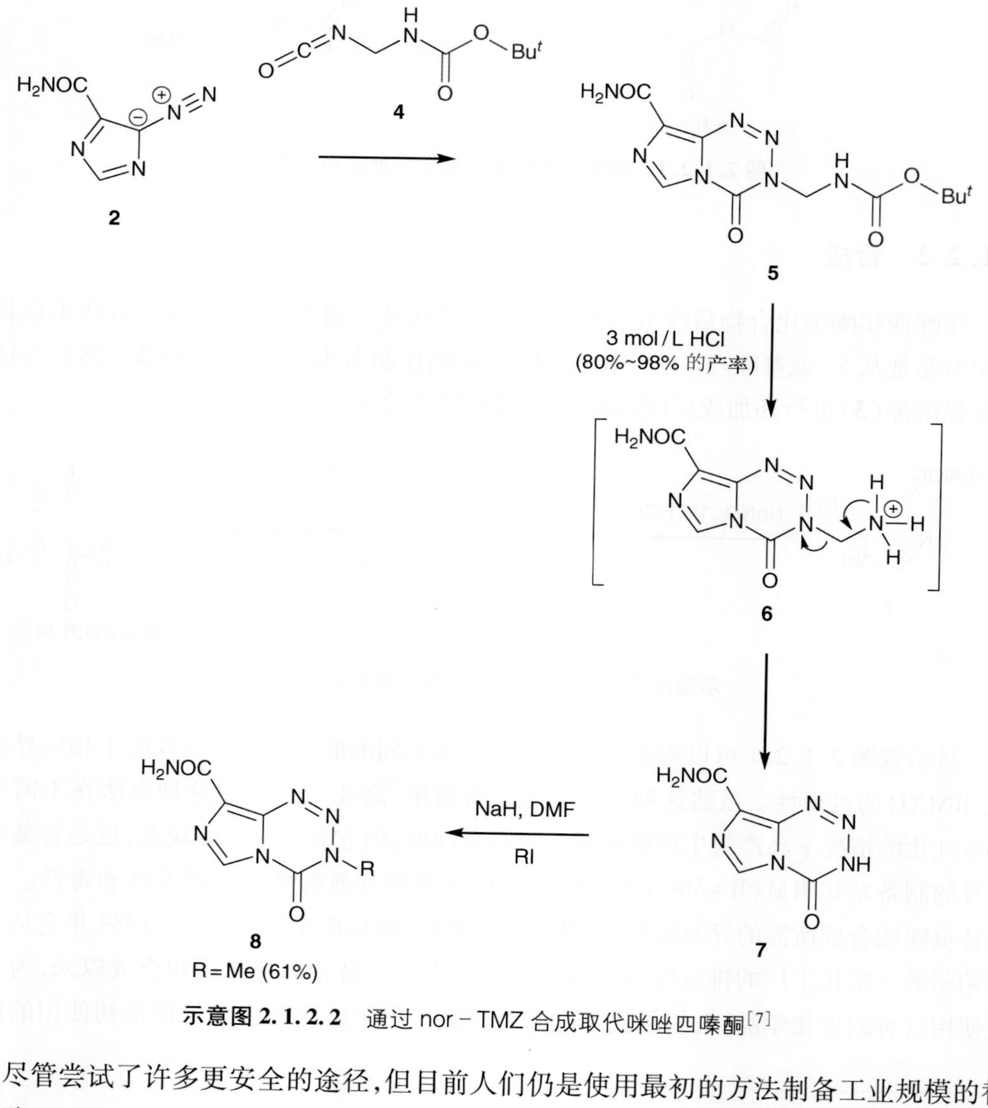

示意图 2.1.2.2 通过 nor - TMZ 合成取代咪唑四嗪酮[7]

尽管尝试了许多更安全的途径,但目前人们仍是使用最初的方法制备工业规模的替莫唑胺。

2.1.2.3 作用机制

替莫唑胺是一种细胞周期非特异性药物,通过烷基化 DNA 发挥其活性。从结构式上并不容易看出替莫唑胺是一种烷化剂,但它的结构与用于治疗霍奇金淋巴瘤、转移性恶性黑色素瘤和软组织肉瘤的甲基化药物达卡巴嗪(dacarbazine,DTIC)相似,这或许能帮助我们理解它的作用机制(图 2.1.2.2)。

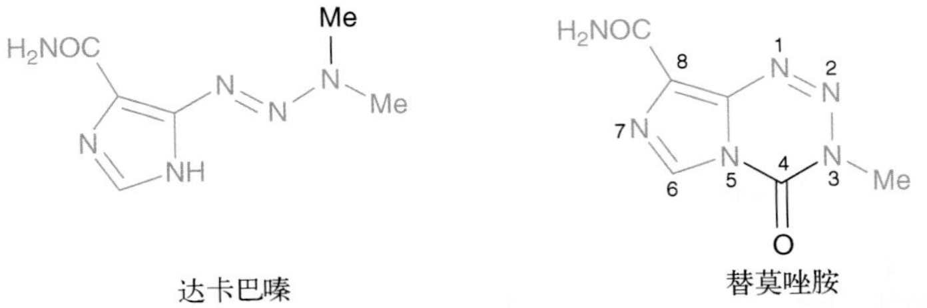

图 2.1.2.2　抗癌药物达卡巴嗪和替莫唑胺

达卡巴嗪是一种前体药物,在肝脏中通过 N-脱甲基化(通过细胞色素 P450,主要是 CYP1A2)代谢为 5-(3-甲基三嗪-1-基)咪唑-4-甲酰胺(MTIC)。达卡巴嗪首先氧化为羟甲基类似物(HMMTIC),然后脱甲醛转变成 MTIC。MTIC 经过快速酸催化分解生成 5-氨基咪唑-4-甲酰胺(AIC)和负责 DNA 烷基化的甲基重氮离子(**8**)(示意图 2.1.2.3)[8]。

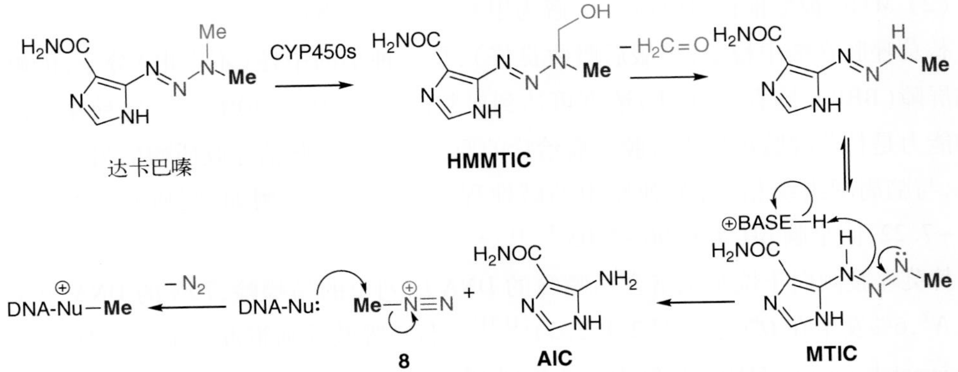

示意图 2.1.2.3　达卡巴嗪的代谢活化

与 MTIC 不同,替莫唑胺在酸中稳定,这使得它可以以胶囊形式口服给药,且可以达到 99% 的吸收率[9],但它在碱性环境中会发生分解。有人认为,与达卡巴嗪相比,替莫唑胺优越的抗肿瘤活性是由于其分解为甲基重氮离子的过程是一种可控的化学反应。相反,达卡巴嗪(通过 MTIC)的分解则不可控,其会在代谢和分布上存在患者间差异。而替莫唑胺转化为甲基重氮离子,仅在非常窄的 pH 范围内发生(见下文),这也可能有益于相互作用时 DNA 的序列选择性[10]。

如前所述,替莫唑胺在酸性 pH 条件下稳定,但稳定性随着 pH 升高而降低,尤其是在 pH 高于 7 时。MTIC 在碱性条件下比在酸性条件下更稳定。因此,仅在一个狭窄的 pH 窗口内(生理 pH 附近,pH 7.4),前体药物替莫唑胺转化为甲基重氮离子经过的两个基本过程均可发生(示意图 2.1.2.4):

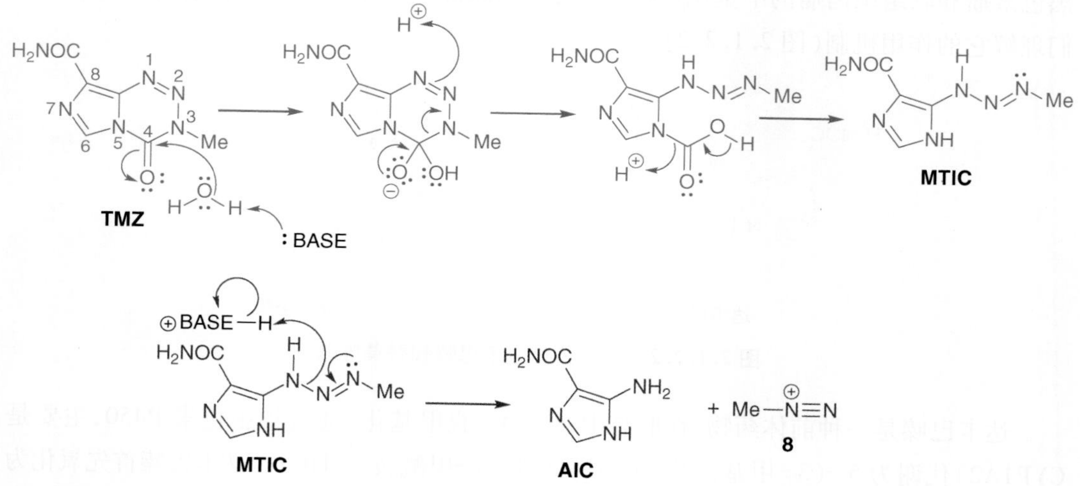

示意图 2.1.2.4　TMZ 转化为甲基重氮离子

(1)替莫唑胺在碱的催化下开环得到 MTIC。

(2)MTIC 被酸催化(HBase$^+$)分解为甲基重氮离子(**8**)。

替莫唑胺在酸中稳定(口服后吸收良好),是一种小的中性(不带电)分子,能够透过血脑屏障(BBB),脑脊液(CSF)浓度可达到血浆浓度的 30%~40%[11]。这种穿越血脑屏障的能力是替莫唑胺可用于抗胶质瘤治疗的原因。替莫唑胺治疗胶质瘤的另一个有利因素是,与脑周围组织相比,脑肿瘤中的碱性程度略高一些。例如,胶质瘤的组织 pH 为 7.15~7.22,而全脑 pH 为 6.96~7.05[12]①。

替莫唑胺倾向于烷基化富含鸟嘌呤的 DNA 序列中的鸟嘌呤,70% 的 DNA 甲基化发生在 N^7,6% 发生在 O^6(示意图 2.1.2.5)[13,14]。替莫唑胺的细胞毒性主要与 DNA 错配修复(mismatch repair,MMR)机制中未能找到 O^6-甲基化鸟嘌呤的互补碱基有关,因此,O^6-甲基化是起主要细胞毒作用的烷基化修饰(尽管占比少)[15]。修复机制无法在互补链找到 O^6-甲基鸟嘌呤的正确配对碱基(更多详细描述见第 2.1.2.4 节),导致了持续存在的 DNA 缺刻②。缺刻累积导致 DNA 断裂增加和细胞凋亡[16]。

---

① pH 6.96~7.05(全脑)对应[OH$^-$] = $9.1×10^{-8}$ ~ $1.1×10^{-7}$ mol/L 和 pH 7.15~7.22(胶质瘤)对应[OH$^-$] = $1.4×10^{-7}$ ~ $1.7×10^{-7}$ mol/L,所以不是大的变化。
② 缺刻是双链 DNA 分子中的一种不连续现象,在一个链的相邻核苷酸之间没有磷酸二酯键,这通常是损伤或酶的作用。

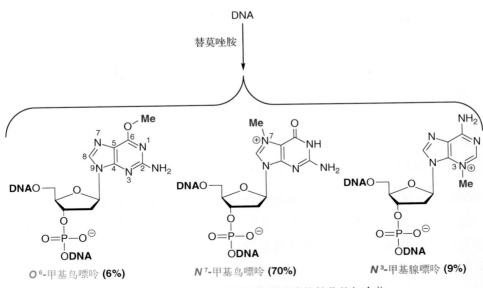

O^6-甲基鸟嘌呤 (6%)　　　N^7-甲基鸟嘌呤 (70%)　　　N^3-甲基腺嘌呤 (9%)

示意图 2.1.2.5　来自 DNA 替莫唑胺烷基化的加合物

2.1.2.4　耐药机制

在第一部分已了解,肿瘤对抗癌药物可能发生原发性(组成性)耐药,也可能发生获得性耐药,如基因变异。就替莫唑胺而言,即使最初对替莫唑胺治疗有响应的患者最终也会复发(或肿瘤进展),这表明胶质瘤在替莫唑胺治疗的同时可产生原发性和获得性耐药[17]。

目前,对替莫唑胺的原发性耐药的研究比获得性耐药的研究更深入。获得性耐药可能是由于细胞对甲基(O^6-甲基鸟嘌呤)引起的 DNA 突变产生耐受,也可能是由负责直接从鸟嘌呤残基中去甲基的 DNA 修复蛋白 MGMT 的变化导致[18,19]。替莫唑胺的主要 DNA 烷基化位点为 N^7-甲基鸟嘌呤(70%)和 N^3-甲基腺嘌呤(9%)(示意图 2.1.2.5),这些突变可通过碱基切除修复(base excision repair, BER)快速修复。为了理解替莫唑胺耐药的产生,我们必须关注 BER 和 MMR 的过程及 MGMT 的作用。

在 DNA 复制过程中,模板链中的 O^6-甲基鸟嘌呤将导致新合成链中错配成胸腺嘧啶(图 2.1.2.3)。然后,MMR 机制移除含有错配胸腺嘧啶的 DNA,但 DNA 聚合酶又将胸腺嘧啶重新插入 O^6-甲基鸟嘌呤对面。这是个死循环导致了 DNA 链断裂(缺刻)长期存在,从而触发细胞凋亡[20]。

目前,至少有 5 种蛋白(hMSH2、hMSH3、hMSH6、hMLH1 和 hPMS2)参与 MMR[20]①,关键复合物 hMutSα(hMSH2 和 hMSH6 异源二聚体)或 hMutLα(hMLH1 和 hPMS2 异源二聚体)的任何一种成分失活均可导致结直肠癌对替莫唑胺耐药[19]。

---

① Mut 表示这些蛋白的基因发生突变失活;hMSH 表示人类突变体 S 同源蛋白 2,以此类推;hPMS2 表示人类减数分裂后分离增加蛋白 2。

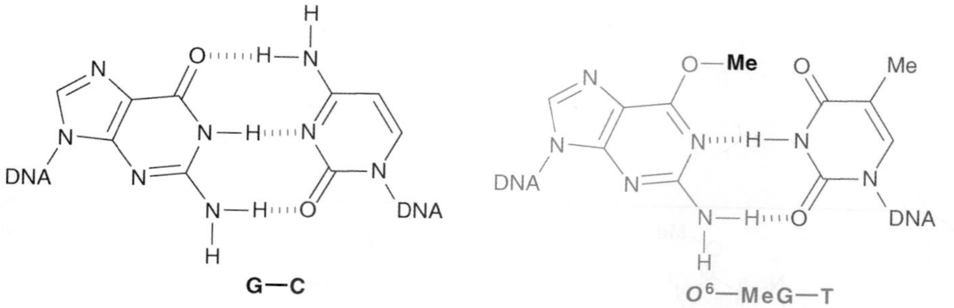

G—C

O^6—MeG—T

图 2.1.2.3 G—C 和 O^6 -甲基 G—T(O^6 - MeG—T) 碱基对中的氢键

MGMT 是人类唯一能将 O^6 -甲基加合物从鸟嘌呤去除的修复蛋白。它通过与 DNA 的小沟结合,将烷基化的 DNA 碱基从双螺旋中翻转出来进入其活性口袋(图 2.1.2.4),然后催化烷基转移到其活性口袋的半胱氨酸残基上(示意图 2.1.2.6)[18.21]。如示意图 2.1.2.6 所示,该过程导致鸟嘌呤残基的再生和蛋白质的共价修饰烷基化(甲基化)。

这一过程是不可逆的,MGMT 活性位点不能再生,所以这种"自杀"机制导致 MGMT 的细胞水平下降,每清除一个 O^6 -甲基损伤就消耗一个 MGMT 分子。因此,替莫唑胺引入的 O^6 -甲基的成功修复依赖于 MGMT 的从头合成(de novo synthesis)。

在约 45% 的胶质瘤中,MGMT 基因启动子区域的高甲基化使基因表达沉默。MGMT 基因表观遗传沉默的胶质瘤患者对放疗和替莫唑胺的响应较好,与单独化疗相比,其生存期得到改善,这表明 MGMT 在替莫唑胺敏感度上发挥关键作用[23]。

MGMT 在正常组织中表达,但在许多肿瘤中过度表达。由于 MGMT 主要催化细胞毒性损伤(O^6 - MeG)的清除,这种过表达引起了对替莫唑胺等烷化剂的耐药作用(过表达 MGMT 的细胞对替莫唑胺的耐受高 4~10 倍)。

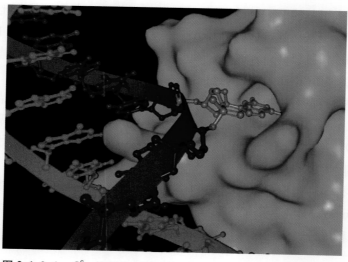

图 2.1.2.4 O^6 -烷基鸟嘌呤 DNA 烷基转移酶(PDB 1T38) 活性部位碱基翻转的 O^6 -甲基鸟嘌呤[22]

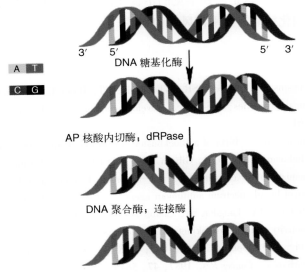

示意图 2.1.2.6 通过 MGMT 除去 O^6-烷基加合物[21]

图中标注：MGMT（两处）；降解；Me；O^6-甲基鸟嘌呤；鸟嘌呤；DNAO；ODNA

如前所述,替莫唑胺诱导的主要 DNA 损伤位点是 N^7-甲基鸟嘌呤和 N^3-甲基腺嘌呤,两者均为 BER 途径的底物(图 2.1.2.5)[24]。BER 是一个复杂的过程,主要修复哺乳动物细胞中较小的 DNA 碱基损伤。在 BER 修复替莫唑胺导致的 DNA 损伤时,烷基化碱基被损伤特异性 DNA 糖基化酶清除[图 2.1.2.5 中是烷基化腺嘌呤 DNA 糖基化酶(Aag)]。

A T
C G

DNA 糖基化酶

AP 核酸内切酶；dRPase

DNA 聚合酶；连接酶

图 2.1.2.5 去除 N^3-甲基腺嘌呤的 BER 途径

由此产生的 AP 位点①被 AP 核酸内切酶(Ape)识别,Ape 切割受损链,在切割两端产

① AP 位点是指碱基缺失。

生暴露的 3 - OH 和 5 -脱氧核糖磷酸(5 - dRP)基团。然后,通过 DNA 聚合酶 β(或 DNA 聚合酶 λ)插入互补碱基(图 2.1.2.5 中是腺嘌呤),通过聚合酶的 5 - dRP 裂解酶活性去除细胞毒性 5 - dRP 基团,最后通过 DNA 连接酶Ⅲ(及其辅助因子 XRCC1)连接缺刻[24]。

由替莫唑胺导致的相当比例的 DNA 损伤是通过 BER 通路修复的,所以替莫唑胺细胞毒作用有时来自缺陷的 BER。BER 途径对替莫唑胺引起损伤的有效修复可导致细胞对替莫唑胺的原发性耐药;与野生型细胞相比,DNA 聚合酶 β 缺陷的细胞对替莫唑胺更敏感[24],而胶质瘤中主要 AP 核酸内切酶(Ape1/Ref - 1)的活性升高[25]。

2.1.2.5 药物不良反应

尽管替莫唑胺是口服给药,但仍存在严重不良反应,其中一些不良反应可能导致剂量限制。骨髓抑制在替莫唑胺治疗中很常见,和 CINV 一样,但毒性通常不如氮芥类或亚硝基脲类药物严重。根据致吐潜力分类,目前认为替莫唑胺是中等风险药物[26]。其他常见的不良反应包括便秘、皮疹、厌食、头痛、疲劳和癫痫。替莫唑胺的一种较少见的不良反应与其致突变潜力相关[27]。本质上,替莫唑胺使 DNA 甲基化,导致 DNA 断裂和细胞凋亡;我们想杀死癌变细胞,这是一件好事。但是如果替莫唑胺使 DNA 甲基化而不触发细胞凋亡会发生什么呢? 这可能是件坏事,因为 DNA 通过甲基化改变其结构,这可能会导致碱基对在细胞分裂过程中被误读,最终引起突变。由 DNA 甲基化引起的突变①,在未来可能导致癌症的发生。事实上,文献中有大量病例报告表明,替莫唑胺可诱发继发性恶性血液肿瘤(尤其是白血病)[28]。这是一种罕见的不良反应,发生在首次接受治疗的多年以后,这也表明在决定使用化疗时需要平衡风险和获益。

参考文献

[1] Newlands ES, Stevens MFG, Wedge SR, Wheelhouse RT, Brock C. Temozolomide: A review of its discovery, chemical properties, pre-clinical development and clinical trials. *Cancer Treatment Rev.* 1997, **23**, 35 - 61.

[2] Sansom C. Temozolomide — Birth of a Blockbuster. *Chemistry World.* 2009, **July**, 49 - 51.

[3] Stevens MFG, Hickman JA, Stone R, Gibson NW, Baig GU, *et al.* Antitumour imidazotatrazines. 1. Synthesis and chemistry of 8 - carbamoyl - 3 -(2 - chloroethyl) imidazo[5,1 - d] - 1,2,3,5 - tetrazin - 4(3H)-one, a novel broad-spectrum antitumour agent. *J Med Chem.* 1984, **27**, 196 - 201.

[4] Stevens MFG, Hickman JA, Langdon SP, Chubb D, Vickers L, *et al.* Antitumour imidazotetrazines. 13. Antitumour activity and pharmacokinetics in mice of 8 - carbamoyl - 3 - methylimidazo[5,1 - d] - 1,2,3,5 - tetrazin - 4(3H)-one (CCRG 81045; M & B 39831), a novel drug with potential as an alternative to dacarbazine. *Cancer Res.* 1987, **47**, 5846 - 5852.

[5] Cancer Research UK. *The story of temozolomide.* http://scienceblog. cancerresearchuk. org/2013/07/18/the-story-of-temozolomide/, last accessed 23 December, 2016.

---

① 在许多情况下这类似于香烟,因为吸烟——通过形成甲基重氮离子——也会导致 DNA 甲基化,尽管我们肯定不会说服用替莫唑胺与吸烟有同样的效果!

[6] Ege G, Gilbert K. Reactions with diazo-azoles. 3. 7 + 2 cycloaddition and 11 + 2 cycloaddition reactions of diazo-azoles with isocyanates to azolo[5,1-d]-1,2,3,5-tetazine-4-ones. *Tetrahedron Lett.* 1979, 4253-4256.

[7] Cousin D, Stevens MFG, Hummersone MG. Antitumour imidazotetrazines. Synthesis and chemistry of 4-oxo-3,4-dihydroimidazo[5,1-d]-1,2,3,5-tetrazine-8-carboxamide (nortemozolomide): an intermediate for the preparation of the antitumour drug temozolomide and analogues, avoiding the use of isocyanates. *Medchemcomm.* 2012, **3**, 1419-1422.

[8] Reid JM, Kuffel MJ, Miller JK, Rios R, Ames MM. Metabolic activation of dacarbazine by human cytochromes P450: The role of CYP1A1, CYP1A2, and CYP2E1. *Clin Cancer Res.* 1999, **5**, 2192-2197.

[9] Baker SD, Wirth M, Statkevich P, Reidenberg P, Alton K, *et al.* Absorption, metabolism, and excretion of C-14-temozolomide following oral administration to patients with advanced cancer. *Clin Cancer Rese.* 1999, **5**, 309-317.

[10] Lowe PR, Sansom CE, Schwalbe CH, Stevens MFG, Clark AS. Antitumour imidazotetrazines. 25. Crystal structure of 8-carbamoyl-3-methylimidazo[5,1-d]-1,2,3,5-tetrazin-4(3H)-one (temozolomide) and structural comparisons with the related drugs mitozolomide and DTIC. *J Med Chem.* 1992, **35**, 3377-3382.

[11] Villano JL, Seery TE, Bressler LR. Temozolomide in malignant gliomas: current use and future targets. *Cancer Chemoth Pharmacol.* 2009, **64**, 647-655.

[12] Vaupel P, Kallinowski F, Okunieff P. Blood-flow, oxygen and nutrient supply, and metabolic environment of human tumours — a review. *Cancer Res.* 1989, **49**, 6449-6465.

[13] Denny BJ, Wheelhouse RT, Stevens MFG, Tsang LLH, Slack JA. NMR and molecular modelling investigation of the mechanism of action of the antitumour drug temozolomide and its interaction with DNA. *Biochemistry.* 1994, **33**, 9045-9051.

[14] Hartley JA, Mattes WB, Vaughan K, Gibson NW. DNA-sequence specificity of guanine $N7$-alkylations for a series of structurally related triazenes. *Carcinogenesis.* 1988, **9**, 669-674.

[15] Friedman HS, Kerby T, Calvert H. Temozolomide and treatment of malignant glioma. *Clin Cancer Res.* 2000, **6**, 2585-2597.

[16] Karran P, Macpherson P, Ceccotti S, Dogliotti E, Griffin S, *et al.* $O(6)$-Methylguanine residues elicit DNA-repair synthesis by human cell extracts. *J Biol Chem.* 1993, **268**, 15878-15886.

[17] Happold C, Roth P, Wick W, Schmidt N, Florea AM, *et al.* Distinct molecular mechanisms of acquired resistance to temozolomide in glioblastoma cells. *J Neurochem.* 2012, **122**, 444-455.

[18] Liu LL, Gerson SL. Targeted modulation of MGMT: Clinical implications. *Clin Cancer Res.* 2006, **12**, 328-331.

[19] Zhang JH, Stevens MFG, Laughton CA, Madhusudan S, Bradshaw TD. Acquired resistance to temozolomide in glioma cell lines: Molecular mechanisms and potential translational applications. *Oncology.* 2010, **78**, 103-114.

[20] D'Atri S, Tentori L, Lacal PM, Graziani G, Pagani E, *et al.* Involvement of the mismatch repair system in temozolomide-induced apoptosis. *Mol Pharmacol.* 1998, **54**, 334-341.

[21] Silber JR, Bobola MS, Blank A, Chamberlain MC. $O-6$-Methylguanine-DNA methyltransferase in glioma therapy: Promise and problems. *Biochim Biophys Acta — Rev Cancer.* 2012, **1826**, 71-82.

[22] Daniels DS, Woo TT, Luu KX, Noll DM, Clarke ND, *et al.* DNA binding and nucleotide flipping by the human DNA repair protein AGT. *Nature Struct Mol Biol.* 2004, **11**, 714-720.

[23] Hegi ME, Diserens AC, Gorlia T, Hamou MF, De Tribolet N, *et al.* MGMT gene silencing and benefit

from temozolomide in glioblastoma. *New Engl J Med.* 2005, **352**, 997 – 1003.

[24] Trivedi RN, Almeida KH, Fornsaglio JL, Schamus S, Sobol RW. The role of base excision repair in the sensitivity and resistance to temozolomide-mediated cell death. *Cancer Res.* 2005, **65**, 6394 – 6400.

[25] Bobola MS, Blank A, Berger MS, Stevens BA, Silber JR. Apurinic/apyrimidinic endonuclease activity is elevated in human adult gliomas. *Clin Cancer Res.* 2001, **7**, 3510 – 3518.

[26] Roila F, Molassiotis A, Herrstedt J, Aapro M, Gralla RJ, *et al.*; participants of the MASCC/ESMO Consensus Conference Copenhagen 2015. 2016 MASCC and ESMO guideline update for the prevention of chemotherapy — and radiotherapy-induced nausea and vomiting and of nausea and vomiting in advanced cancer patients. *Ann Oncol.* 2016, **27**(**suppl 5**), v119 – v133.

[27] Weiss BD, Schleimer D, Geiger H. Strong mutagenic potential of temozolomide in bone marrow cells *in vivo*. *Blood.* 2005, **106**, 668.

[28] Momota H, Narita Y, Miyakita Y, Shibui S. Secondary hematological malignancies associated with temozolomide in patients with glioma. *Neuro Oncol.* 2013, **15**, 1445 – 1450.

2.1.3　含铂药物

尽管已经有数千种含铂药物测试过抗癌活性,但全球进入临床使用的药物只有 3 种:母体化合物顺铂[cis-diamminedichloroplatinum(Ⅱ)]、其类似物卡铂和奥沙利铂。其他 3 种含铂药物仅在某些国家被批准用于特定癌症的治疗:七铂(胃癌,韩国)、奈达铂(NSCLC、SCLC、食管癌和头颈部癌,日本)和洛铂(CML、SCLC 和不能手术的转移性乳腺癌,中国)(图 2.1.3.1)[1]。

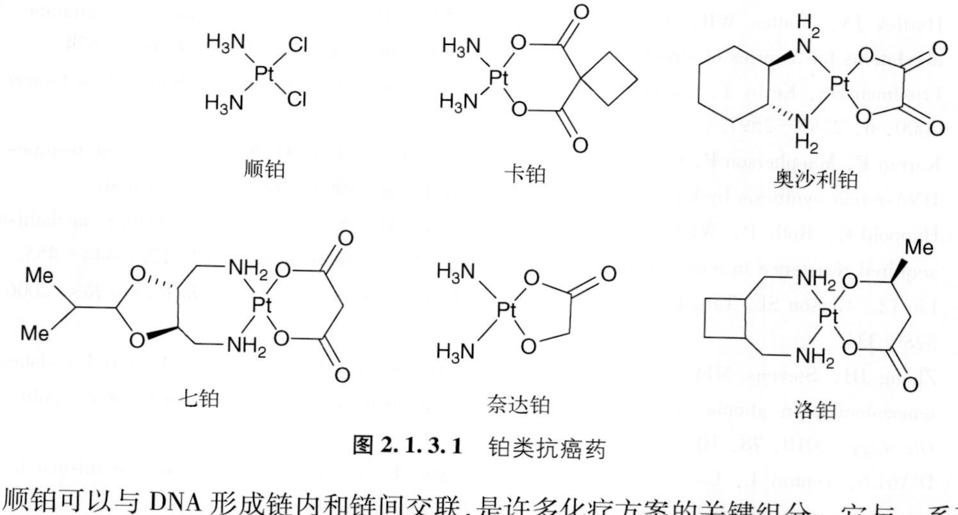

图 2.1.3.1　铂类抗癌药

顺铂可以与 DNA 形成链内和链间交联,是许多化疗方案的关键组分。它与一系列其他药物联合用于治疗多种癌症,尤其是睾丸癌、SCLC、NSCLC、卵巢癌和膀胱癌、黑色素瘤、淋巴瘤和骨髓瘤[1]。卡铂已取代顺铂成为治疗卵巢癌的首选药物,而奥沙利铂则用于结直肠癌的治疗。2011 年,含铂抗癌药的年销售总额超过 20 亿美元,这一数字既反映出这些药物的广泛使用,也反映出铂作为一种贵金属比黄金更为珍贵的事实。

　　我们将在本节中集中讨论母体化合物顺铂,但每个部分都将加入与其他药物相关的任何要点。

2.1.3.1　发现[2]

　　1965 年,在关于含铂化合物的首次交流中,密歇根州立大学的 Barnett Rosenberg 及其同事报告了含铂化合物对细胞生长有抑制活性。这是一个偶然的发现[3]。尽管我们已经遇到了几个偶然的案例①,不过你可能依旧认为药物如此幸运地意外被发现还是非常罕见的。不过,据估计,24.1% 的上市药物是偶然发现的,抗癌药物中这一比例则是 35.2%(临床使用的 88 种药物中有 31 种是偶然发现的)[4]。

　　为研究电流对大肠杆菌生长的影响,Rosenberg、Van Camp 和 Krigas 决定通过铂电极对在氯化铵缓冲液中生长的细菌施加电流[3]。选择铂是基于其具备化学惰性的假设:在 1 000 Hz 的电场频率下可以避免电解效应和电极极化。幸运的是,他们的假设是不正确的,细菌细胞分裂在这些实验条件下受到了抑制,产生了长的、丝状的大肠杆菌(长达正常长度的 300 倍)。

　　在进行了一系列实验研究这些效应的原因后,他们得出结论,认为这些效应不是由电流所致,而是由于培养基中存在过渡金属(本案例中是铂电极水解的结果)。在 1 ~ 10 ppm 的范围,含铂复合物可抑制细胞分裂,但对生长无影响。有趣的是,顺铂并不是这些研究人员在最初的工作中研究的化合物之一[3],直到后来的一篇论文中,顺铂的作用才被披露(反式异构体在抑制大肠杆菌细胞分裂方面无效)[5],继而在小鼠体内模型测试了顺铂的抗癌作用。结果显示,它是肉瘤 180 的强效抑制剂,它使一些小鼠无荷瘤状态保持了 6 个月[6]。

　　自 1971 年首次应用于患者以来,顺铂作为一种非常有效的抗癌药已产生了显著的临床效果。虽然如此,顺铂并非没有问题,特别是它对肾脏(肾毒性)和胃肠道的毒性。像许多已是抗癌药的主流化疗药一样,如果是在今天发现它,它可能不会获得监管批准,特别是在没有用来改善肾毒性的有效预水合技术存在的情况下。

　　如第 2.1.3.3 节所示,顺铂作用机制中的关键步骤是水合作用(用水亲核取代氯配体)。铂络合物的毒性与其水合的难易程度有关,因为含不稳定配体(如水)的络合物毒性很大,而含稳定配体的络合物毒性较小[1]。为了降低顺铂的毒性,许多小组着手制备不易水合的铂络合物,其中双齿二羧酸盐相较氯配体更稳定,具有理想的效果,与顺铂相比,其毒性大大降低。基于已建立的含铂药物的构效关系(框 2.1.3.1)[7],含铂药物在降低毒性同时保持了抗癌活性从而使药物优化,并因此发现了卡铂[8]。双齿环丁二羧酸盐(CBDCA)的稳定性高于顺铂的氯配体,因此卡铂更不易水合,毒性降低。卡铂的给药剂

---

　　①　也可以说,我们现在在遇到了塞伦迪普的三个王子(这是波斯童话故事,霍拉蒂奥沃波尔创造了"偶遇"一词)。塞伦迪普是锡兰(今斯里兰卡)的波斯名字。

量比顺铂要高得多,并且具有不同的不良反应。卡铂与水加合可得到与顺铂相同的中间体(见第2.1.3.3节),因此卡铂具有与顺铂相同的作用机制和相似的抗癌活性[1]。

框2.1.3.1 含铂药物抗癌活性的结构要求[2,7]

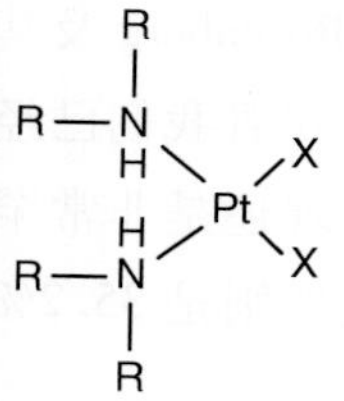

铂络合物应具有以下条件:
(1)中性。
(2)含有两个具有顺式构象的含氨基团[这些配体必须含有一个NH,氮上的烷基取代基(R)越少,抗癌活性越大]。
(3)包含两个具有顺式构象的中度不稳定离组(X)。

与顺铂相比,奥沙利铂的毒性也降低,但推测可能是由于与顺铂的氨配体相比,奥沙利铂存在双齿氨配体[(1R,2R)-环己烷-1-2-二胺,1-DACH],可形成不同的DNA加合物,因而与顺铂具有不同的抗癌特征[1]。

2.1.3.2 合成[2]

顺铂的生物学效应是在20世纪60年代被发现的,不过令人惊讶的是,它是由Michele Peyrone于1844年首次合成(大约120年前),并被称为"Peyrone's salt"[9]。除了它的生物活性,从化学历史的角度来看,顺铂是一个"有趣"的分子。在最初合成后的许多年里,顺铂的结构一直是人们热议的话题。它后来形成了Werner的配位化学理论的基础之一,这项研究使Alfred Werner在1913年获得了诺贝尔化学奖。事实上,Werner正确地预测了像顺铂这样的复合物会有一个正方形的平面构型,氨配体通过提供孤对电子而形成配位键(也称为配位共价键)从而与铂(II)结合[2]。

Peyrone最初试图通过向酸化氯化铂(II)溶液中加入过量氨而合成Magnus绿色盐$[Pt(NH_3)_4][PtCl_4]$,但得到两种产品:预期绿色盐和顺铂(黄色)。

顺铂现在通常是基于Dhara法的优化方法来制备的(示意图2.1.3.1)[10]。尽管乍一看这个反应步数比它所需要的要长,但好处是它产生的黄色粉末不会被任何Magnus绿色盐污染。成功分离诀窍就是用碘取代所有氯配体,纯顺铂利用了"反式"取代作用:铂形成的平面四配位络合物中配体的取代速率取决于其"反式"位置的取代基。

对于这里涉及的配体,"反式"取代作用的能力强弱顺序为$I^- > Cl^- > NH_3$。

换言之,碘的配体"反式"取代能力比氯或氨的配体更好,更容易被取代。一旦用一个氨取代碘,得到中间体络合物(**3**),与中间体(**3**)中的氨配体相比,互为"反式"的碘配体中的一个更容易被第二个氨取代。最后,加入硝酸银水溶液得到不溶性 AgI 沉淀,滤液〔含有中间体(**5**)〕用过量 KCl 处理,即得到纯黄色粉末顺铂(示意图 2.1.3.1)。

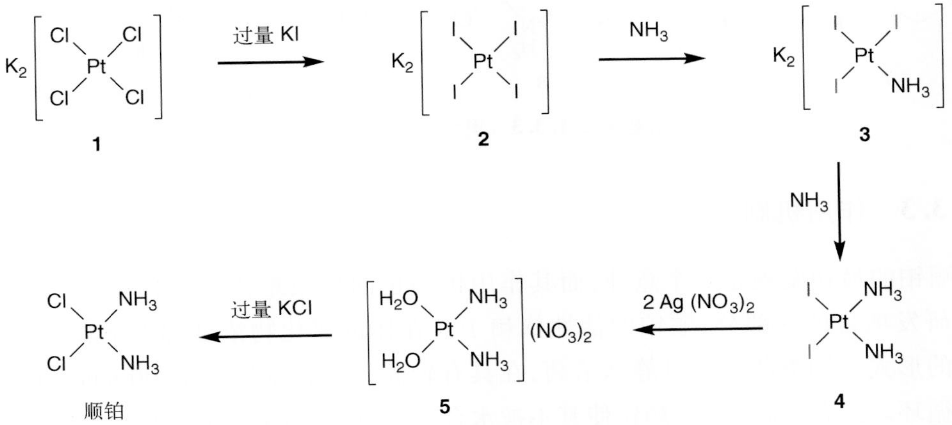

示意图 2.1.3.1 顺铂的制备采用 Dhara 法[10]

卡铂的制备也可以使用同样的中间体。顺铂生产中的硝酸双水合二胺铂中间体(**5**)通过用 1,1-环丁基二羧酸二钠〔Na₂(1,1-CBDCA)〕处理,再通过相应的硫酸盐(**6**)与羧酸钡 Ba(1,1-CBDCA)反应,或通过顺式 Pt(NH₃)₂I₂(**4**)与环丁基二羧酸二银〔Ag₂(1,1-CBDCA)〕反应,就可以很容易制备卡铂(示意图 2.1.3.2)[11]。

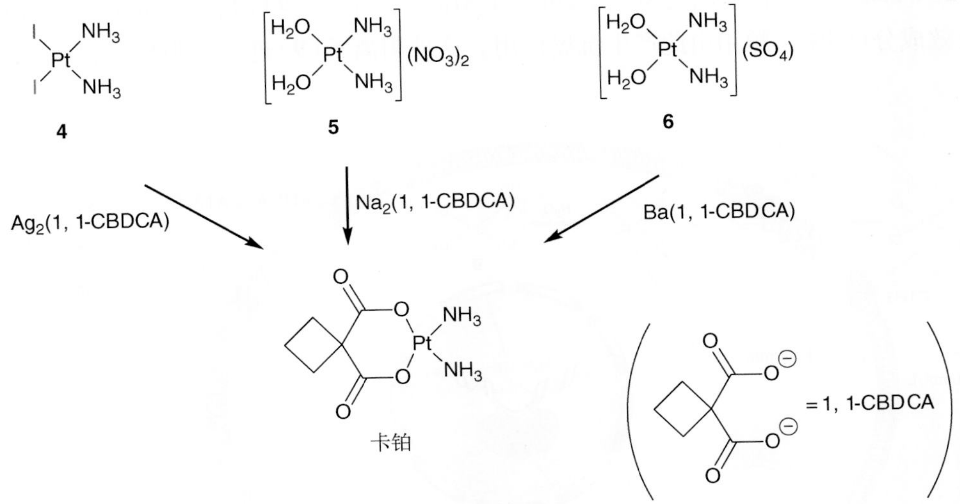

示意图 2.1.3.2 卡铂的合成[11]

奥沙利铂合成方法包括顺铂和卡铂合成中采用的多种方法,其中(R,R)-1,2-二氨基环己烷(1,2-DACH)(**7**)与 K₂PtCl₄(**1**)反应,随后分离 Pt(1,2-DACH)Cl₂(**8**)中间体,然后与草酸银反应(示意图 2.1.3.3)[12]。

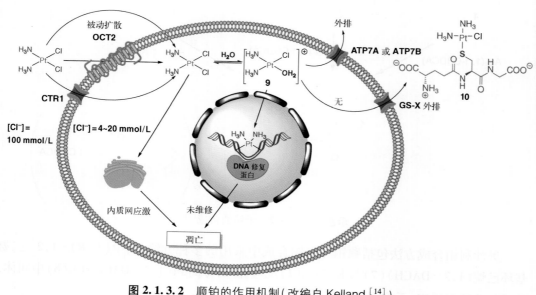

示意图 2.1.3.3 奥沙利铂的合成[12]

2.1.3.3 作用机制

顺铂的最初发现是一个意外,而其作用机制也同样很难作为"合理药物设计"的药物研发项目的一部分;顺铂的活性依赖于其在体内氯化物浓度梯度下转化为更有活性的形式。铂类药物通过静脉给药,在具有较高氯化物浓度(约 100 mmol/L)的血流中循环。这有效地保护了顺铂使其不被水合,因为在氯离子水平如此高的情况下,水竞争取代氯离子配体过程被抑制[13]。尽管顺铂在血液中的水合作用有限,但氨基酸中亲核基团(尤其是半胱氨酸)的取代可导致其与蛋白高度结合(给药后 24 h 内,65%~98%的药物与蛋白质结合),这可能是药物失活和一些不良反应的原因[2]。

未被蛋白结合的顺铂可通过以下机制之一进入肿瘤细胞:被动扩散、铜转运体摄取(如 CTR1)或有机阳离子转运体摄取(如 OCT2)(图 2.1.3.2)。细胞内氯化物浓度较低(4~20 mmol/L),水合作用更易发生,可产生阳离子复合物(9),其是造成 DNA 损伤的主要有效成分(98%),顺铂由此产生抗癌作用。这种阳离子(9)进入细胞核后,其由于亲电

图 2.1.3.2 顺铂的作用机制(改编自 Kelland[14])

性,会与 DNA 和蛋白质上的亲核基团进攻取代,鸟嘌呤的 $N-7$ 是主要的攻击部位(也会发生少量的 $N-1$ 腺嘌呤的攻击)。然后,进一步对顺铂-DNA 复合物(**11**)亲核性进攻从而得到链内和链间交联产物及 DNA-铂-蛋白复合物。其中主要的 DNA 损伤形式(占所有加合物的 65%)是相邻鸟嘌呤碱基[1,2-GpG(**12**)]之间形成的链内交联,从而导致双链 DNA 弯曲(向大沟弯曲最多可达 60°)甚至双螺旋部分解旋(达 23°)(示意图 2.1.3.4 和图 2.1.3.3)。顺铂形成的其他加合物有:

(1)链内交联 ApG(占所有加合物的 25%)。

(2)链内 1,3-交联,GpXpG,其中 X 是任意碱基(0~2%)。

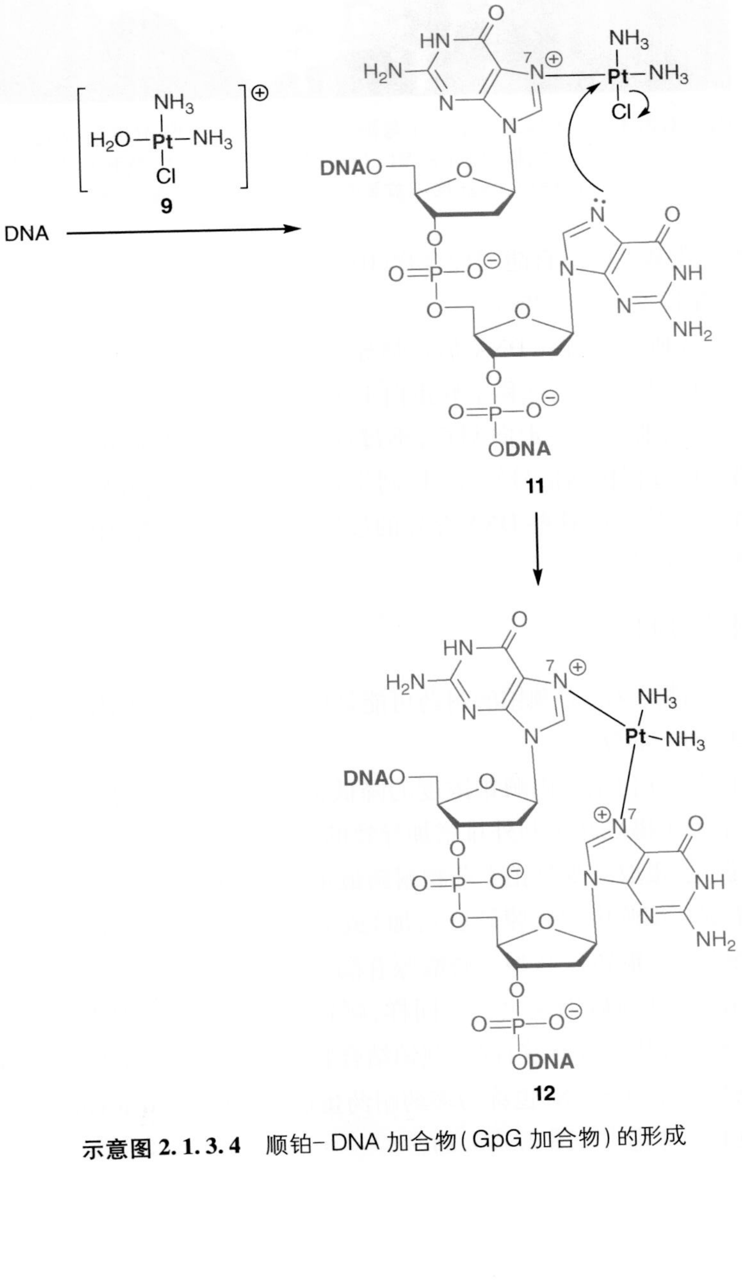

示意图 2.1.3.4 顺铂-DNA 加合物(GpG 加合物)的形成

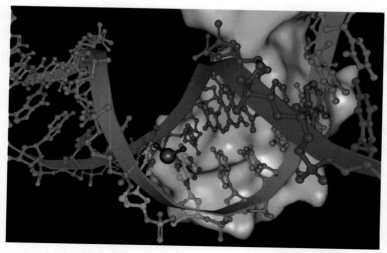

图 2.1.3.3 高迁移率族蛋白 1 与顺铂修饰 DNA（PDB 1CKT）结合的 X
射线结构，显示顺铂–DNA 加合物[17]。红色和蓝色，DNA
链；粉色，高迁移率族蛋白；灰色，铂；紫色，氨配体

（3）鸟嘌呤残基上的单官能团加合物（0~2%）。

（4）G—G 链间交联（0~2%）。

如图 2.1.3.3 所示，顺铂–DNA 加合物导致双链 DNA 显著解旋和弯曲，这些扭曲可被一些细胞内蛋白识别，如高迁移率族蛋白 1（HMG1）。这种识别参与了 DNA 修复，但这不影响总体的结果，细胞最终走向凋亡，不过这一过程尚未被研究透彻[15]。顺铂–DNA 加合物影响的生理过程包括信号转导（控制生长和分化）、复制和转录（后两个过程依赖于 DNA 链的分离）[14]。除这些 DNA 介导的过程外，顺铂还可诱导内质网应激，从而导致细胞核非依赖性凋亡[16]。

2.1.3.4 耐药机制[18,19]

与其他抗癌药物一样，对顺铂的耐药可能是机体许多机制共同作用的结果，我们现在将简要讨论其中的一部分。

可以理解的是，任何细胞内顺铂浓度的降低都会导致其疗效下降，目前均已观察到，在体外细胞水平上由摄取减少和外排增加导致的顺铂耐药[20]。

目前的共识是，摄取减少是铂类药物耐药最重要的原因，摄取减少的原因可能是被动扩散减少（由于耐药细胞中细胞膜硬度增加）或 CTR–1 表达水平降低[18]。顺铂外排增加也可导致顺铂耐药，铜转运 P 型三磷酸腺苷酶（ATP7B）过度表达可以导致顺铂外排增加，这是食管癌的不良预后因素之一。同样，顺铂也会通过谷胱甘肽转移酶（glutathione S-transferase，GST）催化生成谷胱甘肽-顺铂结合物[18]，更多阴离子加合物（**10**）通过谷胱甘肽 S-结合物外排泵[GS–X，也称为多药耐药蛋白（multidrug resistance protein，MRP）1 或多药耐药蛋白 2]外排[14]（图 2.1.3.2）。

当顺铂暴露发生在 G_1 期时，顺铂-DNA 结合率最高，因为在细胞周期的这一时相，细胞内 pH 最低。在较低（酸性）的细胞外和细胞内 pH 下，顺铂的有效性最高。在顺铂耐药细胞中，DNA 结合率可因胞内更偏碱性的环境（更高的 pH）而降低[18]。

顺铂引起的细胞凋亡主要是与 DNA 结合的结果，因此 DNA 修复增加（在这种情况下主要是指核苷酸切除修复增加）可导致顺铂耐药，但 MMR 活性丧失可引起一些低水平耐药性。

核苷酸切除修复是一个复杂的过程[21,22]，至少涉及 25 种蛋白，因此我们在此只简要介绍（图 2.1.3.4）。第一步是识别 DNA 损伤，这涉及着色性干皮病互补组蛋白 C（XPC）-HR23B 复合物。接下来，核心核苷酸切除修复复合物开始组装，转录因子 TFIIH、XPA 和内切酶 XPG 和 XPF/ERCC1 结合到受损链，复制蛋白 A（RPA）则结合到非受损链（可保护未受损链免受核酸酶攻击）。XPF/ERCC1 是一种结构特异性 DNA 核酸内切酶，在受损链的 5' 端切断 DNA。XPG 在损伤的 3' 端切断损伤链，最终导致 24～32 个核苷酸被切

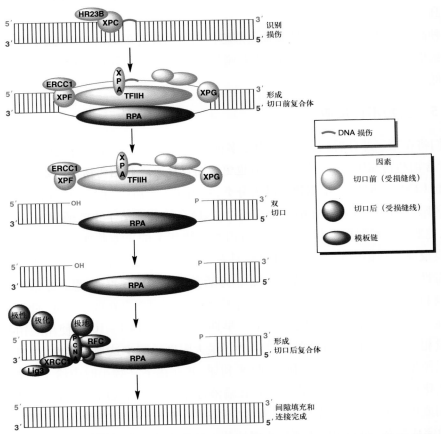

图 2.1.3.4 核苷酸切除修复机制。HR23B，酵母 Rad23 蛋白的人同源物；XPA、XPC、XPF 和 XPG，着色性干皮病互补组 A、C、F 和 G 蛋白；ERCC1，切除修复交叉互补啮齿动物修复缺陷互补组 1 蛋白；XRCC1，X 射线修复交叉互补蛋白 1；PCNA，增殖细胞核抗原；Lig 3，DNA 连接酶Ⅲ3；Polε、Polκ、DNA 聚合酶 ε、DNA 聚合酶 κ；TFIIH，人转录因子Ⅱ；RPA，复制蛋白 A[22]

除[21]。受损 DNA 片段被清除后,切口后因子如 DNA 聚合酶 δ、DNA 聚合酶 ε、DNA 聚合酶 κ 和连接酶(XRCC1 和连接酶Ⅲα),就填补了受损链的缺口[22]。

ERCC1 的过表达与卵巢癌[23]和 NSCLC 对铂类药物的疗效降低相关,尽管事实上这种蛋白主要负责去除链间交联,而不是对顺铂起效的链内交联。卵巢癌顺铂耐药也与 XPA 的表达升高有关[18]。

如上所述,MMR 活性丧失可导致低水平顺铂耐药。MSH2、MSH3 和 MSH6 识别顺铂-DNA 加合物,细胞经历多轮不成功的 MMR 后可触发细胞凋亡。顺铂相关的 MMR 丢失可导致细胞凋亡减少,从而引起耐药[14.24]。

耐药性的产生也可能是由细胞对顺铂-DNA 加合物的耐受增加(聚合酶 β 和聚合酶 η 可通过跨损伤合成绕过顺铂-DNA 加合物)或细胞凋亡信号通路的减少所致[14.18]。

我们在此集中讨论了顺铂的耐药性,但是你可能会问为什么一些癌症,特别是睾丸癌对这种药物如此敏感。我们看到,顺铂-依托泊苷-博来霉素化疗方案治疗睾丸癌的治愈率异常高[14]。

这种高敏感性的原因之一是睾丸癌细胞比其他癌症有更低的 DNA 修复能力,因此顺铂会导致更多的细胞凋亡。尤其是,睾丸癌细胞的核苷酸切除修复能力较低(因为 XPA 水平较低)[25]。

2.1.3.5　药物不良反应

我们将在第三部分看到,含铂药物是多种恶性肿瘤的联合化疗方案的支柱。不幸的是,尽管含铂药物临床有效,其不良反应也更多而且显著。含铂药物最重要的不良反应之一是引起 CINV。事实上,根据致吐潜力分类,顺铂属于高风险药物,而卡铂和奥沙利铂属于中度风险药物[26]。因此,在给予含铂药物时,应在给药前给予止吐药保护,通常给予昂丹司琼、地塞米松和阿瑞匹坦。另一个与铂类药物相关的重要临床不良反应是肾毒性。这种不良反应在顺铂中最为明显,其可能具有剂量限制性;值得庆幸的是,卡铂和奥沙利铂的肾毒性小于顺铂。通常情况下,顺铂治疗后数天开始出现毒性,患者尿液中可能会出现葡萄糖和少量蛋白质。此外,经过顺铂治疗的患者还可能存在低镁血症、低钙血症和高尿酸血症[27]。顺铂的肾毒性早已被公认:早期报道发现,14%~100%使用顺铂的患者出现了剂量相关的顺铂诱导的肾衰竭[28]。为了最大限度地减少这种肾毒性,许多顺铂方案现在建议预先使用呋塞米(髓袢利尿剂)来利尿,并在接下来数小时内给予顺铂(连同硫酸镁和氯化钾)。除此之外,应建议患者在输液停止后 6 h 内饮用 1~2 L 的液体。相反,给予卡铂或奥沙利铂时,不需要呋塞米,也不需要补充硫酸镁和氯化钾。而且,卡铂可在 30 min 内完成给药,而顺铂则需要数小时给药。这些方法降低了顺铂相关的肾毒性,有研究表明,顺铂肾毒性的发生率约为 20%[29]。顺铂、卡铂和奥沙利铂的一个重要区别是顺铂和奥沙利铂的给药剂量单位为 mg/m^2,而卡铂的给药剂量是根据 1989 年 Hilary Calvert 首次描述的 Calvert 公式(式 2.1.1)[30]:

$$剂量 = AUC \times (GFR + 25) \qquad \text{2.1.1}$$

公式 2.1.1 为计算卡铂剂量的 Calvert 公式。剂量 = 卡铂剂量,单位是 mg;AUC = 卡铂的预期曲线下面积,单位是 mg/(mL·min)(通常介于 4~7,取决于所治疗的癌症);GFR = 肾小球滤过率,单位为 mL/min(严格来说,应使用未校正的 EDTA 清除率准确测量 GFR,而不是使用 Cockcroft-Gault 方程或 Wright 公式进行估计)。

Calvert 公式用于计算卡铂的剂量,因为它几乎完全以母药形式经肾脏系统排泄。在 Calvert 公式之前,卡铂的剂量约为 400 mg/m^2,对于一些患者,该剂量过低(意味着癌症未得到充分治疗);而对于另一些患者,该剂量过高(意味着发生了严重不良反应)。进一步的研究显示,肾脏系统有效[即肾小球滤过率(glomerular filtration rate,GFR)较高]的患者比肾脏系统较差(即 GFR 较低)的患者可更快清除药物,Calvert 由此开发了他的公式。该公式在计算中考虑了患者的肾功能,因此也相应减少了卡铂可能引起的肾毒性,这也是该公式另一个显著优势。

含铂药物下一个临床应用中需要关注的不良反应是化疗引起的周围神经病变(chemotherapy-induced peripheral neuropathy,CIPN)。这是因为受到化疗损伤的神经细胞将信号传递到大脑。这导致患者的脚趾和手指感到灼热、刺痛和麻木①。顺铂的神经毒性最大,紧随其后的是奥沙利铂和卡铂。在临床上,奥沙利铂相关的周围神经病变较为常见,并且是奥沙利铂化疗减量或停止治疗的主要原因。事实上,奥沙利铂可诱导两种形式的周围神经病变:一种是急性、短期的,通常在 1 周内消退,另一种是持久、慢性的,似乎呈剂量依赖性。慢性周围神经病变对患者来说更麻烦,因为它可持续数年,严重时不可逆转[31]。与含铂药物相关的其他不良反应包括骨髓毒性、耳毒性、腹泻、疲乏、耳鸣、生育能力丧失,在某些情况下,患者可能丧失味觉或口腔内出现金属味。

参考文献

[1] Wheate NJ, Walker S, Craig GE, Oun R. The status of platinum anticancer drugs in the clinic and in clinical trials. *Dalton Trans.* 2010, **39**, 8113-8127.

[2] Alderden RA, Hall MD, Hambley TW. The discovery and development of cisplatin. *J Chem Ed.* 2006, **83**, 728-734.

[3] Rosenberg B, Vancamp L, Krigas T. Inhibition of cell division in *Escherichia coli* by electrolysis products from a platinum electrode *Nature*. 1965, **205**, 698-&.

[4] Hargrave-Thomas E, Yu B, Reynisson J. Serendipity in anticancer drug discovery. *World J Clin Oncol.* 2012, **3**, 1-6.

[5] Rosenberg B, Vancamp L, Grimley EB, Thomson AJ. Inhibition of growth or cell division in *Escherichia coli* by different ionic species of platinum (4) complexes. *J Biol Chem.* 1967, **242**, 1347-1352.

---

① 判断患者是否患有周围神经病变的一个好方法是询问他们是否可以解开衬衫上的纽扣。如果他们不能完成这项任务,并正在服用铂类药物,那么他们很可能有周围神经病变。这将保证对铂类药物治疗进行审查,以减少剂量或在严重病例中停止所有治疗。

[6] Rosenberg B, Vancamp L, Trosko JE, Mansour VH. Platinum compounds — a new class of potent antitumour agents. *Nature*. 1969, **222**, 385 – 386.

[7] Cleare MJ, Hydes PC, Malerbi BW, Watkins DM. Anti-tumour platinum complexes: relationships between chemical properties and activity. *Biochimie*. 1978, **60**, 835 – 850.

[8] Harrap KR. Preclinical stdies identifying carboplatin as a viable cisplatin alternative. *Cancer Treat Rev*. 1985, **12**, 21 – 33.

[9] Peyrone M. Über die Einwirkung des Ammoniaks auf Platinchlorur. *Justus Liebigs Ann Chem*. 1844, **51**, 1 – 29.

[10] Dhara SC. A rapid method for the synthesis of cis-$[Pt(NH_3)_2Cl_2]$. *Indian J Chem*. 1970, **8**, 193 – 194.

[11] Rochon FD, Gruia LM. Synthesis and characterization of Pt(II) complexes with amine and carboxylato ligands. Crystal structure of (1,1 – cyclobutanedicarboxylato) di (ethylamine) platinum (II) · H_2O. *Inorg Chim Acta*. 2000, **306**, 193 – 204.

[12] Williams KM, Poynter AD, Hendrie JD, Jackson DC, Martin VK. Comparison of N-acetylmethionine reactivity between oxaliplatin and an oxaliplatin derivative with chiral (S,S) amine nitrogen atoms. *Inorg Chim Acta*. 2013, **401**, 64 – 69.

[13] Davies MS, Berners-Price SJ, Hambley TW. Slowing of cisplatin aquation in the presence of DNA but not in the presence of phosphate: Improved understanding of sequence selectivity and the roles of monoaquated and diaquated species in the binding of cisplatin to DNA. *Inorg Chem*. 2000, **39**, 5603 – 5613.

[14] Kelland L. The resurgence of platinum-based cancer chemotherapy. *Nature Rev Cancer*. 2007, **7**, 573 – 584.

[15] Gonzalez VM, Fuertes MA, Alonso C, Perez JM. Is cisplatin-induced cell death always produced by apoptosis? *Mol Pharmacol*. 2001, **59**, 657 – 663.

[16] Mandic A, Hansson J, Linder S, Shoshan MC. Cisplatin induces endoplasmic reticulum stress and nucleus-independent apoptotic signaling. *J Biol Chem*. 2003, **278**, 9100 – 9106.

[17] Ohndorf UM, Rould MA, He Q, Pabo CO, Lippard SJ. Basis for recognition of cisplatinmodified DNA by high-mobility-group proteins. *Nature*. 1999, **399**, 708 – 712.

[18] Stewart DJ. Mechanisms of resistance to cisplatin and carboplatin. *Crit Rev Oncol Hemat*. 2007, **63**, 12 – 31.

[19] Rabik CA, Dolan ME. Molecular mechanisms of resistance and toxicity associated with platinating agents. *Cancer Treat Rev*. 2007, **33**, 9 – 23.

[20] Köberle B, Tomicic MT, Usanova S, Kaina B. Cisplatin resistance: Preclinical findings and clinical implications. *Biochim Biophys Acta — Rev Cancer*. 2010, **1806**, 172 – 182.

[21] Das D, Folkers GE, van Dijk M, Jaspers NG, Hoeijmakers JH, et al. The structure of the XPF-ssDNA complex underscores the distinct roles of the XPF and ERCC1 helix-hairpin-helix domains in ss/ds DNA recognition. *Structure*. 2012, **20**, 667 – 675.

[22] Overmeer RM, Moser J, Volker M, Kool H, Tomkinson AE, et al. Replication protein A safeguards genome integrity by controlling NER incision events. *J Cell Biol*. 2011, **192**, 401 – 415.

[23] Ferry KV, Hamilton TC, Johnson SW. Increased nucleotide excision repair in cisplatinresistant ovarian cancer cells — Role of ERCC1 – XPF. *Biochem Pharmacol*. 2000, **60**, 1305 – 1313.

[24] Fink D, Nebel S, Aebi S, Zheng H, Cenni B, et al. The role of DNA mismatch repair in platinum drug resistance. *Cancer Res*. 1996, **56**, 4881 – 4886.

[25] Koberle B, Masters JRW, Hartley JA, Wood RD. Defective repair of cisplatin-induced DNA damage

caused by reduced XPA protein in testicular germ cell tumours. *Curr Biol.* 1999, **9**, 273 - 276.

[26] Roila F, Molassiotis A, Herrstedt J, Aapro M, Gralla RJ, *et al.*; participants of the MASCC/ESMO Consensus Conference Copenhagen 2015. 2016 MASCC and ESMO guideline update for the prevention of chemotherapy — and radiotherapy-induced nausea and vomiting and of nausea and vomiting in advanced cancer patients. *Ann Oncol.* 2016, **27**(**suppl 5**), v119 - v133.

[27] Miller RP, Tadagavadi RK, Ramesh G, Reeves WB. Mechanisms of cisplatin nephrotoxicity. *Toxins* (*Basel*). 2010, **2**, 2490 - 2518.

[28] Madias NE, Harrington JT. Platinum nephrotoxicity. *Am J Med.* 1978, **65**, 307 - 314.

[29] Hartmann JT, Kollmannsberger C, Kanz L, Bokemeyer C. Platinum organ toxicity and possible prevention in patients with testicular cancer. *Int J Cancer.* 1999, **83**, 866 - 869.

[30] Calvert AH, Newell DR, Gumbrell LA, O'Reilly S, Burnell M, Boxall FE, Siddik ZH, Judson IR, Gore ME, Wiltshaw E. Carboplatin dosage: prospective evaluation of a simple formula based on renal function. *J Clin Oncol.* 1989, **7**, 1748 - 1756.

[31] Park SB, Goldstein D, Krishnan AV, Lin CS, Friedlander ML, *et al.* Chemotherapyinduced peripheral neurotoxicity: a critical analysis. *CA Cancer J Clin.* 2013, **63**, 419 - 437.

2.1.4 吉西他滨

1996 年,FDA 首次批准抗代谢药物吉西他滨(示意图 2.1.4.1)用于治疗胰腺癌,并与顺铂联合用于治疗 NSCLC[1]。它随后被批准用于治疗乳腺癌(2004 年,与紫杉醇联用)和卵巢癌(2006 年,与卡铂联用)。

2.1.4.1 发现

吉西他滨最初由 Hertel 及其同事在礼来的一个研究项目中合成,该项目旨在发现含有氟化核糖/核苷酸单元的新型抗病毒或抗癌药物[2]。在细胞培养筛选中,吉西他滨是 DNA 病毒和 RNA 病毒的强效抑制剂,但在体内抗病毒活性评价(包括每日给药)中发现,其治疗窗口小[3]。值得庆幸的是,他的初步的抗癌活性筛选数据却很好,吉西他滨在人白血病细胞系(CCRF - CEM)中的 GI_{50} 为 3.8 nmol/L,由于其特异性阻断 S 期细胞的增殖,在小鼠白血病、实体瘤和人异种移植瘤均具有良好甚至极好的活性[3]。

2.1.4.2 合成[2,4]

自 Hertel 等[2]最初合成后,吉西他滨已获批用于治疗一系列实体瘤,人们多次尝试改进方法,以满足吉西他滨的临床需求[4]。由于吉西他滨的合成相当复杂,我们仅关注 Hertel 方法(示意图 2.1.4.2)。

吉西他滨的最初合成从醛中间体(**1**)开始,醛(**1**)可通过两步从天然存在的糖 *D* -甘露醇中获得。含有 CF_2 基团的二碳单元的引入是通过与锌和溴二氟乙酸乙酯($BrCF_2CO_2Et$)的 Reformatsky 反应生成非对映异构醇(**2**)的混合物实现的。

(1) Zn 氧化加成插入 C - Br 键中,从而使碳原子亲核,并形成锌烯醇盐。

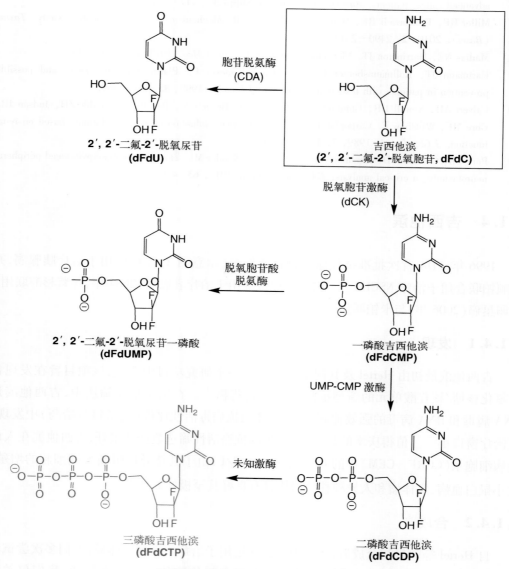

示意图 2.1.4.1　吉西他滨的代谢[1]

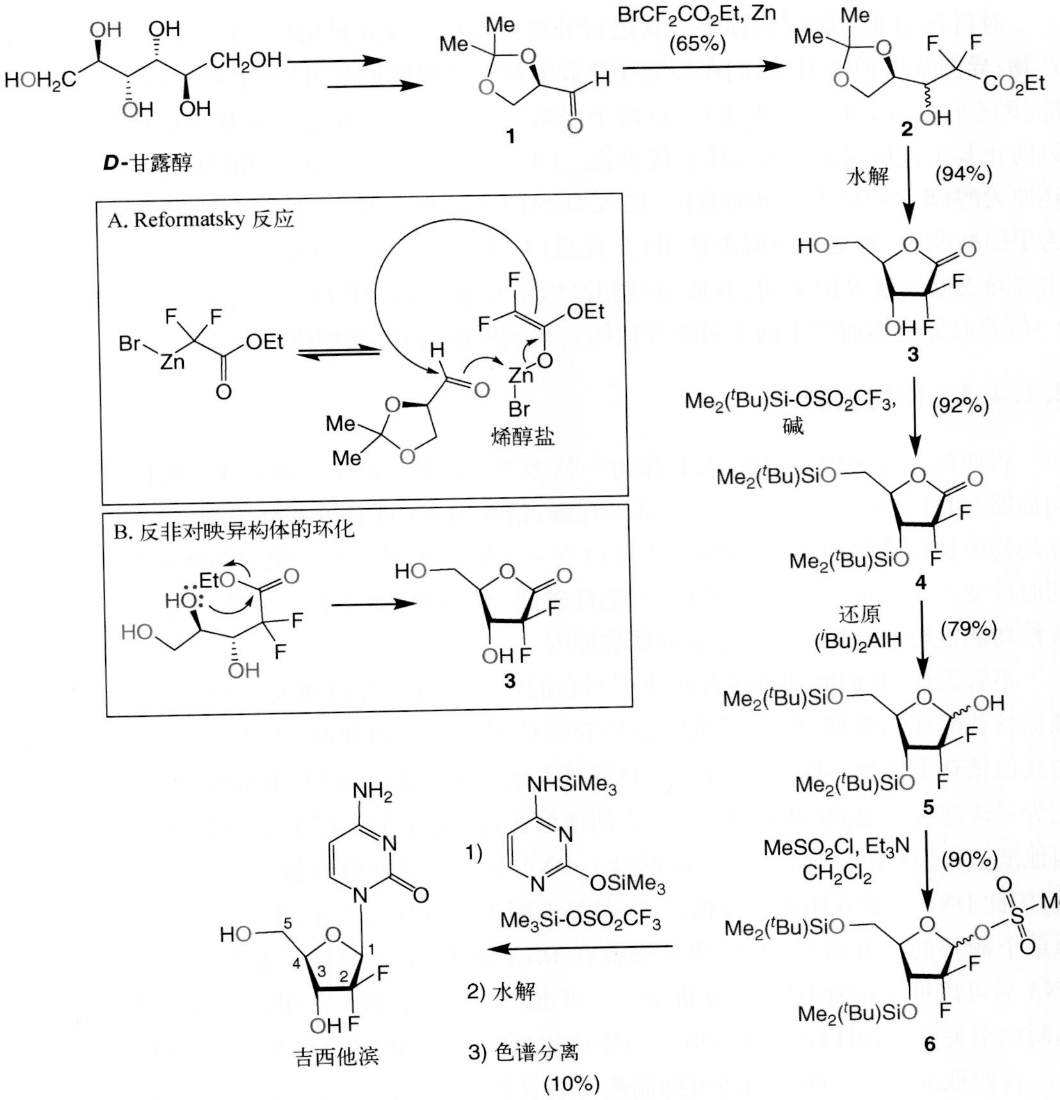

示意图 2.1.4.2 吉西他滨的原始合成[2]

（2）Zn 有助于进一步极化醛（或酮）的 C＝O 键，从而增加了 aldol 反应中弱亲核碳的进攻可能性。

（3）烯醇盐的亲核性不足以与弱亲电基团（如酯）加成，因此仅与更强的亲电醛或酮反应。

对得到的非对映异构体混合物进行分离可以得到反式异构体，且反式异构体为主要产物；异丙基保护基团（我们在替莫唑胺节中首次遇到保护基团）的水解导致环化生成内酯（**3**）（示意图 2.1.4.2，框 B）。这两个羟基必须在这一步使用硅烷基醚对其进行保护，以防止其干扰后续还原或亲核取代步骤。（**4**）以二异丁基氢化铝（DIBAL）为氢化物源被还原为醇（**5**），然后进行甲磺酸化［加入 $MeSO_2Cl$，可将羟基（一种较差的离去基团）转化为甲磺酸酯（一种更好的离去基团）］，促进（**1**）被受保护的胞嘧啶进行亲核取代。最后，水解除去硅烷基保护基团，并通过反相高效液相色谱法（HPLC）分离异构混合物（由于1-位差向异构体而产生的非对映异构体），得到所需的 β-异构体。

2.1.4.3　作用机制

吉西他滨有多种作用机制，其作为一款多靶点药物［如具有多个分子靶标和（或）靶向通路］可能有助于避免耐药[5]。可以理解，精准治疗（具有单一分子靶点）可能比多靶点药物更快导致耐药，因为肿瘤仅需要改变一个靶点来抵消单一靶向药物的作用。通过同时改变多个靶标而产生耐药性的可能性较低，需要时间也更长。另外，平行细胞通路的代偿功能也可能是靶向药物疗效降低的原因。

不管怎样，我们回到讲述吉西他滨和它的作用靶点。吉西他滨是 DNA 合成抑制剂、核糖核苷酸还原酶抑制剂（导致脱氧核苷酸代谢相关酶的抑制）及细胞凋亡的诱导剂。与其他核苷类似物一样，吉西他滨一旦通过人核苷转运蛋白（hNT）被细胞摄取，就被磷酸化为三磷酸吉西他滨（dFdCTP）[6]。吉西他滨通过"掩蔽链终止"机制抑制 DNA 合成：吉西他滨掺入 DNA（**7**）后（作为三磷酸盐），DNA 聚合酶仅能够在链中添加一个脱氧核苷酸，因此 DNA 合成在距离吉西他滨 3-羟基末端 1 个残基处终止（**8**）（示意图 2.1.4.3）。该单个额外的核苷酸将 dFdC 残基掩盖在 DNA 链中，从而解释了为什么吉西他滨掺入 DNA 后可以抵抗正常 DNA 修复机制[1]。dFdC 对 DNA 的掺入作用对吉西他滨诱导的细胞凋亡至关重要，可以诱导由 p38 丝裂原活化蛋白激酶（MAPK）触发的细胞凋亡过程[6]。

吉西他滨及其代谢产物还可抑制参与脱氧核苷酸代谢的酶，从而抑制吉西他滨的分解代谢或抑制可与吉西他滨竞争的天然核苷酸的合成［从而增加吉西他滨的疗效（自增效作用）］[6]。

dFdCTP 可以抑制脱氧胞苷一磷酸脱氨基酶（dCDA），该酶参与了 dFdCTP 分解代谢过程[8]。二磷酸吉西他滨（dFdCDP）与核糖核苷酸还原酶（ribonucleotide reductase, RNR）共价结合[9]，从而抑制了核糖核苷酸转化为脱氧核糖核苷酸这一过程。脱氧胞苷激酶（dCK）活性受细胞内 dCTP 浓度的调节，因此，通过抑制天然脱氧核苷二磷酸的形成，

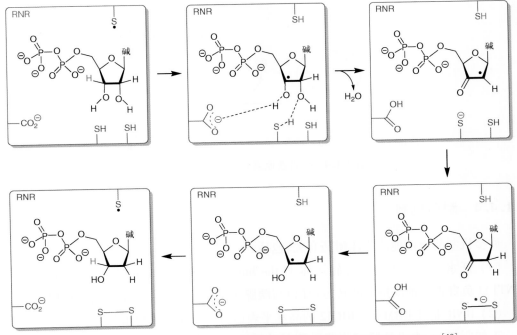

示意图 2.1.4.3 吉西他滨掩蔽链终止[6,7]

dFdCDP 减少了脱氧核苷三磷酸的细胞浓度,也促进了自身的磷酸化(从而增加了 dFdCTP/dCTP 值,使吉西他滨更可能掺入 DNA)。

在催化核糖核苷酸转化为脱氧核糖核苷酸时,RNR 利用一系列单电子转移,生成自由基(示意图 2.1.4.4)。当吉西他滨与 RNR 活性部位结合时,这一系列的还原/氧化过

示意图 2.1.4.4 RNR 将核苷二磷酸还原为脱氧核苷二磷酸的推测机制[10]

程被破坏;吉西他滨衍生的中间体(**9**)与活性部位解离,并消除碱基、氟化物和无机磷酸盐(PPi),生成亚甲基呋喃酮(**10**),使蛋白质的活性部位烷基化,推测这一烷基化可能是通过对两个烯酮基团中任一个亲电的 β -碳的 Michael 加成形成(示意图 2. 1. 4. 5)。

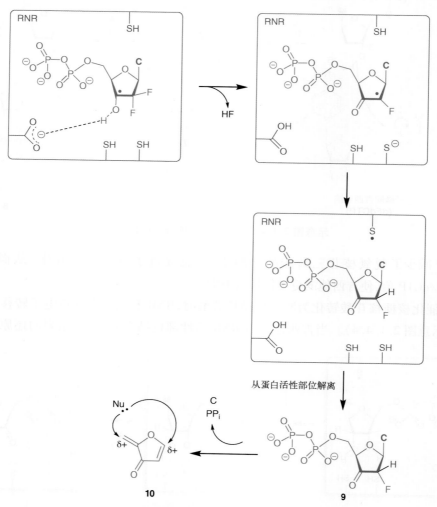

示意图 2. 1. 4. 5 吉西他滨对 RNR 的抑制作用[11]

2.1.4.4 耐药机制

许多机制与吉西他滨临床耐药有关,包括[6]:

(1)低水平的人平衡核苷转运体 1(the human equilibrative nucleoside transporter 1,hENT1)(负责吉西他滨摄取的转运蛋白)与胰腺癌患者的耐药和总生存期缩短相关。

(2)RNR 亚基 RRM1 和 RRM2 的高水平表达与吉西他滨耐药相关。

正如所料,高水平的脱氧胞苷激酶与胰腺癌患者更好的总体生存率相关。尽管胞苷脱氨酶(CDA)可使吉西他滨失活,但该分解代谢蛋白的水平却不是耐药的预后指标[6]。

2.1.4.5　药物不良反应

吉西他滨最常见的不良反应包括骨髓抑制、疲乏、呼吸困难、脱发、皮疹、蛋白尿、血尿、肝转氨酶升高(天冬氨酸转氨酶和丙氨酸转氨酶)和碱性磷酸酶升高。CINV 在吉西他滨治疗中也很常见(尽管相对较轻)。根据致吐潜力分类,吉西他滨被认为是低风险药物[12]。吉西他滨治疗的偶见不良反应包括丧失生育能力、口腔溃疡、腹泻和便秘。其中,许多不良反应与剂量、输注速度和给药间隔有关。

参考文献

[1] Mini E, Nobili S, Caciagli B, Landini I, Mazzei T. Cellular pharmacology of gemcitabine. *Ann Oncol*. 2006, **17**(**Suppl 5**), v7 – 12.

[2] Hertel LW, Kroin JS, Misner JW, Tustin JM. Synthesis of 2 – deoxy – 2,2 – difluoro-d-ribose and 2 – deoxy – 2,2′-difluoro-D-ribofuranosyl nucleosides. *J Org Chem*. 1988, **53**, 2406 – 2409.

[3] Hertel LW, Boder GB, Kroin JS, Rinzel SM, Poore GA, *et al*. Evaluation of the antitumor activity of gemcitabine (2′,2′-difluoro – 2′-deoxycytidine). *Cancer Res*. 1990, **50**, 4417.

[4] Brown K, Dixey M, Weymouth-Wilson A, Linclau B. The synthesis of gemcitabine. *Carbohyd Res*. 2014, **387**, 59 – 73.

[5] Fojo T. Commentary: Novel therapies for cancer: Why dirty might be better. *The Oncologist*. 2008, **13**, 277 – 283.

[6] de Sousa Cavalcante L, Monteiro G. Gemcitabine: metabolism and molecular mechanisms of action, sensitivity and chemoresistance in pancreatic cancer. *Eur J Pharmacol*. 2014, **741**, 8 – 16.

[7] Huang P, Chubb S, Hertel LW, Grindey GB, Plunkett W. Action of 2′,2′-difluorodeoxycytidine on DNA synthesis. *Cancer Res*. 1991, **51**, 6110 – 6117.

[8] Heinemann V, Xu YZ, Chubb S, Sen A, Hertel LW, *et al*. Cellular elimination of 2′,2′-difluorodeoxycytidine 5′-triphosphate: a mechanism of self-potentiation. *Cancer Res*. 1992, **52**, 533 – 539.

[9] Xu H, Faber C, Uchiki T, Racca J, Dealwis C. Structures of eukaryotic ribonucleotide reductase I define gemcitabine diphosphate binding and subunit assembly. *Proc Natl Acad Sci USA*. 2006, **103**, 4028 – 4033.

[10] Stubbe JA, vanderDonk WA. Ribonucleotide reductases: Radical enzymes with suicidal tendencies. *Chem Biol*. 1995, **2**, 793 – 801.

[11] Artin E, Wang J, Lohman GJS, Yokoyama K, Yu G, *et al*. Insight into the mechanism of inactivation of ribonucleotide reductase by gemcitabine 5′-diphosphate in the presence or absence of reductant. *Biochemistry*. 2009, **48**, 11622 – 11629.

[12] Roila F, Molassiotis A, Herrstedt J, Aapro M, Gralla RJ, *et al*.; participants of the MASCC/ESMO Consensus Conference Copenhagen 2015. 2016 MASCC and ESMO guideline update for the prevention of chemotherapy — and radiotherapy-induced nausea and vomiting and of nausea and vomiting in advanced cancer patients. *Ann Oncol*. 2016, **27**(**Suppl 5**), v119 – v133.

2.1.5　喜树碱及其类似物

喜树碱(camptothecin，CPT)及其类似物拓扑替康和伊立替康是拓扑异构酶抑制剂(TOP Ⅰ抑制剂)，属于这一类的其他抗癌药包括 TOP Ⅱ抑制剂鬼臼毒素(依托泊苷和替尼泊苷)、蒽环类药物(柔红霉素、多柔比星、表柔比星和伊达比星)和米托蒽醌。与其他药物类别一样，我们将选择一些示例药物来说明拓扑异构酶抑制剂的发现、合成、作用方式和耐药机制，也将着重指出该示例药物与同类其他药物的主要差异。我们将要讨论的许多拓扑异构酶抑制剂都来源于天然产物，母体化合物从植物中分离得到，然后进行类似物的合成，目的是提高活性并获得更好的类药性质和理化性质。例如，喜树碱(图 2.1.5.1)最初是从中国喜树(*Camptotheca acuminata*)中分离出来的，而其类似物托泊替康和伊立替康则具有更高活性、更低毒性和更高溶解度。

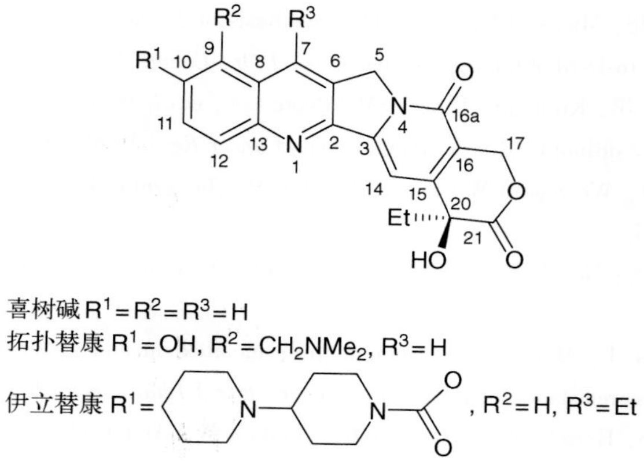

喜树碱 $R^1=R^2=R^3=H$
拓扑替康 $R^1=OH$，$R^2=CH_2NMe_2$，$R^3=H$

伊立替康 $R^1=$ (结构式)，$R^2=H$，$R^3=Et$

图 2.1.5.1　喜树碱、拓扑替康和伊立替康

托泊替康获批用于宫颈癌、卵巢癌和 SCLC 的治疗，而伊立替康可用于结直肠癌的治疗。

2.1.5.1　发现[1,2]

喜树碱的发现是 20 世纪 50 年代美国农业部(US Department of Agriculture，USDA)一个筛查项目的成果。该项目在数千种植物的乙醇提取物中寻找可作为可的松前体的类固醇，以便于存储。国家癌症化疗服务中心(the Cancer Chemotherapy National Service Center，CCNSC)的 Jonathan Hartwell 博士和他的同事对一部分提取物进行了抗肿瘤活性检测，发现喜树提取物在腺癌(CA-755)中具有较高活性。

USDA 项目负责人 Monroe E. Wall 博士随后在三角研究所(the Research Triangle Institute，RTI)建立了一个由 NCI 支持的天然产物研究组，Mansukh C. Wani 博士加入后，

着手于喜树提取物中活性成分的研究[3]。他们在 L1210 小鼠白血病模型上观察小鼠生存期,根据生物测试结果指导分离发现,氯仿萃取部分的黄色化合物具有高活性,在剂量低至 0.5 mg/kg 时仍可显著延长生命。

喜树碱的结构最终通过单晶 X 衍射结构测定得到,该结构符合喜树碱的光谱、分析数据和表现的化学性质,尤其是其光学活性(这是由于 C-4 的立体中心①)及可与氢氧化钠反应的水解活性(形成相应钠盐)(示意图 2.1.5.1)。喜树碱的一个明显的缺陷是水溶性较差。

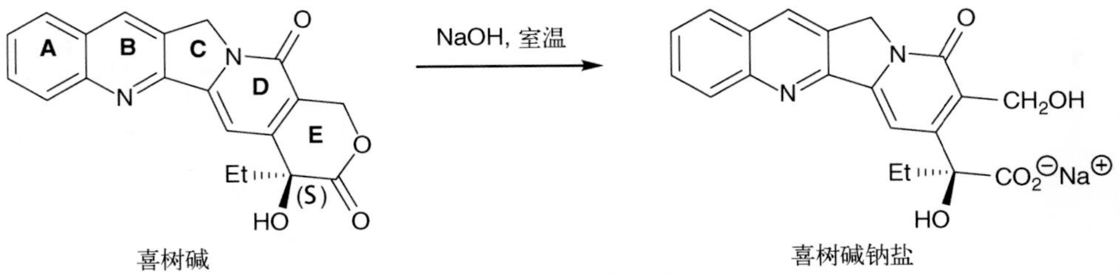

示意图 2.1.5.1　喜树碱钠盐的形成

尽管喜树碱抗癌活性优异,但 1985 年以前对喜树碱及其衍生物的研究基本仅由 Wall 和 Wani 开展[3]。该小组进行的构效关系研究的一个关键发现是,10 位羟基化的喜树碱类似物在许多测试中活性增加。直到发现喜树碱抑制拓扑异构酶 I 后,喜树碱类似物研究才再次蓬勃起来[4]。

2.1.5.2　合成

喜树碱结构阐明后不久,Stork 和 Schultz[5] 报道了外消旋混合物的首次全合成②,不过直到 Comins 和 Nolan 在 2001 年发表了 (S)-喜树碱的 6 步合成法之前,活性对映体的短而有效的合成仍是有机化学家面临的挑战[6]。除了提供喜树碱的易操作的合成路线(图 2.1.5.2)外,该方法还允许生物检测用类似物的合成,并开辟了合成类似物托泊替康的新路线。

该合成的关键步骤包括:

(1) 使用市售的 2-氯-3-甲酰基喹啉(**1**)一步得到 AB 环合成子(**2**)。

(2) 2-甲氧基吡啶(**3**)功能化生成不对称 D、E 环片段,过程涉及锂化物(**4**)对手性酮酸酯(**5**)的亲核进攻[生成所需的 (S) 立体化学]。

(3) 通过亲核取代将 A、B 环(**2**)和 D、E(**6**)环片段偶联,然后通过 Heck 反应生成环 C。

喜树碱向拓扑替康的转化(示意图 2.1.5.3)相对简单,需要一个看似不必要的步骤。

---

① 立体中心或手性中心有 4 个不同的基团连接在碳上,产生一对对映体。

② 外消旋混合物是两种对映体的 50∶50 混合物。

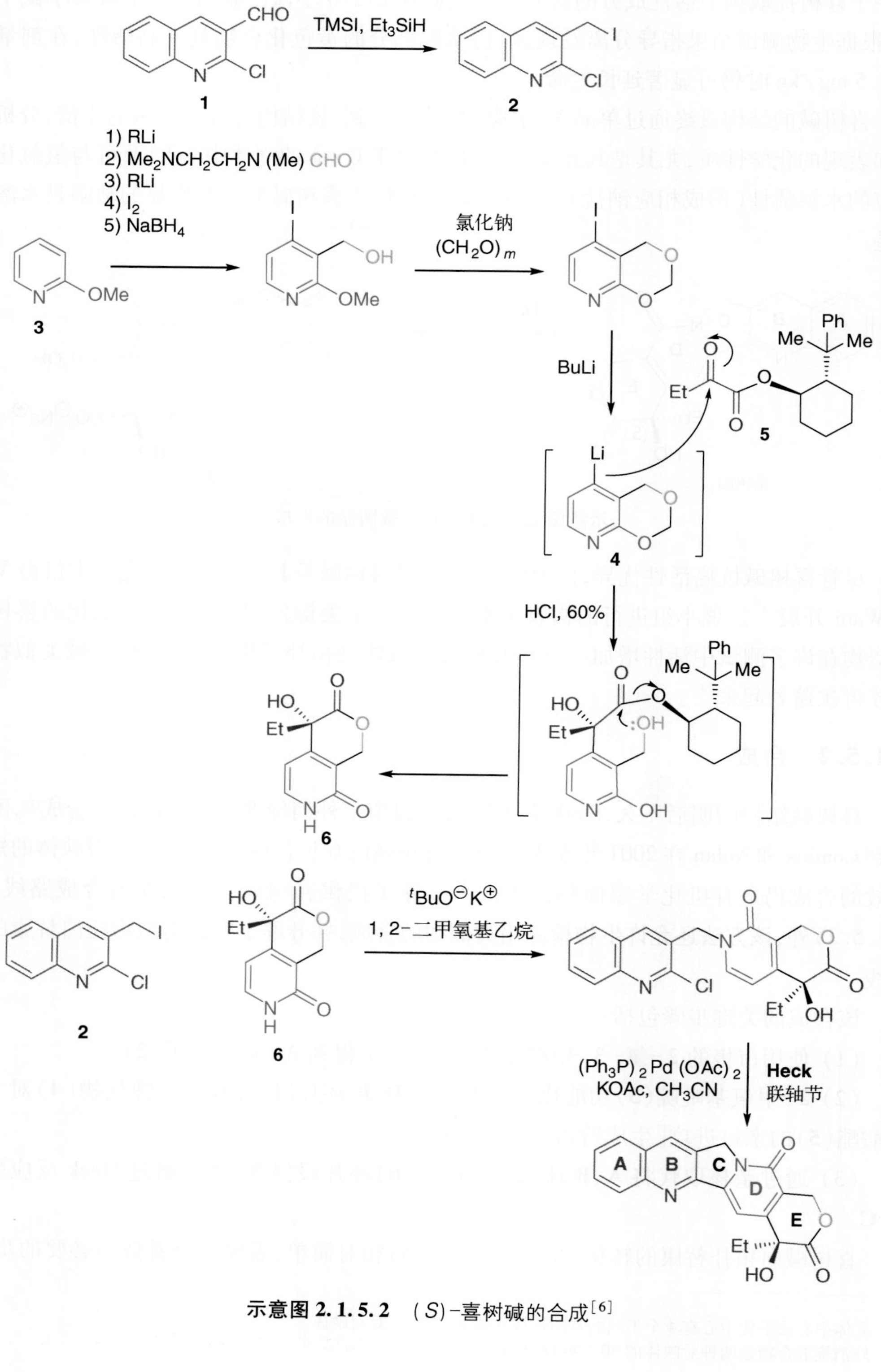

示意图 2.1.5.2   (S)-喜树碱的合成[6]

但是,如果想要活化环 **A** 且使其被二乙酸碘苯氧化,那么喹诺酮的吡啶环(**B**)的还原是必需的。此外,催化剂必须使用二甲基亚砜部分中毒来控制活性,以防止过度还原(还原环 **A**)[7]。随后的氧化反应再生了全芳香族喹啉,后者在最活泼的 9 位被 Mannich 亲电试剂亲电取代[8]。

前体药物伊立替康及其活性代谢产物 SN38(示意图 2.1.5.4)在 C-7 上有一个乙基取代基,因此无法从喜树碱本身制备,必须从市售起始物料经 12 步合成获得[9]。

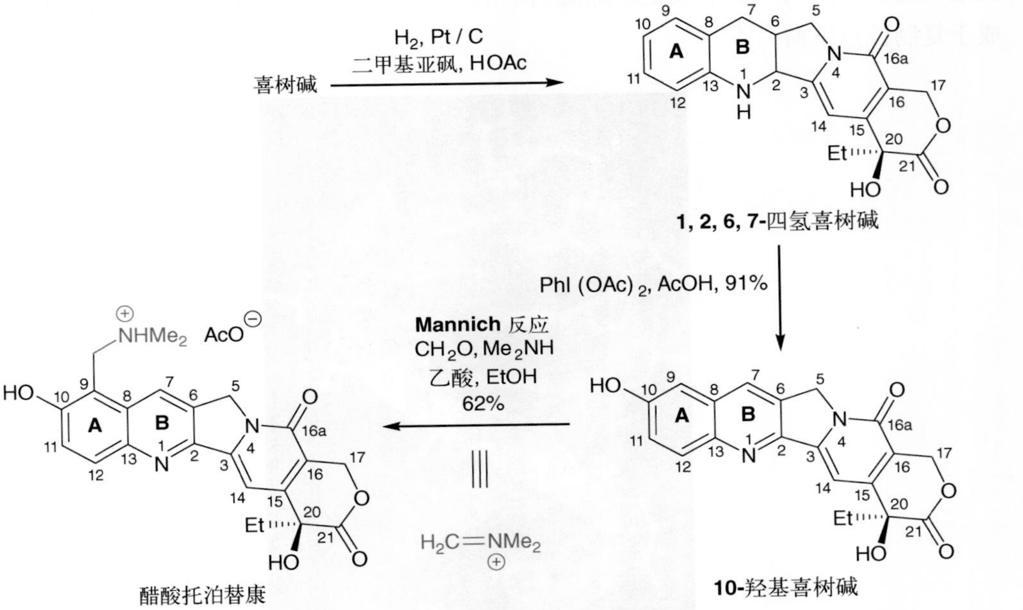

示意图 2.1.5.3 喜树碱转化为拓扑替康

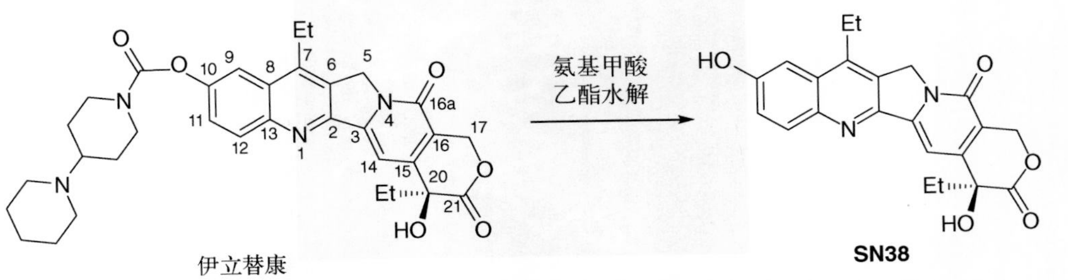

示意图 2.1.5.4 伊立替康及其代谢产物 SN38

2.1.5.3 作用机制[10]

如前所述,喜树碱及其类似物是拓扑异构酶 I 抑制剂,并且选择性地在细胞周期的 S 期产生毒性,所以我们首先了解拓扑异构酶①在 DNA 复制中发挥的关键作用。正如我们

---

① 拓扑异构酶是控制 DNA 拓扑结构的酶;拓扑形状包括超螺旋、打结和串联。

将要了解到的,喜树碱通过拓扑异构酶Ⅰ产生毒性,因为喜树碱稳定了切割复合物,导致 DNA 断裂,但不是在 DNA 链完整时抑制了拓扑异构酶Ⅰ的催化活性。当我们想到 DNA 时,我们大多会想到"松弛的"右旋双螺旋结构(图 2.1.5.2),其中每间隔 10.4 个碱基对一条链与另一条链交叉。然而,它不能一直以这种松弛的形式存在,因为一个典型的哺乳动物细胞(体积大约 10^{-17} m³)含有约 2 m 长的 DNA,这意味着细胞 DNA 必须非常紧凑。此外,在复制过程中,DNA 链必须分离才能作为新链的模板,这使得其紧凑程度更高,也就是在复制位点的上游形成正超螺旋(两条链交叉的间隔碱基对少于 10.4,负超螺旋形成于复制位点下游)[10]。

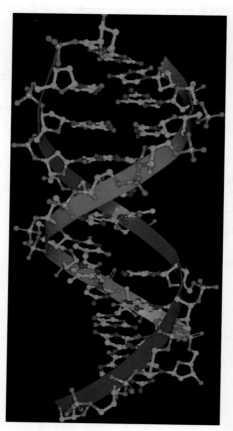

图 2.1.5.2　B-DNA 十二聚体 C-G-C-G-A-A-T-T-C-G-G (PDB 2BNA) 的晶体结构[11]

为了产生复制过程所需的松弛 DNA,我们的细胞借助了拓扑异构酶。拓扑异构酶Ⅰ与 DNA 结合(图 2.1.5.3),切断一条链,然后旋转以释放扭曲张力(从而去除超螺旋),最后,易位链的两端重组(重新连接)(图 2.1.5.4)。

人拓扑异构酶Ⅰ(在图 2.1.5.3 中以粉色显示)包含 765 个氨基酸,由 N 端结构域、核心结构域、连接区和 C 端结构域组成,切割 DNA 链的关键残基是酪氨酸 723(Tyr723)

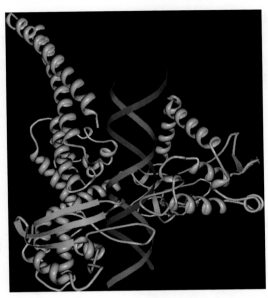

图 2.1.5.3 DNA-拓扑异构酶Ⅰ复合物的晶体结构(PDB 1A36)[12]

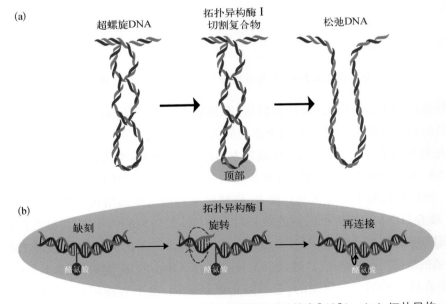

图 2.1.5.4 拓扑异构酶Ⅰ催化的 DNA 超螺旋切割(摘自[10])。(a) 拓扑异构酶Ⅰ通过切割(或可切割)复合物作用于超螺旋 DNA,使 DNA 松弛,为复制做准备。(b) 切割复合物中 DNA 链的松弛过程,包括缺口产生(切割一条链)、链旋转和再连接

（在图 2.1.5.3 和 2.1.5.4 中以紫色显示），和 3 个碱性氨基酸残基[精氨酸 488(Arg488)、精氨酸 590(Arg590)和组氨酸 632(His632)]。DNA 链的切口是通过 Tyr723 对磷酸二酯键亲核攻击发生的，拓扑异构酶 I 共价连接到 DNA 链的 3′端(示意图 2.1.5.5)，重连接(发生在缺刻链的可控旋转后)是这一过程的逆转(5-羟基攻击酪氨酸-磷酸二酯连接，使缺刻 DNA 链从拓扑异构酶 I 释放)。

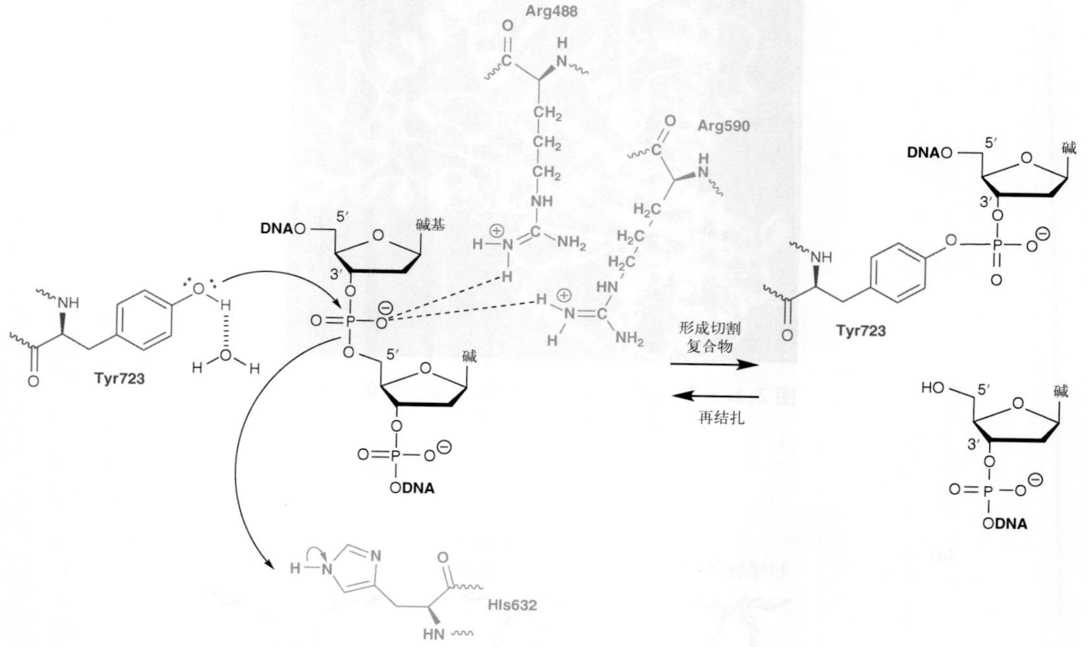

示意图 2.1.5.5 拓扑异构酶 I 对 DNA 链的切割/再连接

拓扑异构酶 I 是喜树碱(及其类似物)在细胞中的唯一靶标，(S)-立体化学结构、平面五环结构和完整的 E 环是喜树碱类活性的关键药效结构[10,13]。有趣的是，喜树碱类与 DNA 或拓扑异构酶 I 单独仅弱结合(或根本不结合)；喜树碱类药物通过形成一个三元复合物(DNA-拓扑异构酶 I-喜树碱)可逆地与拓扑异构酶 I 切割复合物结合。通过结合在 DNA-拓扑异构酶 I 复合物的界面上，喜树碱类药物的平面结构模拟了 DNA 碱基对，并嵌入(堆叠)DNA 切割位点两侧的碱基对之间(图 2.1.5.5)[14]。喜树碱类药物还与拓扑异构酶I氨基酸残基[精氨酸 364(Arg364)、天冬氨酸 533(Asp533)和天冬酰胺 722]和非易位 DNA 链的腺嘌呤(dA)形成氢键，该 dA 与被 Tyr723 攻击的 dT 配对(图 2.1.5.6)[15]。

由于喜树碱的结合是可逆的，它不阻止重新连接，也不直接损伤 DNA，而是 DNA-拓扑异构酶 I-喜树碱三元复合物经过 DNA 复制和转录转化而使 DNA 损伤[10]。复制介导的双链断裂(RDSB)是拓扑异构酶 I "毒性"(抑制剂)的主要原因，DNA 复制叉与切割复合物碰撞(喜树碱减慢了重连接)可产生不可逆的拓扑异构酶 I-DNA 复合物(图 2.1.5.7)[10,17]。复制沿着前导链模板向切割复合物方向行进，当切割复合物形成时

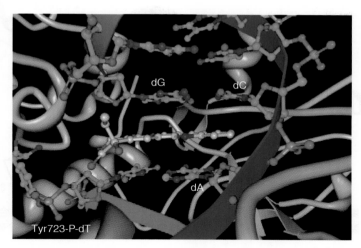

图 2.1.5.5 喜树碱嵌入 DNA 裂解位点两侧的碱基对中[16]①

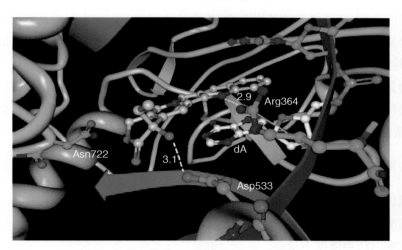

图 2.1.5.6 DNA－拓扑异构酶Ⅰ－喜树碱三元复合物（PDB 1T8I）。DNA 链以红色（易位）和蓝色（非易位）显示,拓扑异构酶Ⅰ以粉红色显示。喜树碱的碳原子为灰色,拓扑异构酶Ⅰ氨基酸残基的碳原子为绿色,非易位 DNA 链腺嘌呤的碳原子为白色。推测的氢键连接用虚线表示（单位: Å）[15,16]

① 为了防止易位链的再连接,在 DNA 链的 5′端有一个硫代脱氧鸟嘌呤残基来确定 X 射线的结构。

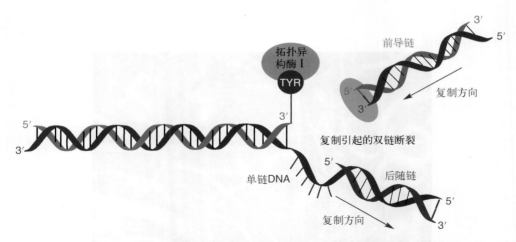

图2.1.5.7 复制叉与拓扑异构酶I切割复合物的碰撞,产生拓扑异构酶I不可逆复合物和双链断裂(改编自[10])。在前导链和后随链中,DNA 聚合酶配对的最后一个碱基有颜色

在5'位点产生可以复制的最后一个碱基,并导致双链断裂(切割复合物产生的前导链断裂,在新生链中前导链中没有更多的碱基作为模板)。同样,转录复合物也被认为可以将拓扑异构酶Ⅰ复合物从可逆转化为不可逆,但这被认为只在喜树碱浓度大于 1 μmol/L 时才发挥主要作用[18]。癌细胞对喜树碱更敏感,一种观点认为是由于细胞中负责修复复制和转录诱导的 DNA 双链断裂的基因改变,从而导致细胞死亡。人们对从双链断裂到细胞死亡的过程知之甚少,但许多蛋白参与了细胞对切割复合物形成的反应,包括参与 DNA 复制、损伤检查点和修复的蛋白[15]。

有趣的是,伊立替康的活性形式 SN38 通过 β-葡萄糖醛酸化(通过 UGT1A1)代谢和胆汁排泄进行解毒清除。不过肠道中的细菌产生 β-葡萄糖醛酸酶,从而会重新激活 SN38 并导致剂量限制性的严重腹泻[19]。

2.1.5.4 耐药机制[15,20]

现在我们已经了解了喜树碱类的作用机制,那么可能的耐药机制也应该是显而易见的。根据临床前(细胞培养)研究,临床上喜树碱的耐药性可能来自:

(1)细胞内药物浓度不足。

(2)靶标的变化(拓扑异构酶Ⅰ)。

(3)细胞对切割复合物形成时响应的变化。

喜树碱是非常有效的药物,仅需要短暂达到亚微摩尔浓度的暴露就足以产生细胞毒性。

就像我们将要研究的所有其他药物一样,喜树碱类药物的细胞内浓度取决于其摄取[包括亲脂性内酯形式的被动扩散和(或)有机阴离子转运多肽(organic-anion transporting polypeptide,OATP)对羧酸盐形式的主动转运][21]、代谢和外排。伊立替康的活性代谢产物 SN38 被葡萄糖醛酸苷代谢后外排增加,是乳腺癌和肺癌细胞产生耐药性的重要原因[15],而临床样本中羧酸酯酶活性水平的不同可能会影响伊立替康转化为其活性形式的过程。

ATP 结合盒式蛋白,尤其是乳腺癌耐药蛋白(BCRP,也称为 MXR 或 ABCG2),其在某些哺乳动物细胞系中过表达,从而导致细胞外排增加,进而对喜树碱类药物产生耐药[15]。

了解了喜树碱的作用模式,我们可以预期喜树碱类药物的耐药将涉及拓扑异构酶 I 的改变,事实上,该酶的许多突变已被证明可影响喜树碱及其类似物的体外药效。目前尚不清楚部分突变导致耐药的原因,但也有部分突变[如 Arg364 突变为组氨酸、Asp533 突变为生氨酸和 Asn722 突变为丝氨酸]由于影响到与药物形成氢键的残基,因此这些突变的作用更清晰,因为它们会导致药物与拓扑异构酶 I 的结合变弱[20]。

拓扑异构酶 I 的翻译后修饰(如泛素化或 Sumo 化①)也可能与耐药相关。例如,喜树碱处理细胞后的三元复合物被泛素化降解。这被认为是细胞敏感性的一个重要决定因素,因为缺少这种拓扑异构酶 I 下调机制的肿瘤细胞对喜树碱更敏感[15]。

最后,对喜树碱类药物的耐药也可能是由于将 DNA 双链断裂转化为细胞死亡的任何通路的改变[15.22]。例如,MMR 和 BER 通路都与喜树碱引起的 DNA 损伤修复有关,XRCC1 的过表达(同时涉及 BER 和核苷酸切除修复)(见第 2.1.2.4 节)可导致细胞对喜树碱耐药[23]。此外,缺乏 MMR 蛋白 MSH2 的细胞(见章节 2.1.2.4)对喜树碱高度敏感,提示这种蛋白水平的上升可增加细胞的耐药性[22]。

2.1.5.5 药物不良反应

与这类化合物相关的最重要不良反应可能是腹泻[或众所周知的化疗诱导的腹泻(chemotherapy induced diarrhoea, CID)]。这对伊立替康是最严重的问题,可表现为急性或延迟发生。在与伊立替康治疗相关的急性腹泻病例中,腹泻在化疗后立即发生,通常是急性胆碱能综合征的结果;在 10% 的患者中,我们观察到乙酰胆碱活性增加②。胆碱能综合征还引起与乙酰胆碱过量相关的其他症状,包括出汗增加、唾液分泌增加、眼睛流泪和腹部痉挛。如怀疑为胆碱能综合征,可皮下注射阿托品。迟发性腹泻则更为严重,伊立替康治疗 24 h 后若出现腹泻,则患者虚弱,在某些情况下还可能危及生命。如果患者发生迟发性腹泻,应立即使用高剂量洛哌丁胺和(或)环丙沙星治疗;如果在 48 h 内腹泻未消退,患者应住院治疗。虽然伊立替康诱导迟发性腹泻的机制很复杂,但非常不寻常,值得简要提及。首先,如第 2.1.5.3 节所示,伊立替康在肝脏中通过

---

① 泛素化是一种翻译后修饰,可作为蛋白质降解或改变细胞中定位的信号,而 Sumo 化是一种小的泛素样修饰,与调控蛋白质的细胞定位有关。
② 伊立替康被认为可抑制乙酰胆碱酯酶(负责分解乙酰胆碱的酶)。如果检查伊立替康的结构,它与新斯的明(一种临床使用的乙酰胆碱酯酶抑制剂,用于治疗重症肌无力)有某些相似之处。

羧酸酯酶代谢为活性代谢产物 SN38,然后经葡萄糖醛酸化转化为 SN38G。然而,一旦 SN38G 进入肠腔,它就会被一种细菌酶去葡萄糖醛酸化为 SN38。一旦 SN38 在肠道游离,它就会损伤黏膜,通过许多复杂的细胞过程,诱发腹泻[24]。托泊替康也可能发生腹泻,如果患者发生迟发性腹泻,应采用与伊立替康相同的治疗方法对其进行积极管理。

伊立替康和托泊替康治疗中发生的其他不良反应包括骨髓抑制、口腔溃疡、乏力、脱发和丧失生育能力。CINV 也相对常见。根据致吐潜力分类,伊立替康被认为是中度风险药物,而托泊替康被认为是低风险药物[25]。

参考文献

[1] Wall ME, Wani MC. Camptothecin and taxol — discovery to clinic — 13th Bruce F Cain memorial award lecture. *Cancer Res.* 1995, **55**, 753 – 760.

[2] Oberlies NH, Kroll DJ. Camptothecin and taxol: historic achievements in natural products research. *J Nat Prod.* 2004, **67**, 129 – 135.

[3] Wall ME, Wani MC. Camptothecin and taxol: from discovery to clinic. *J Ethnopharmacol.* 1996, **51**, 239 – 253.

[4] Hsiang YH, Hertzberg R, Hecht S, Liu LF. Camptothecin induces protein-linked DNA breaks via mammalian DNA topoisomerase-I. *J Biol Chem.* 1985, **260**, 4873 – 4878.

[5] Stork G, Schultz AG. Total synthesis of DL-camptothecin. *J Am Chem Soc.* 1971, **93**, 4074 – &.

[6] Comins DL, Nolan JM. A practical six-step synthesis of (S)-camptothecin. *Org Letters.* 2001, **3**, 4255 – 4257.

[7] Wood JL, Fortunak JM, Mastrocola AR, Mellinger M, Burk PL. An efficient conversion of camptothecin to 10 – hydroxycamptothecin. *J Org Chem.* 1995, **60**, 5739 – 5740.

[8] Kingsbury WD, Boehm JC, Jakas DR, Holden KG, Hecht SM, *et al*. Synthesis of water soluble (aminoalkyl) camptothecin analogs — inhibition of topoisomerase-I and antitumour activity. *J Med Chem.* 1991, **34**, 98 – 107.

[9] Yao YS, Liu JL, Xi J, Miu B, Liu GS, *et al*. Total synthesis of 7 – ethyl – 10 – hydroxycamptothecin (SN38) and its application to the development of C18 – functionalized camptothecin derivatives. *Chem Eur J.* 2011, **17**, 10462 – 10469.

[10] Pommier Y. Topoisomerase I inhibitors: camptothecins and beyond. *Nat Rev Cancer.* 2006, **6**, 789 – 802.

[11] Drew HR, Samson S, Dickerson RE. Structure of a B-DNA dodecamer at 16 K. *Proc Natl Acad Sci USA.* 1982, **79**, 4040 – 4044.

[12] Stewart L, Redinbo MR, Qiu X, Hol WG, Champoux JJ. A model for the mechanism of human topoisomerase I. *Science.* 1998, **279**, 1534 – 1541.

[13] Ulukan H, Swaan PW. Camptothecins: a review of their chemotherapeutic potential. *Drugs.* 2002, **62**, 2039 – 2057.

[14] Staker BL, Hjerrild K, Feese MD, Behnke CA, Burgin AB, *et al*. The mechanism of topoisomerase I poisoning by a camptothecin analog. *Proc Natl Acad Sci USA.* 2002, **99**, 15387 – 15392.

[15] Rasheed ZA, Rubin EH. Mechanisms of resistance to topoisomerase I-targeting drugs. *Oncogene.* 2003, **22**, 7296 – 7304.

[16] Staker BL, Feese MD, Cushman M, Pommier Y, Zembower D, *et al*. Structures of three classes of anticancer agents bound to the human topoisomerase I-DNA covalent complex. *J Med Chem.* 2005, **48**, 2336 – 2345.

[17] Strumberg D, Pilon AA, Smith M, Hickey R, Malkas L, *et al*. Conversion of topoisomerase 1 cleavage complexes on the leading strand of ribosomal DNA into 5′- phosphorylated DNA double-strand breaks by replication runoff. *Mol and Cell Biol.* 2000, **20**, 3977 – 3987.

[18] Wu JX, Liu LF. Processing of topoisomerase I cleavable complexes into DNA damage by transcription. *Nucleic Acids Res.* 1997, **25**, 4181 – 4186.

[19] Wallace BD, Wang HW, Lane KT, Scott JE, Orans J, *et al*. Alleviating cancer drug toxicity by inhibiting a bacterial enzyme. *Science.* 2010, **330**, 831 – 835.

[20] Chrencik JE, Staker BL, Burgin AB, Pourquier P, Pommier Y, *et al*. Mechanisms of camptothecin resistance by human topoisomerase I mutations. *J Mol Biol.* 2004, **339**, 773 – 784.

[21] Tsakalozou E, Adane ED, Kuo KL, Daily A, Moscow JA, *et al*. The effect of breast cancer resistance protein, multidrug resistant protein 1, and organic anion-transporting polypeptide 1B3 on the Antitumor efficacy of the lipophilic camptothecin 7 – *t* – butyldimethylsilyl – 10 – hydroxycamptothecin (AR – 67) in vitro. *Drug Metab Disp.* 2013, **41**, 1404 – 1413.

[22] Beretta GL, Perego P, Zunino F. Mechanisms of cellular resistance to camptothecins. *Curr Med Chem.* 2006, **13**, 3291 – 3305.

[23] Park SY, Lam W, Cheng YC. X-Ray repair cross-complementing gene I protein plays an important role in camptothecin resistance. *Cancer Res.* 2002, **62**, 459 – 465.

[24] Stein A. Chemotherapy-induced diarrhea: pathophysiology, frequency and guidelinebased management. *Ther Adv Med Oncol.* 2010, **2**, 51 – 63.

[25] Roila F, Molassiotis A, Herrstedt J, Aapro M, Gralla RJ, *et al*.; participants of the MASCC/ESMO Consensus Conference Copenhagen 2015. 2016 MASCC and ESMO guideline update for the prevention of chemotherapy — and radiotherapy-induced nausea and vomiting and of nausea and vomiting in advanced cancer patients. *Ann Oncol.* 2016, **27**(**Suppl 5**), v119 – v133.

2.1.6　鬼臼毒素

2.1.6.1　发现[1]

依托泊苷和替尼泊苷是鬼臼毒素的类似物(图 2.1.6.1),鬼臼毒素是最初从美国鬼臼(*Podophyllum peltatum*)中分离得到的一种天然产物,它们具有共同的呋喃[3,4; 6,7]萘并[2,3 – *d*]-1,3 -二噁醇-6(5a*H*)-酮母核,而且这两种类似物还具有一个 4,6 – *O* –[(*R*)- 2 -取代亚甲基]-β – *D* -葡吡喃糖基,并且在环 E 中具有相同的取代模式。除了它们的葡吡喃糖基和不同的环 E 取代模式外,4 位的立体构型是依托泊苷和替尼泊苷与鬼臼毒素之间一个重要的结构差异:3 种化合物中 C1、C2 和 C3 处的立体构型都是相同的(C2 和 C3 处的立体构型导致环 C 和环 D 发生反式融合),而依托泊苷和替尼泊苷是鬼臼毒素的差向异构体[4 位]①。

依托泊苷用于治疗睾丸癌、卵巢癌和肺癌、AML、淋巴瘤和肉瘤,而替尼泊苷主要用于

①　差向异构体是指分子中仅有一个立体中心构型不同的立体异构体。

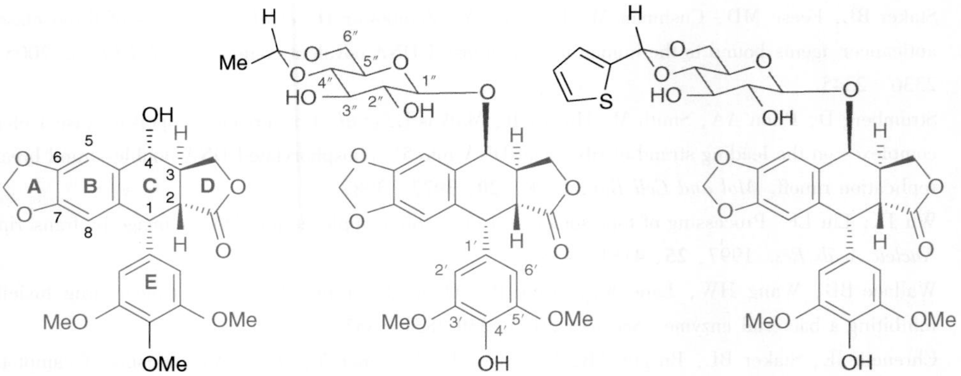

图 2.1.6.1 鬼臼毒素类

治疗急性淋巴细胞白血病(acute lymphocytic leukemia，ALL)。

鬼臼属[尤其是鬼臼属 *Podophyllum emodi* Wall(喜马拉雅山，印度)和 *Podophyllum peltatum* Linnaeus(北美洲)]的药用历史悠久，其与 *Podophyllum* 在第一部《美国药典》(the first American pharmacopoeia)(1820 年)中作为催吐剂、泻剂和利胆剂①来使用[1]。在接下来的 120 年中，有研究者对鬼臼提取物(鬼臼酯)进行了零星的研究，Kaplan[2] 报告了鬼臼酯对生殖器疣(尖锐湿疣)的疗效[2]，King 和 Sullivan[3] 的研究表明，鬼臼酯是一种强效的抗有丝分裂剂。它能抑制有丝分裂和诱导细胞周期 M 期阻滞[4]，后来被证明这是鬼臼毒素与秋水仙碱在相同位点与微管蛋白结合的结果。

Jonathan Hartwell 博士(我们在第 2.4.1.1 节中提到过)和同事证实鬼臼毒素(鬼臼属醇提物主要成分)和鬼臼毒素在小鼠中具有抗肉瘤 37 生长的活性[6]，但后续临床试验的结果令人失望。考虑到鬼臼毒素已知的药理活性和以前的用途，鬼臼毒素表现出无法耐受的胃肠道毒性似乎也是意料之中。

山德士公司从 20 世纪 50 年代开始进行鬼臼毒素的研究，旨在获得具有更好理化性质和副作用特征的鬼臼毒素类似物。在合成得到的数百种化合物中最重要的两种是依托泊苷(VP‑16)和替尼泊苷(VM‑26)。这个研究的背后逻辑是鬼臼木脂素可能以糖苷的形式存在于植物中，使其可能表现出优于非糖苷结构的药理活性②[7]。分离之后发现，糖苷(含葡萄糖)确实比非糖苷结构亲水性更强、毒性也更低，不过这些理想的特性是以牺牲细胞生长抑制活性为代价的。幸运的是，山德士的研究人员接下来选择对这些天然葡萄糖苷进行合成修饰，让它们与一系列醛类物质缩合生成环状缩醛结构，这种缩醛结构不但对糖苷酶有抗性，而且能使其保持细胞抑制活性。其中，鬼臼毒素葡糖苷(PBG)的苯亚甲基衍生物，以及苯甲醛与鬼臼毒素根的未纯化提取物的浓缩产物(SPG 827)受到了更

① 泻药刺激肠道排空，而利胆药刺激胆囊收缩以增加胆汁流量。
② 糖苷水解可产生糖和苷元(非糖部分)。

多的关注。后续研究发现,SPG 827 的主要成分是 PBG,但 SPG 827 在体外比 PBG 更有效,可以使接种了 L1210 白血病细胞的小鼠生命周期增长值延长(increased life span, ILS)65%(PBG 在本试验中影响极小)。这些发现促使研究人员对 SPG 827 混合物进行了更详细的检筛查,并发现其含有 4′-去甲基鬼臼毒素苯亚甲基葡萄糖苷(DEPBG)(图 2.1.6.2);在后续的小鼠白血病 L1210 实验中,该组分同样显示了与混合物相当的寿命延长的作用。

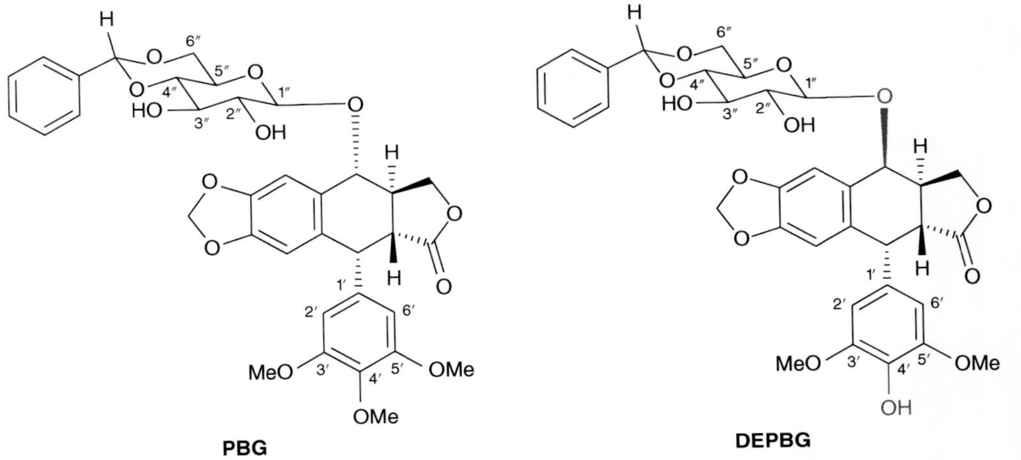

图 2.1.6.2　鬼臼毒素葡萄糖苷(PBG)和 4′-去甲基鬼臼毒素苯亚甲基葡萄糖苷(DEPBG)

在发现了 DEPBG 的突出活性后,该研究组随后决定合成并检测 4′-去甲基鬼臼毒素葡糖苷的其他缩醛化合物,从而得到:① 噻吩衍生物(替尼泊苷,VM-26),其具有较高的细胞抑制活性[IC$_{50}$(P-815 肥大细胞瘤细胞)0.005 μg/mL],在小鼠白血病 L1210 模型中具有良好的作用(121% 寿命延长);② 亚乙基衍生物(依托泊苷,VP-16)[IC$_{50}$(P-815)0.05 μg/mL;167% 寿命延长][7]。

令人意想不到的是,这些新的 DEPBG 类似物并未通过与其他鬼臼毒素类似物相同的作用方式发挥其抗细胞增殖作用,而是诱导细胞发生 S 期或 G2 期阻滞,更多信息我们在 2.1.6.3 节中会讲到。

2.1.6.2　合成

依托泊苷和替尼泊苷均来自鬼臼毒素(鬼臼提取物中极小的一部分)(示意图 2.1.6.1),因此必须设计出该苷元的合成路线。然后,糖苷配基进行糖苷化,与相应醛(依托泊苷为乙醛;替尼泊苷为 2-噻吩甲醛)反应后生成环缩醛。

以简单的市售起始原料开始通过全合成方法得到的足够量的鬼臼毒素以满足全球对依托泊苷和替尼泊苷的需求是不可能的。这样的合成需要控制合成 4 个立体中心(仅得到 16 个可能的立体异构体中的活性 1 个),以及控制在环 A～环 E 核内形成官能团。所以,依托泊苷和替尼泊苷均为半合成药物,即部分结构为天然来源,如植物或细菌培养物,然后对其进行化学修饰。在这个案例中,鬼臼毒素是天然产物,在糖苷化之前必须去甲基化和差向异构化(示意图 2.1.6.1)。

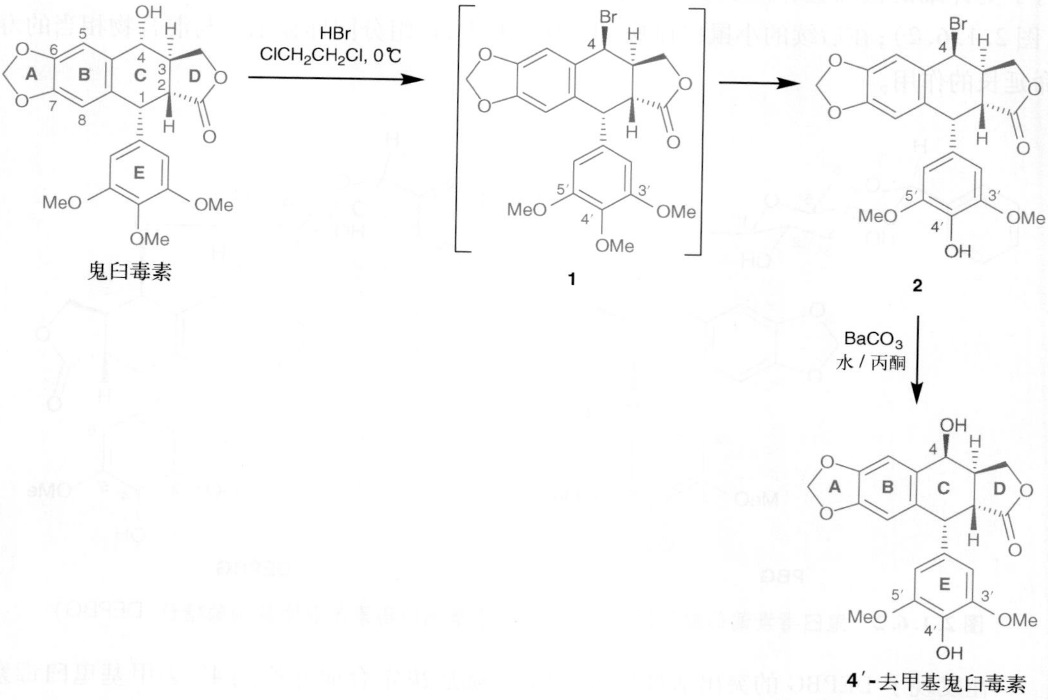

示意图 2.1.6.1　鬼臼毒素的半合成路线[7]

0℃下在 1,2-二氯乙烷中用 HBr 处理鬼臼毒素,将 C4 羟基转化为差向异构体溴化物(**1**)[未分离,在原位 C-4′位置选择性脱甲基得到脱甲基溴化物(**2**)](示意图 2.1.6.1)。然后用 BaCO₃ 的水/丙酮水解得到鬼臼毒素[8]。为将该中间体与 β-D-吡喃葡萄糖偶联,必须对鬼臼毒素和糖的其他官能团进行保护,这些官能团可能反应生成副产物(示意图 2.1.6.2)。因此,4′-羟基采用苄氧羰基保护基保护①,而吡喃葡萄糖上不需要参与糖苷化的羟基被乙酰基(Ac,CH₃C=O)保护。保护 4′-羟基得到碳酸结构(**3**),在路易斯酸(BF₃Et₂O)催化条件下与 2,3,4,6-四乙酰基-β-D-吡喃葡萄糖苷(**4**)偶联得到糖苷(**5**),再脱保护基得到 DEPG[9]。

以 DEPG 为原料,在路易斯酸催化剂(在本例中为氯化锌)催化下与相应的醛偶联即可生成依托泊苷或替尼泊苷(示意图 2.1.6.3)[10]。

---

① 将保护基团与官能团偶联,以防止其发生反应,并在后期去除保护基团以重新生成官能团,从而防止副产物形成。

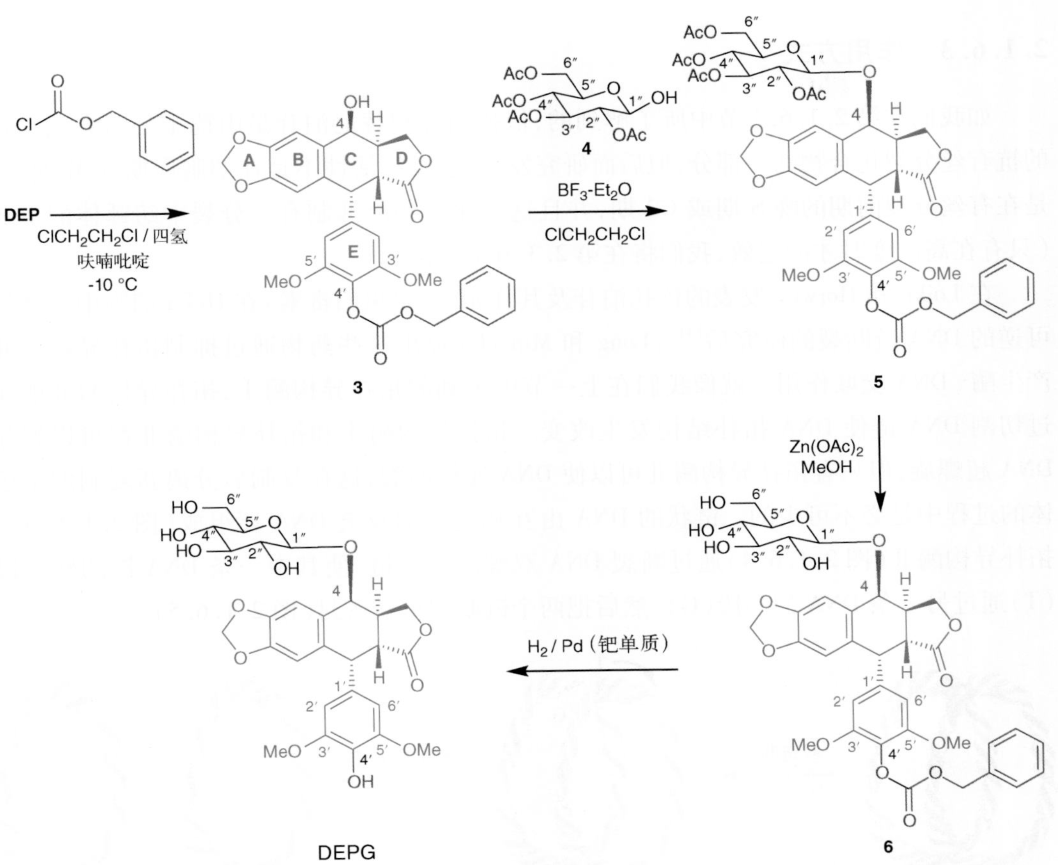

示意图 2.1.6.2 DEP 转化为 4′-去甲基鬼臼毒素苯亚甲基葡萄糖苷（DEPG）[9]

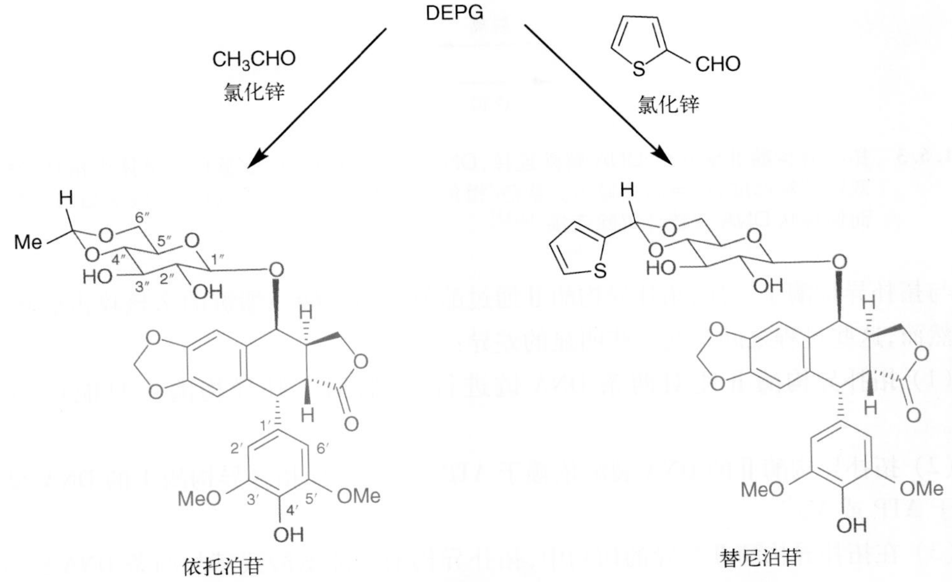

示意图 2.1.6.3 形成环乙缩醛到获得依托泊苷或替尼泊苷[10]

2.1.6.3 作用方式

　　如我们在第 2.1.6.1 节中所了解到的,依托泊苷和替尼泊苷是山德士公司尝试制备的抗有丝分裂化合物的一部分,但后面研究发现,它发挥活性不是在细胞周期的 M 期,而是在有丝分裂前期的晚 S 期或 G2 期,并且这些化合物能抑制有丝分裂中纺锤体的形成(只有在高浓度时才能起效,我们将在第 2.3 节中讨论)。

　　在 Loike 和 Horwitz 发表的依托泊苷及其苷元(不是鬼臼毒素)在 HeLa 细胞中能诱导可逆的 DNA 链断裂的研究后[11],Long 和 Minocha 提出这些药物通过抑制拓扑异构酶Ⅱ产生酶-DNA 交联作用。就像我们在上一节中讲到的拓扑异构酶Ⅰ,拓扑异构酶Ⅱ能通过切割 DNA 链使 DNA 拓扑结构发生改变。拓扑异构酶Ⅰ和拓扑异构酶Ⅱ都可以解除 DNA 超螺旋,但只有拓扑异构酶Ⅱ可以使 DNA 连接断裂,这在复制后分离新复制的染色体的过程中是必不可少的。链状的 DNA 由互相连接的双链 DNA 环组成(图 2.1.6.3),拓扑异构酶Ⅱ(图 2.1.6.4)通过断裂 DNA 双螺旋的双链,使其中一条 DNA 链的转运段(T)通过另一条 DNA 的门段(G),然后把两个链断裂重新密封(图 2.1.6.5)。

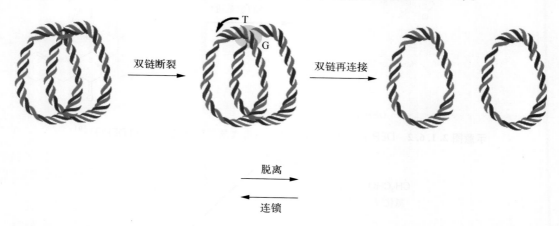

图 2.1.6.3 拓扑异构酶Ⅱ催化的 DNA 解除连接,DNA 门段(G)由红色/蓝色双链体中拓扑异构酶Ⅱ双链裂解形成,黄色高亮显示。紫色/橙色双链体的转运段(T)通过门段从后向前移动,从而使环状 DNA 双链环解除连接[12,13]

　　与拓扑异构酶Ⅰ一样,拓扑异构酶Ⅱ通过酪氨酸对磷酸二酯键的亲核攻击破坏 DNA链。然而,这些过程之间存在一些明显的差异:

　　(1)拓扑异构酶Ⅱ能对两条 DNA 链进行切割,而拓扑异构酶Ⅰ只能切割一条单链。

　　(2)拓扑异构酶Ⅱ的 DNA 裂解依赖于 ATP 和 Mg^{2+},而拓扑异构酶Ⅰ的 DNA 裂解不依赖于 ATP 或 Mg^{2+}。

　　(3)在拓扑异构酶Ⅱ介导的切割中,拓扑异构酶的酪氨酸残基与两条 DNA 链的 5′-磷酰化末端(标记为碱基+1)共价连接,而它与拓扑异构酶Ⅰ中的 3′末端连接。

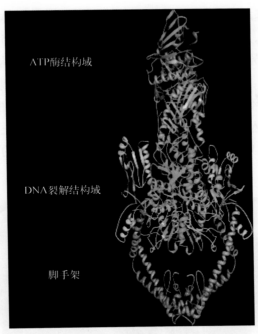

图 2.1.6.4 拓扑异构酶Ⅱ（PDB 4GFH）的晶体结构[15]

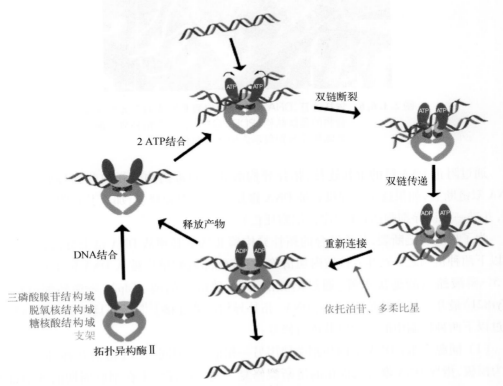

图 2.1.6.5 拓扑异构酶Ⅱ反应循环（摘自[12]）

双链体中 4 个碱基之间的磷酸二酯键被每个拓扑异构酶单体单元(拓扑异构酶 Ⅱ 为二聚体)的酪氨酸进攻,从而形成了门(G)结构[13]。如图 2.1.6.5 所示,通过两个依托泊苷分子与 DNA 和拓扑异构酶 Ⅱ 形成复合物,从而抑制了拓扑异构酶 Ⅱ 的再连接,也抑制了 DNA 的重新连接[14]。依托泊苷分子结合在裂解的磷酸键两侧的碱基对之间,苷元占据碱基对之间的区域,环 E 延伸到 DNA 小沟中,同时与拓扑异构酶 Ⅱ 中的氨基酸进行相互作用,而苷元基团插入大沟中(图 2.1.6.6)。这种结合模式阻止了碱基对之间的强相互作用,迫使核苷酸的 3′-OH 距离拓扑异构酶Ⅱ连接的 5′-磷酸基团约 8 Å(图 2.1.6.7),从而防止了重新连接。

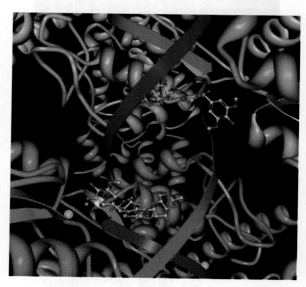

图 2.1.6.6 依托泊苷、DNA 和拓扑异构酶 Ⅱ 形成的三元裂解复合物的晶体结构(PDB 3QX3)。两个拓扑异构酶 Ⅱ 单体单元分别显示为橙色和粉色[14]

通过阻止 DNA 链的重新连接,拓扑异构酶 Ⅱ 细胞毒药物依托泊苷和替尼泊苷可使 DNA 双链断裂,如果这个过程没有被 DNA 修复机制识别和修复,那么其将阻断转录和复制,并进一步诱导细胞凋亡(程序性细胞死亡)[16,17]。

为了形成双链断裂,共价结合的拓扑异构酶 Ⅱ 残基必须从 DNA 链上分离,这可以通过以下两种机制之一产生:核酸内切清除(核苷酸酪氨酸单位被从 DNA 链上切割下来)或 5′-磷酸酪氨酸连接水解[通过酪氨酰 DNA 磷酸二酯酶(Tdp2)来逆转酪氨酸 821(Tyr821)最开始的亲核攻击,生成 DNA -拓扑异构酶 Ⅱ 连接][18]。一旦生成双链断裂,则通过以下两种机制中的一种对其进行修复:

(1)同源重组:DNA 链的切割端使用另一相似(或相同)DNA 链的互补(同源)区域作为模板,指导 DNA 聚合酶催化的链断裂修复。这一过程发生在细胞周期的 S 期或 G2 期,此时其他 DNA 分子最丰富,修复最为精准。

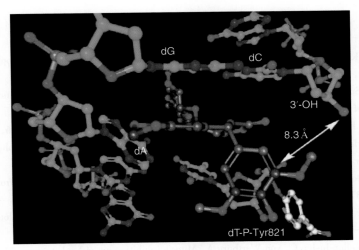

图 2.1.6.7　依托泊苷-DNA-拓扑异构酶Ⅱ复合物的特写。图中显示了右侧的
易断裂链和 3′-OH 和 Tyr821-磷酸键之间的间距增加,阻止了再连
接(PDB 3QX3)。为了清楚起见,只显示了拓扑异构酶Ⅱ(白色)的
一些 DNA 碱基和 Tyr821。依托泊苷对 3′端(-1 碱基)的胞嘧啶
(dC)具有序列特异性[14]

(2)非同源末端连接:可以想象的是,这种发生在 G1 期的机制的准确度肯定是低于
同源重组,其可能导致 DNA 碱基对丢失[19]。

2.1.6.4　耐药机制

正如我们前面所说的,对癌症药物的耐药可以通过通用机制(如外排增加或吸收减
少)或特异性靶点机制发生,并且两者均已被证明是肿瘤细胞对依托泊苷耐药的原因(尽
管临床上关于耐药机制还没有充分验证)。依托泊苷的"通用"耐药性与细胞浓度降低有
关,这是因为 P-糖蛋白和多药耐药蛋白 1 的过度表达,以及 *Bcrp1* 基因的过度表达/扩增
和对应表达的乳腺癌耐药蛋白 Bcrp1 发生突变[精氨酸-482(Arg482)突变为甘氨酸][20]。

p53 肿瘤抑制蛋白的突变形式(mtp53)可抑制细胞凋亡,该突变蛋白可通过诱导
Tdp2 的转录上调来产生对依托泊苷的耐药,即通过有效促进双链断裂的修复,最终导致
人肿瘤细胞株的存活[21]。

最后,可以猜想到的,肿瘤细胞还可以用通过拓扑异构酶Ⅱ特异性机制来产生耐药,
包括减少其表达(减少裂解复合物形成)和氨基酸突变,进而产生依托泊苷耐药[13,17,22]。

2.1.6.5　药物不良反应

鬼臼毒素最常见的不良反应包括脱发、疲乏、骨髓抑制、味觉障碍(通常是金属味)、
疲乏、食欲减退、口腔溃疡和头晕。与依托泊苷相关的 CINV 相对较轻,对患者而言问题
不大。根据致吐性潜在分类,静脉注射和口服依托泊苷治疗被认为是低风险药物[23]。

参考文献

[1] Imbert TF. Discovery of podophyllotoxins. *Biochimie*. 1998, **80**, 207 – 222.

[2] Culp OS, Kaplan IW. Condylomata acuminata: Two hundred cases treated with podophyllin. *Ann Surg*. 1944, **120**, 251 – 256.

[3] King LS, Sullivan M. The similarity of the effect of podophyllin and colchicine and their use in the treatment of condylomata acuminata *Science*. 1946, **104**, 244 – 245.

[4] Belkin M. Effect of podophyllin on transplanted mouse tumours. *Fed Proc*. 1947, **6**, 308 – 308.

[5] Kelly M, Hartwell JL. The biological effects and the chemical composition of podophyllin: a review. *J Natl Cancer Inst*. 1954, **14**, 967 – 1010.

[6] Leiter J, Downing V, Hartwell JL, Shear MJ. The action of substances extracted from podophyllin on sarcoma – 37 mice. *Cancer Res*. 1949, **9**, 597 – 597.

[7] Stahelin HF, von Wartburg A. The chemical and biological route from podophyllotoxin glucoside to etoposide — 9th Cain memorial award lecture. *Cancer Res*. 1991, **51**, 5 – 15.

[8] Kuhn M, Keller-Juslén C, von Wartburg A. Mitosis inhibiting natural substances. 22. Partial synthesis of 4′– demethylepipodophyllotoxin. *Helv Chim Acta*. 1969, **52**, 944 – 947.

[9] Kuhn M, von Wartburg A. Mitosis inhibiting natural substances. 23. A new method of glycosidation. 2. Glycosides of 4′– demethylepipodophyllotoxin. *Helv Chim Acta*. 1969, **52**, 948 – 955.

[10] Keller-Juslén C, Kuhn M, von Wartburg A, Stahelin H. Mitosis inhibiting natural products. 24. Synthesis and antimitotic activity of glycosidic lignan derivatives related to podophyllotoxin. *J Med Chem*. 1971, **14**, 936 – 940.

[11] Loike JD, Horwitz SB. Effect of VP – 16 – 213 on intracellular degradation of DNA in HeLa cells. *Biochemistry*. 1976, **15**, 5443 – 5448.

[12] Vos SM, Tretter EM, Schmidt BH, Berger JM. All tangled up: how cells direct, manage and exploit topoisomerase function. *Nature Rev Mol Cell Biol*. 2011, **12**, 827 – 841.

[13] Pommier Y, Leo E, Zhang HL, Marchand C. DNA topoisomerases and their poisoning by anticancer and antibacterial drugs. *Chem Biol*. 2010, **17**, 421 – 433.

[14] Wu CC, Li TK, Farh L, Lin LY, Lin TS, *et al*. Structural basis of type II topoisomerase inhibition by the anticancer drug etoposide. *Science*. 2011, **333**, 459 – 462.

[15] Schmidt BH, Osheroff N, Berger JM. Structure of a topoisomerase II-DNA-nucleotide complex reveals a new control mechanism for ATPase activity. *Nat Struct Mol Biol*. 2012, **19**, 1147 – 1154.

[16] Yoo SH, Yoon YG, Lee JS, Song YS, Oh JS, *et al*. Etoposide induces a mixed type of programmed cell death and overcomes the resistance conferred by Bcl – 2 in Hep3B hepatoma cells. *Intn J Oncol*. 2012, **41**, 1443 – 1454.

[17] Nitiss JL. Targeting DNA topoisomerase II in cancer chemotherapy. *Nature Rev Cancer*. 2009, **9**, 338 – 350.

[18] Nitiss JL, Nitiss KC. Tdp2: A means to fixing the ends. *Plos Genetics*. 2013, **9**.

[19] de Campos-Nebel M, Larripa I, Gonzalez-Cid M. Topoisomerase II-mediated DNA damage is differently repaired during the cell cycle by non-homologous end joining and homologous recombination. *Plos One*. 2010, **5**, e12541.

[20] Eddabra L, Wenner T, El Btaouri H, Baranek T, Madoulet C, *et al*. Arginine 482 to glycine mutation in ABCG2/BCRP increases etoposide transport and resistance to the drug in HEK – 293 cells. *Oncol Rep*. 2012, **27**, 232 – 237.

[21] Do PM, Varanasi L, Fan SQ, Li CY, Kubacka I, *et al*. Mutant p53 cooperates with ETS2 to promote etoposide resistance. *Genes Devel*. 2012, **26**, 830 – 845.

[22] Pommier Y, Leteurtre F, Fesen MR, Fujimori A, Bertrand R, *et al*. Cellular determinants of sensitivity and resistance to DNA topoisomerase inhibitors. *Cancer Invest*. 1994, **12**, 530–542.

[23] Roila F, Molassiotis A, Herrstedt J, Aapro M, Gralla RJ, *et al*.; participants of the MASCC/ESMO Consensus Conference Copenhagen 2015. 2016 MASCC and ESMO guideline update for the prevention of chemotherapy — and radiotherapy-induced nausea and vomiting and of nausea and vomiting in advanced cancer patients. *Ann Oncol*. 2016, **27**(**suppl 5**), v119–v133.

2.1.7　蒽环类[1]

如图 2.1.7.1 所示,蒽环类抗癌药含有一个常见的 7,8,9,10 -四氢- 6,11 -二羟基萘- 5,12 -二酮母核,与氨基糖单元相连(黑色)。多柔比星(阿霉素)及其 4′位差向异构体(表柔比星)均在 C - 14 处有羟基,而柔红霉素及其 4 -去甲氧基类似物(伊达比星)在此位置有甲基。

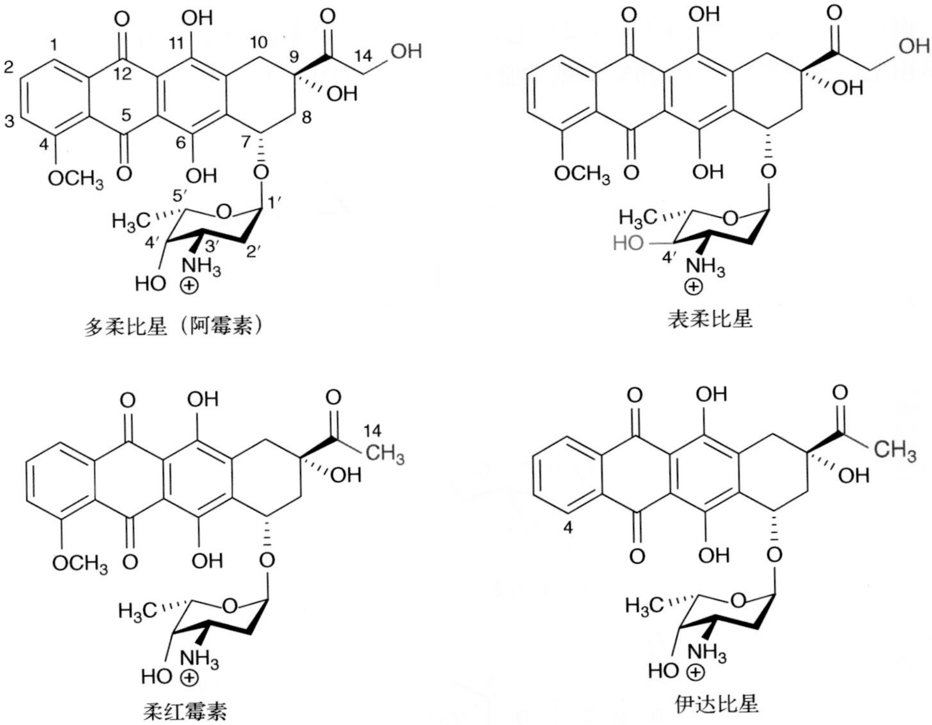

图 2.1.7.1　蒽环类抗癌药

与柔红霉素和阿霉素相比,表柔比星(其他 3 种药物的轴向羟基不会发生这种代谢变化)中轴部 4 -羟基的葡糖苷酸化可减少其心脏毒性和副作用。伊达比星则缺少了 4 -甲氧基基团,与其他 3 种临床使用的蒽环类药物相比,伊达比星具有更好的细胞吸收和更低的细胞外排比例[2]。

2.1.7.1 发现[1]

　　1963 年,法国和意大利的研究小组分别独立报道了蒽环类抗癌药柔红霉素的发现。位于法米塔利亚研究实验室的意大利小组从意大利普利亚 Apulia 地区的土壤样本中分离出的链霉菌(*Streptomyces peucetius*)中获得了一种红色成分。这个地区是前罗马部落达乌尼(Dauni)的居留地,因此法米塔利亚研究实验室的意大利小组将其命名为"daunomycin"①。法国罗纳-普朗克(Rhone - Poulenc)的研究小组给红色成分起了个名字为"rubis"(是法语中的红宝石的意思),最终这两个名字组合在一起产生了柔红霉素"daunorubicin"。

　　虽然柔红霉素仅有微弱的抗菌活性,但它被发现有很好的抗癌活性[3,4]。除了在许多肿瘤细胞系表现出活性外,它还可抑制实体瘤的生长,它可使荷瘤小鼠的肿瘤生长受到抑制,从而延长生存时间。

　　初步确定了柔红霉素作为一种抗癌剂的潜力后,阐明柔红霉素的化学结构成为下一步考虑的问题[5,6],刚刚发表的关于紫红霉素②类蒽环类药物的研究工作大大促进了这一过程。例如,紫红霉素 A(图 2.1.7.2),它含有一个三羟基蒽醌的生色团[7]。柔红霉素被证明是由柔红霉素酮(苷元)和氨基糖柔胺形成的糖苷(图 2.1.7.3)。

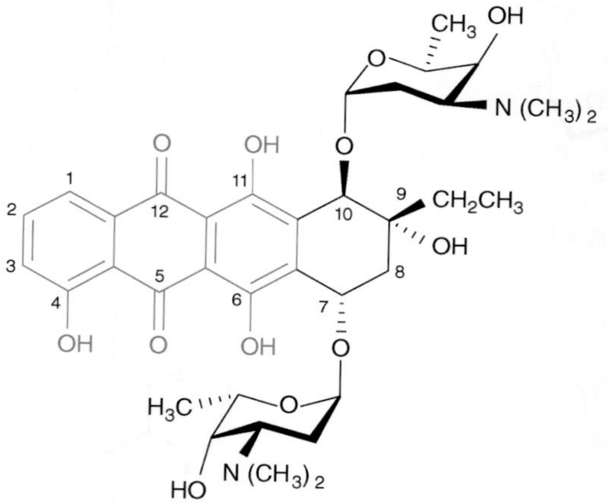

图 2.1.7.2 紫红霉素 A

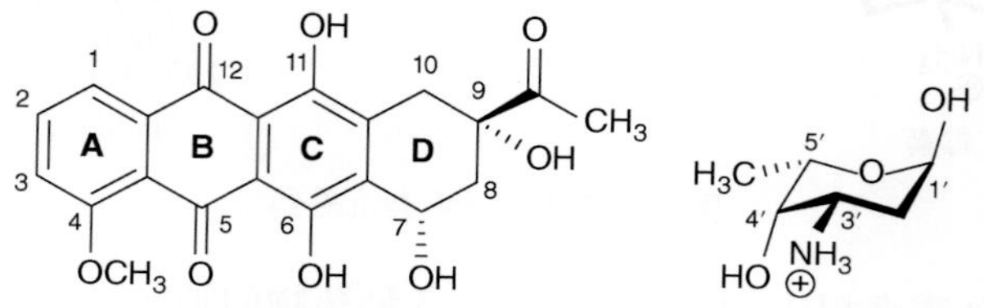

柔红霉素酮　　　　　　　　　　氨基糖柔胺

图 2.1.7.3 柔红霉素酮(苷元)和氨基糖柔胺

---

① 后缀 mycin 表示从链霉菌中分离出的药物。
② rhodo(罗多)前缀来自希腊文"罗丹",表示玫瑰色或玫瑰色。

2.1.7.2 合成

因为四环素的合成报道太多,难以完全引用它们[9],这里只引用 1984 年《四面体》(*Tetrahedron*)刊登的对蒽环类药物合成[8]。正如大家可以预料到的,这些复杂抗生素的全合成不太可能达到满足全球需求的足够数量,困难在于需要通过足够的立体选择性①和区域特异性②反应才能合成糖苷配基和柔红霉素的正确立体异构体,让所有取代基在其正确位置。因此,我们将集中讨论几个代表性的例子。

Wong 和同事摘得了外消旋柔红霉素酮首次全合成的桂冠,他们还进一步阐述了从市售 2,5 -二甲氧基苯甲醛(**1**)(我们确实说过这将是一个较长的合成过程)开始通过 8 步(总收率为 36%)反应得到乙酰基四氢萘衍生物(**2**),并进一步得到环 **A**、环 **B** 的合成子③(**3**)(示意图 2.1.7.1)。将该合成子(**3**)与 3 -乙酰氧基邻苯二甲酸单甲酯(**4**)的混合物在三氟乙酸酐(TFAA)中发生缩合反应,然后水解乙酸盐并使其环化(使用 HF),得到区域异构体的蒽醌类化合物(**5**)、(**6**)的混合物。正如您发现的,除了必须分离位置异构体,此合成反应中还有一些步骤需要经历:首先,6 位和 7 位的取代基应是酚而不是现在的醚;并且,还需要引入关键的 C - 7 的羟基(这必须通过 C - 9 的正确立体化学诱导实现)。这最后一步是整个全合成中的关键。不幸的是,这一反应还是存在一些问题,这迫使他们

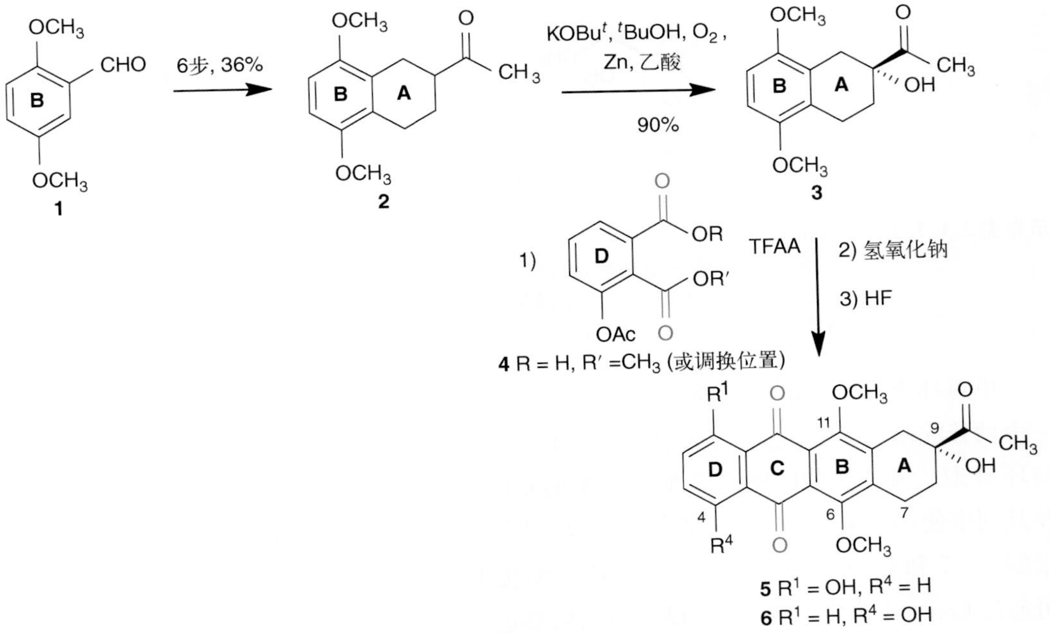

示意图 2.1.7.1 外消旋柔红霉素酮的合成[10,11]

---

① 立体选择性是指在化学反应中,一个立体异构体(对映体或非对映异构体)优先于其他可能的立体异构体形成。
② 区域特异性是指两种不对称试剂之间的反应,仅产生一种可能的区域或位置异构体。
③ 合成子是靶分子的一部分,可视为合成程序的基础。

必须寻找新的路线,使用已提前引入取代基的原料。为避免在羰基 α-甲基处发生任何反应,在用 N-溴代丁二酰亚胺(NBS)进行特定区域溴化之前,将乙酰基(**7**)与乙二醇反应生成缩酮(**8**)进行保护。通过甲醇对溴化物(**9**)进行亲核取代,在 C-7 上引入一个氧取代基,这样就仅需要将醚(**10**)的甲氧基转化为羟基,以及分离环 **A** 二醇的差向异构体混合物了(示意图 2.1.7.2)。

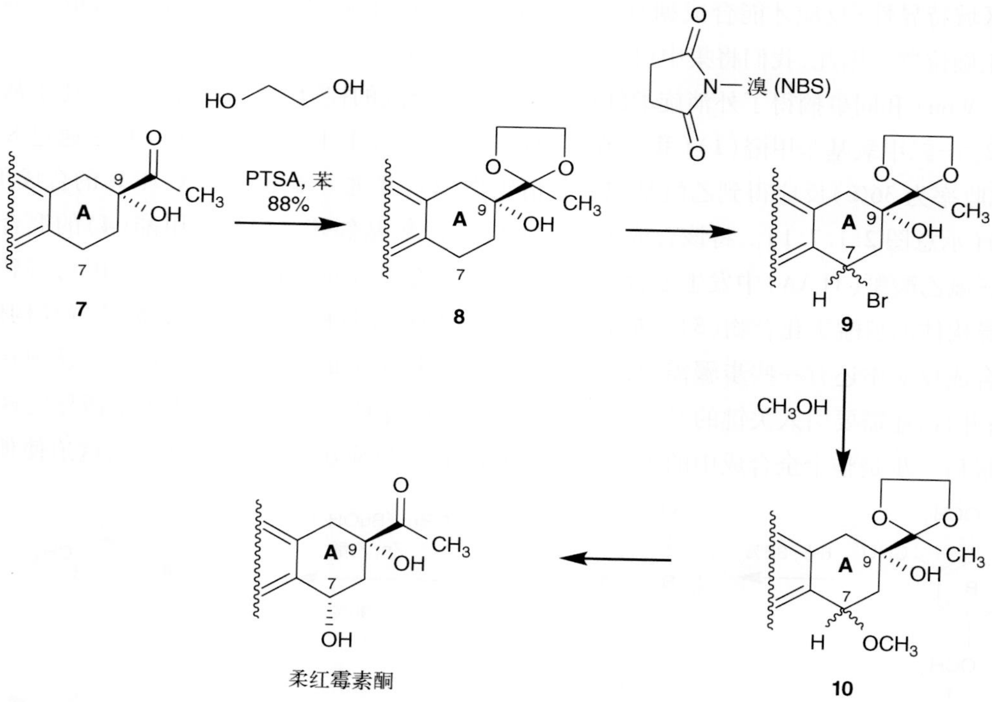

示意图 2.1.7.2　环 **A** 的功能化[11]
　　　　　　　　请注意,这些步骤在最初的合成中不是同时进行的,因为环 **B** ~ 环 **D** 中的其他官能团相互转化是同时进行的。为了简化这个方案,只显示了环 **A**,而"{"表示我们不关心蒽醌骨架其余部分发生了什么。PTSA,对甲苯磺酸,为一种酸催化剂

　　单蒽环类抗生素的合成路线都可以作为一本书的基础材料了,因此我们将只看另外一个糖苷配基的合成,它的合成中解决了单个烯醇式异构体(+)-柔红霉素酮的全合成中与环 **D** 取代基相关的区域选择性和环 **A** 的立体化学问题(示意图 2.1.7.3)[9]。Swenton 及其同事使用了酮酸(**11**),这是合成子(**2**)早期合成的一种中间体,因为其将成为柔红霉素酮 C-7 和 C-9 位置上的含氧官能团。酯化 **11** 中羧基和保护酮羰基进而得到酯(**12**),可通过 Corey 法转化为甲基酮(**13**),即用硫醚进行亲核取代,然后将其还原。之后可在与 Wong[11] 采用的条件相似的条件下对乙酰化物(**13**)进行氧化,从而得到醇(**14**),醇在对映体拆分后(以及一些保护/去保护步骤),得到酮底物(**15**),酮底物通过 K-selectride[KHB(ᶦBu)₃](三仲丁基硼氢化铝)进行不对称还原。二醇(**16**)产品在环 **A** 中具有所需的绝对立体化学,但在形成环 **C** 的环化步骤之前,必须对 C-7 羟基的硅烷化[得到(**17**)]加以保护。

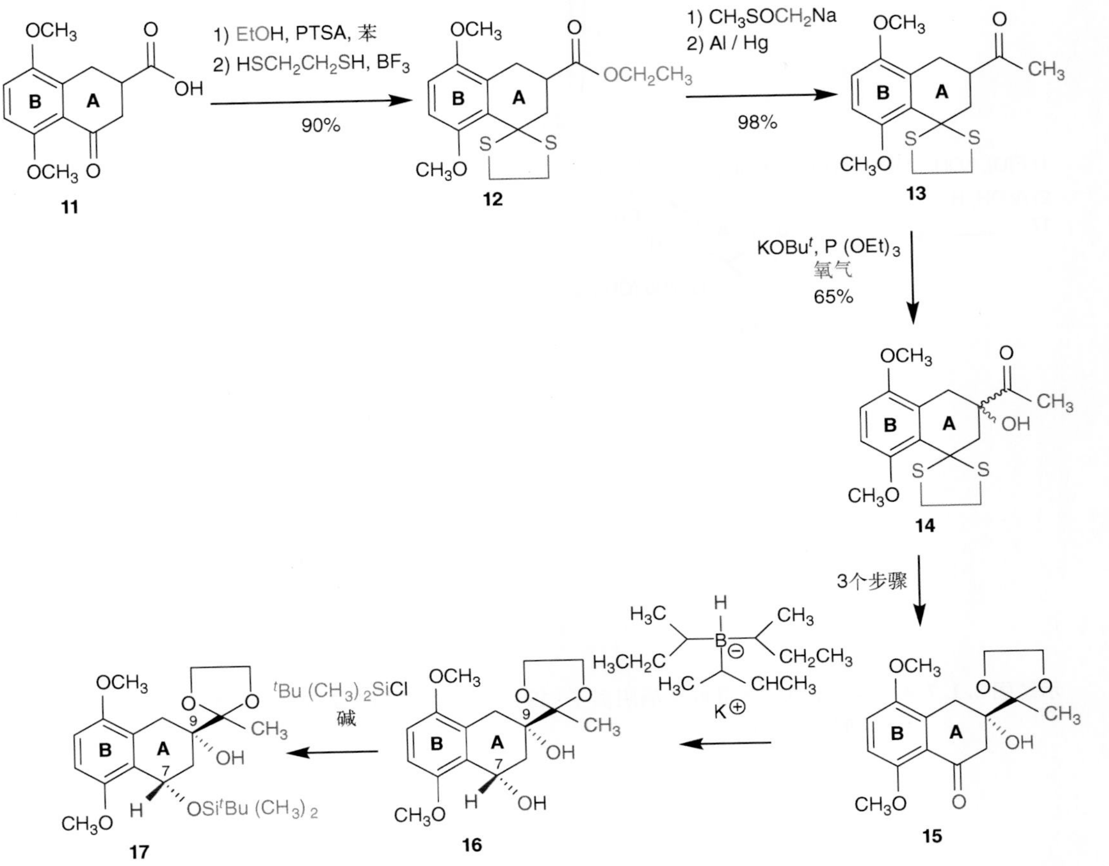

示意图 2.1.7.3　(+)-柔红霉酮的不对称合成[9]

在解决了环 A 的立体选择性官能团问题后,这些工作者接着利用 Michael(β-或 1,4-)加成将氰基异苯并呋喃酮阴离子(19)加到烯酮(18)上,然后通过环 B 的区域选择性电化学(阳极)氧化发生环化反应,再进行区域选择性水解(示意图 2.1.7.4)得到产物(20)。产物(20)经过简单脱保护反应得到(+)-柔红霉素酮。

至今,我们还没有在本书讨论过化学合成的机制,但是这个"简单"而"优雅"的位点特异性反应值得谈谈。从示意图 2.1.7.5 中可以看出,阴离子(19)的 Michael 加成发生在烯酮 C═C 的更亲电、反应活性更高的 β 位置。得到的烯醇盐(21)进攻异苯并呋喃内酯羰基的亲核,使其失去氰化物阴离子生成 C-12 酮基,得到中间体(22),中间体(22)无须分离,消除甲醇,发生 ket-enol 互变异构反应生成最终产物(20)。

柔红霉素和适当保护的衍生物合成了后,使用糖化学中使用的标准条件将已经制备的苷元转化为其相应的苷元是一个相当简单的过程[1]。半合成方法(包括发酵和合成化学步骤)也为一些蒽环类药物开辟了道路[12]。

通过发酵工艺而不是低产量的合成(或半合成)工艺可获得更大量的蒽环类抗生素。例如,表柔比星可通过波赛链霉菌(*Streptomyces peucetius*)的基因工程菌株发酵制备[13]。

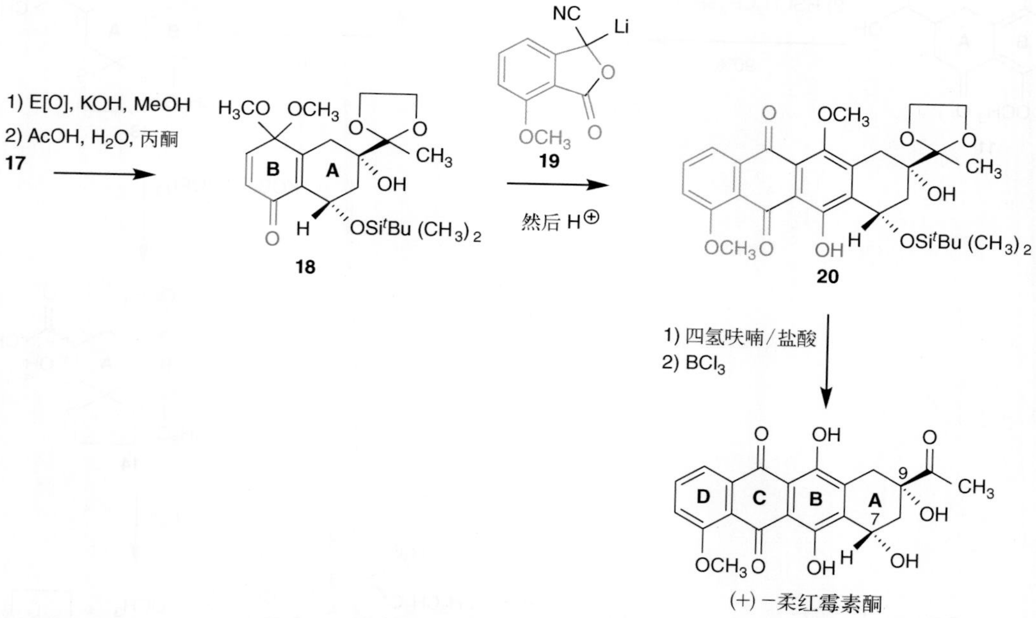

示意图 2.1.7.4 通过氨基异苯并呋喃酮阴离子(19)与烯酮(18)的 Michael 加成反应实现环 C 和 D 的环化反应[9]

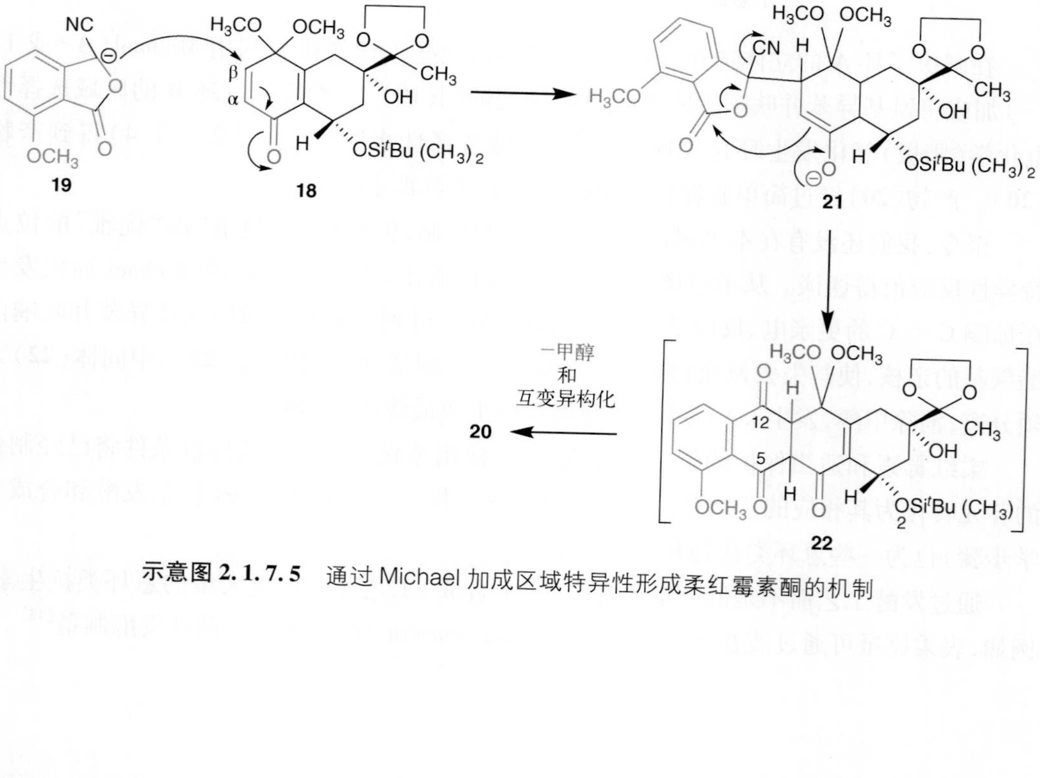

示意图 2.1.7.5 通过 Michael 加成区域特异性形成柔红霉素酮的机制

2.1.7.3　作用方式

与依托泊苷一样,蒽环类抗生素通过与 DNA -拓扑异构酶Ⅱ结合形成 DNA -拓扑异构酶Ⅱ蒽环类复合物,从而使 DNA -拓扑异构酶Ⅱ复合物瞬时稳定,抑制了 DNA 的再连接(图 2.1.6.7,第 2.1.6.3 节)。蒽环类化合物的分子结构非常适合这种相互作用,平面三环组分(环 **B**~环 **D**)插入相邻碱基对之间,环 **A** 中的取代基和氨基糖与小沟中的基团相互作用。在碱基对之间插入时,环 **A**~环 **D** 的轴垂直于碱基对的轴(图 2.1.7.4)。

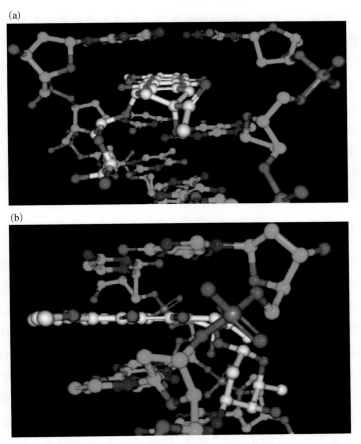

(a)

(b)

图 2.1.7.4　柔红霉素(白色)插入 DNA(PDB 1D10): (a) 沿着小沟观察蒽醌主轴,(b) 从左侧大沟,右侧小沟观察[16]

有趣的是,柔红霉素和多柔比星具有相似的插入序列特异性(它们插入的 DNA 碱基序列),主要需要 5′-磷酸基端(碱基+1)的腺嘌呤(dA)和 dA(-3)、胸腺嘧啶(dT)(-2)、dA(-1,3′-末端)、dA(+1)的优先序列[14]。差向异构体上的 3′-氨基位插入的 dA(-3)、鸟嘌呤(dG)(-2)、dA(-1)、dA(+1)的序列发生改变,表明柔红霉素的构型对与 DNA 的相互作用和序列特异性非常重要[15]。

我们在这里集中讨论了蒽环类药物与拓扑异构酶Ⅱ和DNA的相互作用,这本身会带来细胞毒性;同时,这些药物还可能导致其他机制造成的细胞毒性:① 与DNA的共价结合[18];② 自由基生成(导致细胞膜过氧化);③ 对细胞膜的影响[19,20]。最后一项是非常重要的,特别是对于多柔比星,其对带负电荷的磷脂(如心磷脂)有亲和力,这可能是其产生心脏毒性的原因。

2.1.7.4　耐药机制[21]

蒽环类药物针对的是与鬼臼毒素相同的拓扑异构酶Ⅱ介导细胞毒作用(见第2.1.6节),因此,其耐药机制与我们在依托泊苷中遇到的机制非常相似也不足为奇[21]。

对蒽环类药物耐药的主要机制包括:

(1) P-糖蛋白、多药耐药蛋白1和乳腺癌耐药蛋白过度表达导致的多药耐药(MDR)[22]。

(2) 拓扑异构酶Ⅱ特异性机制,包括表达减少(裂解复合物形成减少)和氨基酸突变(导致药物-DNA-蛋白质相互作用改变)。

(3) 谷胱甘肽-S-转移酶的表达增加[23]。

(4) 特异性的DNA修复能力的增加。

只有多药耐药可导致临床耐药,而其他机制可以导致肿瘤细胞系的耐药。拓扑异构酶Ⅱ特异性机制导致了蒽环类抗生素和鬼臼毒素的交叉耐药。

2.1.7.5　药物不良反应

与蒽环类药物相关的最重要的不良反应就是心脏毒性。它的临床表现从无症状的左室射血分数(LVEF)的降低到胸痛和心悸,在某些情况下,还包括可导致充血性心力衰竭的心肌病,其往往预后不良甚至可致命。此外,与蒽环类药物治疗相关的心功能不全不仅会对患者的心脏造成负面影响,还会限制药物治疗的有效性:许多一线治疗方案需要使用蒽环类药物,但如果其由于毒性而无法使用,那么会向患者提供劣效性治疗方案。根据发生时间,通常有3种不同类型的心脏毒性:急性(治疗2周内发生),早发慢性(治疗后1年内发生)和晚发慢性(治疗后数年发生)。事实上,随着癌症存活率的增加——许多人在癌症治疗后可以存活数年——与迟发性慢性心脏毒性相关的问题在临床上越来越明显。例如,Kumar及其同事介绍了一个"意外"的病例报告,一名患者在接受多柔比星治疗17年后出现了多柔比星诱导的心肌病[24]。考虑到这种毒性,建议每名患者在治疗前进行心电图(electrocardiogram,ECG)检查,如果有心脏问题病史,应在治疗前和每一个周期后进行超声心动图或多门控采集(multiple-gated acquisition,MUGA)扫描。

目前的研究估计与蒽环类药物治疗相关的心脏毒性发生率约为9%,绝大多数病例发生在治疗后1年内[25]。发生心脏毒性的最可能的危险因素与蒽环类药物的总累积剂量有关:累积剂量越高,越有可能发生心脏毒性。例如,多柔比星总剂量为500~550 mg/m² 时,心脏毒性的发生率在4%左右;剂量为551~600 mg/m² 时,心脏毒性的发生率为18%;

剂量在 600 mg/m² 以上时,心脏毒性的发生率为 36%[26]。正因为如此,许多治疗指南规定了一个人一生中可接受的蒽环类药物总量上限,具体见表 2.1.7.1。

表 2.1.7.1 推荐的最大蒽环类抗生素累积剂量

蒽　环　类	最大推荐累积剂量(mg/m²)
柔红霉素	600
阿霉素	450
表柔比星	900
伊达比星(静脉注射)	150
伊达比星(口服)	400

　　其他与蒽环类药物治疗相关的重要不良反应包括骨髓抑制、疲劳、脱发、丧失生育能力、腹泻、光敏感(建议患者在暴露于阳光下的皮肤上使用防晒霜)和口腔溃疡。在某些情况下,治疗后 48 h,患者的尿液也可能变为粉红色或红色。与蒽环类药物治疗相关的 CINV 也相对常见。根据潜在致吐性分类,我们上述的蒽环类药物均被视为中度风险药物,但当它们与环磷酰胺(另一种被视为中度风险的药物)联合用于治疗方案时,如 FEC 的治疗(见第 3.1.5 节),因潜在致吐性而被视为高风险药物[27]。

参考文献

[1] Arcamone F. (2012) Doxorubicin: anticancer antibiotics. Burlington: Elsevier Science.

[2] Arcamone F, Animati F, Capranico G, Lombardi P, Pratesi G, *et al*. New developments in antitumor anthracyclines. *Pharmacol Therapeut*. 1997, **76**, 117 – 124.

[3] Dimarco A, Gaetani M, Dorigotti L, Soldati M, Bellini O. Experimental studies of the antineoplastic activity of a new antibiotic, daunomycin. *Tumori*. 1963, **49**, 203 – 217.

[4] Dimarco A, Gaetani M, Dorigotti L, Soldati M, Bellini O. Daunomycin — a new antibiotic with antitumour activity. *Cancer Chemoth Rep*. 1964, 31 – 38.

[5] Arcamone F, Barbieri W, Francesc. G, Mondelli R, Orezzi P, *et al*. Daunomycin. I. Structure of daunomycinone. *J Am Chem Soc*. 1964, **86**, 5334 – 5335.

[6] Arcamone F, Cassinelli G, Orezzi P, Franceschi G, Mondelli R. Daunomycin. II. The structure and stereochemistry of daunosamine. *J Am Chem Soc*. 1964, **86**, 5335 – 5336.

[7] Brockmann H, Spohler E. Zur Konstitution des Rhodomycins A. *Naturwissenschaften*. 1961, **48**, 716 – 717.

[8] Ross Kelly T. Preface. *Tetrahedron*. 1984, **40**, 4537.

[9] Swenton JS, Freskos JN, Morrow GW, Sercel AD. A convergent synthesis of (+) – 4 – demethoxydaunomycinone and (+)-daunomycinone. *Tetrahedron*. 1984, **40**, 4625 – 4632.

[10] Wong CM, Popien D, Schwenk R, Teraa J. Synthetic studies of hydronaphthacenic antibiotics. 1. Synthesis of 4 – demethoxy – 7 – O-methyldaunomycinone. *Can J Chem*. 1971, **49**, 2712 – &.

[11] Wong CM, Schwenk R, Popien D, Ho TL. Synthetic studies of hydronaphthacenic antibiotics. 2. Total synthesis of daunomycinone. *Can J Chem*. 1973, **51**, 466 – 467.

[12] Horton D, Priebe W, Sznaidman M. Preparative procedures for conversion of daunorubicin into doxorubicin (Adriamycin) and 14 – O-acetyldoxorubicin by way of 14 – bromodaunorubicin. *Carbohydr*

Res. 1988, **184**, 231 – 235.

[13] Madduri K, Kennedy J, Rivola G, Inventi-Solari A, Filippini S, *et al.* Production of the antitumor drug epirubicin (4′ – epidoxorubicin) and its precursor by a genetically engineered strain of *Streptomyces peucetius*. *Nature Biotech.* 1998, **16**, 69 – 74.

[14] Binaschi M, Zunino F, Capranico G. Mechanism of action of DNA topoisomerase inhibitors. *Stem Cells.* 1995, **13**, 369 – 379.

[15] Capranico G, Supino R, Binaschi M, Capolongo L, Grandi M, *et al.* Influence of structural modifications at the 3′ and 4′ positions of doxorubicin on the drug ability to trap topoisomerase II and to overcome multidrug-resistance. *Mol Pharmacol.* 1994, **45**, 908 – 915.

[16] Frederick CA, Williams LD, Ughetto G, van der Marel GA, van Boom JH, *et al.* Structural comparison of anticancer drug — DNA complexes: adriamycin and daunomycin. *Biochemistry.* 1990, **29**, 2538 – 2549.

[17] Gewirtz DA. A critical evaluation of the mechanisms of action proposed for the antitumor effects of the anthracycline antibiotics adriamycin and daunorubicin. *Biochem Pharmacol.* 1999, **57**, 727 – 741.

[18] Cutts SM, Nudelman A, Rephaeli A, Phillips DR. The power and potential of doxorubicin — DNA adducts. *IUBMB Life.* 2005, **57**, 73 – 81.

[19] Cummings J, Anderson L, Willmott N, Smyth JF. The molecular pharmacology of doxorubicin in vivo. *Eur J Cancer.* 1991, **27**, 532 – 535.

[20] Tritton TR, Yee G. The anticancer agent adriamycin can be actively cytotoxic without entering cells. *Science.* 1982, **217**, 248 – 250.

[21] Nielsen D, Maare C, Skovsgaard T. Cellular resistance to anthracyclines. *Gen Pharmacol: Vascular Syst.* 1996, **27**, 251 – 255.

[22] Nadas J, Sun D. Anthracyclines as effective anticancer drugs. *Exp Opin Drug Disc.* 2006, **1**, 549 – 568.

[23] Hoban PR, Robson CN, Davies SM, Hall AG, Cattan AR, *et al.* Reduced topoisomerase-II and elevated alpha class glutathione-S-transferase expression in a multidrug resistant CHO cell line highly cross resistant to mitomycin-C. *Biochem Pharmacol.* 1992, **43**, 685 – 693.

[24] Kumar S, Marfatia R, Tannenbaum S, Yang C, Avelar E. Doxorubicin-induced cardiomyopathy 17 years after chemotherapy. *Tex Heart Inst J.* 2012, **39**, 424 – 427.

[25] Cardinale D, Colombo A, Bacchiani G, Tedeschi I, Meroni CA, *et al.* Early detection of anthracycline cardiotoxicity and improvement with heart failure therapy. *Circulation.* 2015, **131**, 1981 – 1988.

[26] Chatterjee K, Zhang J, Honbo N, Karliner JS. Doxorubicin cardiomyopathy. *Cardiology.* 2010, **115** (**2**), 155 – 62.

[27] Roila F, Molassiotis A, Herrstedt J, Aapro M, Gralla RJ, *et al.*; participants of the MASCC/ESMO Consensus Conference Copenhagen 2015. 2016 MASCC and ESMO guideline update for the prevention of chemotherapy — and radiotherapy-induced nausea and vomiting and of nausea and vomiting in advanced cancer patients. *Ann Oncol.* 2016, **27**(**suppl 5**), v119 – v133.

2.1.8 表观遗传靶向药物[1]

伏立诺他和罗米地辛是组蛋白去乙酰化酶(histone deacetylase, HDAC)抑制剂,已被批准用于治疗皮肤 T 细胞淋巴瘤。阿扎胞苷和地西他滨是 DNA 甲基转移酶抑制剂,通过降低 DNA 甲基化来发挥作用,被批准用于治疗骨髓增生异常综合征(myelodysplastic syndrome, MDS)。

2.1.8.1 发现

阿扎胞苷（5-azacytidine）（图 2.1.8.1）[2,3]于 20 世纪 60 年代首次合成,在较高剂量时具有细胞毒性（最初作为细胞毒性药物的申请被 FDA 拒绝了）。地西他滨（5-氮杂-2-脱氧胞苷）[4]也于 20 世纪 60 年代首次合成,与阿扎胞苷一样,在较高剂量时具有细胞毒性。20 世纪 80 年代,随着 DNA 甲基化在表观遗传学和癌症中重要的研究成果不断出现,这两种低甲基化药物才最终被批准用于治疗 MDS。我们将在第 2.1.8.3 节中了解 DNA 甲基化在表观遗传学中的关键作用及这些药物的作用机制。

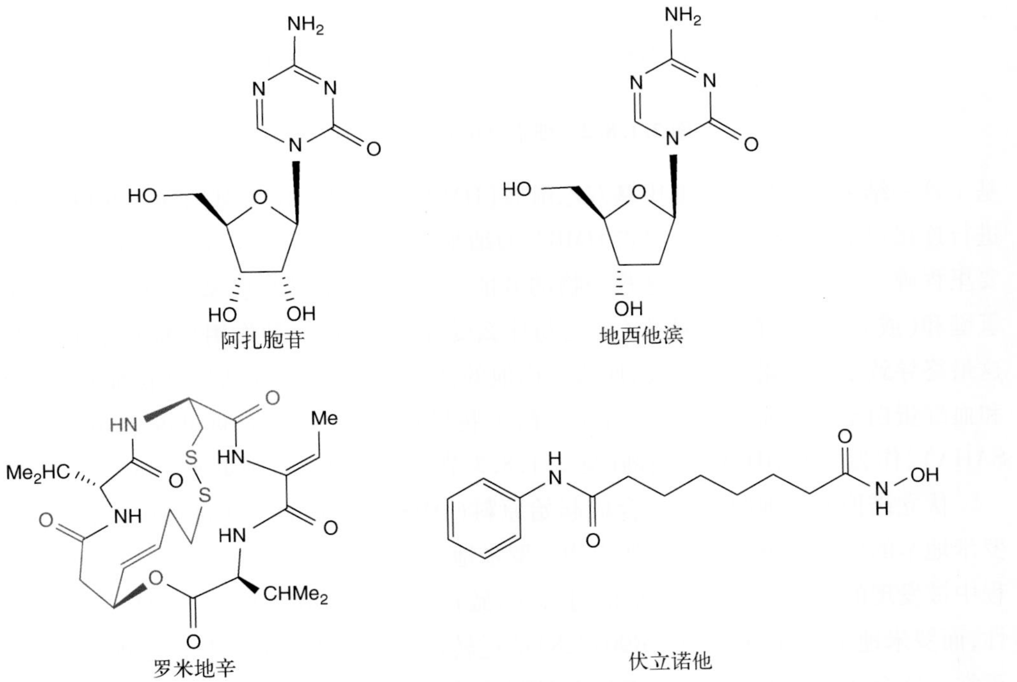

图 2.1.8.1 表观遗传靶向药物

伏立诺他的发现源于一次通过用 Friend 白血病病毒（Friend leukemia virus）感染鼠病毒诱导的红白血病细胞系研究的偶然观察[5]。在这个研究中,因为已知溶剂二甲基亚砜（dimethyl sulfoxide, DMSO）有助于稳定发展的病毒并增强 RNA 病毒的感染性,研究者向培养基中加入溶剂 DMSO 后,Friend 等发现 DMSO 抑制细胞生长,并且在低于这种抑制所需的浓度（2% v/v）时,其可导致细胞分化,并且刺激血红蛋白合成（67%的细胞变成红色）。基于这一意外发现,研究者又开展了新的合作研究,旨在探索 DMSO 诱导分化效应的机制。结果发现,其他小的极性溶剂分子也可引起相似的效应,简单的酰胺,如 N-甲基甲酰胺或 N,N-二甲基乙酰胺（图 2.1.8.2）的效力均略高于 DMSO[6]。

另一个重大发现是在同一分子中引入两个酰胺基团可以大大提高活性（6~20 倍）,

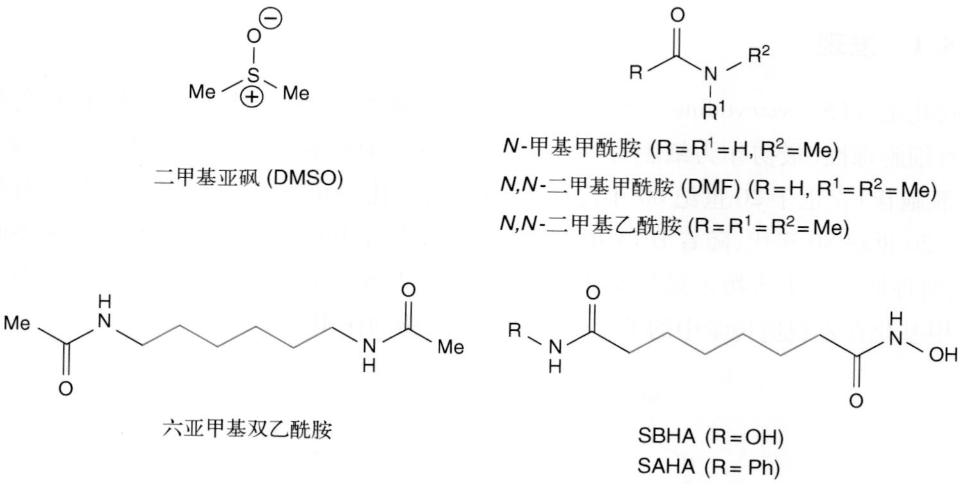

图 2.1.8.2 细胞分化的极性小分子诱导剂

基于这一结果发展出了六亚甲基双乙酰胺(HMBA),即两个酰胺基团通过 6 根 C—C 单键进行连接(图 2.1.8.2)[7]。尽管 HMBA 的细胞靶点尚未确定,但它是通往伏立诺他的重要里程碑。为了进一步增加这些药物的效能,又引入了酰基羟胺基团以增加这些分子的氢键和(或)金属离子结合能力(无论与什么受体结合,这两种作用均能增加其亲和力),这最终导致了伏立诺他的开发,使伏立诺他的活性大大提高,并诱导延长细胞周期 G1 期和血红蛋白蓄积。而伏立诺他[或辛二酰苯胺异羟肟酸(suberoy-lanilide hydroxamic acid,SAHA)]作为一种 HDAC 抑制剂(见 2.1.8.3 节)的作用机制,则更晚才被发现[8]。

伏立诺他的发现归功于从合成起始原料(DMSO)开始的优化过程中的构效关系,而罗米地辛的发现来源于一种天然产物。罗米地辛最初是在研究致癌基因 ras 抑制剂的过程中被发现的[9,10]。在肿瘤形成的过程中,致癌基因 Ha-ras 与肿瘤的形成有很强的相关性,而罗米地辛(当时被称作 FR901228)能逆转该基因表达转化产生的表型从而使其恢复正常。这个活性后来再次被证实是由 HDAC 的活性导致的[11,12]。

2.1.8.2 合成

地西他滨(5-氮杂-2-脱氧胞苷)于 1964 年由 Pliml 和 Šorm 首次合成,尽管他们没有把混合物中的异构体分离(而其他合成研究主要关注的是最大化 β-异构体的产率)[13],但我们还是要回顾一下它的原始合成路线(示意图 2.1.8.1)[14]。这种方法不同于后来的方法,芳香环是由适当取代的前体构建而成,而不是直接引入的。3′位和 5′位的羟基非常容易发生反应,故首先引入甲苯甲酰基(Tol)进行保护,然后将 2-脱氧-D-呋喃核糖基氯的异头混合物与氰酸银(AgOCN)反应,通过亲核取代得到对应的异氰酸酯混合物(2)。然后再加入 2-甲基异脲得到缩二脲类似物(3),(3)再与原甲酸三乙酯反应得到三嗪酮(4)。最终,将(4)与氨水反应,发生亲核取代和甲苯甲酰基的脱去生成地西他滨。

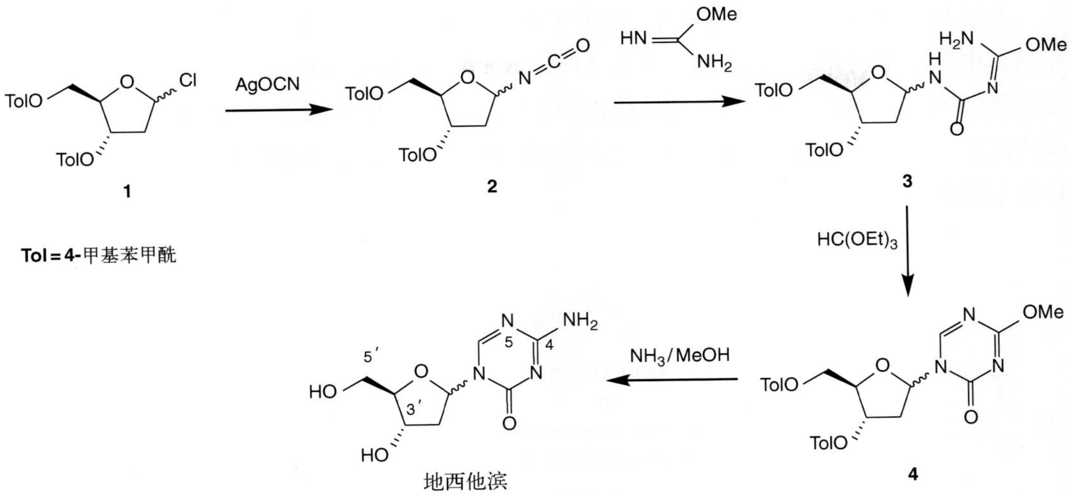

Tol = 4-甲基苯甲酰

示意图 2.1.8.1　地西他滨的原始合成[13,14]

　　5-氮杂胞苷(5-阿扎胞苷)是一种天然产物,已从拉达克链霉菌(*Streptoverticillium ladakanus*)中分离得到。显而易见,用于获得地西他滨的合成路线(示意图 2.1.8.1)可能同样适用于合成阿扎胞苷。Piskala 和 Šorm 使用了非常相似的方法,采用了乙酰基保护的 *D*-呋喃核糖作为前体[15]。作为引入完整杂环的先例,Winkley 和 Robins 首先使用了六甲基二硅胺烷使 5-氮杂胞嘧啶(**5**)硅烷化,再与 *N,O*-双(三甲基硅基)衍生物(**6**)和 2,3,5-三乙酰基-*D*-呋喃核糖基溴(**7**)反应,随后用甲醇氨脱保护,最终得到了阿扎胞苷(示意图 2.1.8.2)。

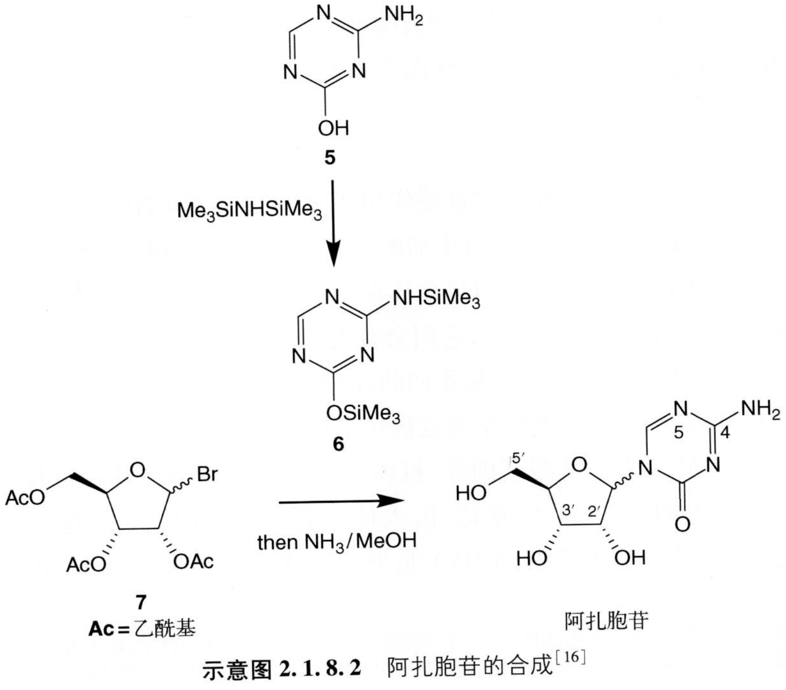

Ac = 乙酰基

示意图 2.1.8.2　阿扎胞苷的合成[16]

在最初的伏立诺他制备专利中,提供了 4 条合成路径,它们的总收率大致相同,下文介绍其中最简单的路线(示意图 2.1.8.3)[17]。在 KOH 的水-四氢呋喃(1:1)溶液中,将二酰氯(**8**)[很容易由二酸(辛二酸)获得]与等量的苯胺(**9**)和盐酸羟胺(**10**)反应。两种亲核试剂与酰氯反应由于选择性低,会产生的多种产物,需要通过柱色谱纯化,从而导致总收率较低。

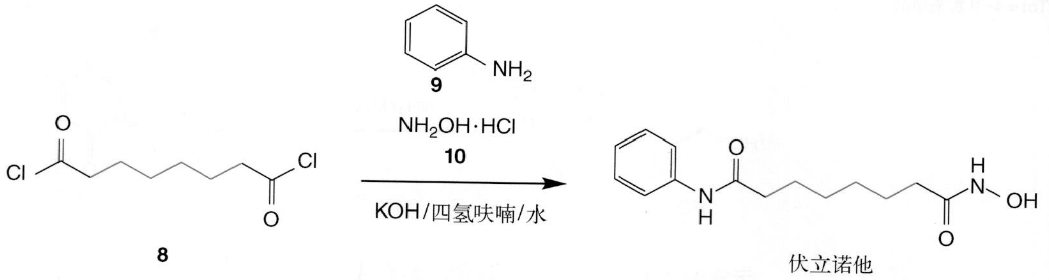

示意图 2.1.8.3 伏立诺他的原始合成[17]

罗米地辛(最初称为 FR901228 或 FK228)是一种天然产物,1993 年首次从紫色色杆菌(*Chromobacterium violaceum*)No. 968 中分离得到,目前仍以发酵方式进行工业规模生产[9]。最初的分离程序包括用乙酸乙酯提取发酵液(在灭菌和过滤后),然后使用硅胶柱层析分离,再经过重结晶得到无色菱形晶体。罗米地辛发酵 72 h 后的最大产量为 19 μg /mL。

通过光谱技术和化学检测相结合的方法,罗米地辛的分子式确定为 $C_{24}H_{36}N_4O_6S_2$,由于其无色菱形晶体非常适宜 X 射线单晶衍射分析,通过此手段最终确定了它的结构[18]。罗米地辛的结构是一种双环缩肽(酰胺键被酯键取代的肽),在 *D*-半胱氨酸和一种 3-羟基-7-巯基庚烯酸之间含有一个二硫键(图 2.1.8.1)。

2.1.8.3 作用方式[19-22]

对遗传过程理解的加深使我们对直接作用于 DNA 的药物的作用机制也有了新的认识。如我们所熟知的,我们身体中的每个细胞都含有相同的 DNA,这些 DNA 是我们从父母那里继承来的;23 对染色体中,每对染色体都是父亲提供一个,母亲提供一个。那么,如果所有的细胞都有相同的 DNA,为什么它们会有表现出这样一系列不同的表型(特征)呢?虽然 DNA 是相同的,但基因的表达却是不同的,而控制这一差异的过程被称为表观遗传学(epigenetics①)(当然,关于表观遗传学究竟包括了什么一直存在一些争议[23])。

除了选择控制转录表达哪些基因外,机体还含有大量被小心组装的 DNA,我们每个细胞中的 DNA 链大约长 2 m。而据估计,人体内有 3.72×10^{13} 个细胞(不算微生物细胞)[24],因此我们每个人体内含有的 DNA 足够往返太阳和地球(2.99×10^{11} m 的往返行

---

① 前缀 epi 来源于希腊语,有高于或超过的含义。表观遗传学是一门相当新近的科学,这个术语是由英国发育生物学家 Conrad Waddington 在 1942 年首次使用(在基因在遗传中的作用还没有真正为人所知之前)。

程）近 250 次。

那么 DNA 是如何组装的,又是如何决定哪些基因在特定类型的细胞中发生转录的呢（或哪些不发生)？为了将如此大量的 DNA 整合到细胞核内,DNA 被包裹在核心由 8 个组蛋白组成的蛋白周围,形成称为核小体的结构(图 2.1.8.3)。从图 2.1.8.3(b)可以看到,组蛋白的尾部穿过 DNA 并围绕 DNA,然后从核小体伸出,如从 H4 的尾部（绿松石色）向右侧伸出。

(a)　　　　　　　　　　　　　　　　(b)

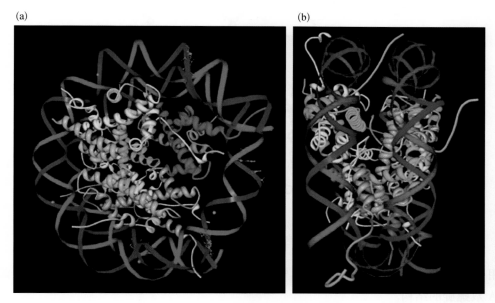

图 2.1.8.3　包含 CpG 甲基化 DNA 的核小体的晶体结构。(a)从上面观察和(b)从侧面观察：组蛋白 2a 蛋白(H2a,黄色)；组蛋白 2b 蛋白(H2b,绿色)；组蛋白 3 蛋白(H3,粉色)；组蛋白 4 蛋白(H4,绿松石色)(PDB 5B2J)

核小体之间的紧密程度决定了参与转录的蛋白质能靠近哪些基因：在异染色质中,核小体排列紧密,不可能进行基因转录[图 2.1.8.4(a)],而在常染色质中,核小体排列不太紧密,负责转录的转录因子和聚合酶可以靠近 DNA[图 2.1.8.4(b)]。

我们现在来看看两个已被证明的通过影响核小体包装来调控基因转录的表观遗传过程：DNA 甲基化和组蛋白末端修饰（乙酰化或甲基化)。

首先,让我们来看看 DNA 甲基化[20]。DNA 甲基化是由 DNA 甲基转移酶(DNA methyltransferase, DNMT)发挥作用的,且引进了表观遗传标记,此归类为表观遗传作用。就基因表达的调控而言,重要的是 CpG 序列胞嘧啶的 C - 5 甲基化[得到 5 -甲基胞嘧啶(5 - methycytosine, 5mC)],其 DNA 甲基化水平与基因表达相关：启动子区域的低 DNA 甲基化水平促进活性基因表达,而转录位点附近的甲基化,则会导致抑制转录的甲基化CpG 结合区(methyl-CpG binding domain, MBD)蛋白的募集,进而阻断基因表达。

大家可能意识到这种解释过于简单了,但这已经可以来理解阿扎胞苷和地西他滨的

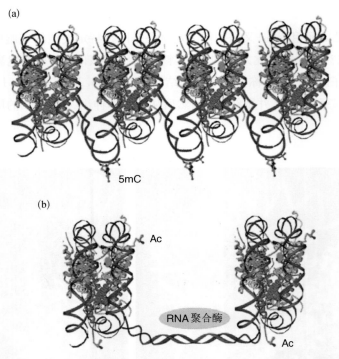

图 2.1.8.4 （a）异染色质［含有高水平的 5-甲基胞嘧啶（5mC）］
和（b）常染色质（显示乙酰化组蛋白赖氨酸）的结构

作用机制[25,26]。5-甲基胞嘧啶也会与鸟嘌呤形成 Watson-Crick 碱基对,但不会影响
DNA 双螺旋的结构。

　　5-甲基胞嘧啶的形成机制非常重要,现在被广泛称为第 5 个 DNA 碱基,与尿嘧啶的
甲基化(生成胸苷)有一些相似之处,我们将在第 2.2.3.3 节中提及。通常,胞嘧啶的 5 位
是不反应的,因此该位点的甲基化必须通过酶催化将该位置转化为亲核基团[27]。DNMT
的半胱氨酸阴离子［由 DNA 骨架上的磷酸基团（B）对活性位点的半胱氨酸去质子化产
生］与具有亲电性的 C-6 位发生反应,得到中间体（**11**）；这时,被活化的 C-5 可以亲核
进攻甲基供体 S-腺苷甲硫氨酸（S-adenosylmethionine, SAM）上具有亲电性的甲基(示意
图 2.1.8.4)。C-6 能够与半胱氨酸发生反应,是相邻的 C＝N 造成 C5-C6 键的极化而
实现的。最后,甲基化产物（**12**）在碱的催化下去质子,和酶连接的共价键断裂,释放游离
半胱氨酸残基,重新形成 C5-C6 双键,得到 5-甲基胞嘧啶。

　　关于 DNMT 是如何接触到 DNA 双螺旋结构内的胞嘧啶的,大家可以回顾一下抗链间交
联剂和替莫唑胺的章节(见第 2.1.1.4 节和第 2.1.2.4 节),在这些章节中可能会更明显地
看到这一过程。这两种机制(后面的 MGMT)涉及从 DNA 中翻转出一个碱基。类似的翻转
过程在细菌 HhaI 胞嘧啶-5-甲基转移酶（M. HhaI）中也观察到了(图 2.1.8.5)[28,29]。有人
认为,哺乳动物(真核生物)DNMT 也利用了这一过程,在这一过程中,翻转的胞嘧啶和甲基
转移酶之间的相互作用,从而为失去 3 个氢键(和其他堆叠效应)的鸟嘌呤提供了一些补偿。

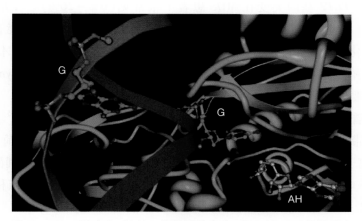

示意图 2.1.8.4 S-腺苷甲硫氨酸(SAM)作为甲基供体,DNMT 催化胞嘧啶甲基化(蓝色显示的残基是酶活性位点的一部分,B 代表来自 DNA 骨架的磷酸基团)[27]

图 2.1.8.5 胞嘧啶(C)从双螺旋翻转出来,进入 *Hha*I 甲基转移酶的口袋,留下一个不成对的鸟嘌呤(G)(PDB 3MHT)。AH 代表 S-腺苷-L-同型半胱氨酸(腺苷半胱氨酸)[28]

与吉西他滨(我们在第 2.1.4 节中遇到)一样,阿扎胞苷和地西他滨一旦被细胞吸收,其必须先磷酸化生成三磷酸盐,才能通过 DNA 聚合酶合并进入 DNA(示意图2.1.8.5)[30]。

因为地西他滨的三磷酸盐是 DNA 聚合酶的底物,地西他滨被合并入 DNA,从而阻断DNA 合成和降低甲基化水平。

阿扎胞苷既可合并入 RNA,导致 RNA 破坏和蛋白质合成受阻,也可合并入 DNA(因其二磷酸可通过核糖核苷酸还原酶转化为地西他滨二磷酸)。

因此,大家可能比较好奇,这些药物与 DNA 的结合是如何降低甲基化水平的呢(胞嘧啶甲基化的量减少)? 回想一下 DNMT 的机制(示意图2.1.8.4),想象氮胞苷被 DNMT 攻击时可能发生的情况。半胱氨酸在 C‑6 处进攻酶联中间体(13),然后在 5 位(现在是氮而不是碳)发生甲基化(示意图2.1.8.6)。甲基化的阿扎胞苷在 5 位没有氢,因此在碱作用下不能发生消除,DNMT 保留与氮核苷酸共价结合(因此不能再催化其他的 DNA 甲基化)[31]。烷基化的 DNMT(14)被蛋白酶体降解,从而导致地西他滨的细胞毒性,并且最终导致了细胞 DNMT 水平的降低[32]。

应用这些 S 期激活的 DNA 甲基化抑制剂可重新激活之前沉默的(由于有高甲基化启动子序列)肿瘤抑制基因,使其表达并恢复正常功能。

到目前为止,我们主要的描述集中在 DNMT 引起的 DNA 甲基化,但是,由于甲基化是控制基因表达的表观遗传机制之一,我们猜想这是一个可逆的过程,而事实也的确如此。10‑11 易位(TET)蛋白家族是 5‑甲基胞嘧啶氧化酶,能够催化 5‑甲基胞嘧啶经过 5‑羟甲基‑(DNA 的第 6 个碱基)和 5‑甲酰基中间体转化为 5‑羧基胞嘧啶(示意图2.1.8.7)[33,34]。5‑甲酰基胞嘧啶(5‑formylcytosine, 5fC)和 5‑羧基胞嘧啶(5‑carboxylcytosine, 5caC)均被胸腺嘧啶‑DNA 糖基化酶识别,并进行碱基切除,随后是 BER,在之前甲基化的位点重新引入胞嘧啶。TET2 基因突变在 MDS 患者中很常见(6%~26%)[34],并可导致 TET2催化活性受损(因此可获得高水平的 5‑甲基胞嘧啶)。但 TET2 的功能丧失如何导致疾病向恶性转化仍然是一个有争议的问题,并且考虑到这些酶 2009 年才被发现,仍需要大量研究来阐明这一过程及 TET 酶和 5‑羟甲基胞嘧啶(5‑hydroxymethylcytosine,5‑hmC)的重要作用。

我们再来看看组蛋白的修饰,特别是组蛋白上赖氨酸的乙酰化修饰[35]。组蛋白尾部的赖氨酸基团带正电荷(示意图2.1.8.4),因此可与 DNA 骨架上带负电荷的磷酸盐形成强烈、稳定的离子相互作用。乙酰化的 ε‑氨基(由 HAT 催化,利用乙酰辅酶 A 作为辅助因子)减弱了该电荷和产生的离子相互作用,导致组蛋白和 DNA 之间的亲和力降低,使其结构打开[图2.1.8.4(b)],从而使得转录因子得以接近 DNA。

HDAC 被归类为表观遗传"橡皮擦",这是由于它们能移除表观遗传标记。如前所述,研究者先发现伏立诺他,然后才了解到它是 HDAC 抑制剂及它的机制方式:与锌原子结合,而锌原子是这些酶水解活性的关键。金属蛋白酶如血管紧张素转化酶和新的

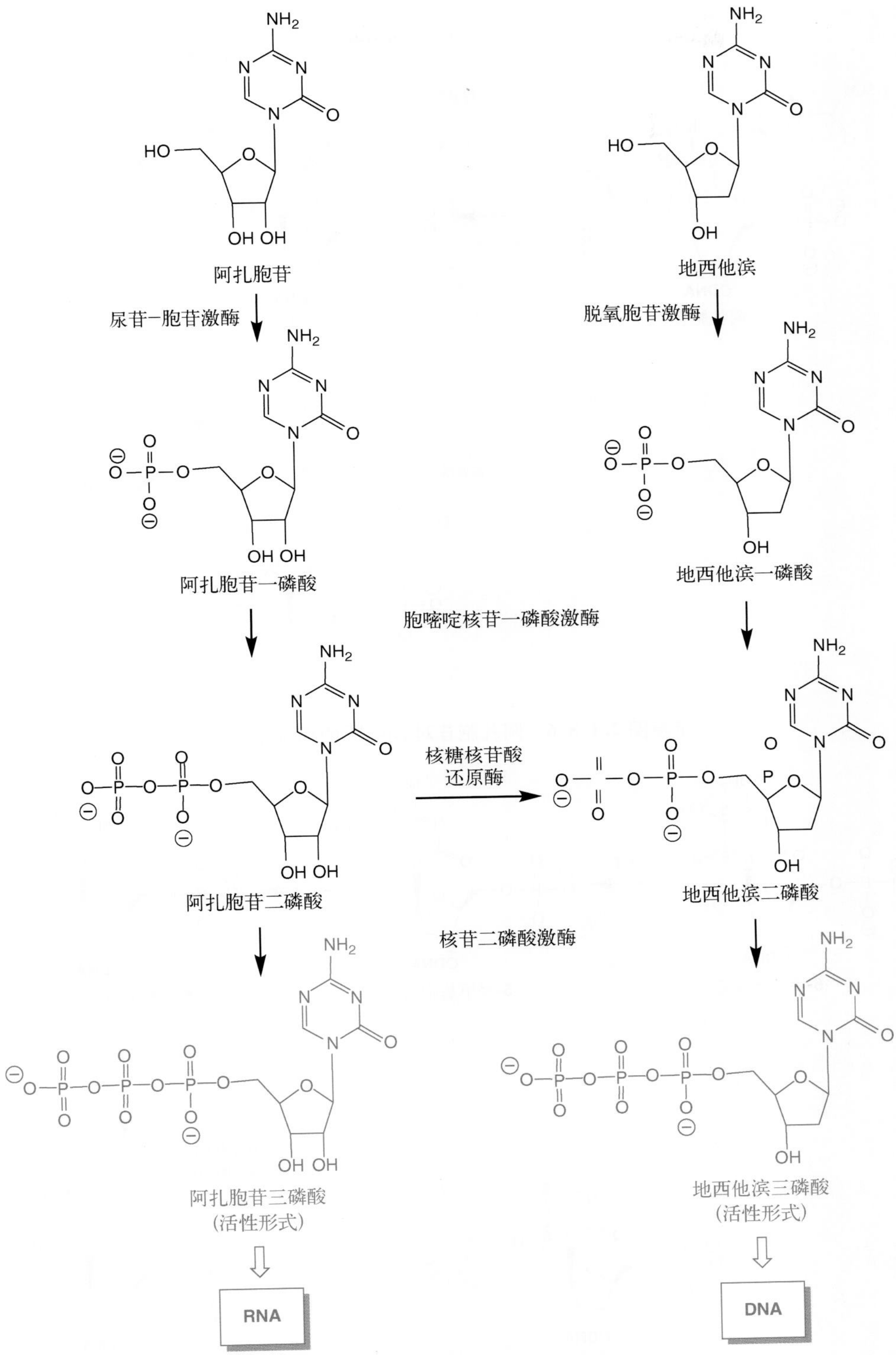

示意图 2.1.8.5 阿扎胞苷的活化[30]

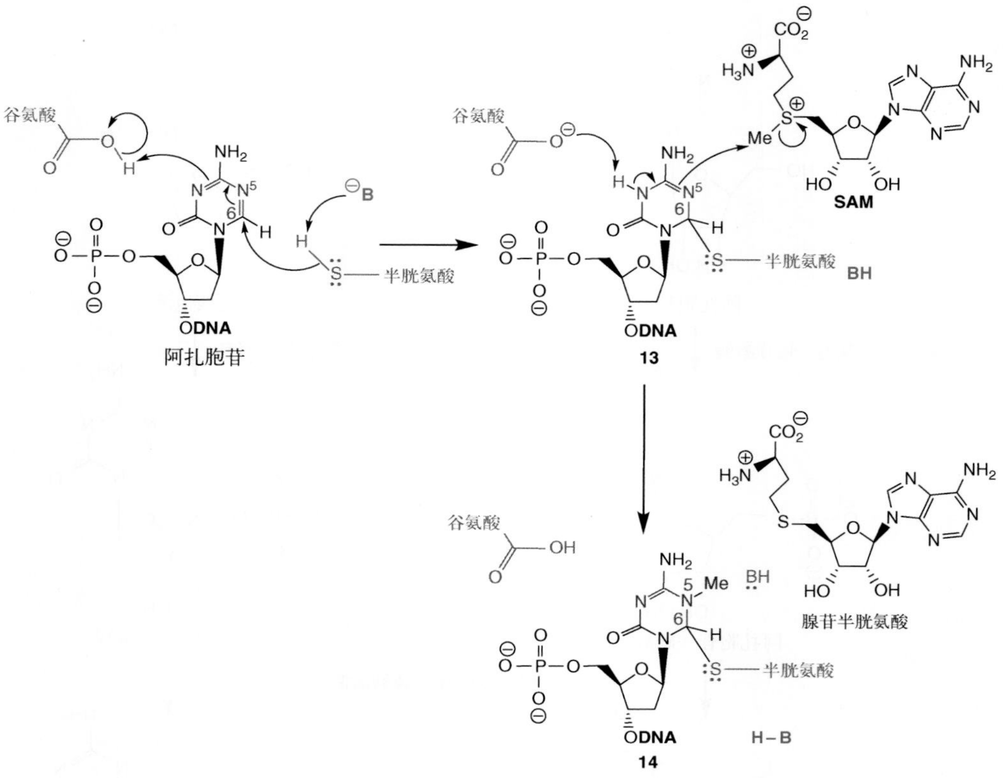

示意图 2.1.8.6 阿扎胞苷对 DNMT 的抑制作用[30]

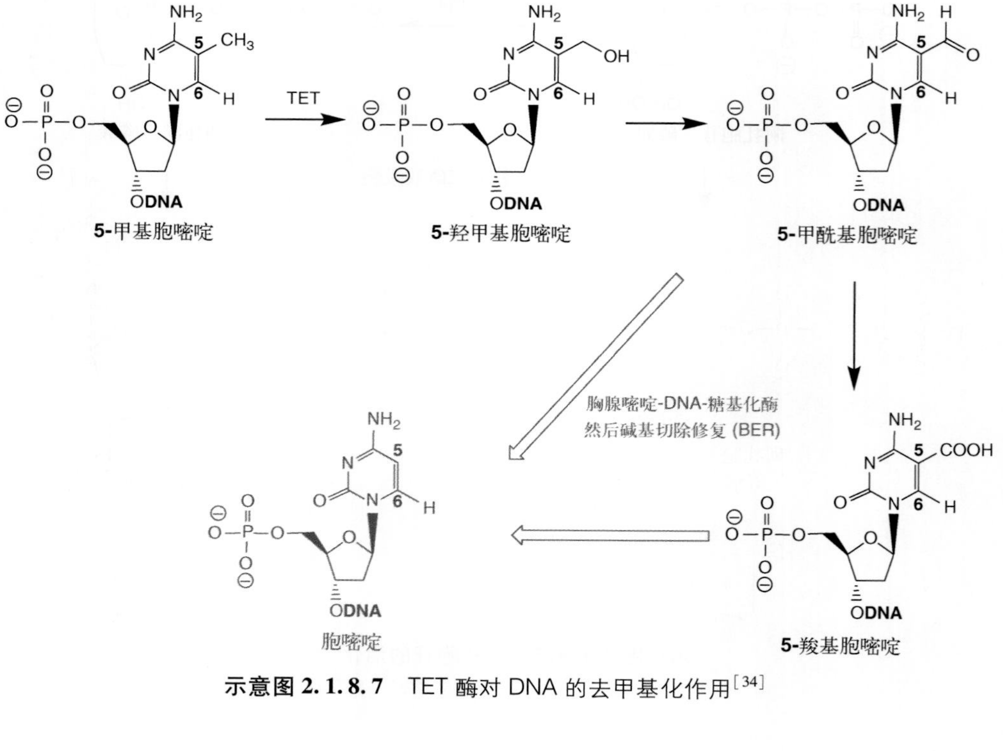

示意图 2.1.8.7 TET 酶对 DNA 的去甲基化作用[34]

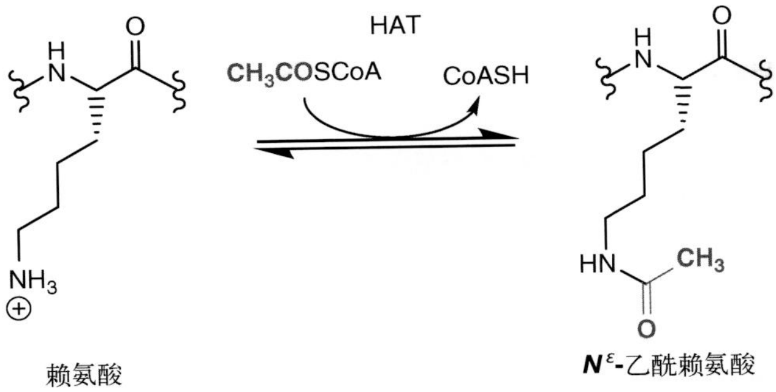

示意图 2.1.8.8 通过 HAT①,以乙酰辅酶 A 作为辅因子,对组蛋白尾部的赖氨酸残基进行乙酰化[36]

Dehli 金属 β-内酰胺酶 1(New Dehli metallo-β-lactamase-1, NDM-1),利用锌与酰胺的羰基配位反应(因此增加了羰基碳原子的亲电性)及增加水分子的亲核性,从而促进其对酰胺基团上的羰基的进攻(示意图 2.1.8.9,方框)。拥有类似机制特点的 HDAC 被归类为 I 类 HDAC②(示意图 2.1.8.9)[37]。

伏立诺他含有一个酰基羟胺基团,它能通过羰基和羟基与锌发生双重配位,有很强的结合力。随后的晶体结构也表明,抑制剂必须通过一个相对狭窄的通道(通常容纳乙酰赖氨酸底物)接近锌原子,这也解释了为什么官能团之间需要六元连接单元(图 2.1.8.6)[38]。伏立诺他与锌结合可抑制乙酰赖氨酸的水解,即抑制组蛋白的去乙酰化。不过,这些 HDAC 抑制剂是如何诱导细胞周期阻滞和凋亡的,目前还不清楚,不过有学说认为是由于它们对参与增殖和凋亡的特定基因的调节[39,40]。有人提出,癌细胞具有"表观遗传依赖性",它们过度依赖 HDAC 来维持关键的生存和生长基因,而不像正常细胞那样可以利用替代的表观遗传调控机制[41]。

既然我们知道 HDAC 可利用锌离子来促进酰胺键水解,我们就可以理解为什么 HDAC 抑制剂含有锌结合基团,如酰基羟胺基团(伏立诺他中含有)和硫(罗米地辛中含有)。伏立诺他的结构突出了 HDAC 抑制剂所需的一些特征:锌结合基团、一个连接子(延伸通过通常被底物占据的蛋白隧道)和一个帽状结构(不能进入隧道)(图 2.1.8.7)。乍一看,罗米地辛似乎并不包含相同的特征,但是我们一旦知道罗米地辛其实是一个前体药物,它能在体内通过还原二硫键而被激活[42],就能够清晰地发现它也同样符合这些结构要求(图 2.1.8.7)。最有效的 HDAC 抑制剂之一——拉格唑拉的硫醇基团是一种结构相关的天然产物,与罗米地辛具有相同的含硫基侧链。该抑制剂与 HDAC 结合的晶体结构显示,该侧链位于乙酰赖氨酸隧道内[43]。

---

① 为什么有些文章用首字母缩写 KAT 来指代赖氨酸乙酰转移酶?
② HDAC 分为 I 和 II 两类,伏立诺他对两组均有抑制作用。

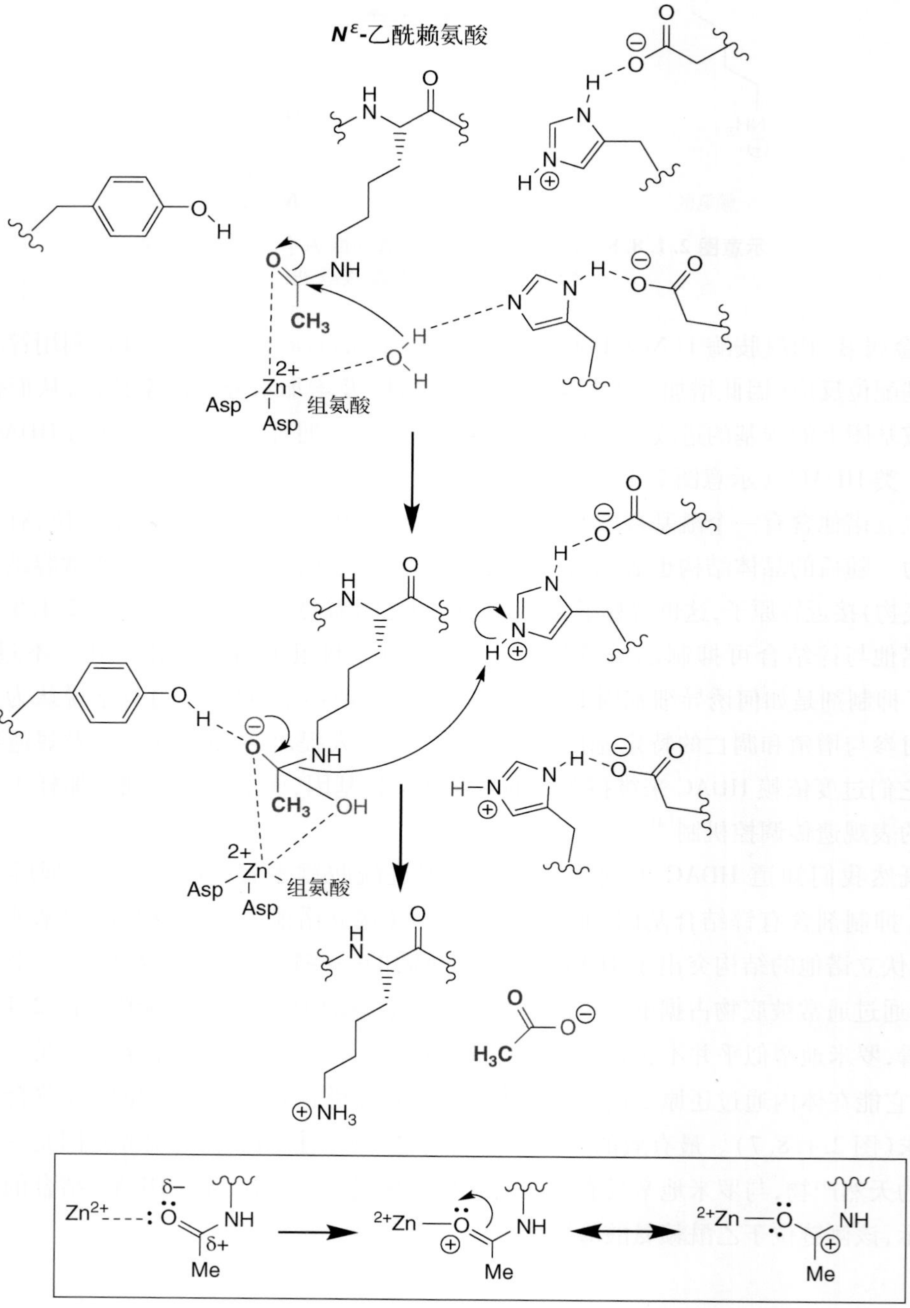

N^{ε}-乙酰赖氨酸

示意图 2.1.8.9　组蛋白去乙酰化的机制[37]

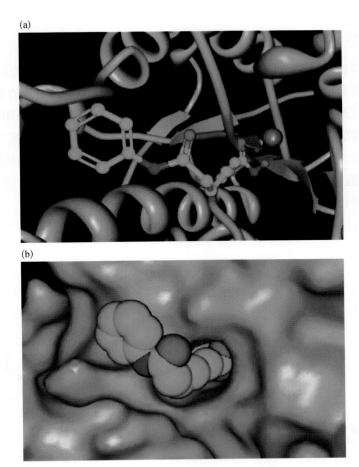

图 2.1.8.6 伏立诺他与 HDAC 的结合,显示了(a) 异羟肟酸基团与锌原子结合(灰色)和(b) 通向锌原子的狭窄通道[PDN 4LXZ][38]

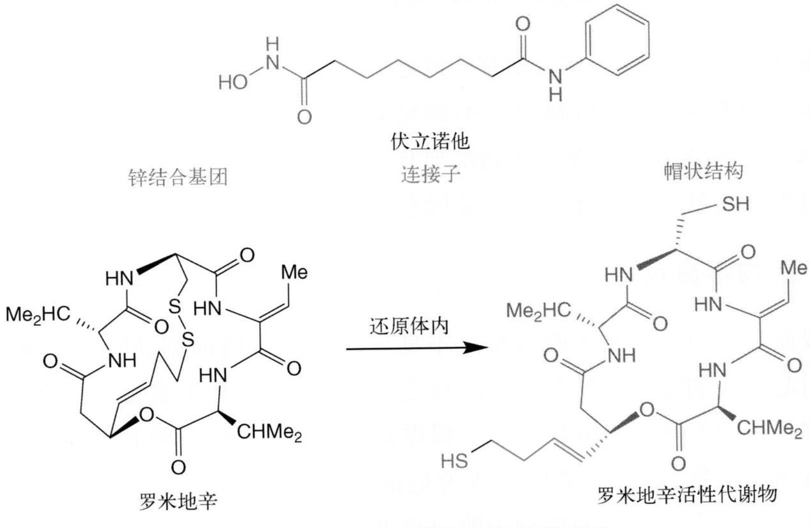

伏立诺他

锌结合基团　　　　　连接子　　　　　帽状结构

罗米地辛　　　　　　　还原体内　　　　　罗米地辛活性代谢物

图 2.1.8.7 HDAC 抑制剂的结构要求

2.1.8.4 耐药机制

正如前面多次说过的,对作用机制的理解也有助于加深对抗癌药物的耐药的理解。知道了阿扎胞苷和地西他滨在合并入 DNA 之前都需要转化为它们的三磷酸盐,就能理解这些化合物的耐药性可能是由磷酸化缺陷引起的。Valencia 等的研究证明对阿扎胞苷治疗无响应的患者的尿苷-胞苷激酶(uridine-cytidine kinase,UCK)水平较低[44],Qin 等发现对地西他滨治疗无反应的 MDS 患者的胞苷脱氨酶与脱氧胞苷激酶的比值较有反应的患者高 3 倍[45]。胞苷脱氨酶可以使地西他滨失活,因此可导致代谢失活,因为代谢的激活能将地西他滨转化为单磷酸盐(示意图 2.1.8.10)。

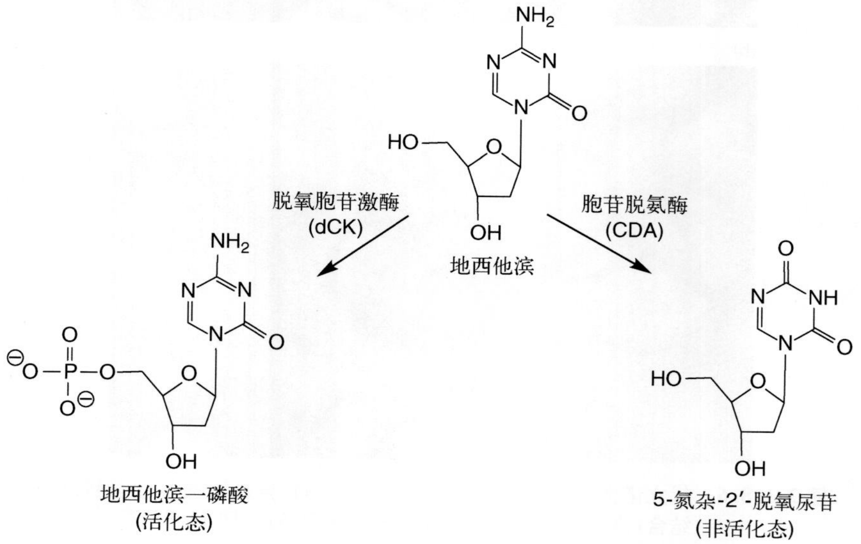

示意图 2.1.8.10 地西他滨的活化和灭活

不出所料的是,尽管这些化合物有些最近批准用于治疗 MDS,但没有太多的证据能支持 HDAC 抑制剂的临床耐药机制[46]。有研究显示,伏立诺他的耐药可能与非表观遗传机制有关,主要与其引起抗氧化基因表达增加有关——在一项 I 期试验中,76%对伏立诺他无反应的白血病或 MDS 患者的抗氧化基因水平升高[39,47]。

2.1.8.5 药物不良反应

与表观遗传靶向药物相关的最常见不良反应包括骨髓抑制、肺炎(可能是细菌、病毒或真菌引起)、低钾血症、腹泻、便秘、疲乏、过敏性皮疹和生育能力丧失。与表观遗传靶向药物相关的 CINV 也相对常见。根据潜在致吐性分类,阿扎胞苷和罗米地辛被认为是中度风险药物,而伏立诺他被认为是低度风险药物[48]。地西他滨尚未分类,但来自临床试验和上市后监测的数据表明,1/3 的患者出现恶心,而实际上约 1/5 的患者出现由治疗引起的呕吐[49]。

参考文献

[1] Boumber Y, Issa JPJ. Epigenetics in cancer: What's the future? *Oncology-New York*. 2011, **25**, 220 – 228.

[2] Issa J-PJ, Kantarjian HM, Kirkpatrick P. Azacitidine. *Nat Rev Drug Discov*. 2005, **4**, 275 – 276.

[3] Čihák A. Biological Effects of 5 – azacytidine in eukaryotes. *Oncology*. 1974, **30**, 405 – 422.

[4] Gore SD, Jones C, Kirkpatrick P. Decitabine. *Nat Rev Drug Discov*. 2006, **5**, 891 – 892.

[5] Friend C, Scher W, Holland JG, Sato T. Hemoglobin synthesis in murine virus-induced leukemic cells in vitro: Stimulation of erythroid differentiation by dimethyl sulfoxide. *Proc Natl Acad Sci USA*. 1971, **68**, 378 – 382.

[6] Tanaka M, Levy J, Terada M, Breslow R, Rifkind RA, et al. Induction of erythroid differentiation in murine virus infected eythroleukemia cells by highly polar compounds. *Proc Natl Acad Sci USA*. 1975, **72**, 1003 – 1006.

[7] Reuben RC, Wife RL, Breslow R, Rifkind RA, Marks PA. A new group of potent inducers of differentiation in murine erythroleukemia cells. *Proc Natl Acad Sci USA*. 1976, **73**, 862 – 866.

[8] Richon VM, Emiliani S, Verdin E, Webb Y, Breslow R, et al. A class of hybrid polar inducers of transformed cell differentiation inhibits histone deacetylases. *Proc Natl Acad Sci USA*. 1998, **95**, 3003 – 3007.

[9] Ueda H, Nakajima H, Hori Y, Fujita T, Nishimura M, et al. FR901228, a novel antitumor bicyclic depsipeptide produced by *Chromobacterium violaceum* No. 968. I. Taxonomy, fermentation, isolation, physico-chemical and biological properties, and antitumor activity. *J Antibiot (Tokyo)*. 1994, **47**, 301 – 310.

[10] Ueda H, Manda T, Matsumoto S, Mukumoto S, Nishigaki F, et al. FR901228, a novel antitumor bicyclic depsipeptide produced by *Chromobacterium violaceum* No. 968. III. Antitumor activities on experimental tumors in mice. *J Antibiot (Tokyo)*. 1994, **47**, 315 – 323.

[11] Nakajima H, Kim YB, Terano H, Yoshida M, Horinouchi S. FR901228, a potent antitumor antibiotic, is a novel histone deacetylase inhibitor. *Exp Cell Res*. 1998, **241**, 126 – 133.

[12] VanderMolen KM, McCulloch W, Pearce CJ, Oberlies NH. Romidepsin (Istodax®, NSC 630176, FR901228, FK228, Depsipeptide): A natural product recently approved for cutaneous T-cell lymphoma. *J Antibiot (Tokyo)*. 2011, **64**, 525 – 531.

[13] Van Camp JA. (2010) Decitabine (Dacogen): A DNA methyltransferase inhibitor for cancer. Modern Drug Synthesis. John Wiley & Sons, Inc. pp. 45 – 55.

[14] Pliml J, Sorm F. Synthesis of 2 – deoxy-D-ribofuranosyl – 5 – azacytosine — preliminary communication. *Coll Czech Chem Comm*. 1964, **29**, 2576 – 2578.

[15] Piskala A, Sorm F. Nucleic acids components and their analogues. 51. Synthesis of 1 – glycosyl derivatives of 5 – azauracil and 5 – azacytosine. *Coll Czech Chem Comm*. 1964, **29**, 2060 – 2076.

[16] Winkley MW, Robins RK. Direct glycosylation of 1,3,5 – triazinones. New approach to the synthesis of the nucleoside antibiotic 5 – azacytidine (4 – amino – 1 – β-D-ribofuranosyl – 1,3,5 – triazin – 2 – one) and related derivatives. *J Org Chem*. 1970, **35**, 491 – 495.

[17] Breslow R, Marks PA, Rifkind RA, Jursic B. Potent inducers of terminal differentiation and methods of use thereof. *US Patent* 5369108A (1994).

[18] Shigematsu N, Ueda H, Takase S, Tanaka H, Yamamoto K, et al. FR901228, a novel antitumor

bicyclic depsipeptide produced by *Chromobacterium violaceum* No. 968. II. Structure determination. *J Antibiot (Tokyo)*. 1994, **47**, 311 – 314.

[19] Baylin SB. DNA methylation and gene silencing in cancer. *Nat Clin Pract Oncol*. 2005, **2(Suppl 1)**, S4 – 11.

[20] Yoo CB, Jones PA. Epigenetic therapy of cancer: past, present and future. *Nat Rev Drug Discov*. 2006, **5**, 37 – 50.

[21] Jones PA, Laird PW. Cancer-epigenetics comes of age. *Nat Genet*. 1999, **21**, 163 – 167.

[22] Egger G, Liang G, Aparicio A, Jones PA. Epigenetics in human disease and prospects for epigenetic therapy. *Nature*. 2004, **429**, 457 – 463.

[23] Wu CT, Morris JR. Genes, genetics, and epigenetics: A correspondence. *Science*. 2001, **293**, 1103 – 1105.

[24] Bianconi E, Piovesan A, Facchin F, Beraudi A, Casadei R, *et al*. An estimation of the number of cells in the human body. *Ann Human Biol*. 2013, **40**, 463 – 471.

[25] Dupont C, Armant DR, Brenner CA. Epigenetics: Definition, mechanisms and clinical perspective. *Sem Reproduct Med*. 2009, **27**, 351 – 357.

[26] Holliday R. Epigenetics: A historical overview. *Epigenetics*. 2006, **1**, 76 – 80.

[27] Zangi R, Arrieta A, Cossio FP. Mechanism of DNA methylation: The double role of DNA as a substrate and as a cofactor. *J Mol Biol*. 2010, **400**, 632 – 644.

[28] O'Gara M, Zhang X, Roberts RJ, Cheng XD. Structure of a binary complex of HhaI methyltransferase with *S*-adenosyl-L-methionine formed in the presence of a short non-specific DNA oligonucleotide. *J Mol Biol*. 1999, **287**, 201 – 209.

[29] Nakajima H, Kim YB, Terano H, Yoshida M, Horinouchi S. FR901228, a potent antitumor antibiotic, is a novel histone deacetylase inhibitor. *Exp Cell Res*. 1998, **241**, 126 – 133.

[30] Leone G, D'Alo F, Zardo G, Voso MT, Nervi C. Epigenetic treatment of myelodysplastic syndromes and acute myeloid leukemias. *Curr Med Chem*. 2008, **15**, 1274 – 1287.

[31] Zhou L, Cheng X, Connolly BA, Dickman MJ, Hurd PJ, *et al*. Zebularine: a novel DNA methylation inhibitor that forms a covalent complex with DNA methyltransferases. *J Mol Biol*. 2002, **321**, 591 – 599.

[32] Juttermann R, Li E, Jaenisch R. Toxicity of 5 – aza – 2′ – deoxycytidine to mammalian-cells is mediated primarily by covalent trapping of DNA methyltransferase rather than DNA demethylation. *Proc Natl Acad Sci USA*. 1994, **91**, 11797 – 11801.

[33] Ko M, An J, Pastor WA, Koralov SB, Rajewsky K, *et al*. TET proteins and 5 – methylcytosine oxidation in hematological cancers. *Immunol Rev*. 2015, **263**, 6 – 21.

[34] Rasmussen KD, Helin K. Role of TET enzymes in DNA methylation, development, and cancer. *Genes Devel*. 2016, **30**, 733 – 750.

[35] Verdin E, Ott M. 50 years of protein acetylation: from gene regulation to epigenetics, metabolism and beyond. *Nat Rev Mol Cell Biol*. 2015, **16**, 258 – 264.

[36] Kim G-W, Yang X-J Comprehensive lysine acetylomes emerging from bacteria to humans. *Trends Biochem Sci*. **36**, 211 – 220.

[37] Finnin MS, Donigian JR, Cohen A, Richon VM, Rifkind RA, *et al*. Structures of a histone deacetylase homologue bound to the TSA and SAHA inhibitors. *Nature*. 1999, **401**, 188 – 193.

[38] Lauffer BEL, Mintzer R, Fong R, Mukund S, Tam C, *et al*. Histone deacetylase (HDAC) inhibitor kinetic rate constants correlate with cellular histone acetylation but not transcription and cell viability. *J Biol Chem*. 2013, **288**, 26926 – 26943.

[39] Falkenberg KJ, Johnstone RW. Histone deacetylases and their inhibitors in cancer, neurological diseases and immune disorders. *Nat Rev Drug Discov.* 2014, **13**, 673 – 691.

[40] Ceccacci E, Minucci S. Inhibition of histone deacetylases in cancer therapy: lessons from leukaemia. *Br J Cancer.* 2016, **114**, 605 – 611.

[41] Dawson MA, Kouzarides T. Cancer epigenetics: from mechanism to therapy. *Cell.* 2012, **150**, 12 – 27.

[42] Furumai R, Matsuyama A, Kobashi N, Lee K-H, Nishiyama M, *et al.* FK228 (depsipeptide) as a natural prodrug that inhibits class I histone deacetylases. *Cancer Res.* 2002, **62**, 4916 – 4921.

[43] Decroos C, Clausen DJ, Haines BE, Wiest O, Williams RM, *et al.* Variable active site loop conformations accommodate the binding of macrocyclic largazole analogues to HDAC8. *Biochemistry.* 2015, **54**, 2126 – 2135.

[44] Valencia A, Masala E, Rossi A, Martino A, Sanna A, *et al.* Expression of nucleosidemetabolizing enzymes in myelodysplastic syndromes and modulation of response to azacitidine. *Leukemia.* 2014, **28**, 621 – 628.

[45] Qin TC, Castoro R, El Ahdab S, Jelinek J, Wang XD, *et al.* Mechanisms of resistance to decitabine in the myelodysplastic syndrome. *Plos One.* 2011, **6**, e23372.

[46] Robey RW, Chakraborty AR, Basseville A, Luchenko V, Bahr J, *et al.* Histone deacetylase inhibitors: Emerging mechanisms of resistance. *Mol Pharmaceut.* 2011, **8**, 2021 – 2031.

[47] Garcia-Manero G, Yang H, Bueso-Ramos C, Ferrajoli A, Cortes J, *et al.* Phase 1 study of the histone deacetylase inhibitor vorinostat (suberoylanilide hydroxamic acid [SAHA]) in patients with advanced leukemias and myelodysplastic syndromes. *Blood.* 2008, **111**, 1060 – 1066.

[48] Roila F, Molassiotis A, Herrstedt J, Aapro M, Gralla RJ, *et al.*; participants of the MASCC/ESMO Consensus Conference Copenhagen 2015. 2016 MASCC and ESMO guideline update for the prevention of chemotherapy — and radiotherapy-induced nausea and vomiting and of nausea and vomiting in advanced cancer patients. *Ann Oncol.* 2016, **27**(**Suppl 5**), v119 – v133.

[49] Dacogen Summary of Product Characteristics (SPC). Available at: https://www. medicines. org. uk/emc/medicine/27127, last accessed 17. 09. 2017.

2.2 抗代谢药

2.2.1 阿糖胞苷

阿糖胞苷(ara-C,胞嘧啶阿拉伯糖苷;图2.2.1.1)是一种核苷类似物,已被批准用于治疗淋巴瘤和急性白血病(如 AML)。

2.2.1.1 发现

虽然阿糖胞苷不是天然产物,但其发现还是来源于一种相关的天然产物。该天然产物由 Bergmann 和 Feeney 于 1945 年从佛罗里达群岛附近海洋的加勒比海隐南瓜海绵(*Cryptotethia crypta*)中分离出来。在 60℃ 的真空烘箱中干燥,然后用热丙酮连续提取,得到的结晶物质约相当于干燥海绵重量的 2%,乙醇水溶液重结晶得到具有旋光性的清晰棱镜,表明其具有光学活性[1,2]。该化合物最初命名为海绵胸腺嘧啶,后来发现该化合物为胸腺嘧啶阿拉伯糖苷(ara-T)(图2.2.1.2),该研究激发了人们对含有不同糖结构(如阿拉伯糖)核苷的研究兴趣。

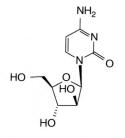

图 2.2.1.1　阿糖胞苷

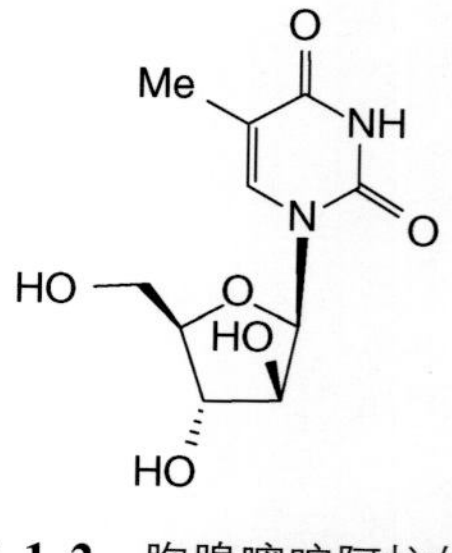

图 2.2.1.2　胸腺嘧啶阿拉伯糖苷

2.2.1.2 合成

阿糖胞苷最初由胞苷(或其单磷酸)在多聚磷酸中加热合成,得到 2,2-脱水胞苷-3′,

Anticancer Therapeutics: From Drug Discovery to Clinical Applications, First Edition.
Adam Todd, Paul W. Groundwater and Jason H. Gill.
© 2018 John Wiley & Sons Ltd. Published 2018 by John Wiley & Sons Ltd.

5′二磷酸-1(示意图2.2.1.1)。随后水解和去磷酸化得到阿糖胞苷[3]。

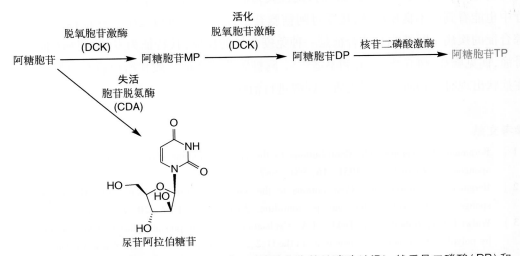

胞苷 (R¹ = R² = H)
胞苷一磷酸 (R¹或R² = PO₃²⁻)

示意图 2.2.1.1　通过 2,2′-脱水胞苷进行阿糖胞苷的原始合成[3]

2.2.1.3　作用机制

　　阿糖胞苷通过人平衡核苷转运体 1 转运至细胞内。与上一节中我们介绍过的氮核苷一样,阿糖胞苷也必须被磷酸化成三磷酸(示意图 2.2.1.2)的活性形式,才能掺入 DNA 中。

示意图 2.2.1.2　阿糖胞苷的细胞内活化[通过磷酸化为其单磷酸(MP),然后是二磷酸(DP)和三磷酸活性形式(TP)]和失活(通过脱氨)[5]

与地西他滨一样,阿糖胞苷的分解代谢需要胞苷脱氨酶将其脱氨生成尿苷阿拉伯糖苷(示意图 2.2.1.2)[4]。

阿糖胞苷与胞苷或 2-脱氧胞苷之间只有微小的差异,导致其对细胞周期的 S 期,尤其是 DNA 合成的过程,会产生显著影响,并通过细胞凋亡导致细胞死亡[6]。

阿糖胞苷抑制胞苷酸转化为 2-脱氧胞苷酸[7],通过与天然底物的竞争,还可抑制 DNA 聚合酶(DNA 聚合酶 α 对其作用最敏感)的活性,并可以掺入 DNA[8]。阿糖胞苷并不是一个绝对的链终止体,也就是说,它并不总是出现在 DNA 的 3′端,但其掺入 DNA 链后,DNA 的延伸速度会降低[6]。此外,阿糖胞苷掺入 DNA 可显著增强拓扑异构酶 Ⅱ 的链切割活性,这是由于掺入阿拉伯糖的 DNA 结构发生扭曲并且朝向大沟的 2′-羟基形成了链内氢键[9]。

2.2.1.4　耐药机制

在接受阿糖胞苷治疗的 AML 患者中,观察到的耐药机制包括经人平衡核苷转运体 1 转运蛋白而流入的药物减少(从而降低了细胞内浓度)和 DNA 聚合酶 α 表达升高[4,10]。脱氧胞苷激酶(通过磷酸化降低活性)和胞苷脱氨酶(通过脱氨作用使其失活)水平与临床耐药性的相关性仍存在争议。

2.2.1.5　药物不良反应

阿糖胞苷相关的最常见不良反应包括骨髓抑制、腹泻、疲劳、口腔黏膜炎、口腔炎、脱发、生育能力丧失、皮肤红斑、出血性结膜炎、心包炎和肾损害。与阿糖胞苷相关的 CINV 也相对常见。根据致吐风险分类,当阿糖胞苷的剂量在 1 000 mg/m² 时,认为其是中度危险药物,而当剂量 ≤1 000 mg/m² 时,则视其为低风险药物[11]。除了这些在其他类型的化疗中也能看到的不良反应外,接受过阿糖胞苷治疗的患者也可发生一些被称为阿糖胞苷综合征的疾病。阿糖胞苷综合征是一种免疫介导的反应,其特征为发热、肌痛(肌肉痛)、骨痛,偶见胸痛、斑丘疹、恶心和不适[12]。阿糖胞苷综合征一般在给药后 6~12 h 发生,可在症状出现时或预防性使用皮质类固醇进行治疗。

参考文献

[1] Bergmann W, Feeney RJ. Contributions to the study of marine products. 32. The nucleosides of sponges. 1. *J Org Chem*. 1951, **16**, 981-987.

[2] Bergmann W, Burke DC. Contributions to the study of marine products. 39. The nucleosides of sponges. 3. Spongothymidine and spongouridine. *J Org Chem*. 1955, **20**, 1501-1507.

[3] Walwick ER, Roberts WK, Dekker CA. Cyclisation during the phosphorylation of uridine and cytidine by polyphosphoric acid — a new route to the O,2,2′-cyclonucleosides. *Proc Chem Soc London*. 1959, 84-84.

[4] Galmarini CM, Mackey JR, Dumontet C. Nucleoside analogues: mechanisms of drug resistance and

reversal strategies. *Leukemia.* 2001, **15**, 875 – 890.

[5] Yamauchi T, Negoro E, Kishi S, Takagi K, Yoshida A, *et al.* Intracellular cytarabine triphosphate production correlates to deoxycytidine kinase/cytosolic 5′- nucleotidase II expression ratio in primary acute myeloid leukemia cells. *Biochem Pharmacol.* 2009, **77**, 1780 – 1786.

[6] Cozzarelli NR. Mechanism of action of inhibitors of DNA-synthesis. *Ann Rev Biochemistry.* 1977, **46**, 641 – 668.

[7] Chu MY, Fischer GA. A proposed mechanism of action of 1 – β-D-arabinofuranosylcytosine as an inhibitor of growth of leukemic cells. *Biochem Pharmacol.* 1962, **11**, 423 – &.

[8] Major PP, Egan EM, Herrick DJ, Kufe DW. Effect of ARA-C incorporation on deoxyribonucleic acid synthesis in cells. *Biochem Pharmacol.* 1982, **31**, 2937 – 2940.

[9] Cline SD, Osheroff N. Cytosine arabinoside lesions are position-specific topoisomerase II poisons and stimulate DNA cleavage mediated by the human type II enzymes. *J Biol Chem.* 1999, **274**, 29740 – 29743.

[10] Galmarini CM, Thomas X, Calvo F, Rousselot P, Rabilloud M, *et al.* In vivo mechanisms of resistance to cytarabine in acute myeloid leukaemia. *Br J Haemat.* 2002, **117**, 860 – 868.

[11] Roila F, Molassiotis A, Herrstedt J, Aapro M, Gralla RJ, *et al.*; participants of the MASCC/ESMO Consensus Conference Copenhagen 2015. 2016 MASCC and ESMO guideline update for the prevention of chemotherapy — and radiotherapy-induced nausea and vomiting and of nausea and vomiting in advanced cancer patients. *Ann Oncol.* 2016, **27**(**suppl 5**), v119 – v133.

[12] Castleberry RP, Crist WM, Holbrook T, Malluh A, Gaddy D. The cytosine arabinoside (Ara-C) syndrome. *Med Pediatr Oncol.* 1981, **9**, 257 – 264.

2.2.2　甲氨蝶呤

甲氨蝶呤(methotrexate，MTX)可单独或与其他药物联合用于治疗多种癌症(如乳腺癌、膀胱癌、某些急性白血病和非霍奇金淋巴瘤)，也可用于治疗类风湿性关节炎、银屑病和克罗恩病等自身免疫性疾病。另一种抗叶酸代谢药物培美曲塞可与顺铂联用治疗NSCLC，而雷替曲塞可用于治疗结直肠癌。

2.2.2.1　发现[1-3]

正如我们将要研究的许多药物一样，MTX 的发现在很大程度上归功于偶然性，但更多地来自研究者对临床观察结果的逻辑推理。英国医生 Lucy Wills 发现，肝脏和酵母提取物可以减少孕妇的贫血和白细胞减少症，这种被称为叶酸的物质的发现就是基于此现象。

美国 Cyanamid 公司的 Yellapragada Subbarow 所领导的小组第一次发现并合成了叶酸（提取物中起抗贫血作用的化合物)[5,6]。

对自发性乳腺癌小鼠每日静脉注射"叶酸"（所谓的干酪乳杆菌因子，随后被证明是偶联了额外 2 当量谷氨酸的叶酸)，43%的动物肿瘤完全消退[7]。基于动物试验的积极结果，叶酸单谷氨酸或二谷氨酸盐结合物在癌症患者中的临床试验得已开展。但其导致了接受治疗的患者白血病进程加速，甚至死亡的悲惨结果[8,9]。Sidney Farber 将其命名为

"加速现象"(acceleration phenomenon),这与人们的预期恰恰相反。因此,Farber 认为叶酸拮抗剂可能在癌症(特别是白血病)治疗中发挥作用。随后的一项研究显示,患急性白血病的儿童接受叶酸拮抗剂氨基蝶呤治疗后得到了暂时缓解[8]。尽管没有随机对照研究比较氨蝶呤和其类似物 MTX 的有效性,但通过进一步的 MTX 的试验发现,它的治疗指数比氨蝶呤大,这使 MTX 成为首选药物[1]。

2.2.2.2 合成

如图 2.2.2.1 所示,MTX 由 3 部分组成:蝶呤的氨基类似物、对氨基苯甲酸和 L - 谷氨酸。其合成路线(和氨基蝶呤)只是构建其各组合部分间的连接键(以黑色显示)。如第 2.2.2.1 节所述,美国 Cyanamid 公司的 Subbarow 及其同事实现了叶酸(蝶酰谷氨酸)的首次合成,该方法使用 2,4,5 -三氨基- 6 -羟基嘧啶(**1a**)、2,3 -二溴-丙醛(**2**)和

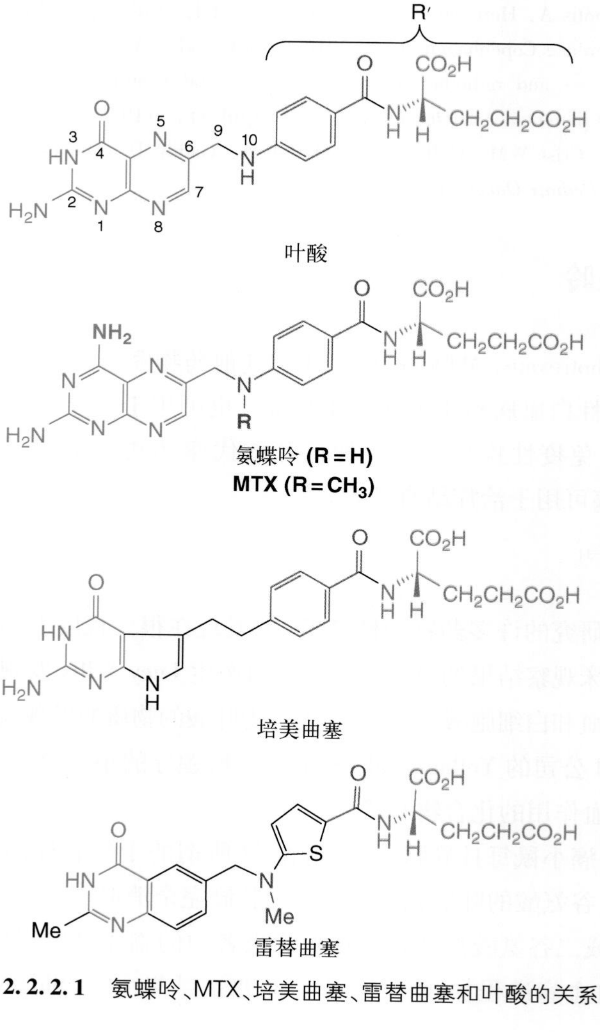

图 2.2.2.1 氨蝶呤、MTX、培美曲塞、雷替曲塞和叶酸的关系

对-氨基苯甲酸-L-谷氨酸(**3a**)采用一锅法进行合成。该研究组采用相同的方法[但采用不同的蝶呤前体 2,4,5,6-四氨基嘧啶(**1b**)]合成氨基类似物氨基蝶呤[10]。然后,通过用 P-(N-甲基氨基苯甲酰基)-L-谷氨酸(**3b**)取代对氨基苯甲酰基-L-谷氨酸(**3a**),制备了 MTX(示意图 2.2.2.1)[11]。

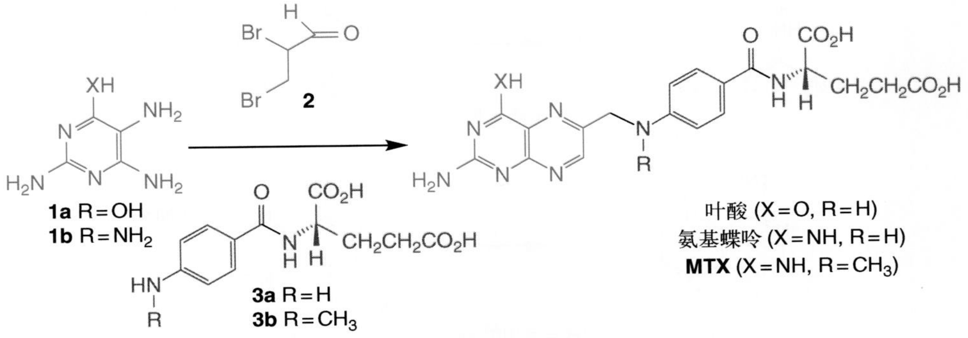

示意图 2.2.2.1　一锅法合成叶酸、氨基蝶呤或 MTX[6,11]

2.2.2.3　作用机制[1,2]

当细胞增殖时,大量核苷酸在 S 期掺入 DNA 中。为维持内环境稳定,细胞必须以相同的速度补充核苷酸。为避免核苷酸在核酸合成时耗竭,细胞可以通过多种机制来补充核苷酸,包括从头合成、补救途径和增加细胞摄取①。快速增殖的细胞大量使用从头合成途径[12],因此核苷的生物合成抑制剂是重要的抗癌药物。

靶向核酸从头合成的药物能够选择性地抑制快速增殖细胞的分裂。MTX 之所以被称为抗叶酸剂,是因为它干扰了利用叶酸衍生物的核苷酸从头合成途径。MTX 的结构与核酸的结构并不相似,初看并不容易发现其干扰核酸生物合成的原因。然而,当我们意识到正是叶酸辅酶②提供了核酸生物合成所必需的一碳单位时,MTX 干扰这些过程的原因就显而易见了。MTX 与叶酸仅有微小的不同(后者含有源于蝶呤、对氨基苯甲酸和L-谷氨酸的片段;图 2.2.2.1),包括 N10 位点的甲基化和 C＝O 位点被 C＝NH 的生物电子等排体取代(得到烯胺的亚胺异构体,图 2.2.2.2)。

要了解 MTX 的作用机制,首先需要了解叶酸辅酶在核酸生物合成中的关键作用。叶酸是真核细胞生长所必需的一种重要代谢物。然而,叶酸不能由哺乳动物细胞合成,必须从饮食中获得。在细胞中,叶酸(F)(**4**)经一系列步骤(示意图 2.2.2.2)转化为辅酶 N^5,N^{10}-亚甲基四氢叶酸(N^5,N^{10}-CH$_2$-FH$_4$)(**7**)、N^5,N^{10}-次甲基四氢叶酸(N^5,N^{10}-CH-FH$_4$)(**8**)和 N^{10}-甲酰四氢叶酸(N^{10}-CHO-FH$_4$)(**9**)[13]。

---

① 顾名思义,从头合成是指核苷酸从头合成(通过简单前体物质从头合成),而补救合成是指从 DNA 或 RNA 降解的核苷酸来合成。

② 辅酶是作为酶共同底物的有机辅因子——它们直接参与催化过程同时自身发生化学变化。

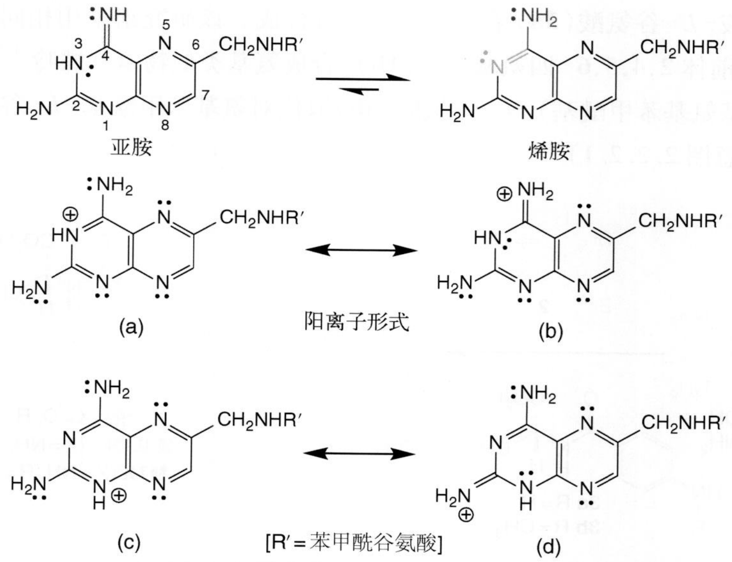

图 2.2.2.2 MTX 蝶啶片段的互变异构和电离

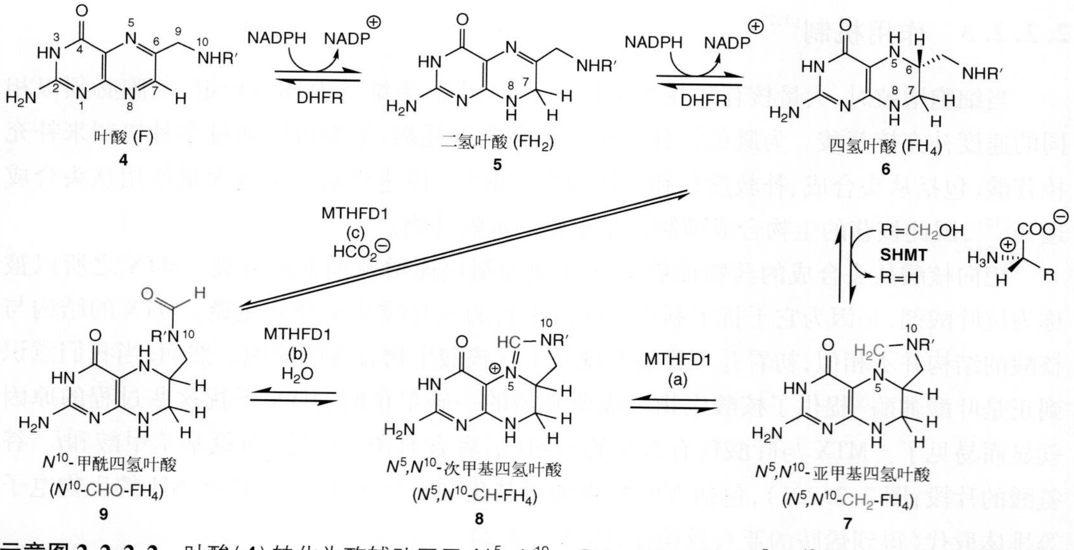

示意图 2.2.2.2 叶酸（**4**）转化为酶辅助因子 $N^5, N^{10}-CH_2-FH_4$（**7**）、$N^5, N^{10}-CH-FH_4$（**8**）和 $N^{10}-CHO-FH_4$（**9**）

DHFR，二氢叶酸还原酶；SHMT，丝氨酸羟甲基转移酶。MTHFD1 有 3 种不同活性的酶：（a）亚甲基四氢叶酸脱氢酶，（b）亚甲基四氢叶酸环水解酶，（c）甲酰四氢叶酸合成酶

在嘧啶生物合成中，$N^5, N^{10}-CH_2-FH_4$（**7**）每次提供一个一碳单位（在这里为甲基），其本身转化为二氢叶酸（FH_2）（**5**）（图 2.2.9）。二氢叶酸必须重新还原为 FH_4（**6**），以维持该关键辅酶前体的水平。类似地，在嘌呤生物合成中，$N^{10}-CHO-FH_4$（**9**）每次提供一个一碳单位（在这里是甲酰基），其本身会转化为四氢叶酸（FH_4）（**6**）（示意图 2.2.2.3）。

二氢叶酸（FH_2）（**5**）还原至四氢叶酸（FH_4）（**6**）是维持该关键辅酶前体水平的关键。

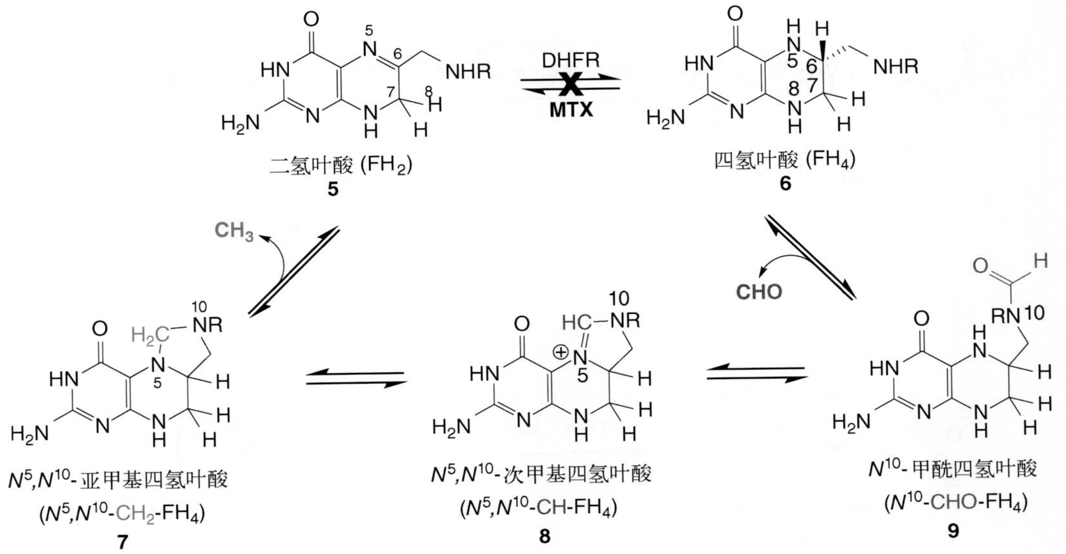

示意图 2.2.2.3 嘧啶和嘌呤生物合成过程中叶酸辅酶(C1 供体)的相互转化
DHFR,二氢叶酸还原酶;MTX,甲氨蝶呤

该还原反应被二氢叶酸还原酶(dihydrofolate reductase,DHFR)催化,而抗代谢(更具体地说,抗叶酸)化疗药 MTX 能抑制 DHFR 的活性。在肿瘤细胞中,DHFR 的浓度约为 1 μmol/L,反映了其在细胞增殖过程中的重要性。

由于我们将在第 2.3.3.3 节中仔细研究过嘧啶(脱氧胸苷)的生物合成,现在我们将重点关注嘌呤合成(我们也将在第 2.3.4.3 节中重新讨论)。

嘌呤的生物合成是一个多步骤过程,其中碱基单元被添加到核糖单元上(这与嘧啶生物合成有显著的区别,我们将在后面看到),并从 5-磷酸核糖焦磷酸(10)开始。在此,我们们将仅关注利用叶酸辅酶引入单碳(C1)片段的反应。这些反应由甘氨酰胺核糖核苷酸转换酶(glycinamide ribonucleotide transformylase,GART)和 5-氨基咪唑-4-甲酰胺核糖核苷酸转换酶(5-aminoimidazole-4-carboxamide ribonucleotide transformylase,AICART)催化(示意图 2.2.2.4 和示意图 2.2.2.5)[14]。

从示意图 2.2.2.4 可以看出,嘌呤的咪唑环是以逐步、线性的方式从甘氨酰胺核苷酸(11)通过甲酰化反应[甲酰基从 N^{10}-CHO-FH$_4$(9)加到 GAR(11)]生成甲酰-GAR(12),然后胺化并环化生成氨基咪唑(13)。

嘌呤核苷酸嘧啶环的合成也涉及甲酰化反应(示意图 2.2.2.5),这次是将最后一个碳原子引入 5-氨基咪唑-4-甲酰胺核糖核苷酸(14)的氨基上。甲酰化中间体(15)经过环化,及随后的脱水反应,生成肌苷酸(16)。

由于一个嘌呤的生物合成需要 2 个 N^{10}-CHO-FH$_4$(9),除非二氢叶酸(5)被 DHFR 持续还原生成四氢叶酸(6),否则细胞增殖将导致这种辅酶耗竭。MTX 通过抑制 DHFR,阻断 N^{10}-CHO-FH$_4$(9)的生成,从而间接抑制 DNA 复制和细胞增殖。考虑到 MTX 的结

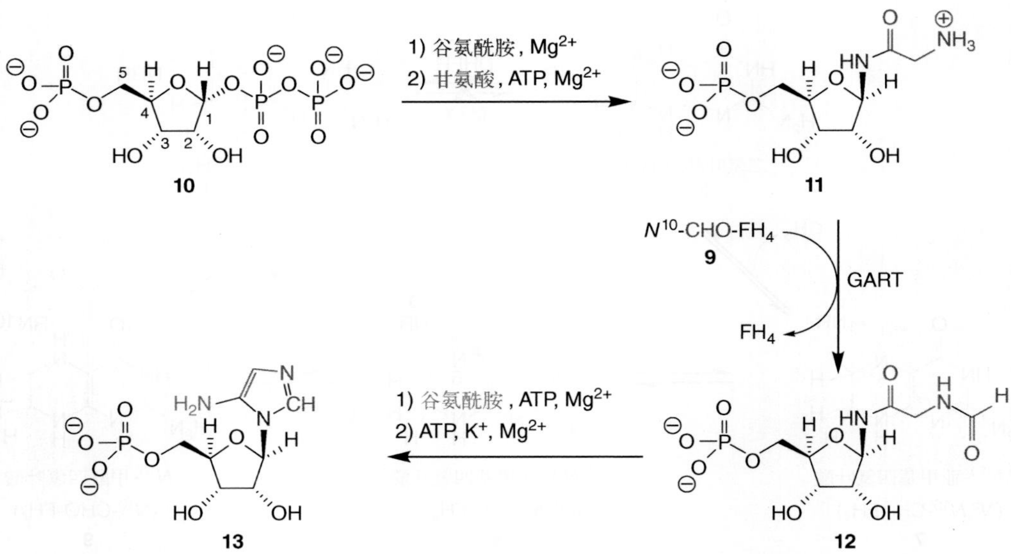

示意图 2.2.2.4　GART 催化的甲酰化反应

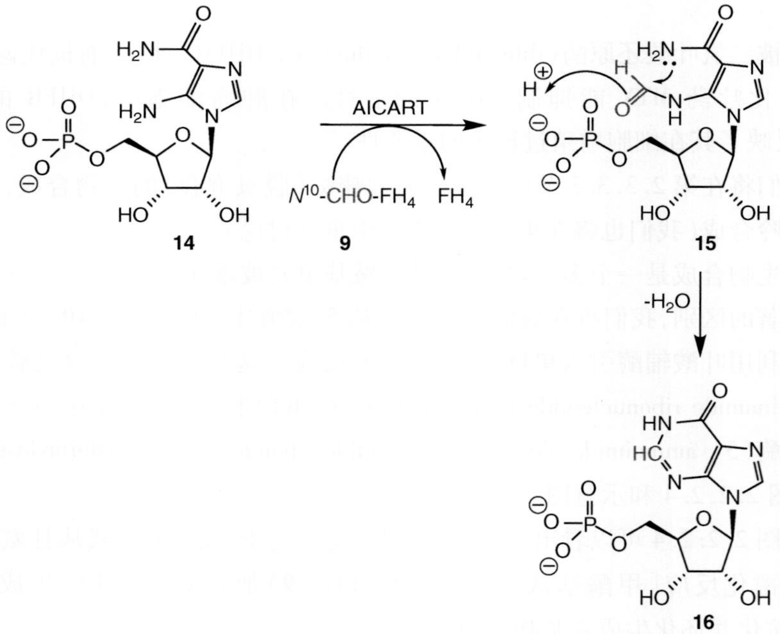

示意图 2.2.2.5　AICART 催化的甲酰化反应

构与叶酸相似,我们可以推测 MTX 与 DHFR 的结合方式也与叶酸完全相同,但出乎意料的是,它们的结合方式并不相同。

MTX 是与 DHFR 紧密结合的竞争性抑制剂,它与 DHFR 的结合比叶酸或二氢叶酸更紧密。MTX 与 DHFR 活性部位的结合更强的原因主要是 MTX 蝶呤核的碱性高于二氢叶酸。由于 C4 的生物等位变化,MTX 的 pKa 为 5.7(图 2.2.2.2),这意味着在生理 pH 下只有少量的 MTX(2.5%)会被离子化。而离子化的 MTX［图 2.2.2.2(c)］能和 DHFR 的谷氨酸(E)残基形成离子键,并能与活性部位的氨基酸残基形成额外的氢键,因此离子化的 MTX 与 DHFR 活性部位能形成更强的结合。为了适应这些额外的非共价相互作用,MTX 的蝶呤部分采用了与叶酸在与 DHFR 结合时不同的朝向(图 2.2.2.3)。

(a)

(b)

图 2.2.2.3 (a) 叶酸(F)［PDB 2W3M］和(b) MTX［PDB 1U72］与人 DHFR(蓝带)和 NADPH 的三元复合物

　　DHFR 还原叶酸的催化机制一直存在一些争议,但现在一般认为其涉及 *N*5 质子化,以及氢负进攻攻击中间体(**17**)的 C6(示意图 2.2.2.6)。

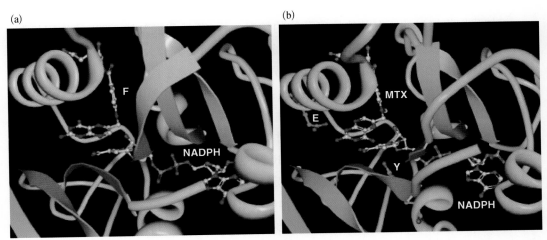

示意图 2.2.2.6 DHFR 催化二氢叶酸还原的机制[15]

谷氨酸(E)和酪氨酸(Y)残基在质子化过程中至关重要,它们有助于将 $N5$ 的 pKa 增加至约 6.5,从而确保质子化水平高于没有这两个残基时的水平(叶酸 $N5-H$ 的溶液 pKa 约为 2.4[16])[15]。

2.2.2.4 耐药机制[17,18]

正如我们将探讨的所有其他抗癌药物的情况一样,既然我们知道 MTX 的作用机制,我们就可以推测出癌细胞/肿瘤耐药的可能途径。通常可将其分为更常规(如摄取减少或外排增加导致细胞内药物浓度降低)和更特异(如药物靶标水平改变)的机制。

(1)细胞 MTX 浓度降低导致的耐药性:在复发的 ALL 患者中,叶酸载体降低和药物摄取减少已被证明是 MTX 的一种获得性耐药机制[17]。一旦进入细胞,MTX 就会发生多聚谷氨酸化(我们在第 2.2.2.1 节中讨论了叶酸的多聚谷氨酸)。这些 MTX(glu)$_n$ ($n = 2 \sim 5$)结合物具有与 MTX 同等的 DHFR 抑制活性,但不易从细胞中排出。单谷氨酸和多谷氨酸之间的平衡由多种因素决定,涉及的酶包括叶酸多聚谷氨酸合成酶(folypolyglutamate synthetase,FPGS)和 γ-谷氨酰水解酶(γ-glutamyl hydrolase,γ-GH),前者将谷氨酸连接到叶酸的 γ 羧基上,而后者则催化多聚谷氨酸的水解。

肉瘤中的多聚谷氨酸水平较低,对 MTX 天然耐药,从而导致其临床响应较差[17,18]。

(2)DHFR 水平改变导致的耐药:*DHFR* 基因扩增导致的 DHFR 活性增加同样会导致 MTX 耐药,24% MTX 治疗后复发的 ALL 患者中存在低水平的 *DHFR* 基因的扩增(合并 p53 突变)[19]。

亚叶酸"解救"是一种在大剂量 MTX 治疗后给予低剂量亚叶酸(甲酰四氢叶酸,5-$CHO-FH_4$;图 2.2.2.4)的治疗方案。了解多聚谷氨酸的复杂作用对于理解亚叶酸"解救"也很重要。

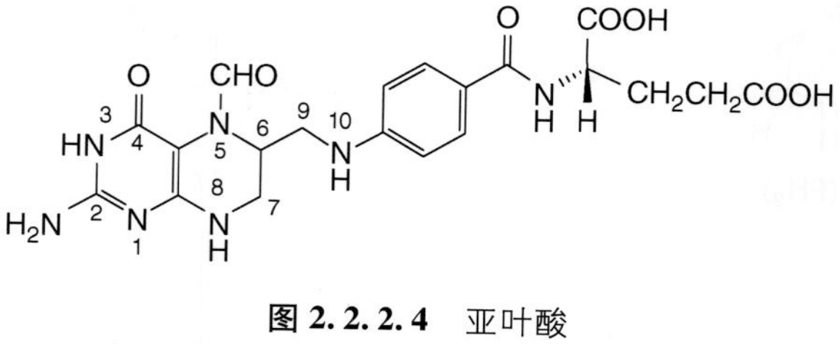

图 2.2.2.4 亚叶酸

亚叶酸不需要经过 DHFR 还原就可以作为叶酸的来源,它可以用于挽救肠道和骨髓中的正常细胞,而 MTX 则作用于肿瘤细胞。虽然这种方法成功的原因尚不完全清楚,但高剂量的 MTX 可能有助于药物克服耐药(如由摄取较差导致的耐药),也有助于药物进入实体瘤[18]。目前为止,这种方法的效果还不错,但是亚叶酸的作用是什么呢? 现在认为,亚叶酸解救与正常细胞和肿瘤细胞中形成的 MTX 多聚谷氨酸水平的差异有关。MTX 多聚谷氨酸是一些需要叶酸作为辅因子的酶(如前面已经介绍过的 AICART 和后面即将介绍的胸苷酸合成酶）的强效抑制剂[20]。在正常细胞中,低水平的 MTX 多聚谷氨酸意味着亚叶酸可作为一个碳源被有效利用,而在肿瘤细胞中,高水平的 MTX 多聚谷氨酸可有效地稀释掉细胞对低水平亚叶酸的利用。高水平的 MTX 多聚谷氨酸也可阻止 MTX 从 DHFR 中被置换出来。在正常细胞中,亚叶酸将 MTX 从 DHFR 的活性位点中置换出来,使酶再生,也可导致 MTX 从细胞流出,这个过程并不会被 MTX 单谷氨酸阻断[18]。

2.2.2.5　药物不良反应

如图 2.2.2.5 所示,MTX 与其他抗代谢药物一起可引起口腔炎和口腔黏膜炎（口腔溃疡）。这是一种重要的不良反应,通常具有剂量限制性。据估计,20% ~ 60%的患者在使用 MTX 时会发生某种程度的口腔炎或口腔黏膜炎。通常可以通过局部治疗来控制,如口腔冷冻疗法①或用苄达明漱口。

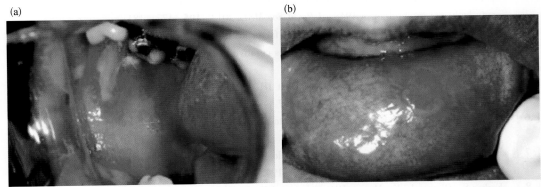

图 2.2.2.5　MTX 治疗相关的口腔黏膜炎示例：（a）右侧颊黏膜溃疡和（b）下唇黏膜溃疡（获得许可[21]）

然而,4 级口腔黏膜炎的患者则不得不住院,由于进食和饮水时过于疼痛,他们需要某种形式的胃肠外营养干预。

一般认为,口腔炎和口腔黏膜炎是由 MTX 的抗叶酸作用导致的。为了抵消这种作用,当 MTX 作为治疗方案的一部分时,通常在 MTX 给药 24 h 后给予亚叶酸作为“补救治疗”,以抵消 MTX 的抗叶酸作用（MTX 在给药后的 24 h 内就具有抗癌作用）。在 2.2.2.4 节已经讨论,亚叶酸可以在不需要 DHFR 酶的情况下转化为一碳单位的给体（如 N^{10}-甲酰四氢叶酸）,因此它在逆转 MTX 的抗叶酸作用方面非常有效。

口服 MTX 除作为抗癌药外,还可用于治疗银屑病、炎症性肠病和类风湿性关节炎。在这些情况下,低剂量 MTX 每周一次口服给药,并且通常与叶酸联合给药。叶酸在 MTX 给药数天后服用,以将口腔炎和口腔黏膜炎的风险降至最低（为确保患者记得在不同日期服药,通常建议在周一服用 MTX,周五服用叶酸）。在这种情况下,使用的是叶酸代替亚

---

① 口腔冷冻疗法是指使用冰块、冰冷水、冰激凌或冰棒对口腔进行冷却。原理是低温会导致口腔内的血管收缩,从而减少流向口腔的血液,通过血液到达口腔的化疗药物也会因此而减少。

叶酸。这是因为,使用低剂量的 MTX 时,亚叶酸逆转 MTX 的作用过于有效,这意味着患者可能无法获得 MTX 的治疗效果。在这种情况下使用叶酸可以减少与口腔炎和口腔黏膜炎相关的不良反应,而不影响 MTX 的治疗效果。

　　MTX 的其他重要不良反应包括骨髓抑制、疲乏、味觉异常、腹泻、脱发、丧失生育能力、皮疹(和光毒性)、肾损伤,有时患者会主诉"眼睛沙砾感"。尽管与 MTX 相关的 CINV 也相对常见,但通常可通过止吐药进行有效管理。根据致吐风险分类,MTX 被认为是低风险药物[22]。

参考文献

[1] Bertino JR. Karnofsky memorial lecture. Ode to methotrexate. *J Clin Oncol.* 1993, **11**, 5 – 14.

[2] Huennekens FM. (1994) The methotrexate story — a paradigm for development of cancer-chemotherapeutic agents. In: Weber G, editor. Advances in Enzyme Regulation, Vol 34. Oxford: Pergamon Press Ltd. pp. 397 – 419.

[3] Spain PD, Kadan-Lottick N. Observations of unprecedented remissions following novel treatment for acute leukemia in children in 1948. *J Royal Soc Med.* 2012, **105**, 177 – 181.

[4] Wills L, Clutterbuck PW, Evans BD. A new factor in the production and cure of macrocytic anaemias and its relation to other haemopoietic principles curative in pernicious anaemia. *Biochem J.* 1937, **31**, 2136 – 2147.

[5] Angier RB, Boothe JH, Hutchings BL, Mowat JH, Semb J, *et al.* The structure and synthesis of the liver *L. casei* factor. *Science.* 1946, **103**, 667 – 669.

[6] Waller CW, Hutchings BL, Mowat JH, Stokstad ELR, Boothe JH, *et al.* Synthesis of pteroylglutamic acid (liver *L-casei* factor) and pteroic acid. 1. *J Am Chem Soc.* 1948, **70**, 19 – 22.

[7] Leuchtenberger R, Leuchtenberger C, Laszlo D, Lewisohn R. The influence of folic acid on spontaneous breast cancers in mice. *Science.* 1945, **101**, 46.

[8] Farber S, Diamond LK, Mercer RD, Sylvester RF, Wolff JA. Temporary remissions in acute leukemia in children produced by folic acid antagonist, 4 – aminopteroyl-glutamic acid (aminopterin). *New Engl J Med.* 1948, **238**, 787 – 793.

[9] Farber S, Cutler EC, Hawkins JW, Harrison JH, Peirce EC, *et al.* The action of pteroylgluatamic acid conjugates on man. *Science.* 1947, **106**, 619 – 621.

[10] Seeger DR, Smith JM, Hultquist ME. Antagonist for pteroylglutamic acid. *J Am Chem Soc.* 1947, **69**, 2567 – 2567.

[11] Seeger DR, Cosulich DB, Smith JM, Hultquist ME. Analogs of pteroylglutamic acid. III. 4 – Amino derivatives. *J Am Chem Soc.* 1949, **71**, 1753 – 1758.

[12] Lane AN, Fan TW-M. Regulation of mammalian nucleotide metabolism and biosynthesis. *Nucleic Acids Res.* 2015, **43**, 2466 – 2485.

[13] Stevens VL, McCullough ML, Pavluck AL, Talbot JT, Feigelson HS, *et al.* Association of polymorphisms in one-carbon metabolism genes and postmenopausal breast cancer incidence. *Cancer Epidem Biomar.* 2007, **16**, 1140 – 1147.

[14] Warren MS, Mattia KM, Marolewski AE, Bankovic SJ. The transformylase enzymes of de novo purine biosynthesis. *Pure Appl Chem.* 1996, **68**, 2029 – 2036.

[15] Liu CT, Francis K, Layfield JP, Huang XY, Hammes-Schiffer S, *et al. Escherichia coli* dihydrofolate reductase catalyzed proton and hydride transfers: Temporal order and the roles of Asp27 and Tyr100. *Proc Natl Acad Sci USA.* 2014, **111**, 18231 – 18236.

[16] Maharaj G, Selinsky BS, Appleman JR, Perlman M, London RE, et al. Dissociation constants for dihydrofolic acid and dihydrobiopterin and implications for mechanistic models for dihydrofolate reductase. *Biochemistry*. 1990, **29**, 4554 – 4560.

[17] Bertino JR, Göker E, Gorlick R, Li WW, Banerjee D. Resistance mechanisms to methotrexate in tumors. *Oncologist*. 1996, **1**, 223 – 226.

[18] Zhao R, Goldman ID. Resistance to antifolates. *Oncogene*. 2003, **22**, 7431 – 7457.

[19] Goker E, Waltham M, Kheradpour A, Trippett T, Mazumdar M, et al. Amplification of the dihydrofolate reductase gene is a mechanism of acquired resistance to methotrexate in patients with acute lymphoblastic leukemia and is correlated with p53 gene mutations. *Blood*. 1995, **86**, 677 – 684.

[20] Baggott JE, Vaughn WH, Hudson BB. Inhibition of 5 – aminoimidazole – 4 – carboxamide ribotide transformylase, adenosine deaminase and 5′ – adenylate deaminase by polyglutamates of methotrexate and oxidized folates and by 5 – aminoimidazole – 4 – carboxamide riboside and ribotide. *Biochem J*. 1986, **236**, 193 – 200.

[21] Deeming GMJ, Collingwood J, Pemberton MN. Methotrexate and oral ulceration, *Br Dental J*. 2005, **198**, 83 – 85.

[22] Roila F, Molassiotis A, Herrstedt J, Aapro M, Gralla RJ, et al.; participants of the MASCC/ESMO Consensus Conference Copenhagen 2015. 2016 MASCC and ESMO guideline update for the prevention of chemotherapy — and radiotherapy-induced nausea and vomiting and of nausea and vomiting in advanced cancer patients. *Ann Oncol*. 2016, **27**(**suppl 5**), v119 – v133.

2.2.3　5 -氟尿嘧啶

5 -氟尿嘧啶(5 – fluorouracil, 5 – FU)(示意图 2.2.3.1)是一种可用于一系列癌症(如乳腺癌、胃肠道癌症,尤其是结直肠癌)的化疗药物,它可以单独使用或与其他药物联合使用。

2.2.3.1　发现

1954 年,Rutman 等发现在大鼠肝癌发生过程中,尿嘧啶被用于核酸合成,但在正常组织中的尿嘧啶却不能作为核酸的前体[1]。

从示意图 2.2.3.2 可以看出,尿苷一磷酸(UMP)和脱氧尿苷一磷酸(dUMP)的生物合成涉及乳清酸的磷酸核糖化,而不是尿嘧啶。然后,乳清苷一磷酸经脱羧反应生成 UMP, UMP 在核糖核苷酸还原酶催化下,经过二磷酸还原反应等一系列步骤被还原成 dUMP。尿嘧啶仅在肿瘤细胞中用作核酸的前体,原因可能是与正常细胞相比,癌细胞在增殖过程中对核苷酸从头合成的需求较大①。正常细胞与癌细胞之间的这种差异可作为化疗的攻击目标。

在发现尿嘧啶仅被癌细胞利用以及 6 -氮杂尿嘧啶的抗癌活性后,Duschinsky 及其同事报道了 5 - FU 和 5 -氟乳清酸的抗菌和抗癌活性,这两种药物在许多移植到小鼠体内的人类肿瘤中均显示出生长抑制活性[2]。他们还发现,在 5 位引入氟可阻断体内脱氧胸苷的形成,这为 5 – FU 的作用机制提供了初步线索。

---

① 正常细胞可以同时利用从头合成和补救途径制备核苷酸,而癌细胞则更依赖于从头合成途径。

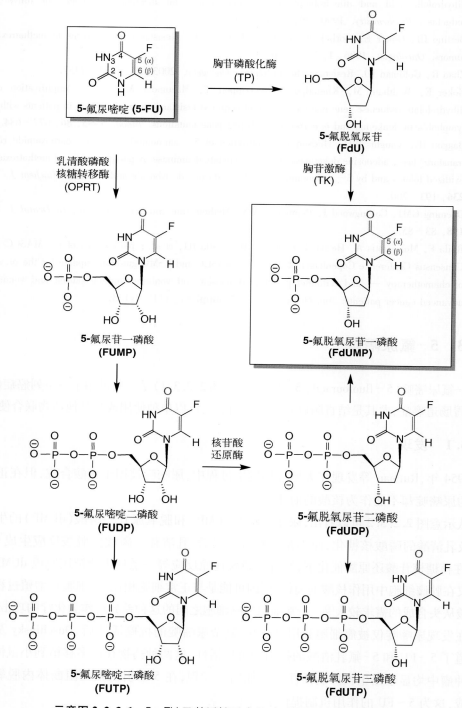

示意图 2.2.3.1 5-FU 及其活性形式 5-氟脱氧尿苷二磷酸的转化

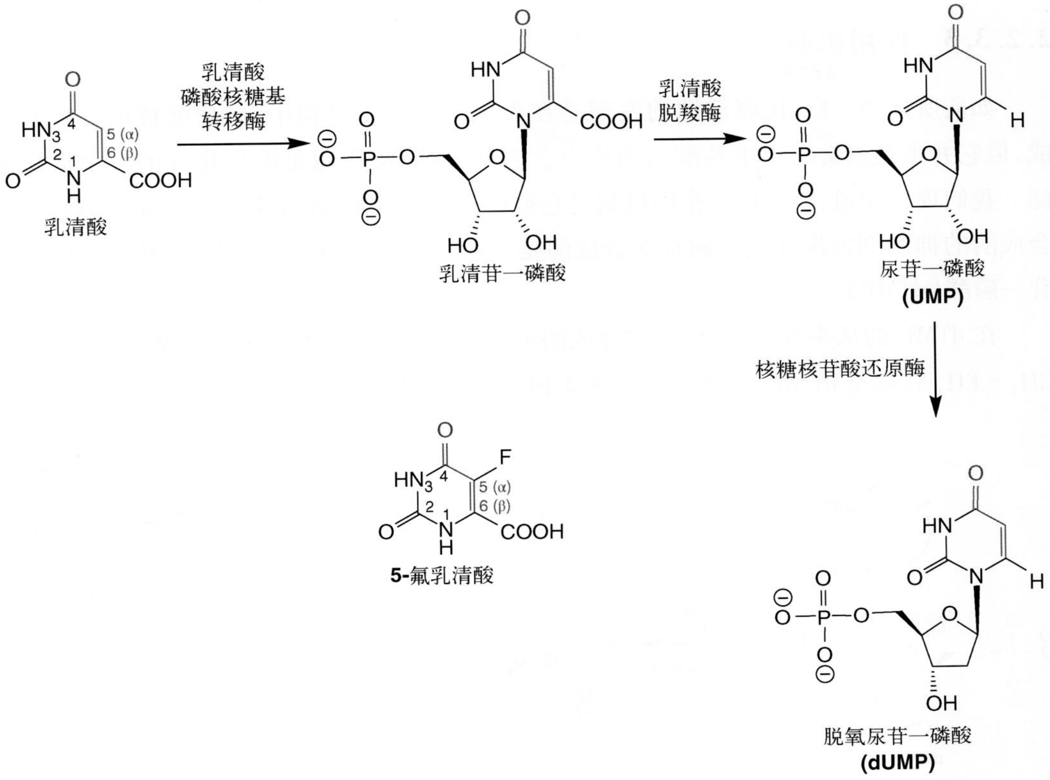

示意图 2.2.3.2 嘧啶的部分从头合成和 5-氟乳清酸的结构

2.2.3.2 合成[3]

与我们将在后面介绍的其他一些抗癌药不同,5-FU 相对容易合成(示意图 2.2.3.3)。将氟乙酸乙酯(**1**)与甲酸甲酯(**2**)缩合,生成 α-氟-β-酮酸酯烯醇盐(**3**),后者与异脲(**4**)发生碱催化的环缩合反应生成嘧啶(**5**),后者经酸催化水解生成 5-FU[3]。

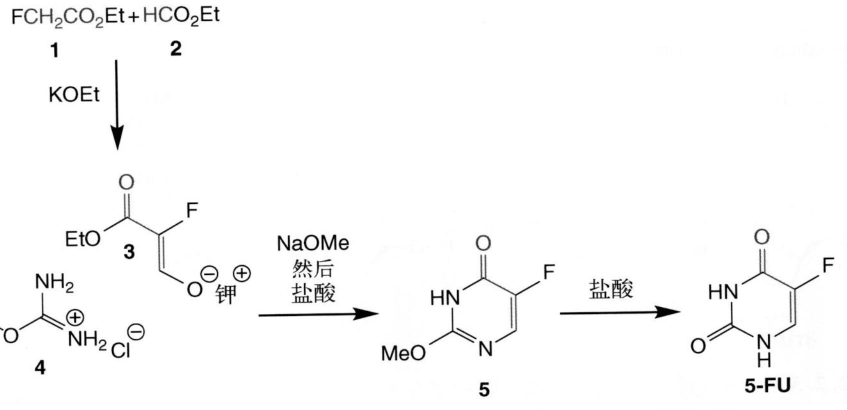

示意图 2.2.3.3 5-FU 的合成[3]

2.2.3.3　作用机制[4]

如前所述,5-FU 抗癌活性的发现是在大鼠肝癌发生过程中,尿嘧啶被用于核酸合成,但它并不是正常组织中核酸的前体[1]。因此,尿嘧啶代谢是癌症化疗的一个潜在靶标。我们现在知道,5-FU 的作用机制是它被错误地掺入 DNA 和 RNA 中,并作为胸苷酸合成酶的抑制剂发挥作用。胸苷酸合成酶是一种甲基转移酶,催化 dUMP 转化为脱氧胸苷一磷酸(dTMP)。

在 dTMP 的从头合成中,胸苷酸合成酶催化一碳单位(在本例中为甲基)从 N^5, N^{10}-CH_2-FH_4 转移至 dUMP(示意图 2.2.3.4 和图 2.2.3.1)。

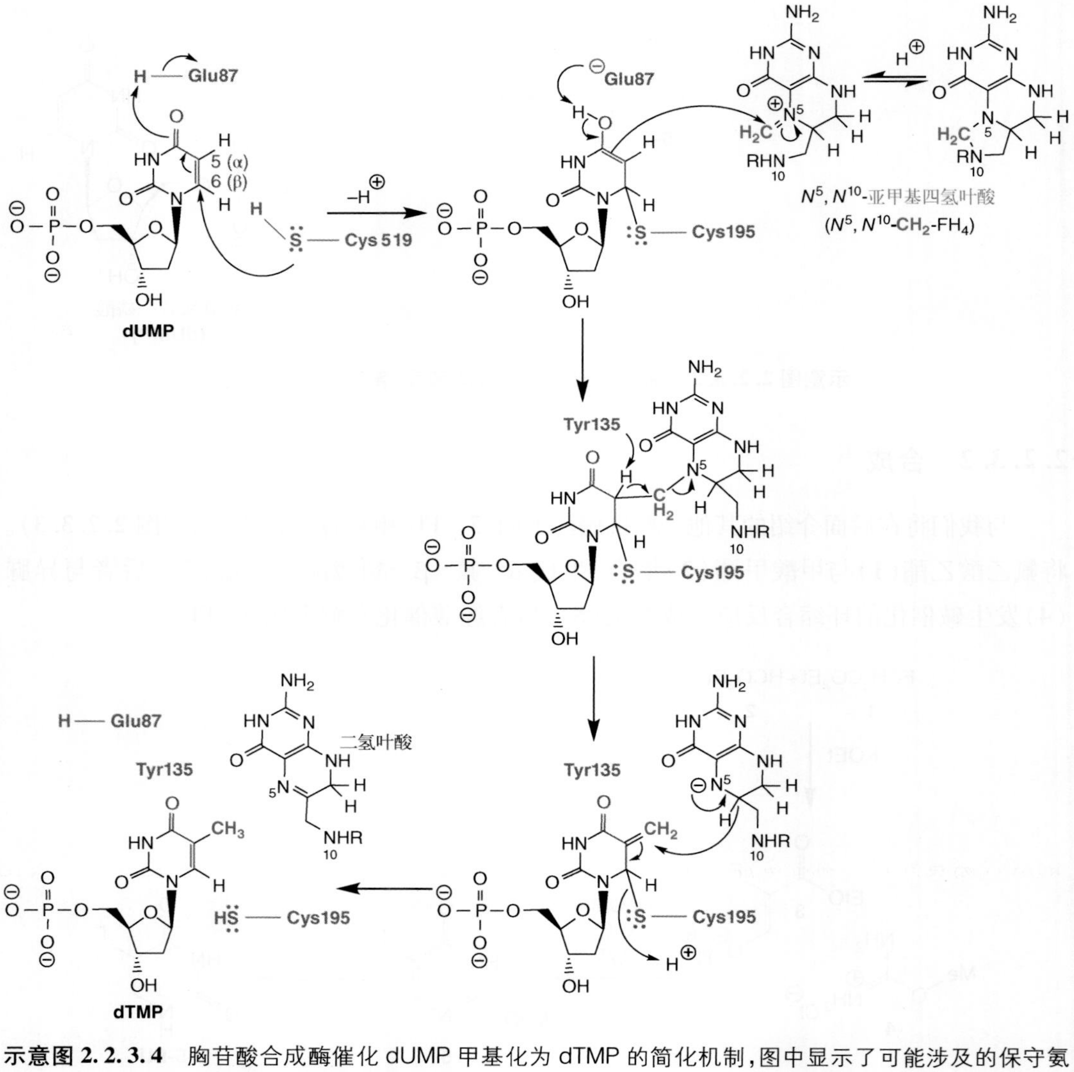

示意图 2.2.3.4　胸苷酸合成酶催化 dUMP 甲基化为 dTMP 的简化机制,图中显示了可能涉及的保守氨基酸残基(改编自[5])

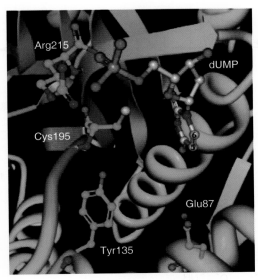

图 2.2.3.1 人胸苷酸合成酶的催化残基（PDB 3 HB8），活性位点结合了 dUMP[6]

从示意图 2.2.3.4 可以看出，甲基的转移涉及胸苷酸合成酶活性位点半胱氨酸残基对 dUMP 6 位的亲核进攻。由于该 6 位为 α,β-不饱和烯酮（Michael 受体）的 β-碳，因此可将该攻击视为 1,4-加成或共轭加成（通常称为 Michael 加成）。随后发生 5 位的去质子化[通过胸苷酸合成酶活性位点的碱性残基（Tyr135）]，最终导致烯酮系统的重新生成和酶-底物复合物的裂解，释放出 dTMP。活性位点的关键氨基酸残基（示意图 2.2.3.4 和图 2.2.3.1）包括[5]：

（1）半胱氨酸 195（Cys195）：通过 dUMP 6 位启动对辅因子 $N^5, N^{10}-CH_2-FH_4$ 的 Michael 攻击。

（2）精氨酸 215（Arg215）：与 dUMP 的磷酸基团结合，可能也负责活化半胱氨酸（Cys195）的催化活性。

（3）谷氨酸 87（Glu87）：参与 dUMP 烯酮/烯醇系统的质子转移。

（4）Tyr135：它对 H-5 的提取至关重要，参与释放辅助因子并启动胸苷酸合成酶对 dTMP 的释放。

与尿嘧啶一样，5-FU 在促进转运的作用下能迅速穿过细胞膜并达到平衡。5-FU 的肝代谢首先是二氢嘧啶脱氢酶（dihydropyrimidine dehydrogenase，DPD）催化 5-FU 转化为二氢氟尿嘧啶（dihydrofluorouracil，DHFU），随后发生水解降解（示意图 2.2.3.5）。该过程是导致 5-FU 生物利用度差的原因之一，可通过使用 5-FU 前体药物卡培他滨克服。卡培他滨能避免被 DPD 催化降解，并可在胃肠道吸收后代谢为 5-FU（示意图 2.2.3.6）。

5-FU 进入细胞后，通过胸苷磷酸化酶及胸苷激酶或乳清酸磷酸核糖转移酶转化为 5-氟脱氧尿苷二磷酸（FdUMP）（示意图 2.2.3.1），胸苷酸合成酶会将其误认为是天然底

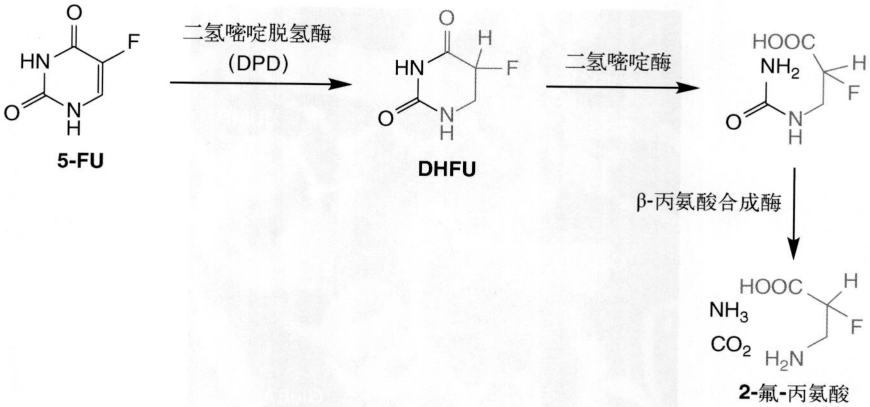

示意图 2.2.3.5　5-FU 的代谢

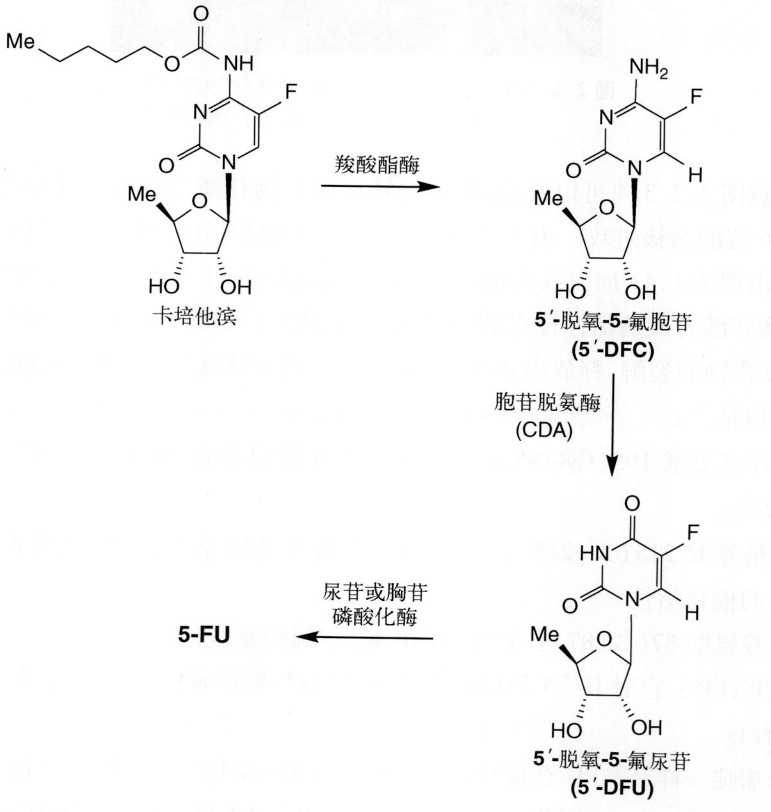

示意图 2.2.3.6　卡培他滨转换为 5-FU [7]

物 dUMP。Cys195 参与的初始 Michael 加成能够正常进行(示意图 2.2.3.7),但三元复合物中底物和辅因子的释放会受到抑制,因为不存在被碱(Tyr135)提取的 5 位氢。事实上,氟是氢的电子等排体(大小相似),是电负性最强的元素(因而能获得部分负电荷,从而排斥提取 5 位氢的碱性残基),这是 FdUMP 抑制胸苷酸合成酶的关键[8]。

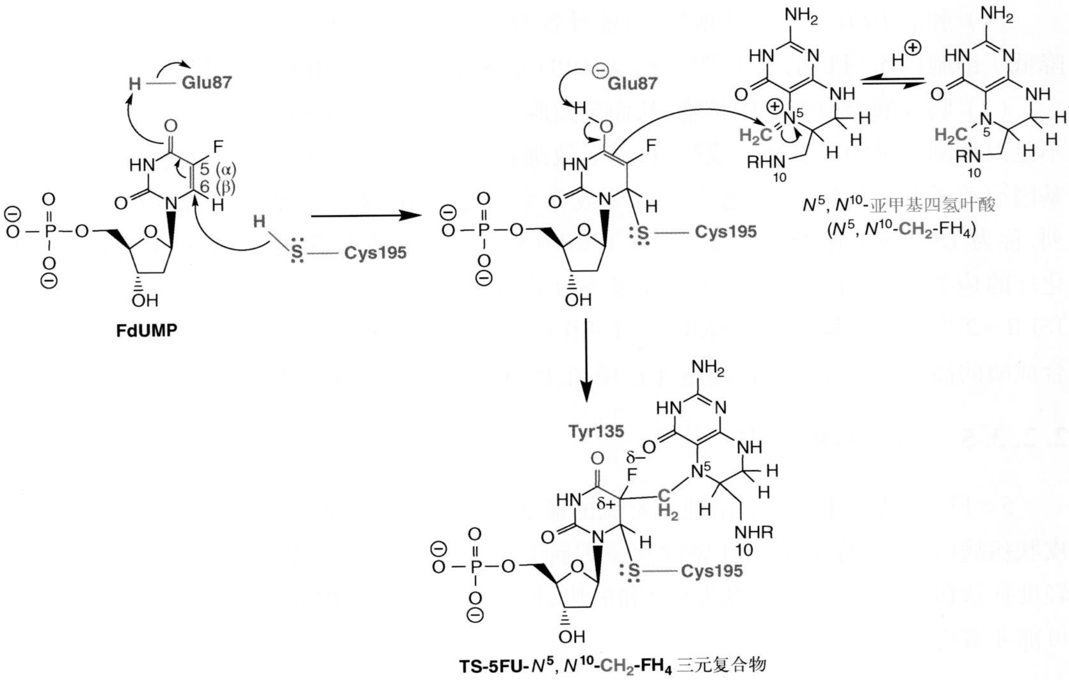

示意图 2.2.3.7 5-FU 抑制胸苷酸合成酶(TS)

该三元复合物的形成是 5-FU 活性的关键,因为没有 N^5,N^{10}-CH_2-FH_4 辅因子存在时,胸苷酸合成酶只能形成不稳定的二元复合物。由于三元复合物的形成是不可逆的,每一个 5-FU 分子消耗一个胸苷酸合成酶,因此一旦形成,它就只能被蛋白酶体降解[4,5]。

除了导致细胞水平 dTMP(脱氧胸苷三磷酸[dTTP])降低外,胸苷酸合成酶的抑制也会导致 dUMP 水平升高(所以 dUTP 也会升高)。dUTP 和 FdUTP 均为 DNA 聚合酶的底物,因此可被错误地掺入 DNA,形成 dU : dA 或 FdU : dA 碱基对。胸苷酸合成酶抑制导致 dUTP(或 FdUTP)与 dTTP 的比率非常高,因此由尿嘧啶-DNA 糖基化酶(UDG)介导的对这些错误掺入嘧啶的核苷酸切除修复[1]仍然会继续错误地掺入脱氧尿苷或 FdUMP,而不是脱氧胸苷。这产生了无效的修复循环,最终导致永久性 DNA 断裂和细胞死亡[4,9]。

细胞内 FUTP 的蓄积(示意图 2.2.3.1)也将导致其错误地掺入 RNA,从而破坏 RNA 的加工和功能并影响细胞代谢和存活。

2.2.3.4 耐药机制[4]

了解 5-FU 的作用机制后,我们就可以理解以下几种癌细胞对其产生耐药性的途径[2]:

---

① 我们在 2.1.2.4 节中详细讨论了 BER。MMR 可能在 5-FU 引起的 DNA 损伤中也起作用,但还不太清楚。
② 决定肿瘤对 5-FU 响应可能的其他因素(如 p53 突变和胸苷磷酸酶过表达)的研究结果通常相互矛盾,因此,我们在此将重点放在已有明确证据的方面。

（1）肿瘤 *DPD* 基因表达增加，可能导致 DPD 水平升高和 5 - FU 代谢降解增加，因此降低了细胞内 5 - FU 的水平[10]。相反，DPD 缺乏时 5 - FU 会引起的严重的全身毒性[11]。

（2）胸苷酸合成酶基因扩增，从而导致胸苷酸合成酶水平升高，细胞中 5 - FU 的水平不足以抑制过量的胸苷酸合成酶，进而导致细胞对 5 - FU 的响应较差。对胸苷酸合成酶基因启动子的分析显示，它通常含有 2 或 3 个重复的由 28 个碱基对构成的串联重复序列，称为 TSER * 2 和 TSER * 3。含有 TSER * 3/TSER * 3 纯合子的结直肠癌患者对 5 - FU 化疗的应答较差，这可能是由于该多态性产生的 mRNA（及胸苷酸合成酶）水平高于 TSER * 2[12]。双重复序列（TSER * 2/TSER * 2）纯合子的结直肠癌患者，5 - FU 对胸苷酸合成酶的高抑制可导致正常细胞死亡增加，因此有较高的重度毒性的风险[13]。

2.2.3.5　药物不良反应

5 - FU 及其前体药物卡培他滨常见的显著药物不良反应是一种被称为手足综合征的皮肤疾病（医学名称为掌跖红斑性感觉迟钝）。很明显，这是一个影响手和足部的疾病。轻度症状包括皮肤红斑（皮肤发红）和肿胀，而重度症状包括皮肤起疱、开裂和脱皮①，并可能非常疼痛（图 2.2.3.2）。

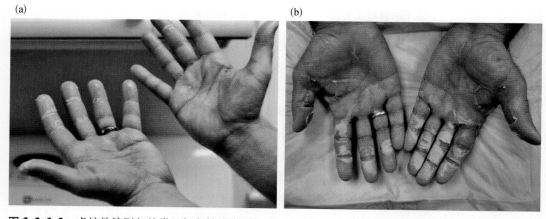

图 2.2.3.2　卡培他滨引起的掌跖红斑性感觉迟钝（手足综合征）：（a）手足综合征相关的红斑和皮肤起疱、皲裂和脱皮（http://www.cancernetwork.com/articles/dermatologic-adverse-events-associated-systemic-anticancer-agents，https://en.wikipedia.org/wiki/Chemotherapy-induced_acral_erythema）

这种情况的出现在很大程度上取决于化疗的剂量和给药间隔，因此如果患者出现手足综合征，在大多数情况下可以延迟用药，也可降低化疗用量。与 5 - FU 相比，手足综合征在卡培他滨中更常见，原因之一是负责将卡培他滨转化成 5 - FU 的胸苷磷酸酶在手足中的浓度高于身体其他部位，这意味着这些部位可能生成更多的 5 - FU[14]。管理手足综

---

①　患者出现卡培他滨引起的手足综合征时，他们的皮肤已经剥落，实际上已经失去了指纹。由于在出国旅行前，必须给出指纹，因此这对于出国旅行来说可能是个问题。

合征最好的方法是用润肤剂保持皮肤高度湿润。也可以使用高剂量吡哆醇(维生素 B_6)来预防手足综合征,尽管这方面的证据尚不明确[15]。

5-FU 和卡培他滨的其他不良反应包括骨髓抑制、疲乏、腹泻、丧失生育能力、头痛、口腔黏膜炎、口腔炎、光过敏,有时患者会主诉"眼睛沙砾感"。与 5-FU 和卡培他滨相关的 CINV 相对较轻,通常使用止吐药进行适当管理。根据潜在致吐风险分类,5-FU 和卡培他滨为低风险药物[16]。

参考文献

[1] Rutman RJ, Cantarow A, Paschkis KE. Studies in 2-acetylaminofluorene carcinogenesis. 3. The utilization of uracil-2-C-14 by preneoplastic rat liver and rat hepatoma. *Cancer Res.* 1954, **14**, 119-123.

[2] Heidelberger C, Chaudhuri NK, Danneberg P, Mooren D, Griesbach L, *et al*. Fluorinated pyrimidines, a new class of tumour-inhibitory compounds. *Nature*. 1957, **179**, 663-666.

[3] Duschinsky R, Pleven E, Heidelberger C. The synthesis of 5-fluoropyrimidines. *J Am Chem Soc.* 1957, **79**, 4559-4560.

[4] Longley DB, Harkin DP, Johnston PG. 5-Fluorouracil: mechanisms of action and clinical strategies. *Nat Rev Cancer.* 2003, **3**, 330-338.

[5] Finer-Moore JS, Santi DV, Stroud RM. Lessons and conclusions from dissecting the mechanism of a bisubstrate enzyme: Thymidylate synthase mutagenesis, function, and structure. *Biochemistry*. 2003, **42**, 248-256.

[6] Gibson LM, Celeste LR, Lovelace LL, Lebioda L. Structures of human thymidylate synthase R163K with dUMP, FdUMP and glutathione show asymmetric ligand binding. *Acta Crystallogr D Biol Crystallogr.* 2011, **67**, 60-66.

[7] Desmoulin F, Gilard V, Malet-Martino M, Martino R. Metabolism of capecitabine, an oral fluorouracil prodrug: (19) F NMR studies in animal models and human urine. *Drug Metab Dispos.* 2002, **30**, 1221-1229.

[8] Gmeiner WH. Novel chemical strategies for thymidylate synthase inhibition. *Curr Med Chem*. 2005, **12**, 191-202.

[9] Wyatt MD, Wilson DM. Participation of DNA repair in the response to 5-fluorouracil. *Cell Mol Life Sci.* 2009, **66**, 788-799.

[10] Salonga D, Danenberg KD, Johnson M, Metzger R, Groshen S, *et al*. Colorectal tumors responding to 5-fluorouracil have low gene expression levels of dihydropyrimidine dehydrogenase, thymidylate synthase, and thymidine phosphorylase. *Clin Cancer Res.* 2000, **6**, 1322-1327.

[11] Johnson MR, Hageboutros A, Wang K, High L, Smith JB, *et al*. Life-threatening toxicity in a dihydropyrimidine dehydrogenase-deficient patient after treatment with topical 5-fluorouracil. *Clin Cancer Res.* 1999, **5**, 2006-2011.

[12] Pullarkat ST, Stoehlmacher J, Ghaderi V, Xiong YP, Ingles SA, *et al*. Thymidylate synthase gene polymorphism determines response and toxicity of 5-FU chemotherapy. *Pharmacogen J.* 2001, **1**, 65-70.

[13] Lecomte T, Ferraz J-M, Zinzindohoué F, Loriot M-A, Tregouet D-A, *et al*. Thymidylate synthase gene polymorphism predicts toxicity in colorectal cancer patients receiving 5-fluorouracil-based chemotherapy. *Clin Cancer Res.* 2004, **10**, 5880-5888.

[14] Milano G, Etienne-Grimaldi MC, Mari M, Lassalle S, Formento JL, *et al.* Candidate mechanisms for capecitabine-related hand-foot syndrome. *Br J Clin Pharmacol.* 2008, **66**（**1**）, 88–95.

[15] Chen M, Zhang L, Wang Q, Shen J. Pyridoxine for prevention of hand-foot syndrome caused by chemotherapy: a systematic review. *PLoS One.* 2013, **8**, e72245.

[16] Roila F, Molassiotis A, Herrstedt J, Aapro M, Gralla RJ, *et al.*; participants of the MASCC/ESMO Consensus Conference Copenhagen 2015. 2016 MASCC and ESMO guideline update for the prevention of chemotherapy — and radiotherapy-induced nausea and vomiting and of nausea and vomiting in advanced cancer patients. *Ann Oncol.* 2016, **27**（**suppl 5**）, v119–v133.

2.2.4　6-巯基嘌呤

6-巯基嘌呤（6-mercaptopurine，6-MP；图 2.2.4.1）用于治疗白血病。

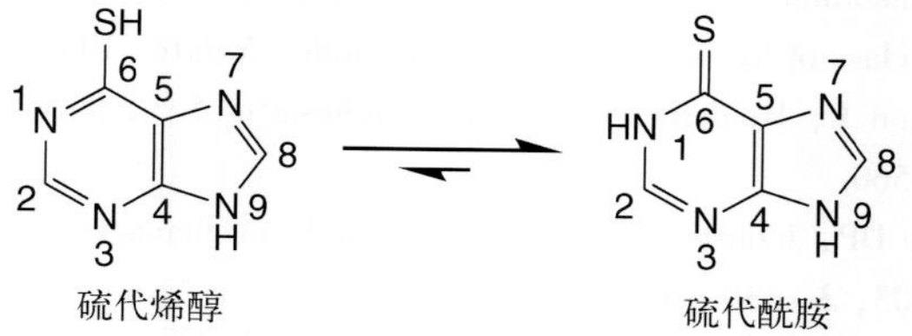

图 2.2.4.1　6-MP 为硫代烯醇（含巯基）和硫代酰胺互变异构体

2.2.4.1　发现

6-MP 的发现源于对核酸生物合成认识的提高。1944 年英国威康研究实验室（Wellcome Research Laboratories）的 George Hitchings 招募了 Gertrude Elion[1]，他们开创了理性药物设计的先河，他们因发现了药物治疗的重要原理而被授予 1988 年的诺贝尔生理学或医学奖（与 James Black 爵士一起）。

虽然那时 DNA 的结构还不清楚，但已经知道它含有嘧啶和嘌呤。Hitchings 假设，抑制核酸生物合成可能会阻断细菌或肿瘤细胞的生长[2]。Hitchings 和 Alion 合成了许多嘌呤类似物，并在干酪乳杆菌上进行了测试（见第 2.2.2.1 节）。他们发现，6-MP 可抑制干酪乳杆菌的生长[3]，随后还报道了其对小鼠肉瘤 180 的抑制活性（及作用机制：阻止次黄嘌呤的利用和抑制黄嘌呤氧化酶）[4]。当时儿童急性白血病的中位预期寿命仅为 3~4 个月，因此在非常短的时间内，6-MP 就在患急性白血病的儿童中进行了试验。超过 50% 的病例得到了缓解，预期寿命延长至 1 年以上[5]。值得注意的是，尽管支持性数据在 1954 年 4 月才全部获得[1]，但 1953 年 6-MP 就获得了 FDA 的批准。

2.2.4.2　合成

6-MP 的合成非常简单，用五硫化二磷（P_2S_5）简单处理次黄嘌呤即可（示意图 2.2.4.1）。

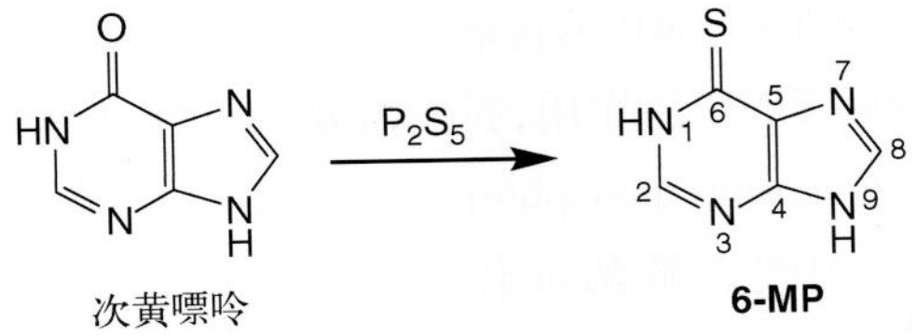

次黄嘌呤　　　　　　　6-MP

示意图 2.2.4.1　6-MP 的合成[3]

2.2.4.3　作用机制

　　6-MP 是理性药物设计的结果,因此我们已经知道,它的细胞靶点是嘌呤生物合成,6-MP 能干扰嘌呤补救途径中的许多不同转化过程(示意图 2.2.4.2)。6-MP 是一种前药,通过膜转运蛋白中的溶质载体家族被细胞摄取,通过作为次黄嘌呤-鸟嘌呤磷酸核糖基转移酶 1(hypoxanthine-guanine phosphoribosyltransferase,HGPRT1)的底物,转化为其活性形式硫代肌苷一磷酸(thioinosine monophosphate,TIMP)。其他活性代谢产物包括由硫嘌呤 *S*-甲基转移酶(thiopurine *S*-methyltransferase,TPMT)催化生成的 6-甲基硫代肌苷一磷酸(MeTIMP)和通过硫代鸟嘌呤一磷酸(TXMP)经过 2 步反应生成的硫代鸟苷一磷酸(TGMP)(示意图 2.2.4.2)。

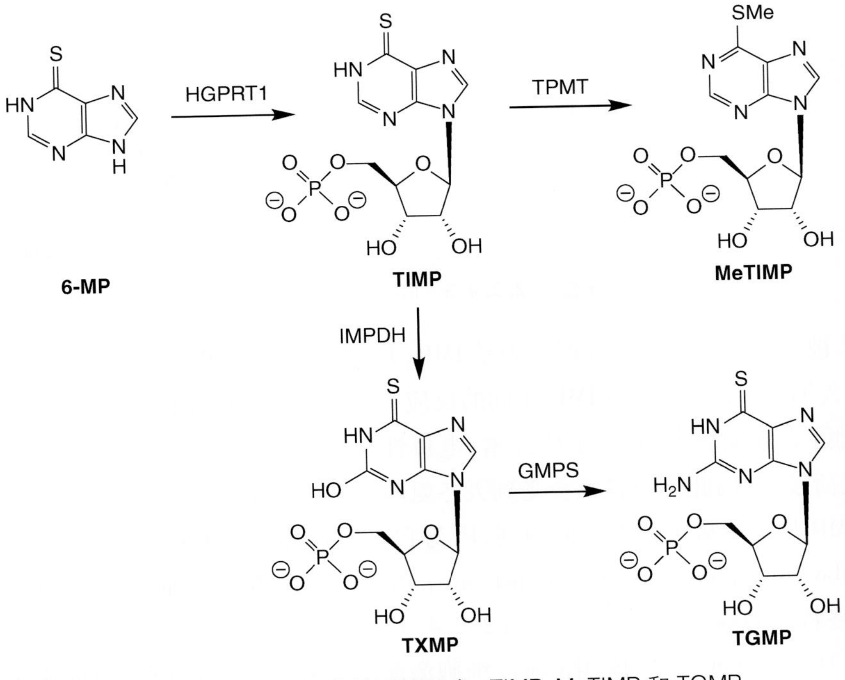

示意图 2.2.4.2　6-MP 转化为其活性形式:TIMP、MeTIMP 和 TGMP
HGPRT1,次黄嘌呤-鸟嘌呤磷酸核糖基转移酶 1;TPMT,硫嘌呤 *S*-甲基转移酶;IMPDH,肌苷一磷酸脱氢酶;GMP,鸟嘌呤一磷酸合成酶;TIMP,硫代肌苷一磷酸;MeTIMP,6-甲基硫代肌苷一磷酸;TXMP,硫代鸟嘌呤一磷酸;TGMP,硫代鸟苷一磷酸[6,7]

所有这些活性代谢产物在 6-MP 的抗癌活性中都发挥着一些作用,所以下面将依次对它们进行讨论。为了理解 TIMP 的作用,我们需要了解腺苷是如何从肌苷产生的(示意图 2.2.4.3)。肌苷一磷酸(inosine monophosphate, IMP)通过腺苷琥珀酸合成酶转化为腺苷琥珀酸,然后在腺苷琥珀酸裂解酶催化下脱去富马酸生成腺苷一磷酸(adenosine monophosphate, AMP)。

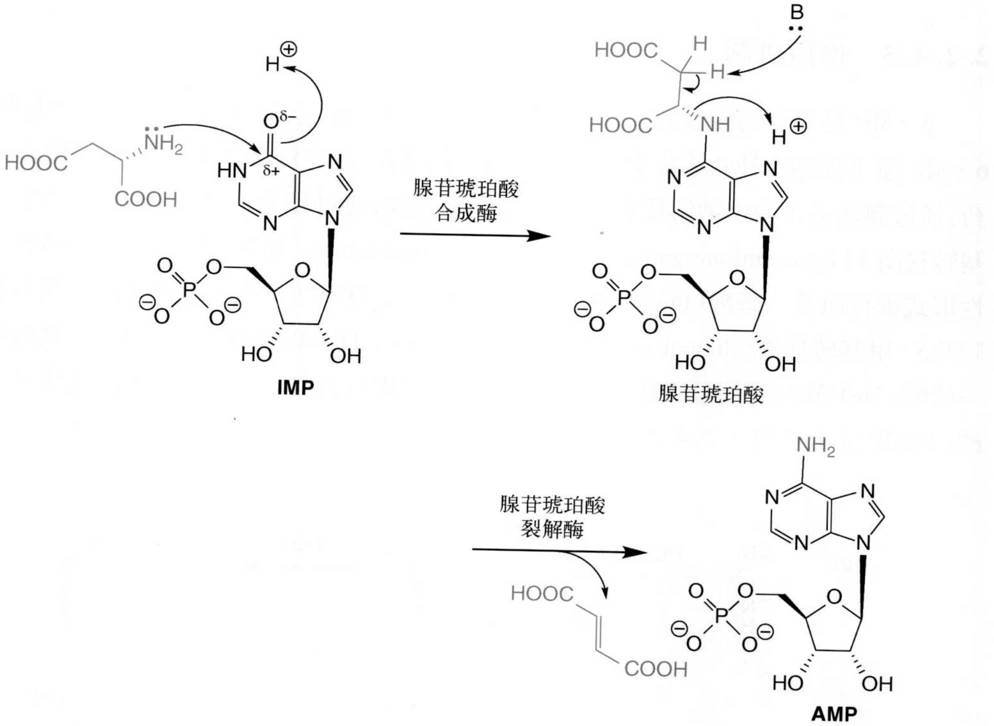

示意图 2.2.4.3 IMP 转化为 AMP

TIMP 被腺苷琥珀酸合成酶误认为是 IMP,并竞争性抑制 IMP 转化为 AMP[8]。

为什么 TIMP 不能发生与 IMP 相同的反应呢?一个可能的原因是与氧原子相比硫的电负性较低(在周期表中,同一主族元素,电负性从上到下逐渐降低),这意味着 TIMP 的 C6 上正电荷较少,因此该位置不会受到天冬氨酸氨基的攻击。

MeTIMP 是嘌呤从头合成的抑制剂,因为它可通过抑制磷酸核糖焦磷酸酰胺转移酶(phosphoribosylpyrophosphate amidotransferase, PPAT)[9]阻断嘌呤催化合成的第一步(引入的氮最终将成为嘌呤的 N9)(示意图 2.2.4.4)。

最后,TGMP 通过一系列转化(通过细胞激酶和核糖核苷酸还原酶的催化作用)转化为脱氧硫代鸟嘌呤三磷酸(deoxythioguanosine triphosphate, dTGMP)(示意图 2.2.4.5),后者是 DNA 聚合酶-α 的底物[10]。

正如预期的一样,仅简单硫替代氧对 DNA 复制几乎没有影响,低水平的 6-硫代脱氧

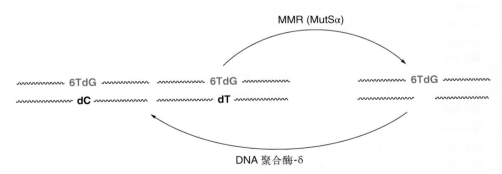

示意图 **2.2.4.4** 通过 PPAT 催化,将 PRPP 转化为 PRA

示意图 **2.2.4.5** TGMP 转化为 dTGMP

鸟苷(6-thiodeoxyguanosine,6TdG)的掺入是没有毒性或致突变性的。然而,在 DNA 模板链中加入 6TdG 会引入复制问题,因为编码链中的 C 或 T(具有等概率)均可与其互补。这与 O^6-MeG 的掺入(我们在第 2.1.2.4 节中介绍过)具有相似的效果,因为它扰乱了 DNA 错配修复(MMR)系统[6]。错配修复蛋白(MutSα)能识别不正确的 DNA 胸苷碱基并将其切除,但 DNA 聚合酶-δ 会再次引入 C 或 T,因而会出现无效循环,导致长期的 DNA 链损伤并触发凋亡(图 2.2.4.2)。

图 **2.2.4.2** 掺入 6TdG 诱导的 DNA 错配修复的无效循环

2.2.4.4　耐药机制

奇怪的是,目前我们对 6-MP 的耐药性知之甚少,但已确认较低水平的活性代谢物与 ALL 的复发风险相关[11]。MMR 活性的丧失可导致任何可产生能被 MMR 蛋白识别的 DNA 损伤的 DNA 烷化剂产生耐药性,6 - MP 也是这种情况[12]。

2.2.4.5 药物不良反应

患者对巯基嘌呤的耐受性通常较好:常见的不良反应包括骨髓抑制和疲乏,而较少见的不良反应包括腹泻、口腔黏膜炎、口腔炎、头痛、丧失生育能力和皮疹。与巯嘌呤治疗相关的 CINV 也非常轻微,因此未在关于呕吐风险分类的新指南中列出。即使以前曾将其纳入时,也认为其是风险极低的药物。

参考文献

[1] Hitchings GH, Elion GB. Layer on layer — the Bruce F. Cain memorial award lecture. *Cancer Res*. 1985, **45**, 2415 - 2420.

[2] Hitchings GH, Falco EA, Sherwood MB. The effects of pyrimidines on the growth of Lactobacillus casei. *Science*. 1945, **102**, 251 - 252.

[3] Elion GB, Burgi E, Hitchings GH. Studies on condensed pyrimidine systems. 9. The synthesis of some 6 - substituted purines. *J Am Chem Soc*. 1952, **74**, 411 - 414.

[4] Clarke DA, Philips FS, Sternberg SS, Stock CC, Elion GB, *et al*. 6 - Mercaptopurine — effects in mouse sarcoma - 180 and in normal animals. *Cancer Research*. 1953, **13**, 593 - &.

[5] Burchenal JH, Murphy ML, Ellison RR, Sykes MP, Tan TC, *et al*. Clinical evaluation of a new antimetabolite, 6 - mercaptopurine, in the treatment of leukemia and allied diseases. *Blood*. 1953, **8**, 965 - 999.

[6] Karran P, Attard N. Thiopurines in current medical practice: molecular mechanisms and contributions to therapy-related cancer. *Nature Rev Cancer*. 2008, **8**, 24 - 36.

[7] Zaza G, Cheok M, Krynetskaia N, Thorn C, Stocco G, *et al*. Thiopurine pathway. *Pharmacogenet Genomics*. 2010, **20**, 573 - 574.

[8] Bridger WA, Cohen LH. Mechanism of inhibition of adenylosuccinate lyase by 6 - mercaptopurine nucleotide (thioinosinate). *Biochim Biophys Acta*. 1963, **73**, 514 - 516.

[9] Tay BS, Lilley RMC, Murray AW, Atkinson MR. Inhibition of phosphoribosyl pyrophosphate amidotransferase from Ehrlich ascites tumour cells by thiopurine nucleotides. *BiochemPharmacol*. 1969, **18**, 936 - 938.

[10] Yoshida S, Yamada M, Masaki S, Saneyoshi M. Utilization of 2' - deoxy - 6 - thioguanosine - 5' - triphosphate in DNA synthesis in vitro by DNA polymerase-alpha from calf thymus. *Cancer Res*. 1979, **39**, 3955 - 3958.

[11] Lilleyman JS, Lennard L. Mercaptopurine metabolism and risk of relapse in childhood lymphoblastic leakemia. *Lancet*. 1994, **343**, 1188 - 1190.

[12] Lage H, Dietel M. Involvement of the DNA mismatch repair system in antineoplastic drug resistance. *J Cancer Res Clin Oncol*. 1999, **125**, 156 - 165.

2.3　抗微管制剂

2.3.1　紫杉烷

2.3.1.1　发现[1,2]

　　紫杉醇(Taxol)的发现带我们回到 20 世纪 60 年代,由 Jonathan Hartwell 博士领导的 NCI 试图从天然来源的,特别是植物样本中寻找新的抗癌先导物。大家可能会好奇为什么 NCI 会从自然界寻找新的线索;答案很简单,那里有庞大的植物群和微生物群,由大自然产生的一些化学结构的复杂性远远超出了合成化学家们的想象,天然植物代表了一种神奇的化学多样性来源。正如所预料的一样,与这种化学结构多样性类似,天然植物来源的化合物的理化性质和生物活性也与那些合成化合物的理化性质和生物活性非常不同。

　　作为这项预期筛查 3.5 万种植物抗癌活性研究项目的一部分,Arthur Barclay(美国农业部植物学家)和他的学生助手从华盛顿圣海伦斯山收集了太平洋红豆杉(*Taxus brevifolia Nutt.*)的嫩枝、针叶和树皮。尽管这种树在部分区域如美洲土著人居住区域有作为药用的历史(用于治疗肺病、缓解胃痛和治疗伤口),但短叶红豆杉(*Taxus brevifolia Nutt.*)以前从未进行过植物化学研究,一部分可能因为它生长非常缓慢(这是我们会再来研究的一个主要问题,但你可能已经预料到了),另一部分可能由于它有毒(对人类和牲畜)①。

　　结果,这个来自 *T. brevifolia Nutt* 的组分被发现表现出对 9 KB(一种人鼻咽癌细胞)有细胞毒性,Wall 和 Wani 小组发现体内 L1210 活性和 9 KB 细胞毒性之间有极好的相关性后,仍然对此类化合物抱有兴趣。他们在 1964 年被分配到 RTI 的这个小组进行研究。

　　研究者将 12 kg 风干的太平洋红豆杉树皮的浓缩乙醇提取物在水和氯仿-甲醇(4:1)之间分液萃取,得到 146 g 固体。通过使用 Walker - 256 鼠肌肉内肉瘤细胞对组分

---

① 该属的红豆杉属植物来源于希腊语中的毒素(toxikon)。

Anticancer Therapeutics: From Drug Discovery to Clinical Applications, First Edition.
Adam Todd, Paul W. Groundwater and Jason H. Gill.
© 2018 John Wiley & Sons Ltd. Published 2018 by John Wiley & Sons Ltd.

进行活性测试,依据生物活性的评价来引导分离和纯化该固体[1],最终得到 0.5 g(约 0.04% 的产率)的紫杉醇(Taxol),其在 10 mg/kg 时的 T/C[2] 为 16%[2,3]。紫杉醇是结晶固体(可惜晶体质量不足以进行 X 射线衍射研究),熔化温度为 213~216℃,分子式为 $C_{47}H_{51}NO_{14}$,对矿物酸和碱均不稳定[4]。紫杉醇在温和的甲醇分解条件下(示意图 2.3.1.1)得到乙酸甲酯(来自乙酸基团的酯交换反应)及甲酯(**1**)和四醇(**2**)[3],两者均转化为可以作为单晶 X 射线衍射的结晶衍生物[(**3**)和(**4**)],从而鉴定了紫杉醇的侧链酸(**1**)和核心结构(**2**)。

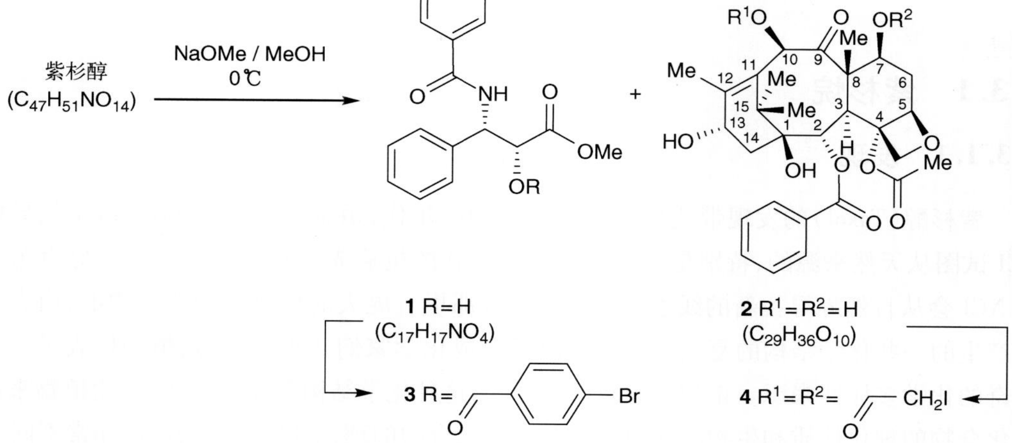

示意图 2.3.1.1 通过甲醇分解和 X 射线结构测定鉴别紫杉醇的组分[4]

紫杉醇结构解析的最后一部分需要确定乙酰基($CH_3C=O$)和侧链基团的连接位置。通过进一步化学修饰和 ^1H NMR 光谱结合,结果确定了侧链是通过酯基 C13 羟基连接,而乙酰基是通过 C10 羟基连接的。

2.3.1.2 合成

既然清楚了紫杉醇的结构,那么它转化为临床药物的主要障碍就显而易见了。该结构的复杂性和立体中心的数量(您可能想计算紫杉醇有多少种可能的立体异构体)意味着,从商业可获得的起始原料进行全合成来提供足量的药物满足全世界肿瘤学家的需求是不实际的。此外,正如我们前面提到的,太平洋红豆杉生长非常缓慢,据估计,每棵 200 年树龄的红豆杉,它的树皮只能生产 0.5g 紫杉醇[4](仅占内皮干重的 0.01%~0.03%)[5]。换句话说,为了生产 1 kg 的紫杉醇,需要砍伐 2 000~3 000 棵成熟的树木——这显然不符

① 在每个步骤中评估分离组分的生物活性。
② T/C=给药动物的平均肿瘤重量/对照动物的平均肿瘤重量×100。
③ 含有 4 个四羟基的结构。
④ 卵巢癌的典型给药方案要求每 3 周给予 175 mg/m² 紫杉醇,3~6 个周期。假设女性平均体表面积(BSA)为 1.6 m²,这将需要 840~1 680 mg 紫杉醇,也就是说每例患者需要 1.7~3.4 株紫杉醇。

合环境的可持续发展,也不是合理的选择。

　　如果无法解决足量的制备和供应的问题,紫杉醇就永远不能到达临床。幸运的是,这个问题可以通过半合成来解决,我们在 2.1.6.2 节中也介绍过半合成工艺,它使用天然来源获得的中间体来进行合成。合成化学家能够利用另一种来源的原料来引入复杂的紫杉烷母核(在图 2.3.1.1 和 2.3.1.2a 中以红色显示),这一来源是另一个紫杉科成员,欧洲红豆杉(*Taxus baccata*)(图 2.3.1.3)。幸运的是,我们只需要从这种树的针叶中获得 10 - 去乙酰巴卡亭Ⅲ(**5**),通过提取可以分离出 0.1% 的产量[6],而更重要的是,收获叶片并不会阻碍树木生长,从而提供了这种中间体的可持续来源。大家可能立马发现了 10 - 去乙酰巴卡亭Ⅲ(**5**)与紫杉烷类抗癌药的相似性。如果我们希望通过这个来制备紫杉醇,剩下的就是合成侧链,并将其与羟基偶联,在 C13 位形成酯基,在 C10 位形成乙酰化。

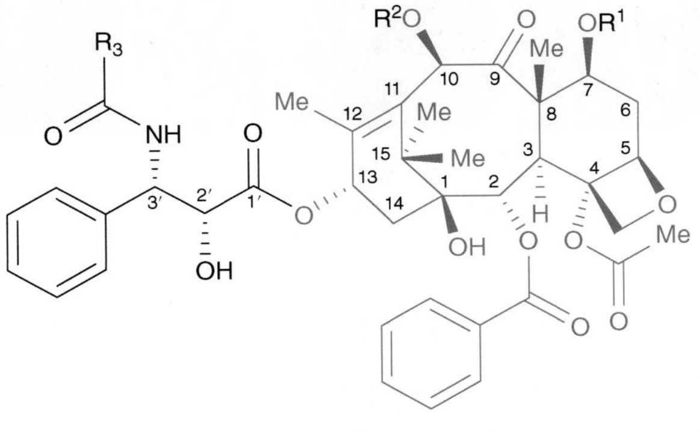

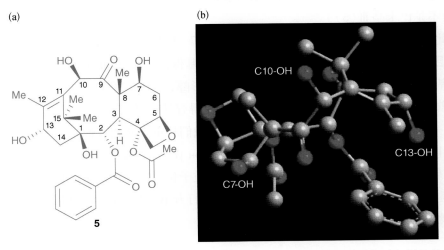

紫杉醇 **(Taxol)** R¹ = H, R² = Ac, R³ = Ph
多西他赛 **(Taxotere)** R¹ = R² = H, R³ = OBuᵗ
卡巴他赛 **(Jevtana)** R¹ = R² = Me, R³ = OBuᵗ

图 2.3.1.1 紫杉烷类抗癌药

图 2.3.1.2 10 - 去乙酰巴卡亭Ⅲ(**5**):(a)显示与紫杉醇母核的关系和(b)显示 3 个二级羟基(C7、C10 和 C13)的三维示意图

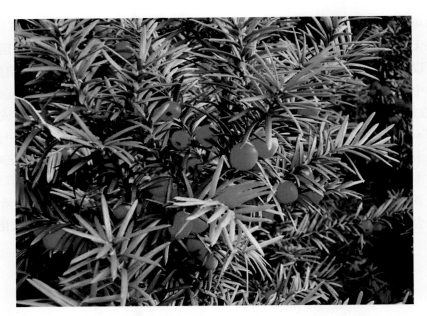

图 2.3.1.3   *Taxus baccata*（由 Frank Vincentz 于 2008 年 3 月 8 日创建；
http://commons. wikimedia. org/wiki/File：Taxus＿baccata＿
01_ies. jpg）

我们刚不是说了"剩下的"吗？如果大家仔细观察 10 -去乙酰巴卡亭Ⅲ（5）的结构会
发现，其有 4 个羟基基团，其中 3 个可以发生乙酰化①。现在我们需要的只是把 C10 羟基
进行区域选择性乙酰化。为了实现这一点，Greene 等[7] 考虑到，与 C7 和 C10 羟基相比，
C13 羟基的反应性要低一些（这对后续酯化造成问题），因为 C13 - OH 位于结构的凹面区
域，而且被其他取代基阻碍（图 2.3.1.2b）。他们还必须使用保护基团，以防止在最活泼
的 C7 羟基发生反应［如果 10 -去乙酰巴卡亭Ⅲ（5）与乙酰氯反应，则得到的是 7 -乙酰基
产物，而不是巴卡亭Ⅲ（5）］。

因此，氯化三乙基硅烷基和吡啶反应保护了 7 -羟基，然后再乙酰化，生成 7 -三乙基
硅烷基巴卡亭Ⅲ（示意图 2.3.1.2）。将乙氧基乙基保护的羧酸（6）进行偶联，然后同时除
去乙氧基乙基和三乙基硅烷基保护基团，得到紫杉醇，产率为 89%。

随着 10 -去乙酰巴卡亭Ⅲ（5）的获取逐渐变得容易，我们有能力生产其他紫杉烷类药
物，而下一个获得 FDA 批准的药物是多西他赛。我们将重点介绍这种非天然紫杉烷的合成
过程中引入 C13 酯侧链的替代方法，即 Ojima - Holton β -内酰胺偶联法（示意图 2.3.1.3）[8]。
首先，用较大的六甲基二硅氮化钠（NaHMDS）去质子化双重保护的中间体（7）（7 -羟基和
10 -羟基均被保护）生成醇盐阴离子，然后醇盐环打开 β -内酰胺（8），得到引入了正确官
能团的侧链（示意图 2.3.1.4）。

---

①   我们预计 C1 位上的叔羟基上的乙酰化（用乙酸当量酯化）不会很容易发生，因为这在空间上比其他 3 个羟基更容
易被阻碍（C7、C10 和 C13 处；均为次要）。

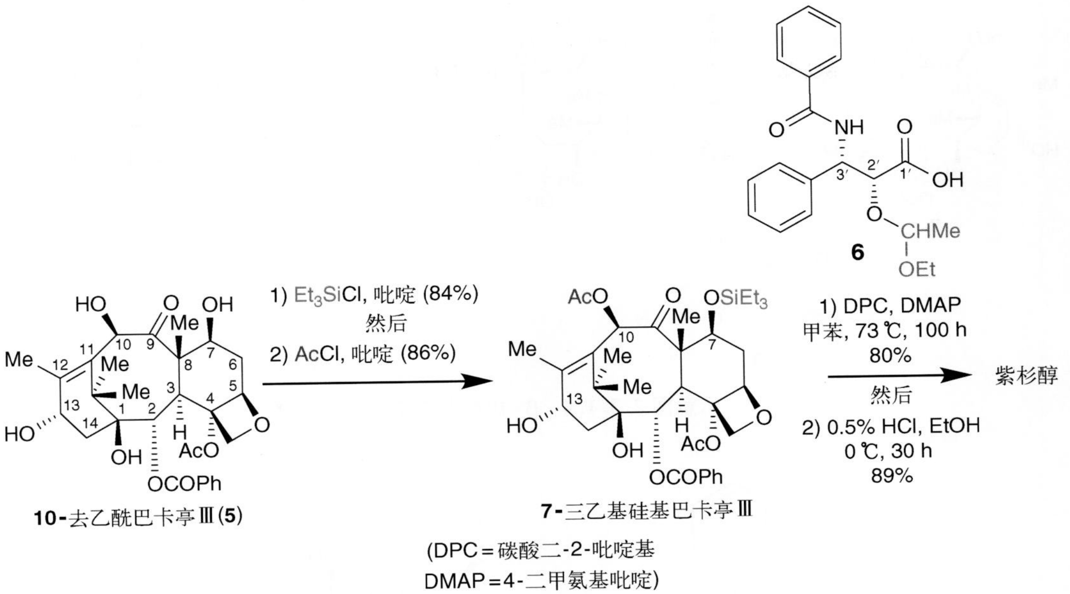

示意图 2.3.1.2 从 10-去乙酰巴卡亭Ⅲ (**5**) 半合成紫杉醇[7]

DPC, 二-2-吡啶基碳酸酯; DMAP, 4-二甲氨基吡啶

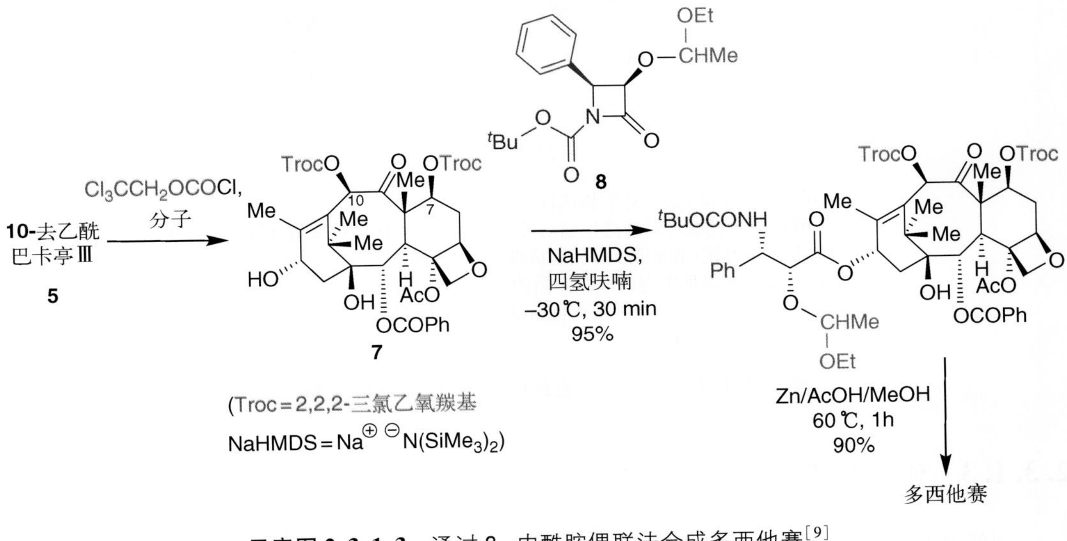

示意图 2.3.1.3 通过 β-内酰胺偶联法合成多西他赛[9]

  一系列类似物和衍生物的合成使紫杉醇的构效关系渐渐明朗(图 2.3.1.4)[10],这也为其他用于生物学评价紫杉烷的半合成提供了参考。

  最后,我们应该承认,尽管紫杉醇的全合成永远不可能满足临床对该药物的需求,但对于合成化学研究者来说,它代表了一种特殊的挑战,吸引着合成化学研究者们用一些伟大的灵感来实现[1]。第一个紫杉醇的全合成是由 Holton 等报道的,[11,12] 后来 Nicolaou 等[13]又在 1994 年对其进行了报道。

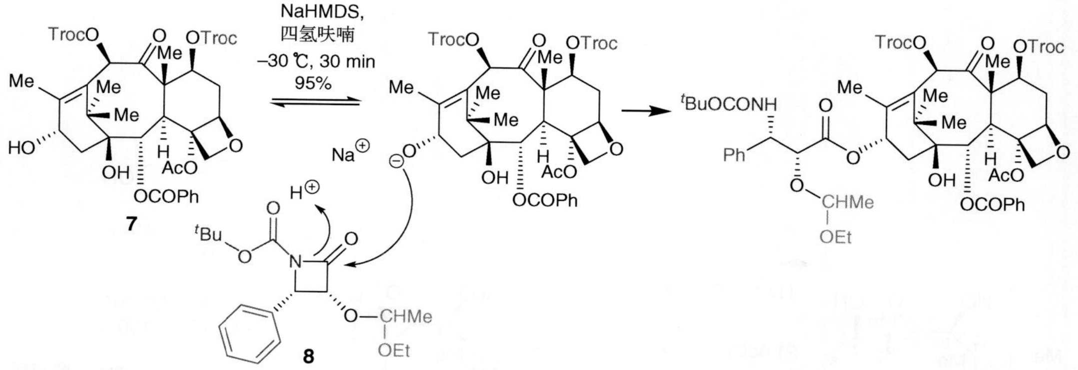

示意图 2.3.1.4 β-内酰胺开环机制

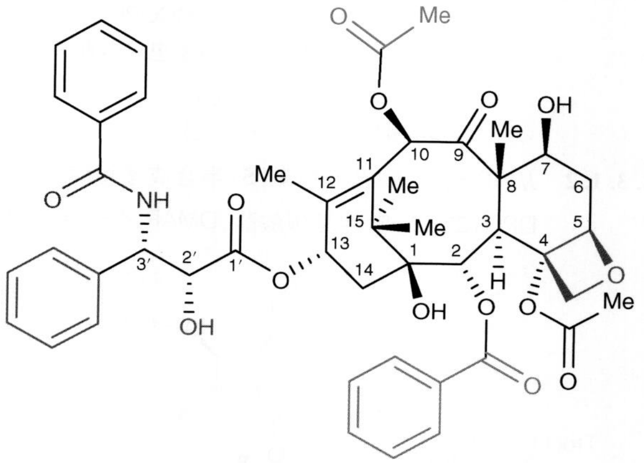

- 脱去 C10 乙酰基(得到醇)对生物活性没有影响
- C4~C5 稠合的氧代烷环对维持生物活性至关重要：开环导致生物活性显著降低
- 除去 C2 苯甲酰基团(得到醇)可引起活性的显著降低
- 游离的 2′-羟基基团是生物活性所必需的(稳定微管蛋白)
- 3′-芳基对活性是必需的,如甲基取代后活性降低 19 倍
- N-酰基基团是活性所需的

图 2.3.1.4 紫杉烷抗癌药的结构-抗癌活性关系[10]

2.3.1.3 作用方式

尽管紫杉醇已被证明是一种有效的抗癌药,但如何获得足量紫杉醇等问题未解决之前也阻碍了紫杉醇的药物发展。人们发现紫杉醇除了具有一种新颖的结构外,还有一种独特的作用方式。有研究者已发现,紫杉醇是一种有丝分裂抑制剂,但 Horwitz 等研究表明,紫杉醇的作用方式与已知的细胞毒药物鬼臼毒素、长春新碱和长春碱的作用方式(纺锤体机制)均不同[14]。

为了了解紫杉醇的作用方式,我们需要更多地了解细胞周期(图 2.3.1.5),因为紫杉醇将细胞阻滞在细胞周期的 G2 晚期和(或)M 期。细胞周期指真核细胞在活跃分裂时经过的一系列阶段:

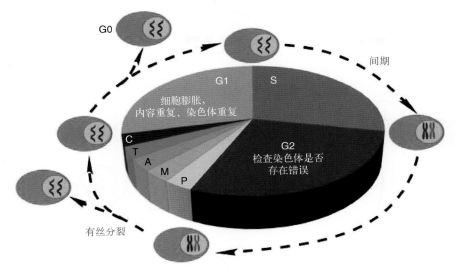

图 2.3.1.5 真核细胞周期
有丝分裂阶段：P，前期；M，中期；A，后期；T，末期；C，胞质分裂

（1）间期：真核细胞大部分时间都在这个阶段，包括：

1）G1 期：细胞生长和蛋白质合成的阶段。

2）S 期：细胞复制及 DNA 的合成阶段。

3）G2 期：细胞恢复生长的阶段。

4）G0 期：细胞静止的阶段（可能是延长的 G1 期或明显静止期的一部分）。

（2）M 期：有丝分裂（M 期）和胞质分裂，细胞分裂产生两个相同的子细胞，也包括许多阶段：

1）前期，染色质开始浓缩形成染色体，核膜溶解，中心粒（由微管组成的圆柱状结构）移至细胞的另一端，蛋白质附着在着丝粒上（连接成对染色体）（图 2.3.1.6）形成动粒，然后微管附着在动粒上。有丝分裂纺锤体是由微丝纤维穿过细胞形成的（图 2.3.1.7）。

2）中期：纺锤体牵引着纺锤形纤维使配对的染色体（姐妹染色单体）沿着细胞核的中部排列。

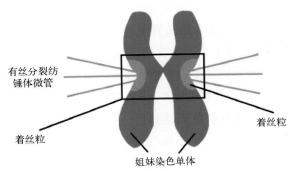

图 2.3.1.6 姐妹染色单体（重复的染色体对）

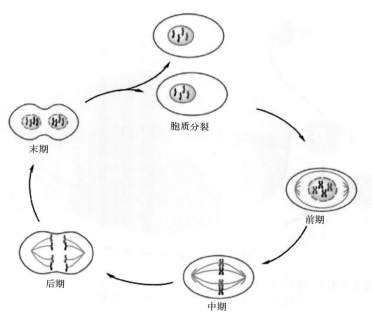

图 2. 3. 1. 7 有丝分裂的阶段

3）后期，染色单体在动粒处分离，通过动粒运动和极性微管的相互作用移到细胞的两端。

4）末期，染色单体终止于细胞的两极，每个子核周围形成新的膜，染色体和纺锤形纤维分散。

（3）胞质分裂，其中一个由蛋白质肌动蛋白组成的环围绕细胞中心形成并收缩，形成腰部，最终将细胞分成两个子细胞。

有丝分裂纺锤体是有丝分裂期的重要组成部分（图 2. 3. 1. 7），它由微管组成，微管蛋白聚合从而在细胞分裂过程中用于分离染色体。大家可能已经注意到，这些有丝分裂过程涉及微管蛋白聚合形成微管（如在前期）或微管解聚形成微管蛋白（如在后期和末期）。微管表现出两种不同的动态行为：动态不稳定性和踏车运动。在动态不稳定性中，两个微管末端在生长态和缩短态之间切换［正极（β-微管蛋白面对溶剂）生长和缩短比负极（α-微管蛋白面对溶剂）更快］。踏车运动是正极生长，同时伴随着负极缩短（微管蛋白亚基从加号到负号结束体现出一个总的流动的过程）。

在非常高的浓度下，紫杉烷能增加微管聚合，但在低浓度下紫杉醇抑制解聚过程[15]（图 2. 3. 1. 8），从而使细胞阻滞于 G2/M 晚期，阻止细胞分裂并导致细胞凋亡。与之前所知道的纺锤体细胞毒化合物不同的是（抑制微管蛋白聚合），紫杉醇通过与微管内表面的β-微管蛋白亚基结合来稳定微管（图 2. 3. 1. 9），从而阻止微管蛋白亚基的解聚[14]。紫杉醇被认为是通过微管中的纳米孔扩散而达到这一结合位点的。

在有丝分裂期间，这些微管运动（崩塌/重建①）比有丝分裂间期更快因此有丝分裂细

---

① 崩塌是从缩短的微管到生长的转换；重建是从生长的微管到迅速缩短的转换。

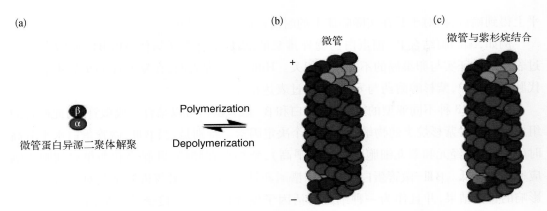

图 2.3.1.8 微管蛋白异源二聚体(a)和紫杉烷结合位点(c)及聚合形成微管的过程(b)

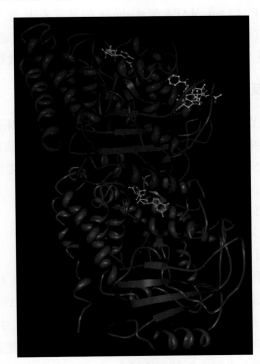

图 2.3.1.9 紫杉醇(灰/红/蓝球和棒模型)与一个 α,β-微管蛋白二聚
体(PDB 1JFF)中的 β-微管蛋白亚基结合。GDP 和 GTP
分别与 β-微管蛋白亚基和 α-微管蛋白亚基结合[16]

胞对靶向微管聚合/解聚过程的抗癌剂高度敏感。而癌症,由于细胞分裂速率较快,它们
对紫杉烷药物(和其他抗微管药物)比"正常"细胞更敏感。

2.3.1.4　耐药机制[17]

　　正如我们前面介绍过的,大自然中抗癌药物产生耐药性的分子机制可能是靶标特异
性的,也可能是通用的。紫杉烷类抗肿瘤药也是如此,关于它的很多耐药机制已在细胞水

平上得到确认,但对于其在实际临床上的耐药机制仍知之甚少。

例如,编码膜结合 P -糖蛋白药物外排泵的 ATP 结合盒转运体 ABCB1(*mdr1*),它的过表达已被证实与卵巢癌的不良预后相关。Hille 等研究表明,在复发性卵巢癌患者的原代肿瘤细胞中,紫杉醇耐药与 *mdr1* 基因过表达相关[18,19]。

至少有 13 种不同亚型的 α -微管蛋白和 β -微管蛋白可以结合形成微管,因此微管的组成是它们对紫杉烷类药物敏感性的一个决定因素。特别是,当 βⅢ -微管蛋白水平升高时(通常在神经元和睾丸细胞中表达水平高),紫杉烷在肺癌、乳腺癌和卵巢癌细胞中响应率随之降低。βⅢ -微管蛋白会产生广谱耐药性,因此推测耐药机制是其对微管动力学影响的直接结果,并且作为一种细胞存活因子发挥作用[20]。接受紫杉醇治疗的 NSCLC 患者,如果其 βⅢ -微管蛋白水平较低,那么就有更好的缓解率和总生存期[21]。

微管相关蛋白(MAP)如 tau、MAP4 和 stathmin 的异常表达,也与紫杉醇耐药相关[20]。例如,tau 蛋白的过表达(结合并稳定微管以防止聚合)被认为是通过与微管外壁的结合导致耐药的,因此应阻止紫杉醇通过微管扩散至其内表面的 β -微管蛋白结合位点[22]。

2.3.1.5 药物不良反应

正如我们将在第 3 节中看到的,紫杉烷类药物具有重要的临床抗肿瘤作用,在一系列不同的癌症的治疗方案中被广泛使用。然而,不幸的是,尽管其临床表现出有效性,但与紫杉烷治疗相关的不良反应也是显著的。骨髓抑制可能是最重要的不良反应之一,骨髓抑制是指骨髓活性降低,可引起以下症状:

(1)红细胞减少(可能导致贫血)。

(2)中性粒细胞减少(可能引起中性粒细胞减少症)。

(3)血小板减少(可能导致血小板减少症)。

这些效应的临床后果可能因骨髓抑制的严重程度不同而不同(不良事件通用毒性分级标准具体见表 2.3.1.1),但重要的是要认识到,骨髓抑制如果得不到适当管理,可能是致命的。正因为如此,化疗给药前应检查患者的血液,以确保其红细胞、中性粒细胞和血小板水平在适当范围内。骨髓抑制最危险的后果之一是发热性中性粒细胞减少症(有时称为中性粒细胞减少性败血症),患者出现中性粒细胞减少,进而出现发热,这通常是感染的体征,鉴于他们体内没有(或仅有极少数)中性粒细胞来对抗,因此可能导致死亡。这就是为什么在进行化疗时,应始终给患者使用温度计测量体温。发热性中性粒细胞减少症应被视为内科急症,应立即用经验性抗生素治疗;不幸的是,发热性中性粒细胞减少症的死亡率高达 20%。

就贫血而言,患者可能会出现疲乏和疲倦,而如果发生血小板减少,则可能增加患者发生自发性出血的风险(图 2.3.1.10)。骨髓抑制被认为是与紫杉烷类药物相关的主要毒性:它通常与多西他赛相关,但也会在使用紫杉醇和卡巴他赛的时候发生。鉴于该毒性及其相关的严重并发症,常用粒细胞集落刺激因子(G‐CSF)来预防或治疗接受紫杉烷治疗患者的中性粒细胞减少症。

表 2.3.1.1　根据 NCI 提出的不良事件通用毒性分级标准（依据红细胞、中性粒细胞和血小板水平进行分级）[23]

不良事件	1 级	2 级	3 级	4 级	5 级
红细胞	Hb<LLN~10.0 g/dL	Hb<10.0~8.0 g/dL	Hb<8.0 g/dL	危及生命（后果；需要紧急干预）	死亡
中性粒细胞	<LLN~1.5×10^9/L	<$1.5 \sim 1.0 \times 10^9$/L	<$1.0 \sim 0.5 \times 10^9$/L	<0.5×10^9/L	—
血小板	<LLN~75×10^9/L	<$75 \sim 50 \times 10^9$/L	<$50 \sim 25 \times 10^9$/L	<25×10^9/L	—

注：Hb，血红蛋白；LLN，正常值下限。

(a)

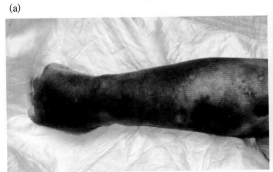

(b)

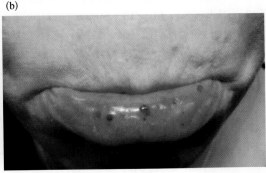

图 2.3.1.10　与血小板减少相关的自发性瘀伤（a）和自发性出血（b）（https://en.wikipedia.org/wiki/Thrombocytopenia）

　　与紫杉烷治疗相关的其他不良反应包括腹泻、呼吸困难、脱发、疲乏、关节痛、肌痛、周围神经病变、生育能力丧失和皮肤反应（包括手足综合征）。在极少数情况下，患者可能对紫杉烷类药物发生严重过敏，表现为严重（甚至几乎是立即的）面部潮红、颤抖、呼吸困难，在某些情况下，还可能发生血管性水肿。与紫杉烷治疗相关的 CINV 问题不大，使用止吐药可以很好地控制：根据致呕吐的潜在分类，所有紫杉烷药物如多西他赛、紫杉醇和卡巴他赛，都被认为是低风险药物[24]。

参考文献

［1］　Gunda IG, Thomas TC, Iwao O, Dolatrai MV. Taxane Anticancer Agents. Washington：American Chemical Society，1994，ACS Symposium Series Vol 583.

［2］　Wall ME, Wani MC. Camptothecin and taxol — discovery to clinic. 13th Bruce F Cain memorial award lecture. *Cancer Res.* 1995，**55**，753 − 760.

［3］　Wall ME, Wani MC. Paclitaxel — from discovery to clinic. In：Georg GI, Chem TT, Ojima I, Vyas DM, editors. Taxane Anticancer Agents：Basic Science and Current Status. Washington：American Chemical Society，1995，pp. 18 − 30.

［4］　Wani MC, Taylor HL, Wall ME, Coggon P, McPhail AT. Plant antitumour agents. 6. Isolation and structure of taxol, a novel antileukemic and antitumour agent from Taxus brevifolia. *J Am Chem Soc.* 1971，**93**，2325 − &.

［5］　Jacoby M. Taxol. *Chem Eng News.* 2005，**83**，120 − 120.

[6]　Guerittevoegelein F, Senilh V, David B, Guenard D, Potier P. Chemical studies of 10 - deacetylbaccatin. 3. Hemisynthesis of taxol derivatives. *Tetrahedron*. 1986, **42**, 4451 – 4460.

[7]　Denis JN, Greene AE, Guenard D, Guerittevoegelein F, Mangatal L, *et al*. A highly efficient, practical approach to natural taxol. *J Am Chem Soc*. 1988, **110**, 5917 – 5919.

[8]　Ojima I. Recent advances in the beta-lactam synthon method. *Acc Chem Res*. 1995, **28**, 383 – 389.

[9]　Ojima I, Sun CM, Zucco M, Park YH, Duclos O, *et al*. A highly efficient route to taxotere by the beta-lactam synthon method. *Tetrahedron Lett*. 1993, **34**, 4149 – 4152.

[10]　Kingston DGI. Taxol — the chemistry and structure-activity-relationships of a novel anticancer agent. *Trends Biotechnol*. 1994, **12**, 222 – 227.

[11]　Holton RA, Somoza C, Kim HB, Liang F, Biediger RJ, *et al*. First total synthesis of taxol. 1. Functionalization of the B ring. *J Am Chem Soc*. 1994, **116**, 1597 – 1598.

[12]　Holton RA, Kim HB, Somoza C, Liang F, Biediger RJ, *et al*. First total synthesis of taxol. 2. Completion of the C and D rings. *J Am Chem Soc*. 1994, **116**, 1599 – 1600.

[13]　Nicolaou KC, Yang Z, Liu JJ, Ueno H, Nantermet PG, *et al*. Total synthesis of taxol. *Nature*. 1994, **367**, 630 – 634.

[14]　Schiff PB, Fant J, Horwitz SB. Promotion of microtubule assembly in vitro by taxol. *Nature*. 1979, **277**, 665 – 667.

[15]　Derry WB, Wilson L, Jordan MA. Substoichiometric binding of taxol suppresses microtubule dynamics. *Biochemistry*. 1995, **34**, 2203 – 2211.

[16]　Lowe J, Li H, Downing KH, Nogales E. Refined structure of *alpha beta*-tubulin at 3. 5 A resolution. *J Mol Biol*. 2001, **313**, 1045 – 1057.

[17]　Kavallaris M. Microtubules and resistance to tubulin-binding agents. *Nature Rev Cancer*. 2010, **10**, 194 – 204.

[18]　Hille S, Rein DT, Riffelmann M, Neumann R, Sartorius J, *et al*. Anticancer drugs induce mdr1 gene expression in recurrent ovarian cancer. *Anti-Cancer Drugs*. 2006, **17**, 1041 – 1044.

[19]　Dumontet C, Jordan MA. Microtubule-binding agents: a dynamic field of cancer therapeutics. *Nat Rev Drug Discov*. 2010, **9**, 790 – 803.

[20]　Kavallaris M. Microtubules and resistance to tubulin-binding agents. *Nat Rev Cancer*. 2010, **10**, 194 – 204.

[21]　Seve P, Mackey J, Isaac S, Tredan O, Souquet PJ, *et al*. Class III beta-tubulin expression in tumor cells predicts response and outcome in patients with non-small cell lung cancer receiving paclitaxel. *Mol Cancer Therapeut*. 2005, **4**, 2001 – 2007.

[22]　Ferlini C, Raspaglio G, Cicchillitti L, Mozzetti S, Prislei S, *et al*. Looking at drug resistance mechanisms for microtubule interacting drugs: Does TUBB3 work? *Curr Cancer Drug Tar*. 2007, **7**, 704 – 712.

[23]　Common Terminology Criteria for Adverse Events (CTCAE) Version 4. 0. US National Cancer Institute. Available at: https://ctep. cancer. gov/protocolDevelopment/electronic_ applications/ctc. htm (accessed 3. 1. 2017).

[24]　Roila F, Molassiotis A, Herrstedt J, Aapro M, Gralla RJ, *et al*.; participants of the MASCC/ESMO Consensus Conference Copenhagen 2015. 2016 MASCC and ESMO guideline update for the prevention of chemotherapy — and radiotherapy-induced nausea and vomiting and of nausea and vomiting in advanced cancer patients. *Ann Oncol*. 2016, **27**(**suppl 5**), v119 – v133.

2.3.2　长春花生物碱

长春花生物碱是抗微管药物,用于治疗乳腺癌、膀胱癌、肾癌、睾丸癌、肺癌、白血病、淋巴瘤、黑色素瘤和骨髓瘤等一系列癌症。

2.3.2.1 发现[1,2]

我们前面介绍过,35%的抗肿瘤药物的发现出于偶然,随着长春花生物碱的发现,我们再次遇见了 Serendip 的 3 位"王子"[塞伦迪普的 3 位王子(波斯童话,代指偶然性)]。第一个抗肿瘤的长春花生物碱——长春碱,其是在送到西安大略大学的马达加斯加长春花[Catharanthus roseus(L.) G. Don]①的叶子样本中偶然发现的。牙买加原住民用这些植物的叶子泡茶来控制他们的糖尿病,所以这些叶子被送到了 Collip 博士那里提取和纯化胰岛素。尽管对叶提取物进行的检测未获得任何与糖尿病相关阳性结果,但却偶然发现其单次注射给大鼠时,会导致白细胞数目暂时快速降低。随后,Noble、Beer 和 Cutts 对提取物进行了研究,发现了一种能补充骨髓耗竭导致的粒细胞(白细胞中的粒细胞减少)减少的新生物碱,并将其命名为长春碱(VLB)[2]。通过 Noble 的牵线,Harold Warwick 博士在多伦多玛格丽特公主医院,将 VLB 的晶体在 22 名患者身上进行了测试,其中 15 名患者对治疗有响应(3 名儿童暂时缓解)[3]。因此,1957 年,这一始于评价马达加斯加长春花叶提取物控制的糖尿病的研究,最终使得一类新的抗癌剂被发现了,这就是长春碱。

后来,礼来公司的一个研究组从同一植物中分离出长春新碱[4,5]。这是一个特别重要的发现,因为通过长春新碱(当时称为亮菌甲素)的碘甲烷盐中 X 射线单晶衍射从而确定了长春新碱和长春碱(又称为长春花碱)的结构[6]。目前临床应用的其他长春花生物碱,如长春瑞滨、长春地辛和长春氟宁均为半合成药物。

2.3.2.2 合成

长春碱(0.01%)和长春新碱(0.000 3%)仅微量存在于马达加斯加的长春花中[7],这意味着从原植物中获得长春碱或长春新碱的有限,且其生产成本昂贵。尽管这些长春花生物碱类化合物和其他长春花生物碱的全合成已经实现(这些合成都可以为一两本书提供足够的内容),但是,由于它们的结构如此复杂,通过全合成也不能获得足够的量来满足抗肿瘤药物的全球需求。然而,全合成确实是有作用的,它们通过改变长春花生物碱骨架上取代基,从而建立构效关系。

长春新碱和长春碱由维班胺(velbanamine)部分和文多林(vindoline)部分组成(图2.3.2.1),唯一的区别是 vindoline 部分吲哚氮上的取代基。(+)-长春碱和(-)-vindoline 都是天然存在的环(并且比长春碱和长春新碱含量更丰富),因此,以这些生物碱为起始原料的长春新碱和(或)长春碱的半合成路线可能会取代依赖植物分离的获得路径。

Langlois 等通过使用 Polonovski 反应实现了这两种生物碱的偶联(示意图 2.3.2.1,方

---

① 想知道它们为什么被称为长春花生物碱? 马达加斯加长春花[Catharanthus roseus(L.) G. Don]最初被称为长春花玫瑰。

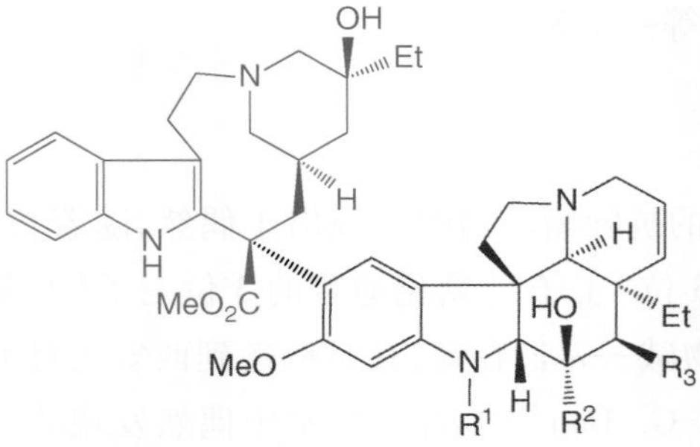

长春新碱 R^1=CHO, R^2=CO$_2$Me, R^3=OAc
长春碱 R^1=Me, R^2=CO$_2$Me, R^3=OAc
长春地辛 R^1=Me, R^2=CONH$_2$, R^3=OH

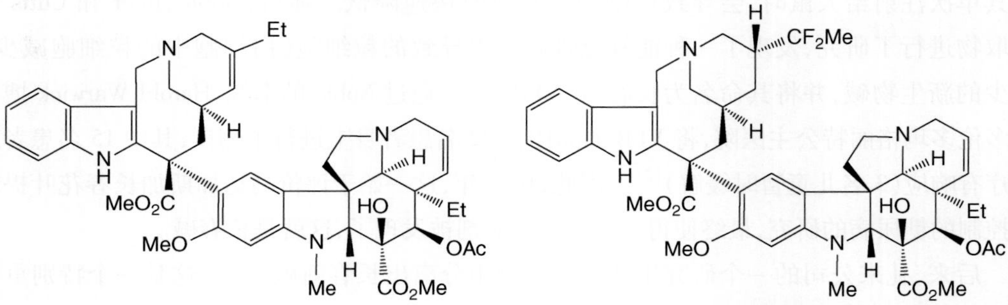

长春瑞滨

长春氟宁

图 2.3.2.1 长春花生物碱的临床应用

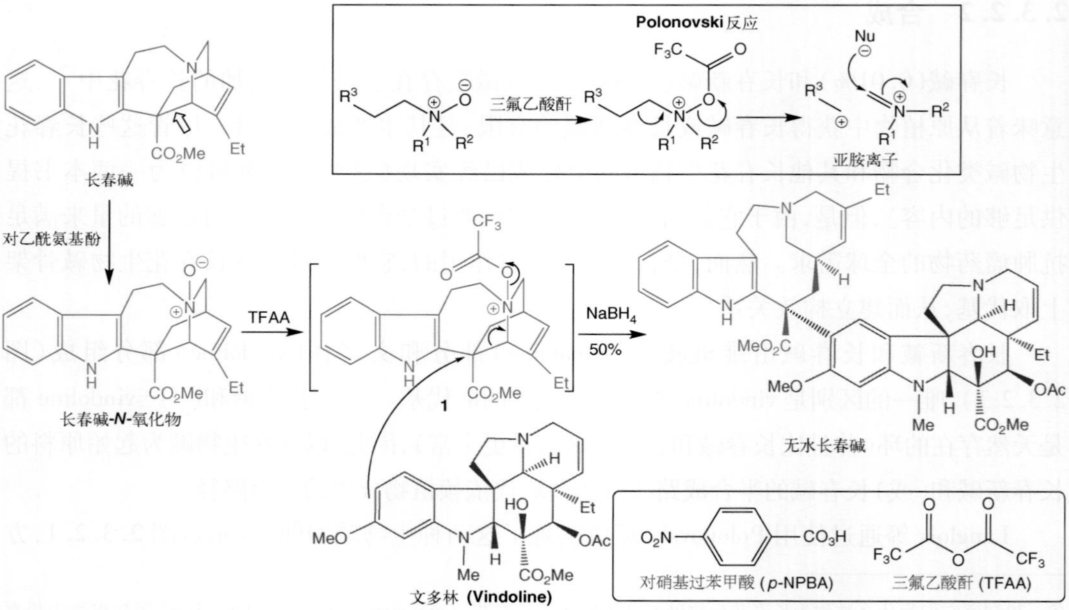

示意图 2.3.2.1 采用 Polonovski 反应偶联长春碱和 vindoline[8]

框),其中长春碱-N-氧化物用三氟乙酸酐和文多林进行处理[8]。从示意图 2.3.2.1 的方框中可以看出,该反应生成了强亲电性亚胺盐离子,其能够被亲核试剂(Nu)攻击。文多林上亲核性最强的位点是甲氧基邻位。该位置进攻长春碱-N-氧化物三氟乙酸酯(**1**)的同时,三氟乙酰基离去,它们的协同作用导致了 C—C 键断裂,如示意图 2.3.2.1 所示。如果该反应在低温(-78℃)下进行,偶联位点的立体构象则更有利于产品无水长春碱(示意图 2.3.2.1)的生成(5∶1)。而类似的,涉及一个亚胺离子的生成的过程,从长春碱开始,利用酸性介质中的氯化铁水溶液,偶联位点保持天然(S)立体构象,最终产生了 77% 的无水长春碱[9]。这些过程是如此简单,它们甚至可能也是这些天然产物的生物途径,即植物中的实际生物合成可能涉及相似的成键反应(但使用的不是相同的试剂)。无水长春碱也可从 *C. roseus* 玫瑰念珠菌中分离出来,至关重要的是,它是长春新碱和长春碱合成途径的中间体[7]以及半合成长春花生物碱、长春瑞滨和长春氟宁的前体物质。事实上,Ishikawa 等采用氯化铁工艺,使草酸铁(0℃空气中)和硼氢化钠(NaBH$_4$)反应,直接生产长春碱[7]。在 Polonovski 条件下处理无水长春碱-N-氧化物导致九元(天青)环断裂。由 N-氧化物酯(**2**)的 Polonovski 反应产生的亚胺盐(**3**)的水解,和由中间体(**4**)的哌啶氮对 3-亚甲基吲哚基团的亲核进攻,导致整体收缩到八元的阿佐辛从而产生长春瑞滨(示意图 2.3.2.2)[10]。

长春氟宁很容易由长春瑞滨通过超强酸(HF-SbF$_5$)处理制备而得,产率为 35%[11],而长春碱与过量氨在干燥甲醇中反应生成长春地辛(去乙酰长春碱酰胺)[12]。

2.3.2.3 作用方式[13,14]

与紫杉醇一样,长春花生物碱也靶向作用于微管蛋白和微管,但结合位点不同,长春花结合域在微管蛋白二聚体 β 亚单位的正极末端(图 2.3.2.2)。高浓度的长春花生物碱能使微管解聚。在低浓度时,仅仅几个长春碱分子结合到这个结合域,可使动态不稳定性和踏车运动都降低了大约 50%,这可能是由于长春碱的结合增加了微管蛋白本身的亲和力[14,15]。这种动态不稳定性和踏车运动的减缓阻断了有丝分裂的进展(阻断了从中期到后期的过渡)并导致细胞凋亡。

除了引起微管蛋白自聚的变化外,长春碱的结合还可诱导微管蛋白二聚体产生弯曲构象,这与正常微管的线性排列不一样。当长春碱结合到 β-微管蛋白亚基和 α-微管蛋白亚基之间的位点时,与长春碱相互作用的一些关键氨基酸如图 2.3.2.3 所示[16]。

2.3.2.4 耐药机制[17]

之前重点提及的紫杉烷类的耐药机制可能也是长春花生物碱耐药的重要机制。例如,βⅢ-微管蛋白水平升高与一系列肿瘤类型中的长春瑞滨耐药相关,它也与由此导致的长春瑞滨治疗 NSCLC 患者的缓解率降低相关[17,18]。磷酸化蛋白(抑微管装配蛋白)通过与微管蛋白二聚体结合诱导微管稳态被破坏,而该蛋白在血液和实体瘤中高表达,并且其过度表达也导致了乳腺癌细胞对长春碱耐药[19]。

示意图 2. 3. 2. 2 将无水长春碱转化为长春瑞滨[10]

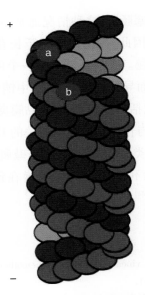

图 2.3.2.2 长春碱与微管正极末端的结合。长春碱以最大的亲和力结合在微管的末端(a),降低了与埋在晶格内的微管蛋白的亲和力(b)

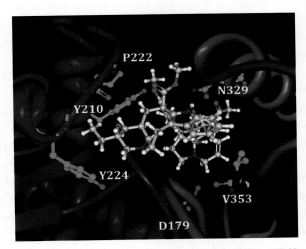

图 2.3.2.3 长春碱结合于 β-微管蛋白亚基和 α-微管蛋白亚基之间的区域(PDB 5J2T)[16]

2.3.2.5 药物不良反应

与长春花生物碱相关的常见不良反应包括疲乏、周围神经病变、便秘、腹泻、骨髓抑制和丧失生育能力。此外,其也可引起外周神经病变,如我们在含铂药物中观察到的(第 2.1.3.5 节),并且其可能具有剂量限制性;长春新碱引起的外周神经病变最严重[20]。便秘是长春新碱的另一不良反应,与其他长春花生物碱相比很麻烦;它可引起腹痛,严重时可发生粪便嵌塞(粪便变硬并阻塞肠道;这种情况通常由麻痹性肠梗阻引起,此时患者肠道蠕动减慢或完全停止蠕动)。因此,无论何时给予长春碱,患者都应同时服用泻药(通常是番泻叶或多库酯)以预防便秘。长春新碱的另一个可能不常见的不良反应是可引起抗利尿激素分泌不当综合征,从而导致低钠血症(血中钠水平低)[21]。与长春花生物碱相关的其他但不常见的不良反应包括味觉障碍、口腔黏膜炎、口腔炎,患者偶尔可发生过敏,表现为红斑、皮疹和面部水肿。与长春花生物碱相关的 CINV 不严重,可以通过止吐药物进行良好控制:根据致吐潜力分类,长春碱和长春新碱属于低风险药物,而长春氟宁属于中等风险药物。根据给药途径的不同,长春瑞滨的潜在致吐性也不同:静脉给药时风险较低,而口服给药时风险则中等[22]。

参考文献

[1] Noble RL. The discovery of the vinca alkaloids — chemotherapeutic-agents against cancer. *Biochem Cell Biol.* 1990, **68**, 1344 – 1351.

[2] Noble RL, Beer CT, Cutts JH. Role of chance observations in chemotherapy — *Vinca rosea. Ann NY Acad Sci.* 1958, **76**, 882 – 894.

[3] Warwick OH, Darte JM, Brown TC, Beer CT, Cutts JH, *et al.* Some biological effects of Vincaleukoblastine, an alkaloid in *Vinca rosea* Linn in patients with malignant disease. *Cancer Res.* 1960, **20**, 1032 – 1040.

[4] Svoboda GH. Alkaloids of *Vinca rosea* (catharanthus roseus). 9. Extraction and characterization of leurosidine and leurocristine. *Lloydia.* 1961, **24**, 173 – &.

[5] Neuss N, Cone NJ, Gorman M, Boaz HE. Vinca alkaloids. 11. Structures of leurocristine (LCR) and vincaleukoblastine (VLB). *J Am Chem Soc.* 1962, **84**, 1509 – &.

[6] Moncrief JW, Lipscomb WN. Structures of leurocristine (vincristine) and vincaleukoblastine. X-Ray analysis of leurocristine methiodide. *J Am Chem Soc.* 1965, **87**, 4963 – &.

[7] Ishikawa H, Colby DA, Seto S, Va P, Tam A, *et al.* Total synthesis of vinblastine, vincristine, related natural products, and key structural analogues. *J Am Chem Soc.* 2009, **131**, 4904 – 4916.

[8] Langlois N, Gueritte F, Langlois Y, Potier P. Application of a modification of the Polonovski reaction to the synthesis of vinblastine-type alkaloids. *J Am Chem Soc.* 1976, **98**, 7017 – 7024.

[9] Vukovic J, Goodbody AE, Kutney JP, Misawa M. Production of 3′,4′-anhydrovinblastine — a unique chemical synthesis. *Tetrahedron.* 1988, **44**, 325 – 331.

[10] Mangeney P, Andriamialisoa RZ, Lallemand JY, Langlois N, Langlois Y, *et al.* 5′-Noranhydrovinblastine — prototype of a new class of vinblastine derivatives *Tetrahedron.* 1979, **35**, 2175 – 2179.

[11] Fahy J, Duflos A, Ribet J-P, Jacquesy J-C, Berrier C, *et al.* Vinca alkaloids in superacidic media: A method for creating a new family of antitumor derivatives. *J Am Chem Soc.* 1997, **119**, 8576 – 8577.

[12] Barnett CJ, Cullinan GJ, Gerzon K, Hoying RC, Jones WE, *et al.* Structure-activity relationships of dimeric Catharanthus alkaloids. 1. Deacetyl vinblastine amide (vindesine) sulfate. *J Med Chem.* 1978, **21**, 88 – 96.

[13] Jordan MA, Thrower D, Wilson L. Mechanism of inhibition of cell-proliferation by vinca alkaloids. *Cancer Res.* 1991, **51**, 2212 – 2222.

[14] Jordan MA, Wilson L. Microtubules as a target for anticancer drugs. *Nature Reviews Cancer.* 2004, **4**,

253 − 265.

[15] Jordan MA. Mechanism of action of antitumor drugs that interact with microtubules and tubulin. *Curr Med Chem Anticancer Agents.* 2002, **2**, 1 − 17.

[16] Waight AB, Bargsten K, Doronina S, Steinmetz MO, Sussman D, *et al.* Structural basis of microtubule destabilization by potent auristatin anti-mitotics. *Plos One.* 2016, **11**, e0160890.

[17] Kavallaris M. Microtubules and resistance to tubulin-binding agents. *Nature Rev Cancer.* 2010, **10**, 194 − 204.

[18] Sève P, Dumontet C. Is class III beta-tubulin a predictive factor in patients receiving tubulin-binding agents? *Lancet Oncol.* **9**, 168 − 175.

[19] Alli E, Yang JM, Ford JM, Hait WN. Reversal of stathmin-mediated resistance to paclitaxel and vinblastine in human breast carcinoma cells. *Mol Pharmacol.* 2007, **71**, 1233 − 1240.

[20] Moudi M, Go R, Yong Seok Yien C, Nazre M. Vinca Alkaloids. *Int J Prev Med.* 2013, **4**, 1231 − 35.

[21] Nicholson RG, Feldman W. Hyponatremia in association with vincristine therapy. *Can Med Assoc J.* 1972, **106**, 356 − 357.

[22] Roila F, Molassiotis A, Herrstedt J, Aapro M, Gralla RJ, *et al.*; participants of the MASCC/ESMO Consensus Conference Copenhagen 2015. 2016 MASCC and ESMO guideline update for the prevention of chemotherapy — and radiotherapy-induced nausea and vomiting and of nausea and vomiting in advanced cancer patients. *Ann Oncol.* 2016, **27**(**suppl 5**), v119 − v133.

2.4 抗激素药物

2.4.1 比卡鲁胺

比卡鲁胺(图 2.4.1.1)用于治疗前列腺癌。

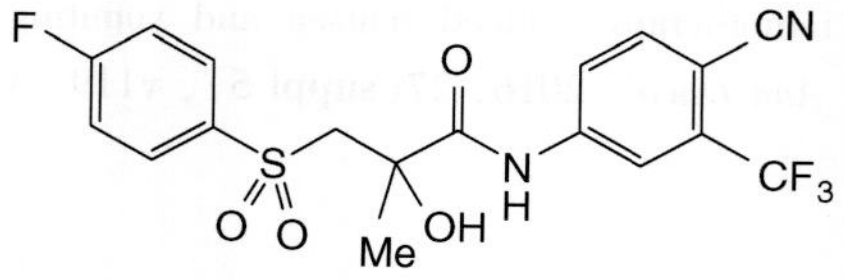

图 2.4.1.1 非甾体抗雄激素药物比卡鲁胺

2.4.1.1 发现[1,2]

1889 年,72 岁的 Brown - Séquard 医生给自己皮下注射了来自狗或豚鼠睾丸静脉的血液、精液和从压碎的睾丸中提取的汁液的混合物(睾丸取自狗或豚鼠体内)[3]。第一次注射后的第二天,他感到精力充沛,并表示他已经恢复了因年老失去的力量,四肢也变得更强壮了。在 1935 年从公牛睾丸中分离出睾酮之前,睾丸提取物中能引起上述明显作用的成分是什么一直是个谜。睾酮(示意图 2.4.1.1)是主要的男性性激素(雄激素),它在睾丸中产生,可以调节垂体分泌的黄体生成素(luteinizing hormone,LH)。1941 年,Huggins 和 Hodges 证实了前列腺癌对雄激素的依赖性,治疗前列腺癌的主要方法是阻断雄激素[4]。两种阻断雄激素的方法都有很大的缺点:雌激素治疗非常有效,但会引起严重的副作用(包括心力衰竭、血栓栓塞、阳痿和性欲减退);而不受欢迎的睾丸切除术(去势)更不用说了。雄激素也可以由肾上腺产生,尽管这两种方法均可导致血清睾酮降低 90% ~ 95%,但前列腺内的双氢睾酮(dihydrotestosterone,DHT)浓度仍维持在正常值的 40%[5]。因此,更有效的治疗方法是寻求一种方法来阻止雄激素与雄激素受体(androgen receptor,AR)结合[2]。

Anticancer Therapeutics: From Drug Discovery to Clinical Applications, First Edition.
Adam Todd, Paul W. Groundwater and Jason H. Gill.

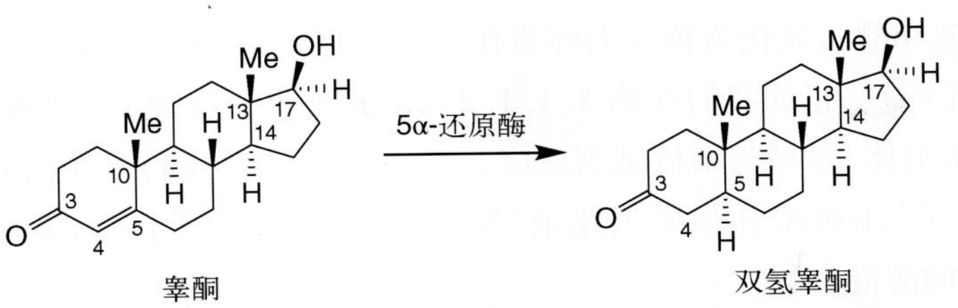

示意图 2.4.1.1 睾酮通过 5α-还原酶被还原成双氢睾酮

AR 拮抗剂的开发取得的重大突破源于第一个非甾体抗雄激素（NSAA）药物氟他胺的发现。而且，这一发现在很大程度上归功于偶然，因为氟他胺是在 Monsanto 公司的一个抗菌发现项目中被最初合成的[6]，然后将其用于 Schering 公司的抗雄激素发现项目研究中（该项目中其被称为 SCH 13521）[7]。

Liao 等后来的工作表明，氟他胺的抗雄激素作用（图 2.4.1.2）是通过拮抗 DHT 与雄激素受体的结合来实现的[8]，且其活性是通过其代谢产物羟基氟他胺（SCH 16423）来发挥的[9]。

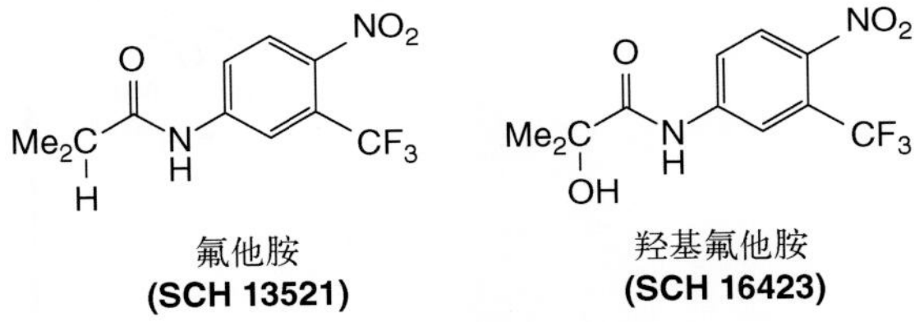

图 2.4.1.2 非甾体抗雄激素药物氟他胺及其代谢产物羟基氟他胺[6]

氟他胺的一个问题是，尽管它阻断了雄激素刺激的前列腺生长，但它也拮抗了该激素在下丘脑和垂体的作用（调控 LH 释放的部分负反馈机制），从而增加 LH 分泌[10]。因此，Zeneca 的研究旨在提供一种纯的抗雄激素药物，其可以抑制前列腺生长，有适合每天给药1 次的半衰期，并且不作用于下丘脑-垂体-性腺轴（即不刺激 LH 释放）；本研究的成果是比卡鲁胺（ICI 176,334）。

2.4.1.2　合成

在首次描述非甾体抗雄激素的合成和构效关系（SAR）的出版物中，Tucker、Crook 和 Chesterson 概述了这些药物的两条合成路线①，但我们仅关注比卡鲁塔酰胺对映体的外消旋混合物更方便的汇聚路线[11]。

第一步，通过酸性氯化物（**1**）与苯胺（**2**）的简单亲核取代反应生成甲基丙烯酰胺（**3**）（示意图 2.4.1.2）。为引入芳基硫醚组分，用间氯过氧苯甲酸（meta-chloroperbenzoicacid，

---

① 汇聚合成包括合成目标分子的单个组分，然后组装这些组分。它们通常以高于线性合成的总收率制备复杂分子，线性合成从单一起始物料开始，通过许多连续步骤进行。

mcpba)将该不饱和酰胺氧化为相应的环氧化物(**4**)(又名环氧乙烷,含有一个氧原子和两个碳原子的三元环)。正如我们在第 2.1.1.2 节(美法仑的合成)中所看到的,环氧化物是高度应变的亲电体,容易与亲核试剂反应。当然,环氧化物(**4**)是不对称的,并且 4‑氟硫酚(**5**)的阴离子[由硫酚和强碱氢化钠(NaH)制备]进攻空间位阻最小(取代最少)的碳,得到外消旋的醇混合物。

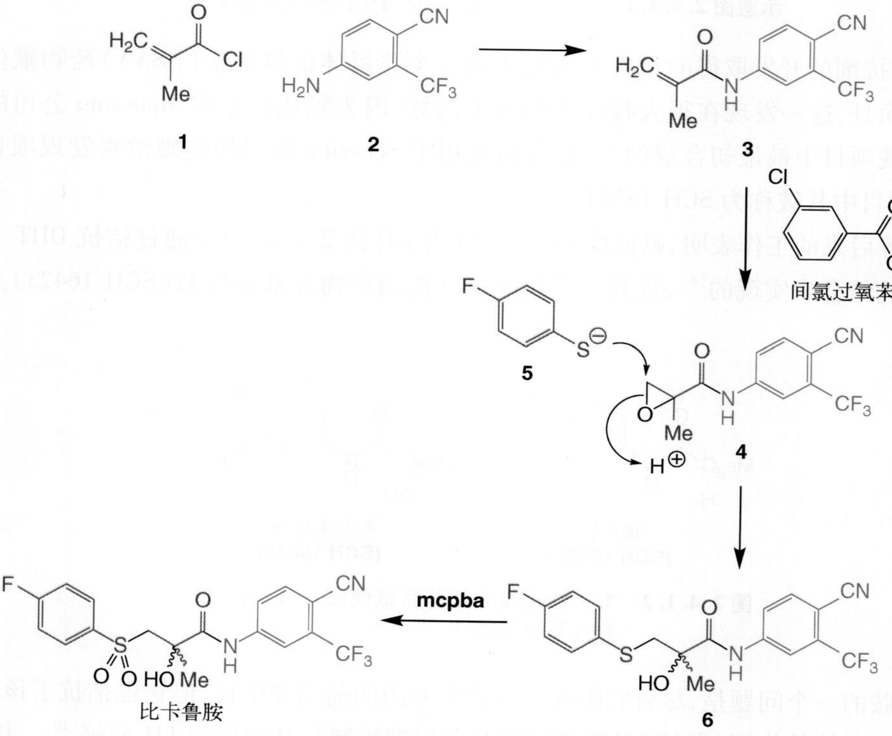

间氯过氧苯甲酸

示意图 2.4.1.2 比卡鲁胺的原始合成[11]

(R)‑(−)‑比卡鲁胺是活性更高的形式(活性比其对映体高 30 倍),但其与活性较低的对映体一起作为外消旋混合物给药;两种对映体均在肝脏中代谢,无活性的(S)‑异构体代谢更快。James 和 Ekwuribe 设计了活性对映异构体的 5 步合成路线(总收率 16%)(以外消旋混合物的拆分来获得单一对映异构体的更浪费原料①)[12]。这个合成过程通过酰胺(**6**)的(R)‑对映异构体(示意图 2.4.1.3),由苯胺(**2**)和酸(**11**)之间形成酰胺键生成,然后用间氯过氧苯甲酸氧化为(R)‑比卡鲁胺。(R)‑(−)‑比卡鲁胺中的立体中心来源于(S)‑柠檬酸(**7**),后者首先用二氧戊环保护,然后采用巴顿(Barton)脱羧溴化方法(示意图 2.4.1.3,方框)对该二氧戊环进行脱羧,该方法要求使用偶联剂(DCC)生成 Barton 酯(**9**)。酯(**9**)的自由基脱羧溴化形成(R)‑溴代烷烃(**10**),后者与 4‑氟硫代苯酚反应生成(R)‑酸(**11**)。

① 50%的产品将被丢弃,并且使用手性试剂生产可分离的非对映异构体混合物是昂贵的。

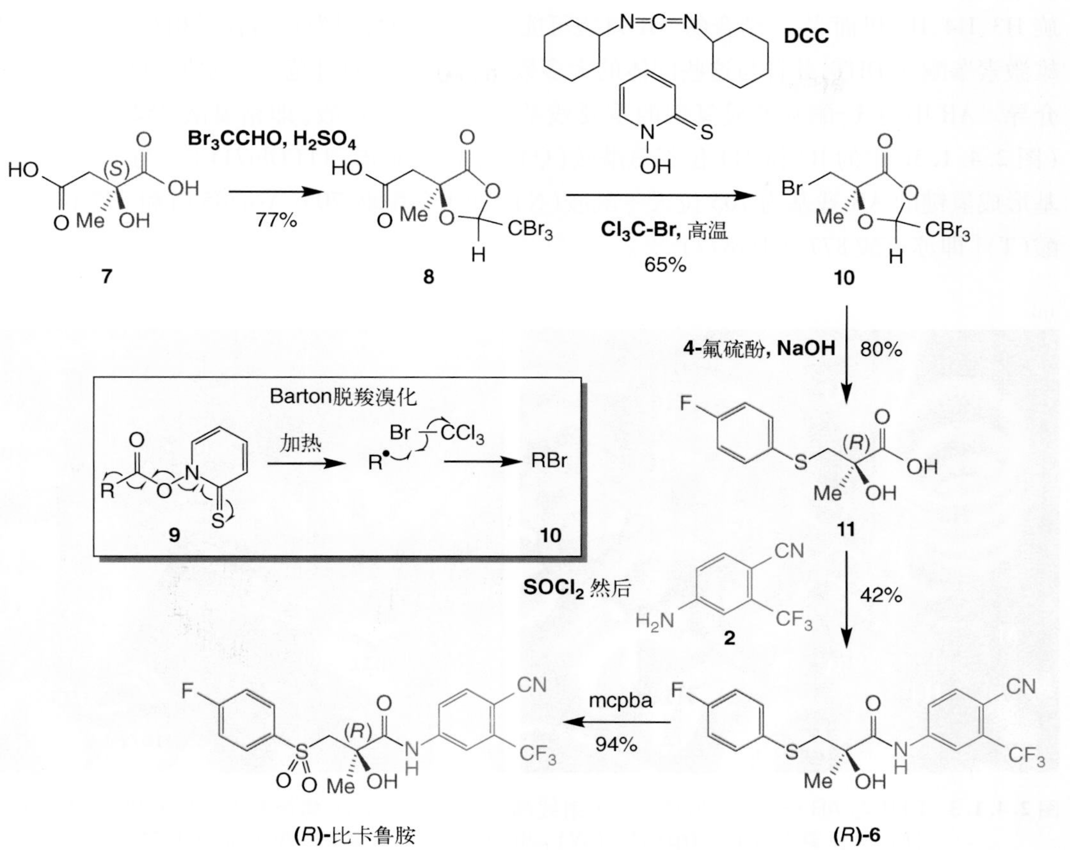

DCC

Br₃CCHO, H₂SO₄

77%

SOCl₂ 然后

Cl₃C-Br, 高温
65%

Barton脱羧溴化

加热

7   **8**   **10**

4-氟硫酚, NaOH | 80%

9   **10**

11

42%

2

mcpba
94%

(R)-比卡鲁胺   (R)-6

示意图 2.4.1.3   (R)-比卡鲁胺的合成[12]

2.4.1.3 作用方式

与雌激素、糖皮质激素、盐皮质激素和孕酮前体一样,AR 是类固醇激素核受体家族成员之一(Ⅰ型核受体)。这些受体具有相同功能的结构域:结合 DNA 和配体结构域(ligand binding domain, LBD)和氨基端激活结构域[激活功能1(AF1)]。当激动剂与 AR 结合后(与睾酮相比,DHT 与 AR 的结合有更大的亲和力),会发生一系列反应;受体从热休克蛋白(HSP)上解离和二聚化,并转移到细胞核与靶基因启动子区的 AR 反应元件(androgen response element, ARE)结合,从而促进这些基因的转录[1]。共激活因子可以通过短的氨基酸序列(LXXLL)①与 AR[激活功能因子2(AF2)]相互作用,进而增强了 AR 的转录激活[13]。

配体(图 2.4.1.3 中的 DHT)的结合可以引起 C 端螺旋 H12 重排,导致包含该螺旋 H12 及螺旋 H3、H4、H5 的疏水开口的形成,该共激活因子可以通过 LXXLL 序列结合到螺

---

① LXXLL 基序被称为 NR 框;L 表示亮氨酸,X 表示任何氨基酸。

旋 H3、H4、H5 里面[13]。结合的 AR 口袋可能是疏水性的,因为它结合了相对无官能团的雄激素睾酮和 DHT,并且与这些配体的大多数相互作用是通过范德瓦尔斯力相互作用来介导。AR 中与 3-酮基形成氢键的重要残基为 752 位精氨酸[即精氨酸752(Arg752)](图 2.4.1.3b 中的 R)和 711 位谷氨酰胺(Q)[即谷氨酰胺 711(Gln711)],与 17-β-羟基形成氢键的 AR 残基为 705 位天冬酰胺(N)[即天冬酰胺705(Asn705)]和 877 位苏氨酸(T)[即苏氨酸 877](Thr877)[14]。

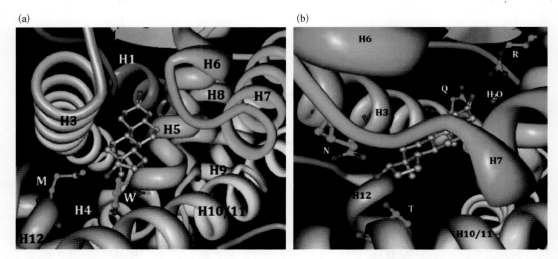

图 2.4.1.3 DHT 与 AR 配体结合域结合的 X 射线晶体结构,显示(a) 螺旋和甲硫氨酸 895(Met895)(M)和色氨酸 741(Trp741)(W),和(b) 重要氨基酸(Arg752、Gln711、Asn705 和 Thr877)和氢键结合的关键水分子(PDB 4OEA)[15]

如 2.4.1.1 节所述,比卡鲁胺是一种雄激素拮抗剂;其可以与 AR 上的配体结合域结合,通过引起受体结构的改变(结构替代)来发挥拮抗作用[16]。到目前为止,没有 AR 配体结合域与拮抗剂结合的晶体结构,因此我们必须依靠分子动力学模拟来对比卡鲁胺结合 AR 的作用给出一些见解。Osguthorpe 和 Hagler 曾使用这样的模拟预测比卡鲁胺的结合是否会引起螺旋 H3、H4 和 H12 结构的改变(这些螺旋可以形成结合共激活因子的开口),这会抑制共激活因子的结合并导致 AR 无转录活性[16,17]。

2.4.1.4 耐药机制

大多数接受雄激素拮抗剂治疗的前列腺癌患者会变得更难治疗,其中一些是由抗雄激素戒断综合征(anti-androgen withdrawal syndrome,AWS)所致,其中肿瘤的消退往往伴随着血清前列腺特异性抗原水平的降低[18]。治疗失败会导致去势抵抗性前列腺癌(CRPC)的发生,这在治疗上极具挑战性。

导致这种耐药性的 3 种可能机制是 AR 扩增(从而增加激动剂敏感性并降低对拮抗剂的响应)或修饰的基因突变、配体非依赖性 AR 激活,以及通过其他信号通路来介导的

AR 旁路途径[19]。

一种可能与比卡鲁胺治疗直接相关的耐药机制属于这 3 类中的第一类,它是 AR 扩增导致拮抗剂比卡鲁胺变为激动剂的结果[18]。在氟他胺的活性代谢产物羟基氟他胺中也可以观察到此作用。点突变(如我们现在将要讨论的 W741L[18] 突变)的总体频率较低,因此它们不能解释大多数激素难治性疾病,但这些突变与临床耐药性的相关性意味着这很可能是一个重要的临床耐药发生的机制。

决定比卡鲁胺作用的关键氨基酸似乎是 895 位蛋氨酸(即 Met895)(图 2.4.1.3a 中的 M)和 741 位色氨酸(即 Trp741)(图 2.4.6a 中的 W)。为了容纳比卡鲁胺的大体积芳基砜基团(其可以进入不被 DHT 占据的 AR 区域,并可能与 Trp741 大体积吲哚基团有重叠),Met895 和螺旋 H12 的其他部分被"推挤到一边",从而暴露配体结合域并产生 AR 的拮抗构象[20,21]。在 Trp741L 突变的 AR 受体中,不存在芳基砜-色氨酸之间的重叠碰撞,芳基砜靠近螺旋 H5,Met895 和螺旋 H12 被拉近螺旋 H5,螺旋 H12 部分阻断配体结合域并产生激动构象。用比卡鲁胺治疗仅 6~13 周,这种突变就会使一种对治疗有反应的前列腺癌细胞系开始作为激动剂来刺激细胞的生长[18]。

2.4.1.5　药物不良反应

由于比卡鲁胺是一种激素治疗药物,我们通常不会观察到与传统化疗相关的不良反应(即 CINV、骨髓抑制、脱发和外周神经病变)。正如您所预料的,比卡鲁胺治疗相关的不良反应与其作用机制和睾酮活性阻断有关。因此,常见的不良反应包括性欲低下、潮热、男子乳房发育、乳房触痛、肝毒性和勃起功能障碍。

参考文献

[1]　Tan MHE, Li J, Xu HE, Melcher K, Yong E-L. Androgen receptor: structure, role in prostate cancer and drug discovery. *Acta Pharmacol Sin.* 2015, **36**, 3 - 23.

[2]　Mohler ML, Bohl CE, Jones A, Coss CC, Narayanan R, *et al.* Nonsteroidal selective androgen receptor modulators (SARMs): Dissociating the anabolic and androgenic activities of the androgen receptor for therapeutic benefit. *J Med Chem.* 2009, **52**, 3597 - 3617.

[3]　Brown S. Note on the effects produced on man by subcutaneous injections of a liquid obtained from the testicles of animals. *Lancet.* 1889, **134**, 105 - 107.

[4]　Huggins C, Hodges CV. Studies on prostatic cancer. I. The effect of castration, of estrogen and of androgen injection on serum phosphatases in metastatic carcinoma of the prostate. *Cancer Res.* 1941, **1**, 293 - 297.

[5]　Singh SM, Gauthier S, Labrie F. Androgen receptor antagonists (antiandrogens): structure-activity relationships. *Curr Med Chem.* 2000, **7**, 211 - 247.

[6]　Baker JW, Bachman GL, Schumacher I, Roman DP, Tharp AL. Synthesis and bacteriostatic activity of some nitrotrifluoro methylanilides. *J Med Chem.* 1967, **10**, 93 - 95.

[7]　Neri R, Vancleav. S, Florance K, Koziol P. Biological profile of a nonsteroidal antiandrogen, SCH 13521 4′-nitro-3′-trifluoromethylisobutyranilide. *Endocrinology.* 1972, **91**, 427 - 437.

[8] Liao S, Howell DK, Chang TM. Action of a nonsteroidal antiandrogen, flutamide, on receptor-binding and nuclear retention of 5 – alpha-dihydrotestosterone in rat ventral prostate *Endocrinology*. 1974, **94**, 1205 – 1209.

[9] Neri R, Peets E, Watnick A. Anti-androgenicity of flutamide and its metabolite SCH 16423. *Biochem Soc Trans*. 1979, **7**, 565 – 569.

[10] Furr BJA. (1995) Casodex — preclinical studies and controversies. *Ann NY Acad Sci*. **1995**, 761, 79 – 96.

[11] Tucker H, Crook JW, Chesterson GJ. Nonsteroidal antiandrogens. Synthesis and structure-activity relationships of 3 – substituted derivatives of 2 – hydroxypropionanilides. *J Med Chem*. 1988, **31**, 954 – 959.

[12] James KD, Ekwuribe NN. Syntheses of enantiomerically pure (R) – and (S)-bicalutamide. *Tetrahedron*. 2002, **58**, 5905 – 5908.

[13] Bevan CL, Hoare S, Claessens F, Heery DM, Parker MG. The AF1 and AF2 domains of the androgen receptor interact with distinct regions of SRC1. *Molecular and Cellular Biol*. 1999, **19**, 8383 – 8392.

[14] Pereira de Jésus-Tran K, C. té P-L, Cantin L, Blanchet J, Labrie F, *et al*. Comparison of crystal structures of human androgen receptor ligand-binding domain complexed with various agonists reveals molecular determinants responsible for binding affinity. *Protein Sci*. 2006, **15**, 987 – 999.

[15] Hsu CL, Liu JS, Wu PL, Guan HH, Chen YL, *et al*. Identification of a new androgen receptor (AR) co-regulator BUD31 and related peptides to suppress wild-type and mutated AR-mediated prostate cancer growth via peptide screening and X-ray structure analysis. *Mol Oncol*. 2014, **8**, 1575 – 1587.

[16] Osguthorpe DJ, Hagler AT. Mechanism of androgen receptor antagonism by bicalutamide in the treatment of prostate cancer. *Biochemistry*. 2011, **50**, 4105 – 4113.

[17] Masiello D, Cheng S, Bubley GJ, Lu ML, Balk SP. Bicalutamide functions as an androgen receptor antagonist by assembly of a transcriptionally inactive receptor. *J Biol Chem*. 2002, **277**, 26321 – 26326.

[18] Hara T, Miyazaki J, Araki H, Yamaoka M, Kanzaki N, *et al*. Novel mutations of androgen receptor：A possible mechanism of bicalutamide withdrawal syndrome. *Cancer Res*. 2003, **63**, 149 – 153.

[19] Chen CD, Welsbie DS, Tran C, Baek SH, Chen R, *et al*. Molecular determinants of resistance to antiandrogen therapy. *Nat Med*. 2004, **10**, 33 – 39.

[20] Liu HL, An XL, Li SY, Wang YW, Li JZ, *et al*. Interaction mechanism exploration of R-bicalutamide/ S – 1 with WT/W741L AR using molecular dynamics simulations. *Mol Biosystems*. 2015, **11**, 3347 – 3354.

[21] Bohl CE, Gao W, Miller DD, Bell CE, Dalton JT. Structural basis for antagonism and resistance of bicalutamide in prostate cancer. *Proc Natl Acad Sci USA*. 2005, **102**, 6201 – 6206.

2.4.2　三苯氧胺

他莫昔芬(图 2.4.2.1)多用于预防和治疗乳腺癌。

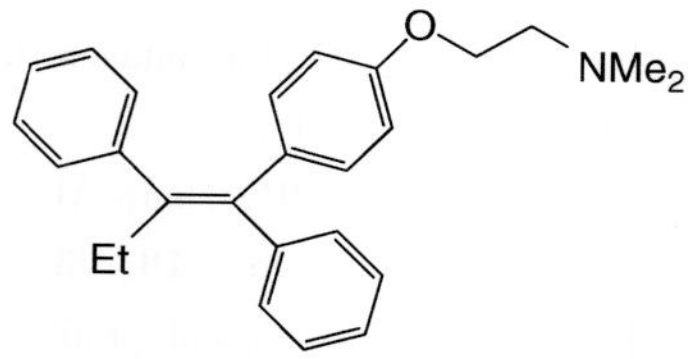

图 2.4.2.1　选择性雌激素受体调节剂(SERM)他莫昔芬

2.4.2.1　发现[1,2]

正如我们所研究的许多药物一样,他莫昔芬发现的历史也可以作为一本书的主题,因此,下文我们将只关注关键部分。

药物的发现需要一些时间,就像我们对雌激素作用的认识经历了很长一段时间一样。在从大鼠子宫中分离雌激素受体之前,Jensen 和 Jacobson 发现氚标记的 17β-雌二醇(图2.4.2.2)存在于雌激素靶组织内(如子宫和阴道),而不存在于肌肉等非靶向组织内[3]。基于这些发现,他们认为,这些靶组织中存在着雌激素的受体,它们介导了雌激素效应。Jensen 和其同事后来进行了一项研究去表征乳房切除术患

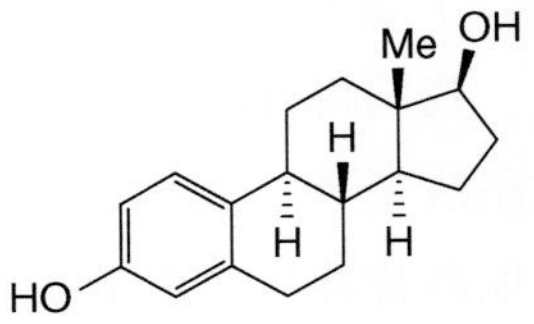

图 2.4.2.2　女性主要性激素 17β-雌二醇

者的原发性乳腺,试图尝试预测雌激素消融治疗肾上腺切除术的任何可能反应;他们得出结论,缺乏雌激素受体的乳腺癌患者对内分泌治疗或消融手术的响应率较低[4]。

1896 年,英国医生 George Thomas Beatson[5]①认为,雌激素消融治疗对晚期乳腺癌患者有效果,因为经他进行双侧卵巢切除术(切除双侧卵巢)的所有的 3 例患者均有所改善,而且其中 1 例治愈[6]。这种治疗变得很常见(尽管 Beatson 本人不再使用这种治疗方法),我们现在知道卵巢可以产生雌激素,因此切除卵巢可使雌激素受体阳性的乳腺癌失去的雌激素刺激作用。1936 年,Lacassagne 推测,雌激素拮抗剂可能有助于预防遗传性易感患者的乳腺癌[7]。

机遇再次发挥了一定的作用,第一个非甾体抗雌激素药物乙胺氧基三苯甲基(MER25)(图 2.4.2.3)在最初是作为 Merrell 的心血管项目被开发的。随后对合成雌激素的测试中发现,预期具有雌激素活性的 MER25 实际上是一种雌激素拮抗剂,并在大鼠中证实其有交配后的避孕活性[8]。在这个发现的基础上,药企 ICI 的 Walpole、Harper 和 Richardson 再次以大鼠为模型去鉴定避孕药并发现了 ICI 46 474[9],其现在被称为他莫昔芬。他莫昔芬的由来比较特殊,其不确定性有可能大于其使用性,并且还存在

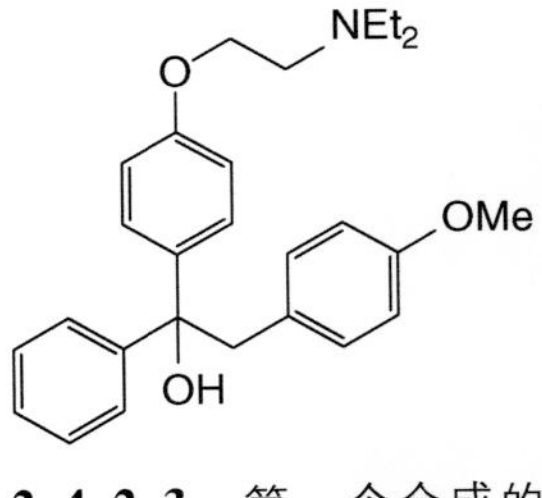

图 2.4.2.3　第一个合成的非甾体类抗雌激素药物,乙胺氧基三苯甲基

一些矛盾的试验数据和专利问题[1]。他莫昔芬是一种选择性雌激素受体调节剂,能够在不同组织中诱发不同的雌激素受体反应,它在一些组织中具有雌激素活性(如在骨组织中,其有助于维持绝经后女性的骨密度),但在其他组织中具有抗雌激素活性(如乳腺组织)[1]。

---

① 比特森在一个羊场旁边的庄园里住了一段时间,了解到如果在奶牛产犊后切除了它们的卵巢,奶牛就可以无限期地生产牛奶。Beatson 最终成为 George Thomas Beatson 上校;他被视为"癌症治疗中内分泌消融之父",Beatson West of Scotland 癌症中心和英国癌症研究所以他的名字命名。

2. 4. 2. 2　合成

　　他莫昔芬的合成是相当直接的,所以为什么即使是现在也有关于其合成的论文被发表。原因之一是他莫昔芬以一对手性异构体的形式存在①,最近的合成集中在活性更高的(Z)-异构体(而不是两种异构体的混合物)的手性合成。

　　我们将首先考察需要分离的异构体混合物的合成,然后考察(Z)-异构体的立体选择性路线[10-12]。我们选择说明异构混合物的简单合成方法的原因之一是将放射性标记引入他莫昔芬从而用于吸收、分布、代谢和排泄(ADME)研究。正如它被用于我们刚刚了解到的,使用^{14}C 或^{3}H 标记药物是一种测定给药后药物命运的方法,因为在各种体液或组织中可检测到标记。

　　苯甲醚(1)与苯乙酸(2)的酰氯通过 Friedel - Crafts 酰化反应生成酮(3)(示意图 2.4.2.1)。

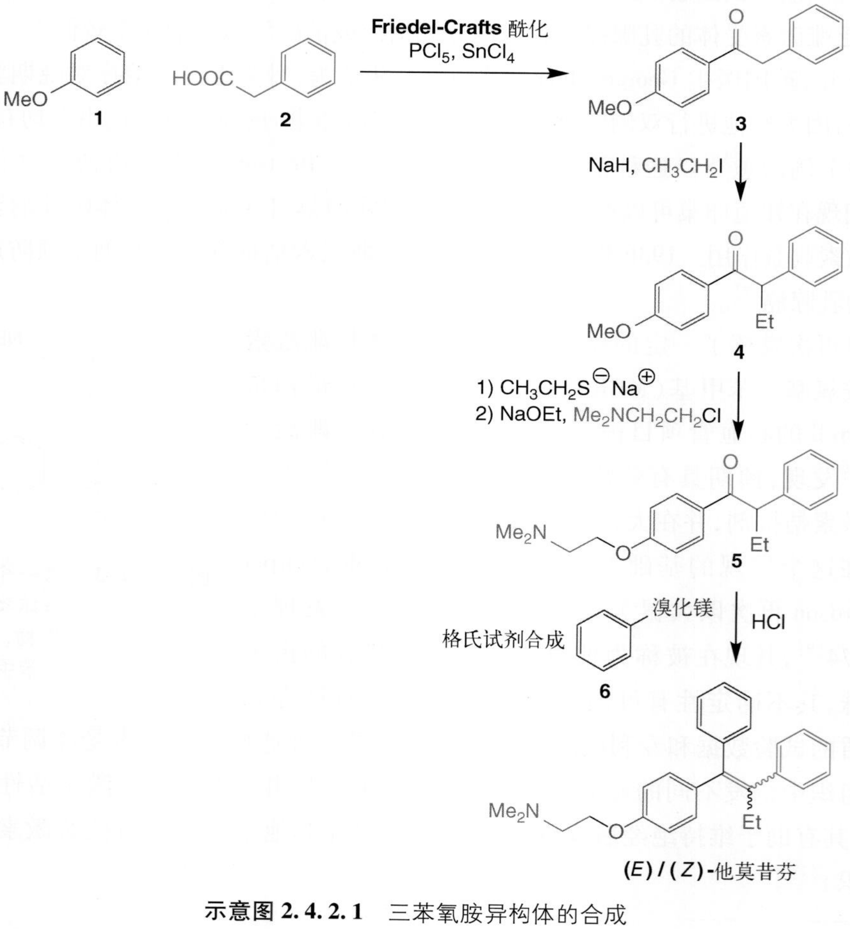

示意图 2. 4. 2. 1　三苯氧胺异构体的合成

————————————

① 　反式异构体为活性形式(两个苯基相互反式)。不同寻常的是,transform 也是(Z)form(zusammen 意思是优先级最高的两个组位于 C=C 的同一侧)。

然后,酮(**3**)在酸性亚甲基处进行烷基化,引入乙基,使生成的酮(**4**)脱甲基(用乙硫醇钠盐),苯酚与 *N*,*N*-二甲基乙基侧链烷基化,得到酮(**5**),后者与格氏试剂反应[格氏试剂为苯基镁-溴化钠(**6**)],得到叔醇,然后在酸性条件下脱水得到他莫昔芬异构体的混合物。尽管在较小规模上以上步骤是可行的,但在工业规模上对这种同分异构体混合物进行色谱分离却是令人望而却步和浪费材料的。为了有效且廉价地合成放射性标记化合物,放射性标记最好在合成的某些后期阶段引入,这可以使用[14]C 或[3]H 标记的苯基溴化镁[11,12]。

Cahiez、Moyeaux 和 Poizat 利用铜-钯催化的脱羧交叉偶联反应,在三芳基乙烯中建立了必要的立体化学,这有利于随后手性合成他莫昔芬(示意图 2.4.2.2)[13]。3,3-二芳基丙烯酸(**7**)的铯盐与溴苯发生脱羧偶联(铜-钯混合物催化),主要生成(*E*)-三芳基乙烯(**8**)。在 0℃条件下,溴化生成(*E*)-溴化物(**9**),然后用乙基锂(EtLi)进行烷基化处理,得到(*Z*)-他莫昔芬,三步一锅法的总收率为 35%[13]。

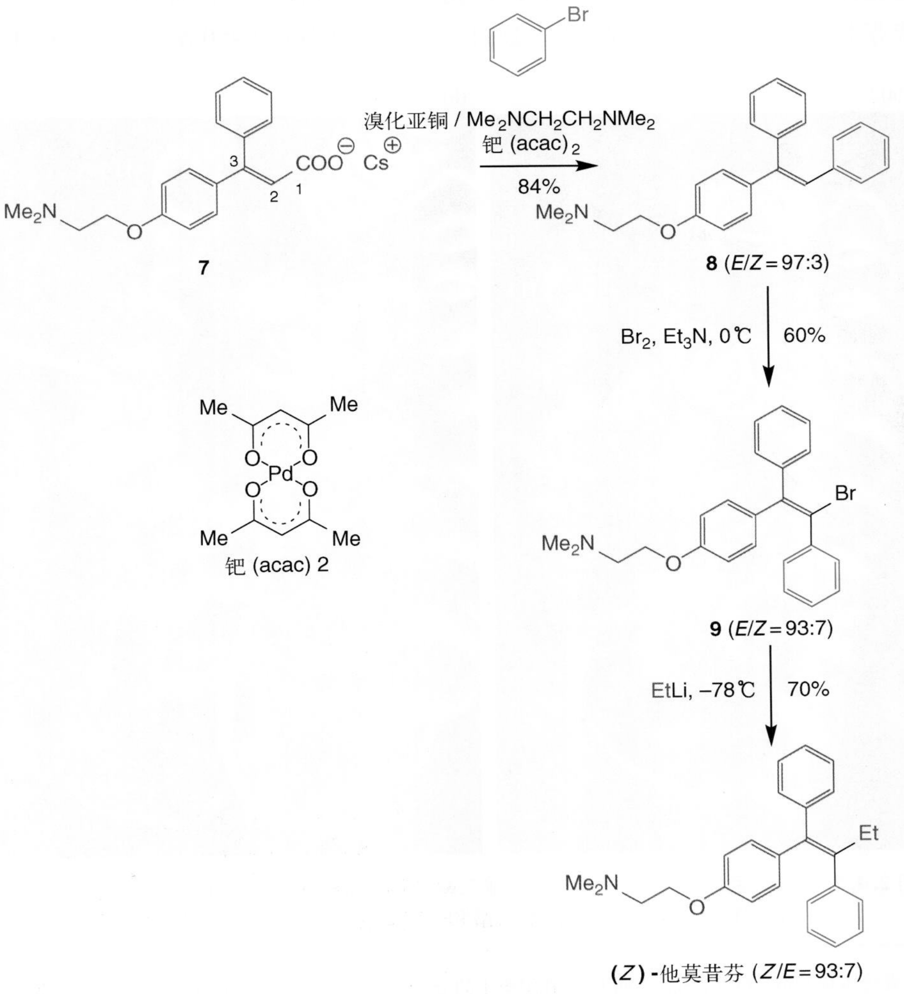

示意图 2.4.2.2   立体选择性他莫昔芬合成[13]

2.4.2.3　作用方式[14]

　　与比卡鲁胺一样,他莫昔芬也是一种Ⅰ型核受体拮抗剂,在这种情况下其受体是雌激素受体(estrogen receptor, ER)①,因此它们的作用方式之间会有一些相似之处。与 AR 一样,激素与 ER 的配体结合域结合导致关键基因启动子区域与激素应答元件(HRE)结合。雌激素在细胞核内结合之后,还会发生热休克蛋白丢失、同源二聚化、HRE 结合、募集共激活因子、促进基因转录[15]。

　　与 AR 一样,ER 也有许多功能域:氨基端活化功能 1(AF1)、DNA 结合域和羧基端配体(AF2)所在的结合域。雌二醇结合在配体结合域内的一个空腔内(图 2.4.2.4),酚羟基与水分子、谷氨酸 353(Glu353)和精氨酸 394(Arg394)形成氢键,17β - OH 与组氨酸 524(His 524)形成氢键,其余的分子与空腔周围的其他氨基酸形成疏水接触(图 2.4.2.5a)[16]。

　　他莫昔芬在体内代谢为一系列代谢产物,其中一些代谢产物对 ER 的拮抗作用强于他莫昔芬本身(示意图 2.4.2.3)[17]。通过一系列细胞色素 P450 酶(主要是 CYP2D6)的

(a)　　　　　　　　　　　(b)

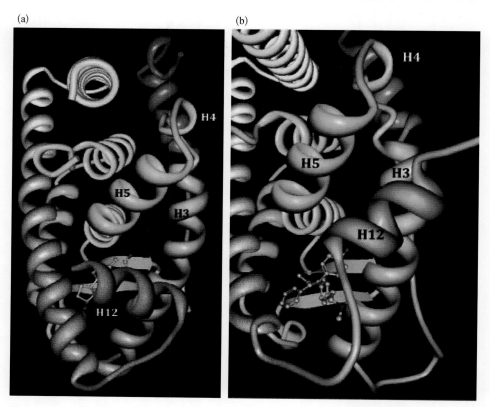

图 2.4.2.4　ER 配体结合域内(a) 17β-雌二醇(PDB 1ERE)[16]和(b) 羟基他莫昔芬(PDB 3ERT)[14]的结合(17β-雌二醇和他莫昔芬用银色/红色球状和棒状图表示)

---

①　雌激素受体有 ERα 和 ERβ 两种不同形式,在组织中的分布不同。我们将使用术语 ER 代表 ERα,ERα 在乳腺癌中的临床作用已经确立。

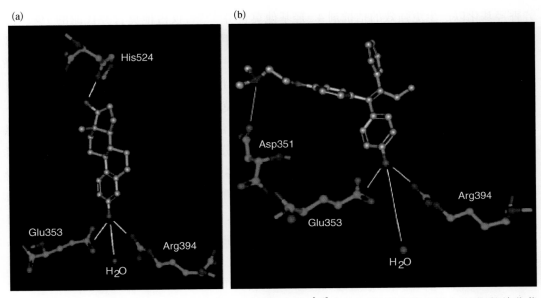

图2.4.2.5 （a）17β-雌二醇（PDB 1ERE）的氢键（白线）[16]和（b）ER配体结合域内4-羟基他莫昔芬（PDB 3ERT）形成的氢键（白线）和盐桥（黄线）[14]

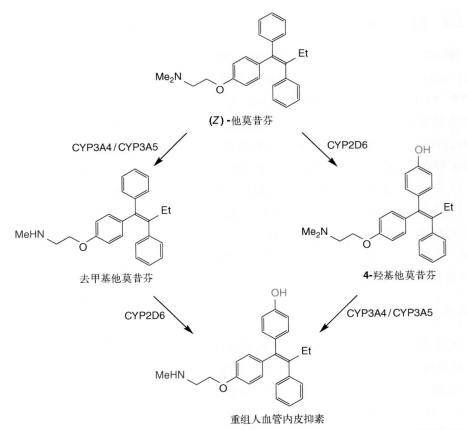

示意图2.4.2.3 他莫昔芬 I 期代谢为4-羟基他莫昔芬和重组人血管内皮抑素[21,22]

芳香羟基化以产生更强效的拮抗剂 4-羟基他莫昔芬[10,18]，仅占他莫昔芬代谢的 7%；N-去甲基化(主要是 CYP3A4/CYP3A5)产生的 N-去甲基他莫昔芬占他莫昔芬代谢的大部分。4-羟基他莫昔芬和 N-去甲基他莫昔芬均可进一步代谢为强效抗雌激素药物恩多西芬[19]。除了对 ER 有更强的拮抗作用外，恩多西芬治疗还可通过靶向蛋白酶体降解受体的作用来降低 ER 蛋白水平，因此它的产生被认为是他莫昔芬治疗成功的主要决定因素[19,20]。

如图 2.4.2.5b 所示，4-羟基他莫昔芬与雌二醇结合在配体结合域的相同区域，与两个相同的氨基酸残基 Glu353 和 Arg394 以及一个水分子形成氢键。4-羟基他莫昔芬的侧链伸出配体结合域腔外，并在阳离子二甲氨基和天冬氨酸 351(Asp351)的阴离子 β-羧酸盐之间形成离子相互作用。4-羟基他莫昔芬与 ER 配体结合域的结合促进了二级结构和末端结构的改变，最显著的改变是 H12 的改变(图 2.4.2.4b)。在激动剂结合的 ER 结构中(图 2.4.2.4a)，H12 覆盖了配体结合口袋，而在拮抗剂结合形式中，它却占据了由 H3、H4 和 H5 形成的共激活剂结合槽。

该螺旋的残基在激动剂结合形式时构成 AF2 表面的一部分，因此 AF2 在拮抗剂结合构象上是不完整的，并且 H12 的 LXXML 序列也与 AF2 结合，模拟共激活剂结合[14]。综上所述，这些效应考虑了 ER 拮抗作用和阻断 ER 刺激的细胞生长。

2.4.2.4 耐药机制[23,24]

我们刚刚了解到他莫昔芬通过 CYP2D6 的代谢可以产生更强效的恩多西芬。因此，他莫昔芬治疗的获益在弱代谢者(主要因为无功能的 CYP2D6 变异体，如 CYP2D6*4 和 CYP2D6*6)中比在强代谢者中低就不足为奇了[25]。尽管在他莫昔芬治疗前不推荐 CYP2D6 的基因分型，但目前在英国和德国应该避免同时使用他莫昔芬和强效 CYP2D6 抑制剂，而德国的研究普遍认为，CYP2D6 的多态性会降低他莫昔芬治疗的疗效[25]。

Toy 等在对接受过激素治疗的转移性 ER 阳性的乳腺癌患者进行基因分析的过程中发现，17.5%的病例中存在雌激素受体基因(*ESR1*)的结构域配体结合域的突变[26]。经常发生的突变[酪氨酸 537(Tyr537)突变为丝氨酸和天冬氨酸 538(Asp538)突变为甘氨酸]尤其值得注意，因为分子建模过程表明它们与引起 Asp351(与拮抗剂侧链氨基形成盐桥的残基)通过氢键结合，从而可以在无激素刺激的情况下诱导受体激动构象的产生和促进雌激素受体 ER 依赖性的转录和增殖。

2.4.2.5 药物不良反应

与比卡鲁胺相似(见第 2.4.1.5 节)，他莫昔芬是一种激素治疗，传统化疗的不良反应(如骨髓抑制)往往与他莫昔芬治疗无关。相反，我们观察到的常见不良反应与他莫昔芬的雌激素阻断作用相关，包括潮热、出汗、阴道干燥和分泌物、腿部痉挛、体液潴留和月经周期改变(在某些情况下，经期停止)。其他不良反应包括抑郁、头痛、皮疹和眼部疾病(如视网膜病变)。

参考文献

[1] Jordan VC. Tamoxifen: A most unlikely pioneering medicine. *Nature Rev Drug Disc.* 2003, **2**, 205 – 213.

[2] Jordan VC. Antiestrogens and selective estrogen receptor modulators as multifunctional medicines. 1. Receptor interactions. *J Med Chem.* 2003, **46**, 883 – 908.

[3] Jensen EV, Jacobson HI. Basic guides to the mechanism of estrogen action. *Recent Prog Horm Res.* 1962, **18**, 387 – 414.

[4] Jensen EV, Block GE, Smith S, Kyser K, DeSombre ER. Estrogen receptors and breast cancer response to adrenalectomy. *Natl Cancer Inst Monogr.* 1971, **34**, 55 – 70.

[5] Stockwell S. Classics in oncology. George Thomas Beatson, M. D. (1848 – 1933). *CA Cancer J Clin.* 1983, **33**, 105 – 121.

[6] Beatson GT. On the treatment of inoperable cases of carcinoma of the mamma: suggestions for a new method of treatment with illustrative cases. *Lancet Neurol.* 1896, **2**, 104 – 107.

[7] Lacassagne A. Hormonal pathogenesis of adenocarcinoma of the breast. *Am J Cancer.* 1936, **27**, 217 – 228.

[8] Lerner LJ, Holthaus FJ, Thompson CR. Non-steroidal estrogen antagonist 1 – (*p* – 2 – diethylaminoethoxyphenyl) – 1 – phenyl – 2 – *p*-methoxyphenylethanol. *Endocrinology.* 1958, **63**, 295 – 318.

[9] Harper MJK, Walpole AL. Contrasting endocrine activities of cis and trans isomers in a series of substituted triphenylethylenes. *Nature.* 1966, **212**, 87.

[10] Robertson DW, Katzenellenbogen JA, Long DJ, Rorke EA, Katzenellenbogen BS. Tamoxifen anti-estrogens — a comparison of the activity, pharmacokinetics, and metabolic activation of the *cis*-isomer and *trans*-isomer of tamoxifen. *J Steroid Biochem.* 1982, **16**, 1 – 13.

[11] Burns J, Richardson DN. The preparation of C – 14 and tritium labeled 1 – 4 – (2 – dimethylaminoethoxy) phenyl – 1,2 – diphenyl – 1 – butene ICI – 46,474, tamoxifen (Nolvadex) and the separation of cis-trans isomers. 2. The synthesis of tritium-labeled tamoxifen (Nolvadex). *J Labelled Compd Rad.* 1982, **19**, 503 – 523.

[12] Burns J, Rutter D. The preparation of C – 14 and tritium labeled 1 – 4 –(2 – dimethylaminoethoxy) phenyl – 1,2 – diphenyl – 1 – butene ICI – 46,474, tamoxifen (Nolvadex) and the separation of *cis-trans* isomers. 1. The synthesis of C – 14 – labeled tamoxifen (Nolvadex) *J Labelled Compd Rad.* 1982, **19**, 229 – 238.

[13] Cahiez G, Moyeux A, Poizat M. Stereoselective synthesis of triarylethylenes via copper-palladium catalyzed decarboxylative cross-coupling: synthesis of (*Z*)-tamoxifen. *Chem Commun.* 2014, **50**, 8982 – 8984.

[14] Shiau AK, Barstad D, Loria PM, Cheng L, Kushner PJ, *et al.* The structural basis of estrogen receptor/coactivator recognition and the antagonism of this interaction by tamoxifen. *Cell.* **95**, 927 – 937.

[15] MacGregor JI, Jordan VC. Basic guide to the mechanisms of antiestrogen action. *Pharmacol Rev.* 1998, **50**, 151 – 196.

[16] Brzozowski AM, Pike ACW, Dauter Z, Hubbard RE, Bonn T, *et al.* Molecular basis of agonism and antagonism in the oestrogen receptor. *Nature.* 1997, **389**, 753 – 758.

[17] Hoskins JM, Carey LA, McLeod HL. CYP2D6 and tamoxifen: DNA matters in breast cancer. *Nat Rev Cancer.* 2009, **9**, 576 – 586.

[18] Jordan VC, Collins MM, Rowsby L, Prestwich G. Monohydroxylated metabolite of tamoxifen with potent anti-estrogenic activity. *J Endocrinol.* 1977, **75**, 305 – 316.

[19] Wu X, Hawse JR, Subramaniam M, Goetz MP, Ingle JN, *et al.* The tamoxifen metabolite, endoxifen, is a potent antiestrogen that targets estrogen receptor α for degradation in breast cancer cells. *Cancer*

Res. 2009, **69**, 1722 – 1727.

[20] Hawse JR, Subramaniam M, Cicek M, Wu X, Gingery A, *et al*. Endoxifen's molecular mechanisms of action are concentration dependent and different than that of other anti-estrogens. *Plos One*. 2013, **8**, e54613.

[21] Klein DJ, Thorn CF, Desta Z, Flockhart DA, Altman RB, *et al*. PharmGKB summary: tamoxifen pathway, pharmacokinetics. *Pharmacogen Genom*. 2013, **23**, 643 – 647.

[22] Jordan VC. Linking estrogen-induced apoptosis with decreases in mortality following long-term adjuvant tamoxifen therapy. *J Natl Cancer Inst*. 2014, **106**, dju296.

[23] Fan P, Jordan VC. Acquired resistance to selective estrogen receptor modulators (SERMs) in clinical practice (tamoxifen & raloxifene) by selection pressure in breast cancer cell populations. *Steroids*. 2014, **90**, 44 – 52.

[24] Musgrove EA, Sutherland RL. Biological determinants of endocrine resistance in breast cancer. *Nat Rev Cancer*. 2009, **9**, 631 – 643.

[25] Brauch H, Schwab M. Prediction of tamoxifen outcome by genetic variation of CYP2D6 in post-menopausal women with early breast cancer. *Br J Clin Pharmacol*. 2014, **77**, 695 – 703.

[26] Toy W, Shen Y, Won H, Green B, Sakr RA, *et al*. ESR1 ligand binding domain mutations in hormone-resistant breast cancer. *Nature Genet*. 2013, **45**, 1439 – 1445.

2.4.3 阿那曲唑[1]

阿那曲唑(图 2.4.3.1)多用于治疗绝经后女性的乳腺癌。

图 2.4.3.1 芳香化酶抑制剂阿那曲唑

2.4.3.1 发现[2]

在研究了比卡鲁胺和他莫昔芬的作用模式后,我们将在本章节的开始提出一个问题:雄激素(男性)和雌激素(女性)在化学上如何相互关联? 这个问题的答案对我们理解阿那曲唑的作用机制至关重要。

从图 2.4.3.2 可以看出,3 种性激素都有一个 C18 骨架,唯一的区别在环 **A** 上面,雄激素上有一个额外的甲基(C10),而雌激素上有一个芳香基团①。早在 1934 年,Zondek 就提出"雄激素很有可能转化为雌激素"[3]的假说,后来 Steinach 和 Kun 很快证实了这一假说,他们在服用丙酸睾酮的男性尿液中发现一种浓度升高很明显的雌激素物质[4]。

---

① 其他雄激素、孕激素和雌激素也很重要的,但它们仅在通用骨架周围各种位置的氧化/还原态方面不同。雄激素均为 C19,孕激素均为 C21(也有 C10 甲基),而雌激素为 C18,有芳香 A 环。

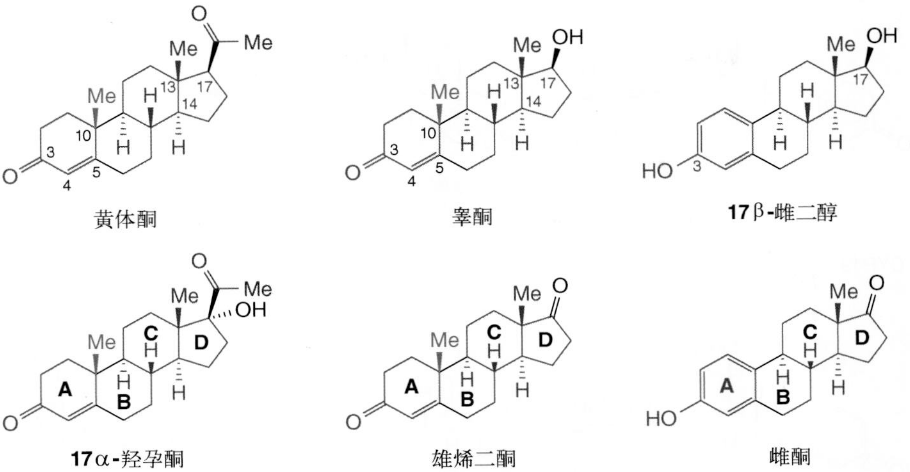

图 2.4.3.2 孕激素、雄激素和雌激素的共同结构特征

　　虽然直到很久以后才最终认识到仅需要一种酶芳香化酶就可以起到这种转化作用，但到了1959年就可以通过制备人胎盘微粒体来研究这种转化[5]，1972年知道了这种转化需要氧和NADPH各3当量，而且一个抑制剂(氨鲁米特)已被鉴定[6]。事实上氨鲁米特(图2.4.3.3)是CYP450催化的羟基化反应的抑制剂，这为雄激素芳香化生成雌激素的过程提供了线索。

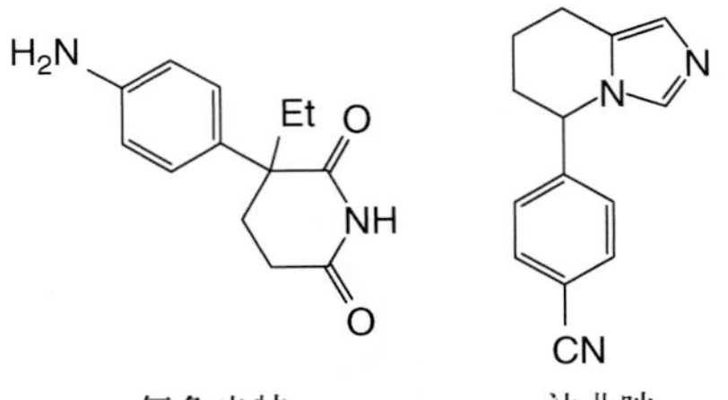

图 2.4.3.3 芳香化酶抑制剂氨鲁米特和法罗唑

　　目前，已知所有性激素、糖皮质激素和盐皮质激素均来源于胆固醇，此外，除了在芳香化酶(CYP19)的作用下，雄激素可以转化为雌激素(示意图2.4.3.1)外，阿那曲唑相关的关键信息是卵巢雌激素的产生随年龄增加而减少。在绝经后女性中，雌激素可以在包括皮肤和乳腺(及恶性乳腺组织)在内的各种组织中通过CYP19介导的雄激素芳香化被合成。因此，绝经后妇女的雌激素作用可通过抑制芳香化酶而阻断雌激素的产生来抑制。

　　正如我们已经了解到的，George Beatson采用双侧卵巢切除术治疗乳腺癌[7]，并且也采用了肾上腺切除术。Cash[8]和Santen[9]认为，氨鲁米特可以用于抑制肾上腺雌激素合成。虽然氨鲁米特确实抑制芳香化酶催化的雌激素合成，并且与肾上腺切除术一样有效[10]，但它是非选择性的(需要糖皮质激素和氢化可的松联合给药)，因此许多制药公司开始了旨在能生产选择性非甾体芳香化酶抑制剂的药物开发项目。

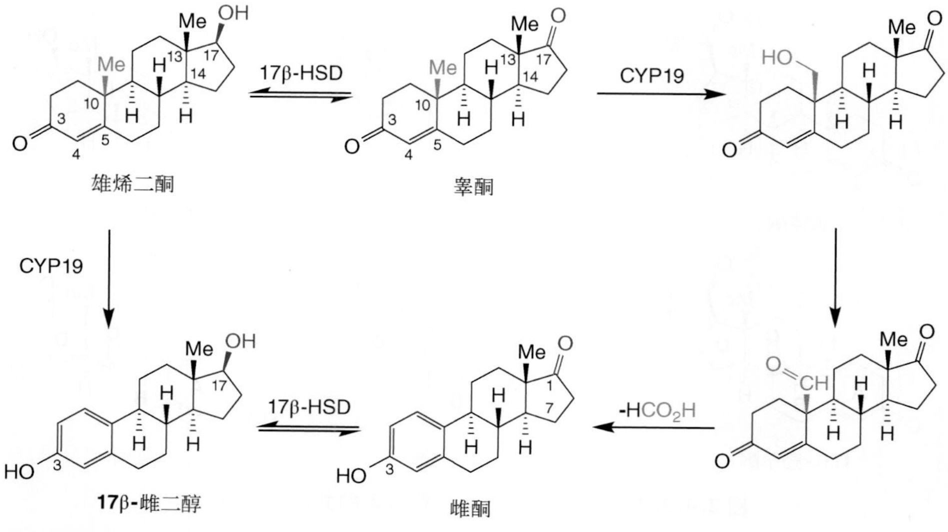

示意图 2.4.3.1 通过芳香化酶(CYP19)和 17β-羟基类固醇脱氢酶(17β-HSD)的作用,
雄激素转化雌激素

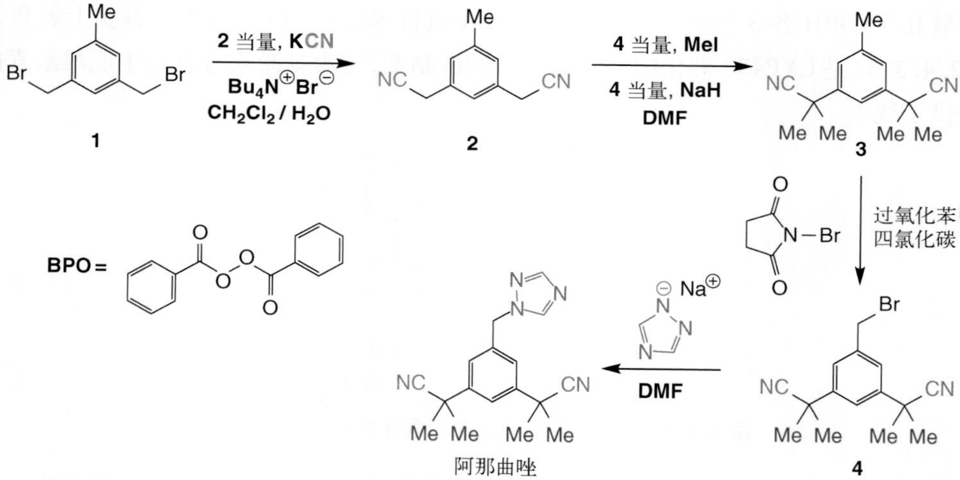

示意图 2.4.3.2 阿那曲唑的合成[12,15]

第一个从这些项目中产生的药物是 CIBA - Geigy 化合物盐酸法曲唑(CGS 16949A)
(图 2.4.3.3)[11],尽管其阻断醛固酮的问题会限制其使用,但其结构最终使研究人员发
现了阿那曲唑,阿那曲唑是一种高效(人胎盘芳香化酶 IC_{50} = 15 nmol/L)和高选择性芳香
化酶抑制剂[12-14]。

2.4.3.2 合成

Edwards 和 Large 在专利中描述了阿那曲唑的首次合成[12],随后 Jackson 等对该方法
进行了改进,以 56% 的总收率得到阿那曲唑[15](示意图 2.4.3.2)。由于阿那曲唑是对称

的,合成相对简单;氰化物(KCN)通过对 3,5 -二(溴甲基)取代的起始物料(**1**)进行亲核取代,生成二氰基团(**2**),然后两个酸性亚甲基通过四甲基化生成二氰基团(**3**),并通过甲基溴化(通过 *N* -溴代丁二酰亚胺)[12]或溴酸钠($NaBrO_3$)[15]生成溴苄(**4**),最后由三氮唑钠盐亲核取代生成三唑环。

2.4.3.3 作用方式

芳香化酶所属的 CYP450 酶系属于氧化酶类,能够氧化多种内源性和外源性底物。CYP450 利用血红素辅因子将分子氧活化为自由基物质,然后进行底物的氧化。微粒体 CYP450 也需要 NADPH – CYP450 还原酶(因为分子氧活化步骤需要从 NADPH 向 CYP450 进行单电子转移;示意图 2.4.3.3)。

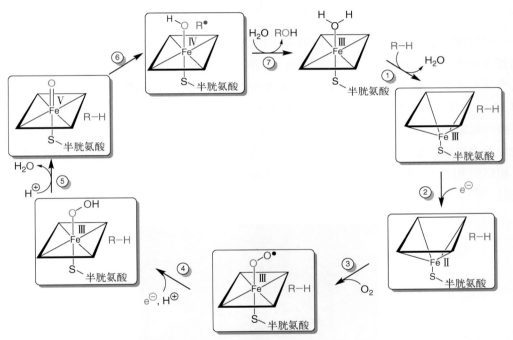

示意图 2.4.3.3 通过 CYP450 酶系进行底物(R-H)氧化
①,铁血红素 CYP450 与底物(R-H)可逆性结合,产生酶-底物型复合物;②,底物复合物经单电子还原生成亚铁复合物。源自 NADPH 并由黄素蛋白(NADPH – CYP450 还原酶)从 $FNMH_2/FADH$ 复合物转移的电子;③,还原复合物作为第六配体与氧结合,形成 oxyCYP450(铁)复合物;④,oxyCYP450 被还原为铁过氧 CYP450 复合物(同样需要来自黄素蛋白的电子转移);⑤,铁过氧 CYP450 发生异裂裂解生成水和具有催化活性的中间体;⑥,从底物中提取氢,生成碳基自由基(R·);⑦,自由基结合(R·和·OH)生成氧化产物(ROH)和再生的初始复合物(改编自[16])

从示意图 2.4.3.1 可以看出,CYP19 催化 C10 上甲基(C19)的氧化消除,导致环 A 芳香化。与活性部位结合的雄烯二酮的 X 射线结构(图 2.4.3.4)显示该甲基指向血红素铁,后者通过半胱氨酸 437(Cys437)与酶连接。

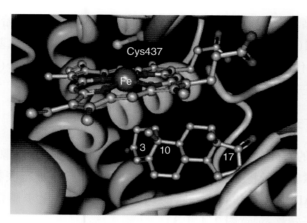

图 2.4.3.4　雄烯二酮与人胎盘芳香化酶的活性部位结合（PDB 3EQM）[17.18]

　　根据阿那曲唑和雄烯二酮结构的初步比较，可能不容易看出为什么非甾体类药物抑制芳香化酶。虽然目前没有 X 射线结构提供阿那曲唑结合位点的明确证据，但可以使用几个证据来提示其结合方式。首先，咪唑类和三唑类的抗真菌活性是由于它们对羊毛甾醇 14α－去甲基化酶（CYP51；真菌细胞膜的成分麦角固醇生物合成的关键酶）的抑制。抗真菌药氟康唑（图 2.4.3.5）通过三唑氮原子中的一个与分枝杆菌属结核菌的 CYP51 活性位点中配位的血红素铁结合[19]，阿那曲唑在人芳香化酶同源模型中的分子模拟也预测了相似的相互作用、氢键［与丝氨酸 478（Ser478）和亮氨酸 479（Leu479）］和亲脂性接触[15.20]。

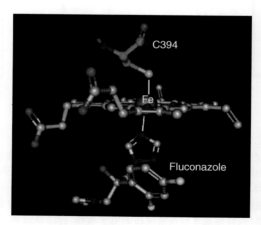

图 2.4.3.5　三唑类抗真菌药氟康唑与 CYP51 的血红素铁结合（PDB 1EA1）[19]

　　此外，Maurelli 等用电子顺磁共振（EPR）直接观察了阿那曲唑与血红素铁原子的相互作用[21]。与血红素铁的相互作用可能是阿那曲唑也是其他 CYP450（包括 CYP2C9 和 CYP3A）弱抑制性的原因[13]。

2.4.3.4　耐药机制[22,23]

　　和抗雌激素药物一样,芳香化酶抑制剂的耐药可能是雌激素受体表达改变的结果(当然,雌激素受体阴性的肿瘤对包括芳香化酶抑制剂在内的内分泌治疗不敏感)[23]。就像抗雌激素药物的耐药一样,获得性芳香化酶抑制剂的耐药可能源于生长因子受体信号通路的适应性改变,如表皮生长因子受体(EGFR),我们将在下一节讨论。

2.4.3.5　药物不良反应

　　与他莫昔芬类似,阿那曲唑(和其他芳香酶抑制剂)引起的大多数不良反应与其抗雌激素的作用机制有关。因此,最常见的不良反应包括潮热和出汗、阴道干燥和出血及性欲降低。患者如果较长时间服用阿那曲唑,可增加其发生骨质疏松的风险。鉴于此,通常在治疗前和治疗过程中使用双能 X 线吸收仪(DEXA)扫描来评估和监测骨密度;若骨密度降低,则可以给患者开具双膦酸盐,因为这些药物可以预防或减缓服用芳香化酶抑制剂患者的骨质流失。

参考文献

[1]　Sanford M, Plosker GL. Anastrozole. *Drugs*. 2008, **68**, 1319 - 1340.

[2]　Santen RJ, Brodie H, Simpson ER, Siiteri PK, Brodie A. History of aromatase: saga of an important biological mediator and therapeutic target. *Endocr Rev*. 2009, **30**, 343 - 375.

[3]　Zondek B. Oestrogenic hormone in the urine of the stallion. *Nature*. 1934, **133**, 494 - 494.

[4]　Steinach E, Kun H. Transformation of male sex hormones into a substance with the action of a female hormone. *Lancet*. 1937, **2**, 845 - 845.

[5]　Ryan KJ. Biological aromatization of steroids. *J Biol Chem*. 1959, **234**, 268 - 272.

[6]　Chakraborty J, Hopkins R, Parke DV. Inhibition studies on aromatization of androst - 4 - ene - 3,17 - dione by human placental microsomal preparations. *Biochem. J*. 1972, **130**, 19 - 20.

[7]　Beatson GT. On the treatment of inoperable cases of carcinoma of the mamma: suggestions for a new method of treatment with illustrative cases. *Lancet Neurol*. 1896, **2**, 104 - 107.

[8]　Cash R, Brough AJ, Cohen MNP, Satoh PS. Aminoglutethimide (Elipten-CIBA) as an inhibitor of adrenal steroidogenesis — mechanism of action and therapeutic trial. *J Clin Endocr Metab*. 1967, **27**, 1239 - 1248.

[9]　Santen RJ, Santner S, Davis B, Veldhuis J, Samojlik E, *et al*. Aminoglutethimide inhibits extraglandular estrogen production in post-menopausal women with breast carcinoma. *J Clin Endocr Metab*. 1978, **47**, 1257 - 1265.

[10]　Santen RJ, Worgul TJ, Samojlik E, Interrante A, Boucher AE, *et al*. A randomized trial comparing surgical adrenalectomy with aminoglutethimide plus hydrocortisone in women with advanced breast cancer. *New Engl J Med*. 1981, **305**, 545 - 551.

[11]　Browne LJ, Gude C, Rodriguez H, Steele RE, Bhatnager A. Fadrozole hydrochloride — a potent, selective, nonsteroidal inhibitor of aromatse for the treatment of estrogen - dependent disease. *J Med Chem*. 1991, **34**, 725 - 736.

[12]　Edwards PN, Large MS. (Substituted aralkyl) heterocyclic compounds. *US Patent* 4935437A (1990).

[13] Grimm SW, Dyroff MC. Inhibition of human drug metabolizing cytochromes P450 by anastrozole, a potent and selective inhibitor of aromatase. *Drug Metab Disp.* 1997, **25**, 598 – 602.

[14] Dukes M, Edwards PN, Large M, Smith IK, Boyle T. The preclinical pharmacology of 'Arimidex' (Anastrozole; ZD1033) — A potent, selective aromatase inhibitor. *J Steroid Biochem.* 1996, **58**, 439 – 445.

[15] Jackson T, Woo LWL, Trusselle MN, Chander SK, Purohit A, et al. Dual aromatase – sulfatase inhibitors based on the anastrozole template: synthesis, in vitro SAR, molecular modelling and in vivo activity. *Org Biomol Chem.* 2007, **5**, 2940 – 2952.

[16] Meunier B, de Visser SP, Shaik S. Mechanism of oxidation reactions catalyzed by cytochrome P450 enzymes. *Chem Rev.* 2004, **104**, 3947 – 3980.

[17] Ghosh D, Griswold J, Erman M, Pangborn W. Structural basis for androgen specificity and oestrogen synthesis in human aromatase. *Nature.* 2009, **457**, 219 – U119.

[18] Ghosh D, Lo J, Egbuta C. Recent progress in the discovery of next generation inhibitors of aromatase from the structure-function perspective. *J Med Chem.* 2016, **59**, 5131 – 5148.

[19] Podust LM, Poulos TL, Waterman MR. Crystal structure of cytochrome P450 14α – sterol demethylase (CYP51) from *Mycobacterium tuberculosis* in complex with azole inhibitors. *Proc Natl Acad Sci USA.* 2001, **98**, 3068 – 3073.

[20] Hong Y, Li H, Yuan Y-C, Chen S. Molecular Characterization of Aromatase. *Ann NY Acad Sci.* 2009, **1155**, 112 – 120.

[21] Maurelli S, Chiesa M, Giamello E, Di Nardo G, Ferrero VEV, et al. Direct spectroscopic evidence for binding of anastrozole to the iron heme of human aromatase. Peering into the mechanism of aromatase inhibition. *Chem Commun.* 2011, **47**, 10737 – 10739.

[22] Ma CX, Reinert T, Chmielewska I, Ellis MJ. Mechanisms of aromatase inhibitor resistance. *Nat Rev Cancer.* 2015, **15**, 261 – 275.

[23] Chumsri S, Howes T, Bao T, Sabnis G, Brodie A. Aromatase, aromatase inhibitors, and breast cancer. *J Steroid Biochem.* 2011, **125**, 13 – 22.

2.5 激酶抑制剂

厄洛替尼和吉非替尼(图 2.5.1)是作用于 EGFR 的受体酪氨酸激酶抑制剂(receptor tyrosine kinase inhibitor, RTKI)。厄洛替尼用于治疗胰腺癌和 NSCLC,吉非替尼用于治疗 NSCLC。伊马替尼、索拉菲尼和舒尼替尼作用于多种受体。伊马替尼可抑制 c‐kit、血小板源性生长因子受体‐α(PDGFR‐α)和 Bcr‐Abl 的酪氨酸激酶活性,被批准用于治疗 AML 和胃肠道间质瘤(gastrointestinal stromal tumour, GIST)。索拉菲尼可抑制 PDGFR、血管内皮生长因子受体(vascular endothelial growth factor receptor, VEGFR)和 RAF 家族酪氨酸激酶,被批准用于治疗甲状腺癌、肝癌和肾癌。维莫菲尼和达拉菲尼可抑制 B‐RAF 的丝氨酸/苏氨酸激酶活性,被批准用于治疗携带 B‐RAF V600E 突变的晚期黑色素瘤患者。曲美替尼可抑制有丝分裂原激活的丝氨酸/苏氨酸/酪氨酸激酶 MEK1/MEK2(见图 2.5.3),被批准与达拉菲尼联用治疗 B‐RAF V600E/K 突变的转移性黑色素瘤。舒尼替尼可抑制 PDGFR‐β、VEGFR2 和 c‐kit 的酪氨酸激酶活性,被批准用于治疗 GIST、胰腺癌和肾癌。

2.5.1 发现

与我们讨论的许多药物一样,激酶抑制剂的发现也需要一段时间才能从基础科学转化到临床应用。它们的发现再次证实了新的抗癌药物的开发对细胞生物学/生物化学深刻理解的深度依赖。

EGF 及 EGFR 的发现始于 Stanley Cohen 从雄性小鼠颌下腺中分离出的一种蛋白质。当该蛋白质注射到新生小鼠体内时,会使小鼠牙齿萌出更早和眼睑分离[1]。乍一看,这似乎并不是一个最终会产生重磅炸弹级抗癌药物的发现(2010 年厄洛替尼的全球销售额超过 10 亿美元),Cohen 的工作①引起了人们对细胞信号传导理解的一场革命[2]。1975

---

① Cohen 与 Rita Levi‐Montalcini 一起于 1986 年因发现生长因子获得诺贝尔生理学或医学奖。

Anticancer Therapeutics: From Drug Discovery to Clinical Applications, First Edition.
Adam Todd, Paul W. Groundwater and Jason H. Gill.
© 2018 John Wiley & Sons Ltd. Published 2018 by John Wiley & Sons Ltd.

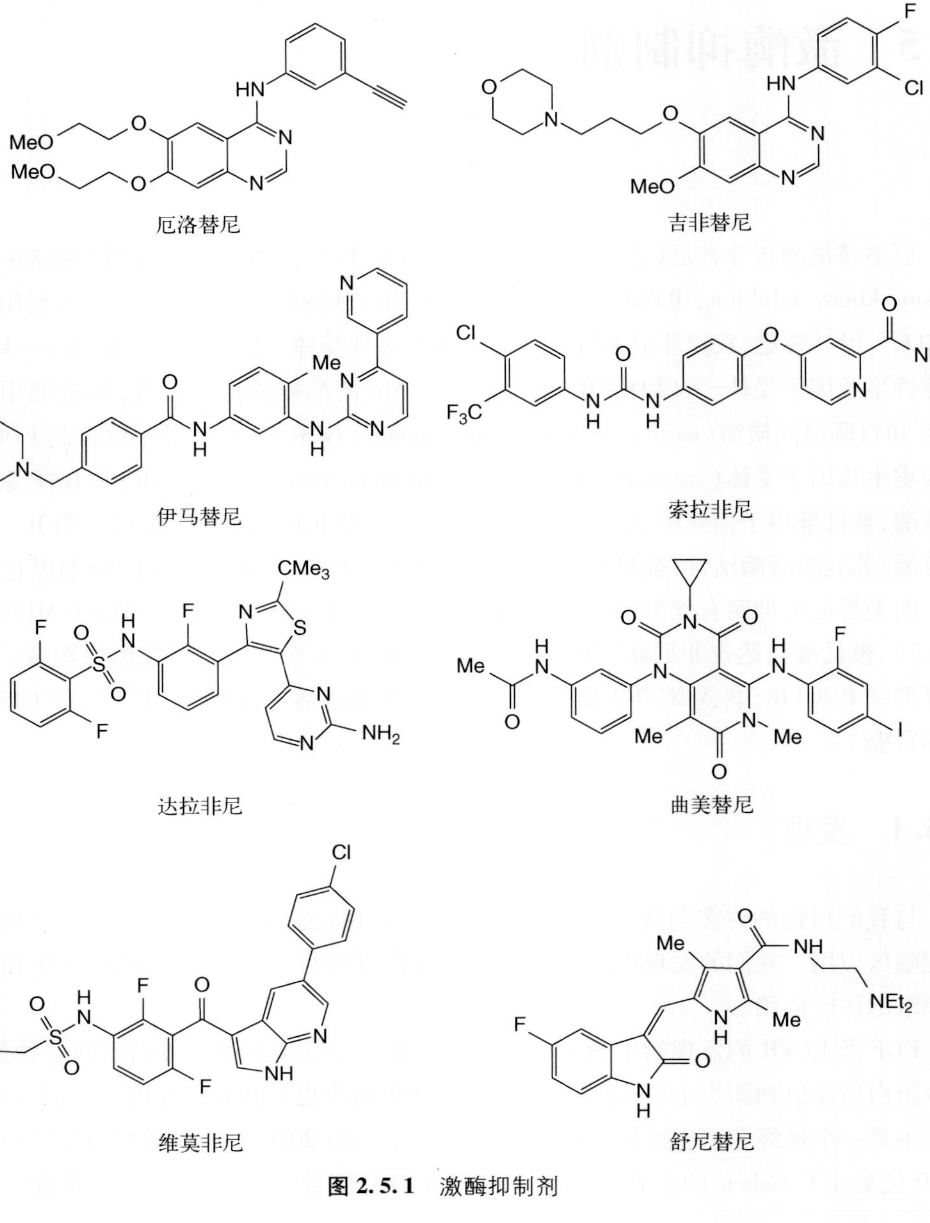

厄洛替尼

吉非替尼

伊马替尼

索拉非尼

达拉非尼

曲美替尼

维莫非尼

舒尼替尼

图 2.5.1 激酶抑制剂

年,Cohen 和 Carpenter 分离了人 EGF,并发现 EGF 能在体外刺激人表皮成纤维细胞的生长[3],1980 年,他们从人表皮样癌细胞(A431)的细胞膜中分离出 EGFR,并发现 EGF 能结合并刺激该受体的磷酸化[4]。1980 年,这种磷酸化被证明发生在该受体的一个酪氨酸残基上(示意图 2.5.1)[5,6]。

示意图 2.5.1 酪氨酸激酶催化酪氨酸磷酸化

　　另一个重要的发现是 EGFR 酪氨酸激酶的活性可以被能阻止 EGF 结合的抗 EGFR 的单克隆抗体所抑制,从而抑制人源肿瘤异种移植瘤的生长[7,8]。

　　现已发现大量的受体酪氨酸激酶(receptor tyrosine kinase,RTK),如胰岛素样生长因子受体(Insulin-Like growth factor receptor,IGF-1R)、PDGFR、EGFR、VEGFR、成纤维细胞生长因子受体(fibroblast growth factor receptor,FGFR)家族等,其中一些受体的功能异常与癌症有关。对这些受体[9]功能和结构的更深入了解,使得通过抑制其活性从而抑制因过度表达或突变导致非配体依赖性激活而引起的细胞过度增殖变得可能[10]。EGFR 属于 ErbB 受体家族,该家族包括 4 个成员,即 EGFR(ERBB1)、HER2(ERBB2)、HER3(ERBB3)和 HER4(ERBB4),所有这些受体都具有相似的结构,包括一个胞外配体结合域、一个跨膜区(疏水)和一个胞内酪氨酸激酶域和调控区(图 2.5.2)。配体[EGFR 的配体,包括 EGF 或转化生长因子-α(transforming growth factor,TGF-α)]结合至胞外配体结合域导致受体二聚化(形成 EGF∶EGFR 的 2∶2 复合物),导致胞内酪氨酸激酶域和调控区构象变化(由于一系列磷酸化),从而激活酪氨酸激酶。二聚化的一个关键组分是所谓的二聚化臂,即一个 EGFR 胞外配体结合域中的 β-发夹,它与二聚体的另一个 EGFR 的结合区广泛接触[9]。在 ERBB 家族成员中,EGFR 和 HER4 是典型的 RTK,可以发生同源二聚化,但 HER2 没有已知的配体,HER3 无激酶活性。因此,HER2 和 HER3 的活化需要异二聚体化(EGFR 或 HER4)[10]。EGFR 在多种癌症中过度表达,包括乳腺癌、NSCLC 和膀胱癌,而 HER2 在乳腺癌、前列腺癌和结肠癌中过度表达[11]。

　　胞内酪氨酸激酶域和调控区在受体二聚化导致构象变化之前是无活性的,但一旦激活,它将磷酸化大量已募集到细胞膜的蛋白质底物,启动细胞信号通路,最终导致细胞存活(抗凋亡)、分化和增殖。图 2.5.3 显示了 EGFR 下游信号通路[12,13]。

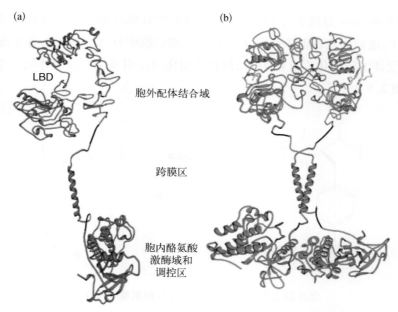

图 2.5.2 （a）无活性 EGFR（使用 PDB 文件 1NQL、2M0B 和 2ITX 构建）
和（b）结合 TGF－α（黄色）活化状态的二聚体 EGFR（使用
PDB 文件 1IVO、2M0B 和 2GS6 构建）的结构示意图
樱桃红表示二聚化臂,黑色区域的结构尚不确定

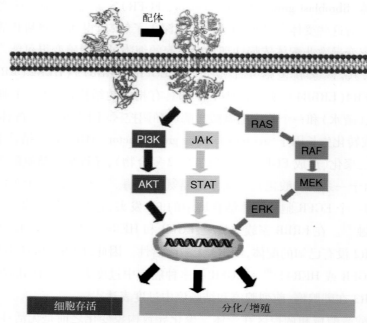

图 2.5.3 EGFR 下游信号通路示例[12,13]
PI3K,磷酸酰肌醇-3-激酶;AKT,蛋白激酶 B;JAK,Janus
激酶;STAT,信号转导子和转录激活子

正如我们所看到的,Mendelsohn 的工作证明了单克隆抗体可以拮抗 EGF 的功能[单克隆抗体西妥昔单抗(用于治疗结直肠癌)、曲妥珠单抗(用于治疗乳腺癌)和帕妥珠单抗(用于治疗转移性 HER2$^+$乳腺癌)通过阻断受体二聚化起作用][10]。

Levitzki 和同事基于天然产物厄尔他汀合成了一些早期的选择性 EGFR 抑制剂。这些简单的"酪氨酸磷酸化抑制剂"(图 2.5.4)能够阻断 A431 细胞 EGFR 依赖性的增殖,相对于胰岛素样受体也显示出了对 EGFR 的高选择性[14,15]。

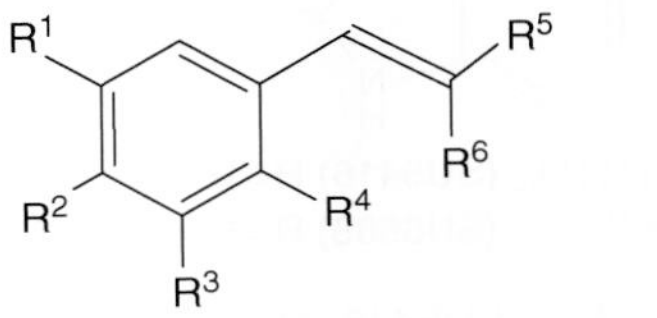

厄尔他汀 R^1=R^4=OH, R^2=R^3=R^6=H, R^5=NHCHO
酪氨酸磷酸化抑制剂**AG99** R^1=R^2=OH, R^3=R^4=H, R^5=CONH$_2$, R^6=CN

图 2.5.4 天然产物 erbstatin 和人工合成的酪氨酸磷酸化抑制剂结构

很快,人们的注意力转向了 ATP 竞争性抑制剂,Zeneca 发表了一篇论文,报道了能显著抑制 EGFR 的苯胺喹唑啉 CAQ(EGFR K_i 16 nmol/L)[16]。随后,其他学者也报道了其他苯胺喹唑啉 EGFR 抑制剂,如 AG1478[17]和 PD153035。其中,PD153035 IC$_{50}$ 仅 29 pmol/L(图 2.5.5)[18]。苯胺喹唑啉类药物吉非替尼(ZD1839)[19,20]和厄洛替尼(OSI-774)[21]均是在这些研究的基础上开发出来的。

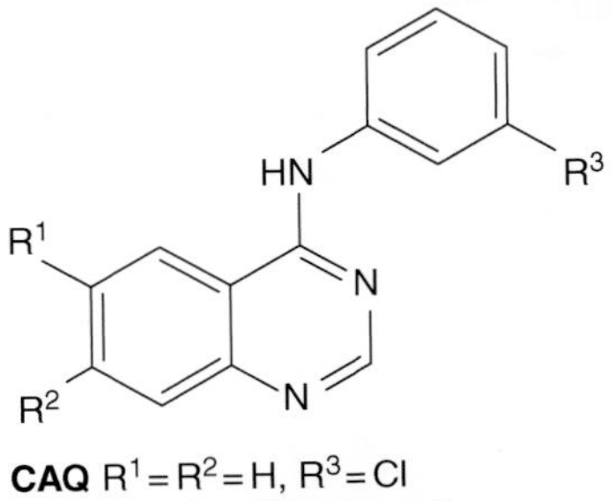

CAQ R^1=R^2=H, R^3=Cl
AG1478 R^1=R^2=OMe, R^3=Cl
PD153035 R^1=R^2=H, R^3=Br

图 2.5.5 苯胺喹唑啉类 EGFR 酪氨酸激酶抑制剂

由于 EGFR 是第一个被发现的生长因子受体,对其结构、功能和酪氨酸激酶活性的理解为其他 RTKI 的发现铺平了道路。例如,人们在开发 EGFR 抑制剂过程中,很快意识到不同的 RTKI 具有不同的效应。VEGFR 和 PDGFR 在肿瘤血管生成(生成新血管以促进肿瘤生长)中发挥着重要作用,舒尼替尼(SU11248)就是开发这 2 个靶点的抑制剂的研究成果。吲哚啉-2-酮类化合物(司马替尼和奥兰替尼)(图 2.5.6)是这 2 个靶点的选择性抑制剂。舒尼替尼是 SUGEN 公司在试图发现一种可以同时抑制这两种 RTK 的吲哚啉−2−酮时发现的[22,23]。

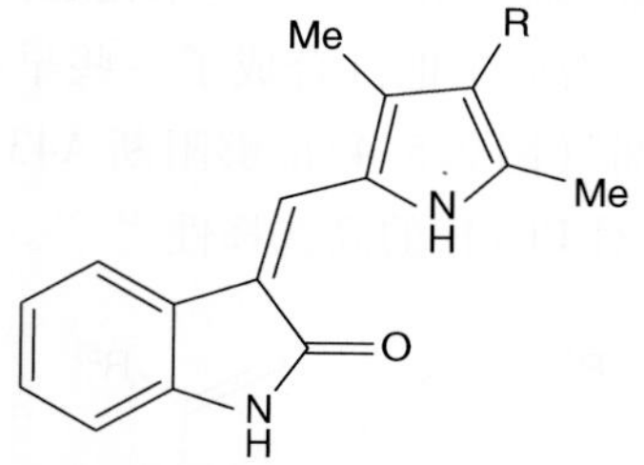

司马替尼 **(SU5416)** R=H
奥兰替尼 **(SU6668)** R=CH$_2$CH$_2$COOH

图 **2.5.6** 司马替尼（SU5416；选择性 VEGFR−2 抑制剂）和
奥兰替尼（SU6668；选择性 PDGFR−β 抑制剂）

2.5.2 合成

吉非替尼的原始合成路线从二甲氧基取代的邻氨基苯甲酸酯（**1**）开始，我们将分为两部分进行分析：喹唑啉部分的合成（示意图 2.5.2）及其随后与芳基胺的偶联（示意图 2.5.3）。

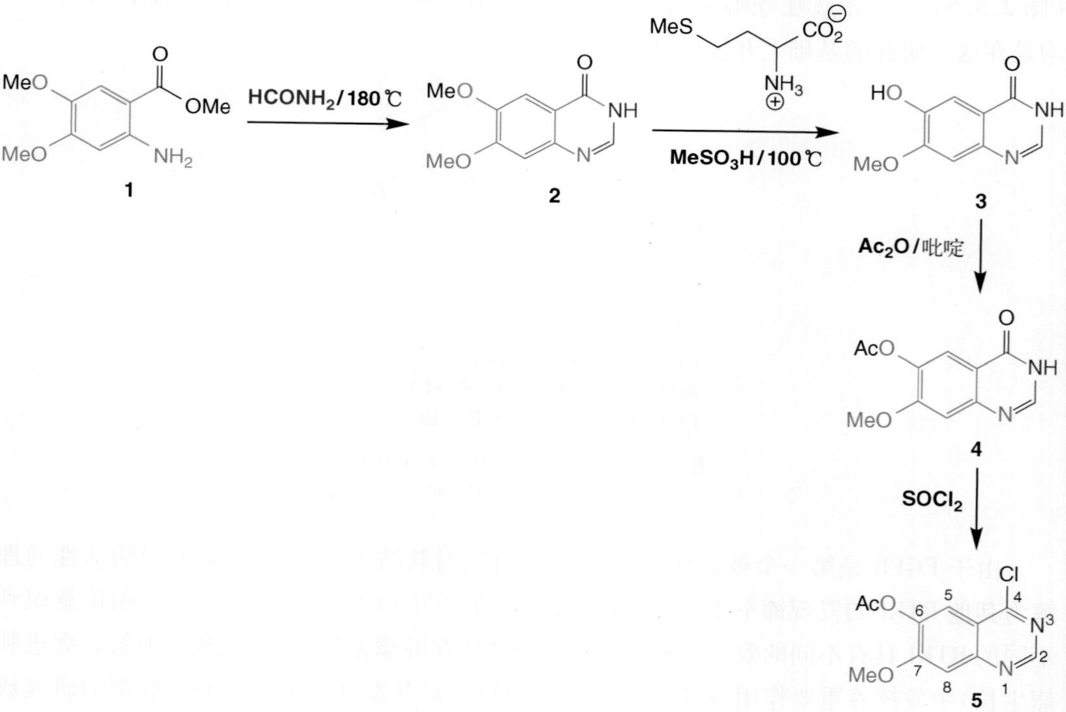

示意图 **2.5.2** 吉非替尼喹唑啉部分的制备[24]

示意图 2.5.3　吉非替尼的合成(4-喹唑啉与芳基胺的偶联)[20]

在与甲酰胺加热反应后,取代的邻氨基苯甲酸甲酯(1)可转化为喹唑啉(2)。甲硫氨酸和甲磺酸的区域选择性去甲基化有助于区分两个醚基[因为吉非替尼中的 6 位是 3-(4-吗啉基)丙基,而不是 7 位存在的甲基],产物(3)中的酚羟基被保护为其乙酸酯(4)。制备与芳香胺偶联的喹唑啉母核的最后一步是将喹唑啉酮进行氯化转化为相应的 4-氯喹唑啉(5)(示意图 2.5.2)。4-氯喹唑啉(5)与 3-氯-5-氟苯胺(6)通过亲核取代生成苯胺喹唑啉(7),随后用氨甲醇溶液将 6 位的乙酰基脱除后得到苯酚产物(8),苯酚产物(8)与吗啉丙基溴(9)进行烷基化,得到吉非替尼(示意图 2.5.3)[20]。

当然,你会注意到这种合成路线的一个缺点:尽管它确实能用于制备其他类似物[从中间体 4-氯喹唑啉(5)开始,使用不同的芳基胺和溴烷基进行反应],但它是线性的,因此总收率较低(按中间体 4-氯喹唑啉酮计算,收率约 20%)。

舒尼替尼的原始合成路线采用了一种经典的杂环合成方法,即 Knorr 吡咯合成法,关键反应为 α-氨基酮(**13**)与 3-氧代丁酸乙酯(**14**)的缩合反应。让我们首先看看 Knorr 合成法是如何制备吡咯(**17**)的(示意图 2.5.4),吡咯(**17**)在 3 位和 5 位有不同的官能团,这允许随后的区域选择性缩合(引入氧化吲哚部分)和酰胺键的形成(与胺)以生成舒尼替尼。

示意图 2.5.4 Knorr 吡咯的合成[22]

3-氧代丁酸的叔丁酯(**10**)的活性亚甲基(C-2)被亚硝酸钠(NaNO₂)和乙酸亚硝化,得到肟(**12**)的亚硝基互变异构体(**11**)。该肟(**12**)被锌/乙酸还原引入氨基,而该官能团是下一步的关键。首先,该 α-氨基酮(**13**)与 3-氧代丁酸乙酯(**14**)缩合得到烯胺(**16**)的亚胺互变异构体(**15**),再经过环化(通过烯胺的 β-碳原子与酮基发生亲核加成,形成吡咯 C3—C4 键),然后脱水,得到吡咯(**17**)(示意图 2.5.4)。

与吡咯部分偶联所需的氧代吲哚组分(**23**)可通过 Sandmeyer 靛红合成法由 4-氟苯胺(**18**)作为起始原料来制备(示意图 2.5.5)。这包括 4-氟苯胺(**18**)与水合氯醛(**19**)及羟胺缩合生成肟(**20**),用强酸处理会形成亚胺(**21**)水解就得到了靛红(**22**)。最后,用肼还原 3-酮基得到氧代吲哚(**23**)[25]。

示意图 2.5.5 Sandmeyer 靛红合成[25]

这 3 种成分现在可以一起形成舒尼替尼(示意图 2.5.6):

(1) 在原甲酸三甲酯(**24**)的存在下,用强酸处理吡咯(**17**),得到选择性脱羧的单酯产物,随后在吡咯(**25**)的 C5 位发生甲酰化并生成乙酯(**26**)。

(2) 乙酯(**26**)经碱催化水解得到相应的羧酸(**27**),在碱(哌啶)的存在下,羧酸(**27**)可与氧代吲哚(**23**)的活性亚甲基(C3)缩合。

(3) 吡咯(**28**)的羧酸与商业可获得的胺(**29**)的缩合,用到的条件是 1-羟基苯并三唑(HOBt)和水溶性碳二亚胺偶联剂 EDAC。

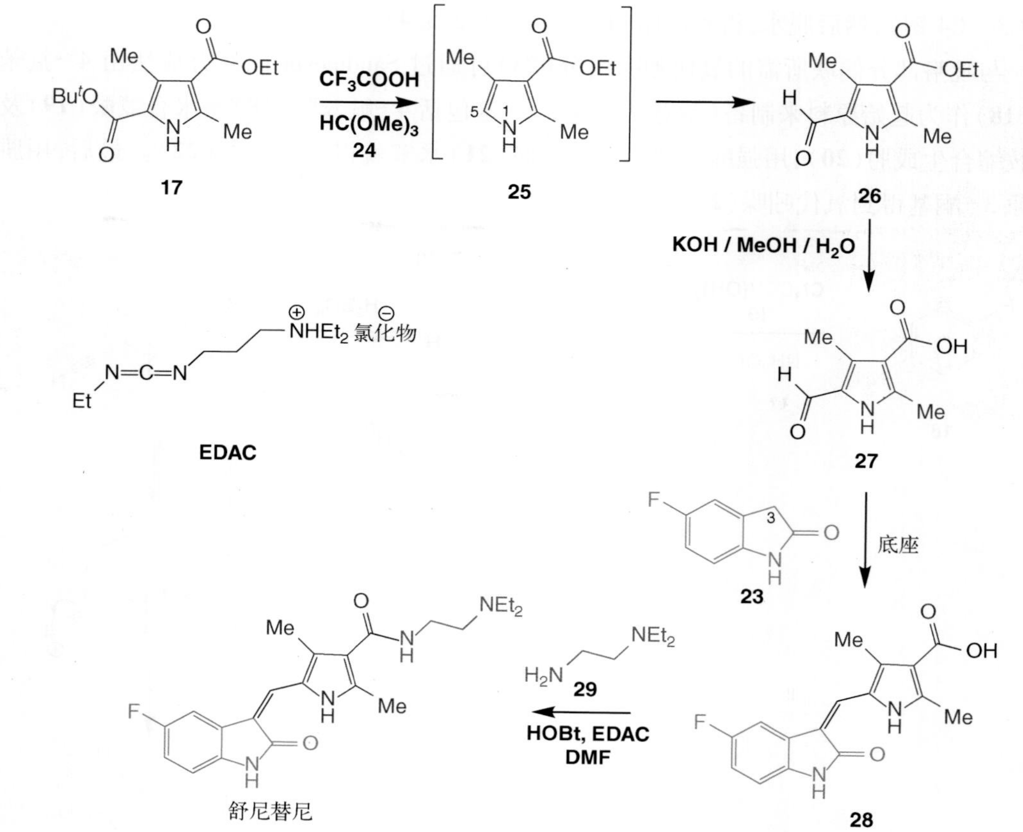

示意图 2.5.6 舒尼替尼合成[22]

2.5.3 作用机制

　　吉非替尼结合于 EGFR 的 ATP 结合位点(图 2.5.7),该位点包含一个关键赖氨酸残基(K745)和一个 GXGXXG 基序(EGFR 中为 G719 - S720 - G721 - A722 - F723 - G724),并在三磷酸基团上方形成一个拱形结构。吉非替尼通过阻断磷酸给体(ATP)的结合来阻断酪氨酸磷酸化。

　　我们在第 2.5.1 节了解到,生长因子结合到受体上可导致受体二聚化,进而激活细胞内酪氨酸激酶结构域的激酶活性。二聚化可以引起反式磷酸化①,这是调节受体激酶活性(尽管不是 EGFR)和信号蛋白招募的关键过程[27]。RTK 活化环中酪氨酸残基的磷酸化会导致 RTK 构象发生变化,从而激活 RTK。在非活性形式中,活化环的结合会阻止磷酸供体(ATP)的结合,但一旦受体被磷酸化,它就会发生构象变化,从而允许 ATP 结合,促进底物的磷酸化[27,28]。

_____

① 反式磷酸化是指二聚体的一个受体被另一个受体磷酸化(反之亦然)。

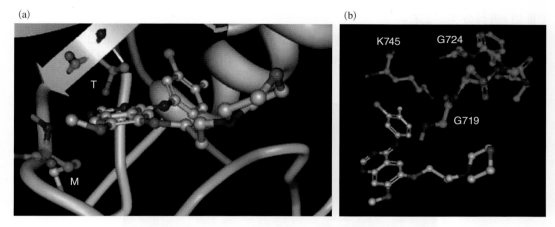

图 2.5.7 与 EGFR 激酶结构域 ATP 结合位点结合的吉非替尼的 X 射线结构，(a) 显示蛋氨酸 793 (Met793) (M) (与吉非替尼形成唯一的氢键) 和苏氨酸 790 (Thr790) (T)，受体中与 ATP 形成相互作用的关键氨基酸 (PDB 2ITY) [26]

在 VEGFR－2 中，活化环由 D1046－E1075 组成，其中包含两个酪氨酸自磷酸化位点 (Y1054 和 Y1059) [29]。通过活化环起始处高度保守的氨基酸三联体 (D1046－F1047－G1048) 的构象可以判断受体是否处于激活状态。激活状态的构象 (图 2.5.8a) 呈现出 DGF in 构象 (K868 与 E885 和 D1046 之间形成盐桥)，而未激活状态下激酶具有 DFG out 构象 (K868 仅与 E885 之间形成盐桥；图 2.5.8b)。VEGFR 抑制剂可根据是否结合在 ATP 口袋 (Ⅰ型)、是否阻断活化环变成激活的 DFG in 构象 (Ⅱ型) 或是否为变构抑制剂

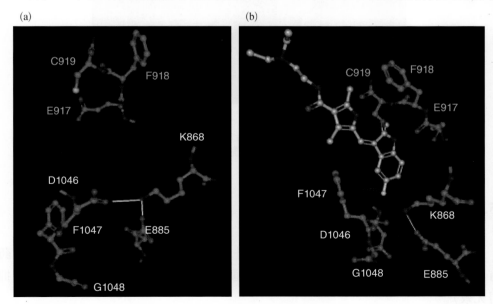

图 2.5.8 VEGFR－2 在激活状态 (a) DFG in 构象 (PDB 3B8R) [30] 和 (b) 未激活状态 DFG out 构象 (PDB 4AGD) [31]
粉色标识为 ATP 结合口袋中的残基

（Ⅲ型）进行分类。

舒尼替尼（一种Ⅰ型抑制剂）结合于 VEGFR-2 的 ATP 结合位点后（图 2.5.9），能迫使活化环采用 DFG out 构象（图 2.5.8b），从而使激酶失活并阻断细胞信号传导。

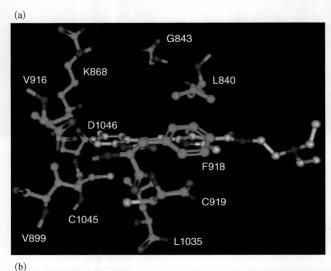

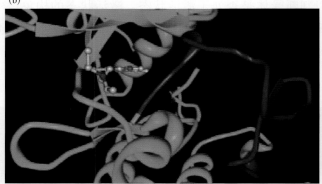

图 2.5.9 舒尼替尼与 VEGFR-2 的 ATP 结合位点结合。（a）显示负责 ATP 结合的氨基酸,（b）舒尼替尼结合对活化环构象的影响（PDB 4AGD）[31]

2.5.4 耐药机制[32]

正如我们在第 2.5.1 节和第 2.5.3 节中讨论的那样,患者对 EGFR 抑制剂的耐药可能有不同的机制,包括 EGFR 突变和旁路信号通路的激活,如 ERBB2（因此使 EGFR 抑制变得无效）[32]。

63%发生获得性耐药的肺癌患者存在看门残基（Thr790,图 2.5.7a）T790M 的突变[33]。该突变中,苏氨酸被较大的蛋氨酸取代,这会增加与 RTKI 苯胺部分的空间位阻,从而阻止吉非替尼的结合。

与吉非替尼耐药一样,舒尼替尼耐药也可能通过其他信号通路的激活而产生。有研究表明,用舒尼替尼长时间处理肾细胞癌(renal cell carcinoma,RCC)细胞可诱导METRTK 的激活,从而促进血管生成[34]。

2.5.5 药物不良反应

激酶抑制剂的不良反应与我们在本书中所提到的其他药物不同。由于激酶抑制剂的靶向作用,它们的不良反应与传统化疗常见的典型不良反应不同。因此,它们引起的像骨髓抑制、脱发、生殖毒性、口腔黏膜炎、周围神经病变等不良反应并不像传统化疗那样常见。然而,这并不意味着它们完全没有不良反应,它们有与化疗不同、与激酶特征相关的不良反应。

一个很好的例子就是与激酶抑制剂治疗相关的皮肤问题[35]。这些问题很常见,并且可能非常严重,不但因为患者的感觉如此,而且在严重病例中还可能导致降低药物用量或使治疗中止。与激酶抑制剂相关的典型皮疹通常表现为面部、头部和躯干上部等部位的丘疹或脓疱(图 2.5.10a),通常在治疗开始后 10 天内发生。尽管从外观上看,皮疹与痤疮颇为相似(这也是为什么皮疹常被称为痤疮样皮疹),但从临床角度来看,其处置方式完全不同。建议患者在接受激酶抑制剂治疗期间,使用润肤剂保持皮肤充分湿润,如果出

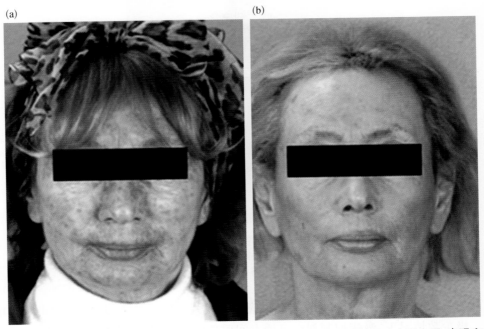

图 2.5.10 厄洛替尼治疗相关的皮肤及毛发相关变化:(a)开始厄洛替尼治疗后 3 周,出现痤疮样皮疹;(b)1 年后同一患者,皮疹明显改善,但出现细而脆的毛发(获得许可[35])

现皮疹,应首先外用皮质类激素;对于严重病例,也可使用有系统暴露的皮质类激素和抗生素。

激酶抑制剂的另一个罕见不良反应与毛发生长有关。与传统化疗中常见的脱发(患者的头发可以成簇脱落)不同,激酶抑制剂是与头发的实际生长有关的(图2.5.10)。

在许多情况下,使用激酶抑制剂的患者头皮毛发生长减慢,毛发也变得非常细和脆,与之形成鲜明对比的是,面部毛发和睫毛的过度生长(睫毛尤为明显,有报告称,戴眼镜的患者由于睫毛过长接触眼镜镜片而不得不用剪刀修剪睫毛),如图2.5.11所示。

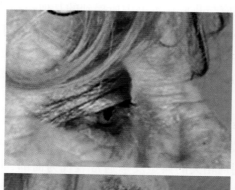
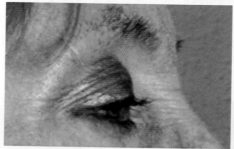
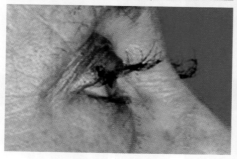

图 2.5.11 接受厄洛替尼治疗的患者睫毛增长;每隔2个月拍摄一次的图像(获得许可[35])

其他与激酶抑制药相关的常见不良反应包括疲劳、腹泻、便秘、头痛、结膜炎和光敏反应等。极少数情况下,激酶抑制剂也可诱发间质性肺病,这是一种潜在的致死性并发症,通常表现为咳嗽、发热和呼吸困难[36]。与激酶抑制剂相关的CINV一般不太严重,通常可

以通过止吐药物进行有效管理。但是根据致吐风险分类,激酶抑制剂之间存在相当大的差异[37]:

（1）厄洛替尼:极低风险药物。

（2）吉非替尼:极低风险药物。

（3）索拉菲尼:极低风险药物。

（4）维莫菲尼:极低风险药物。

（5）达拉菲尼:低风险药物。

（6）舒尼替尼:低风险药物。

（7）伊马替尼:中度风险药物。

　　除了激酶抑制剂普遍存在的一些不良反应外,还有一些不良反应是特定激酶抑制剂所特有的。例如,用于治疗恶性黑色素瘤的维莫菲尼(第3.9.5节)[38],它可导致鳞状细胞癌的发生,而用于治疗胰腺内分泌肿瘤的舒尼替尼(第3.7.5节)可导致高血压、左心室射血分数降低和充血性心力衰竭[39]。

参考文献

[1]　Cohen S. Isolation of a mouse submaxillary gland protein accelerating incisor eruption and eyelid opening in new-born animal. *J Biol Chem*. 1962, **237**, 1555 – 1562.

[2]　Carpenter G, Cohen S. Epidermal growth factor. *Ann Rev Biochem*. 1979, **48**, 193 – 216.

[3]　Cohen S, Carpenter G. Human epidermal growth factor — isolation and chemical and biological properties. *Proc Natl Acad Sci USA*. 1975, **72**, 1317 – 1321.

[4]　Cohen S, Carpenter G, King L. Epidermal growth factor receptor-protein kinase interactions — co-purification of receptor and epidermal growth factor enhanced phosphorylation activity. *J Biol Chem*. 1980, **255**, 4834 – 4842.

[5]　Ushiro H, Cohen S. Identification of phosphotyrosine as a product of the epidermal growth factor-activated protein kinase in A431 cell membranes. *J Biol Chem*. 1980, **255**, 8363 – 8365.

[6]　Hunter T. Tyrosine phosphorylation: thirty years and counting. *Curr Opin Cell Biol*. 2009, **21**, 140 – 146.

[7]　Gill GN, Kawamoto T, Cochet C, Le A, Sato JD, *et al*. Monoclonal anti-epidermal growth factor receptor antibodies which are inhibitors of epidermal growth factor binding and antagonists of epidermal growth factor-stimualted tyrosine protein-kinase activity. *J Biol Chem*. 1984, **259**, 7755 – 7760.

[8]　Mendelsohn J. Blockade of receptors for growth factors: an anticancer therapy — The Fourth Annual Joseph H. Burchenal American Association for Cancer Research Clinical Research Award Lecture. *Clin Cancer Res*. 2000, **6**, 747 – 753.

[9]　Ferguson KM. A structure-based view of epidermal growth factor receptor regulation. *Ann Rev Biophys*. 2008, **37**, 353 – 373.

[10]　Tebbutt N, Pedersen MW, Johns TG. Targeting the ERBB family in cancer: couples therapy. *Nature Rev Cancer*. 2013, **13**, 663 – 673.

[11]　Roskoski R. The ErbB/HER receptor protein-tyrosine kinases and cancer. *Biochem Biophys Res Commun*. 2004, **319**, 1 – 11.

[12]　Oda K, Matsuoka Y, Funahashi A, Kitano H. A comprehensive pathway map of epidermal growth

factor receptor signaling. *Mol Syst Biol.* 2005, **1**, 2005. 0010.

[13] Yarden Y. The EGFR family and its ligands in human cancer: signalling mechanisms and therapeutic opportunities. *Eur J Cancer.* 2001, **37**, S3 - S8.

[14] Yaish P, Gazit A, Gilon C, Levitzki A. Blocking of EGF-dependent cell proliferation by EGF receptor kinase inhibitors. *Science.* 1988, **242**, 933 - 935.

[15] Gazit A, Yaish P, Gilon C, Levitzki A. Tyrphostins. 1. Synthesis and biological activity of protein tyrosine kinase inhibitors. *J Med Chem.* 1989, **32**, 2344 - 2352.

[16] Ward WHJ, Cook PN, Slater AM, Davies DH, Holdgate GA, *et al.* Epidermal growth factor receptor tyrosine kinase. *Biochem Pharmacol.* 1994, **48**, 659 - 666.

[17] Osherov N, Levitzki A. Epidermal growth factor receptor-dependent activation of the src-family kinases. *Eur J Biochem.* 1994, **225**, 1047 - 1053.

[18] Fry DW, Kraker AJ, McMichael A, Ambroso LA, Nelson JM, *et al.* A specific inhibitor of the epidermal growth factor receptor tyrosine kinase. *Science.* 1994, **265**, 10931095.

[19] Wakeling AE, Guy SP, Woodburn JR, Ashton SE, Curry BJ, *et al.* ZD1839 (Iressa): An orally active inhibitor of epidermal growth factor signaling with potential for cancer therapy. *Cancer Res.* 2002, **62**, 5749 - 5754.

[20] Barker AJ, Gibson KH, Grundy W, Godfrey AA, Barlow JJ, *et al.* Studies leading to the identification of ZD1839 (Iressa (TM)): An orally active, selective epidermal growth factor receptor tyrosine kinase inhibitor targeted to the treatment of cancer. *Bioorg Med Chem Letters.* 2001, **11**, 1911 - 1914.

[21] Stamos J, Sliwkowski MX, Eigenbrot C. Structure of the epidermal growth factor receptor kinase domain alone and in complex with a 4 - anilinoquinazoline inhibitor. *J Biol Chem.* 2002, **277**, 46265 - 46272.

[22] Sun L, Liang C, Shirazian S, Zhou Y, Miller T, *et al.* Discovery of 5 - Fluoro - 2 - oxo - 1, 2 - dihydroindol-(3I)-ylidenemethyl - 2, 4 - dimethyl - 1H-pyrrole - 3 - carboxylic acid (2 - diethylaminoethyl) amide, a novel tyrosine kinase inhibitor targeting vascular endothelial and platelet-derived growth factor receptor tyrosine kinase. *J Med Chem.* 2003, **46**, 1116 - 1119.

[23] Mendel DB, Laird AD, Xin XH, Louie SG, Christensen JG, *et al.* In vivo antitumor activity of SU11248, a novel tyrosine kinase inhibitor targeting vascular endothelial growth factor and platelet-derived growth factor receptors: Determination of a pharmacokinetic/pharmacodynamic relationship. *Clin Cancer Res.* 2003, **9**, 327 - 337.

[24] Gibson KH, Grundy W, Godfrey AA, Woodburn JR, Ashton SE, *et al.* Epidermal growth factor receptor tyrosine kinase: Structure-activity relationships and antitumour activity of novel quinazolines. *Bioorg Med Chem Letters.* 1997, **7**, 2723 - 2728.

[25] Meng G, Liu C, Qin S, Dong M, Wei X, *et al.* An improved synthesis of sunitinib malate via a solvent-free decarboxylation process. *Res Chemical Intermed.* 2015, **41**, 8941 - 8954.

[26] Yun C-H, Boggon TJ, Li Y, Woo MS, Greulich H, *et al.* Structures of lung cancer - derived EGFR mutants and inhibitor complexes: mechanism of activation and insights into differential inhibitor sensitivity. *Cancer Cell.* 2007, **11**, 217 - 227.

[27] Hubbard SR, Mohammadi M, Schlessinger J. Autoregulatory mechanisms in protein - tyrosine kinases. *J Biol Chem.* 1998, **273**, 11987 - 11990.

[28] Rahimi N. Vascular endothelial growth factor receptors: Molecular mechanisms of activation and therapeutic potentials. *Exp Eye Res.* 2006, **83**, 1005 - 1016.

[29] McTigue MA, Wickersham JA, Pinko C, Showalter RE, Parast CV, *et al.* Crystal structure of the kinase domain of human vascular endothelial growth factor receptor 2: a key enzyme in angiogenesis. *Structure.* 1999, **7**, 319 - 330.

[30] Weiss MM, Harmange J-C, Polverino AJ, Bauer D, Berry L, *et al.* Evaluation of a series of naphthamides as potent, orally active vascular endothelial growth factor receptor − 2 tyrosine kinase inhibitors. *J Med Chem.* 2008, **51**, 1668 − 1680.

[31] McTigue M, Murray BW, Chen JH, Deng Y-L, Solowiej J, *et al.* Molecular conformations, interactions, and properties associated with drug efficiency and clinical performance among VEGFR TK inhibitors. *Proc Natl Acad Sci USA.* 2012, **109**, 18281 − 18289.

[32] Chong CR, Jänne PA. The quest to overcome resistance to EGFR-targeted therapies in cancer. *Nature Med.* 2013, **19**, 1389 − 1400.

[33] Yu HA, Arcila ME, Rekhtman N, Sima CS, Zakowski MF, *et al.* Analysis of tumor specimens at the time of acquired resistance to EGFR-TKI therapy in 155 patients with EGFR-mutant lung cancers. *Clin Cancer Res.* 2013, **19**, 2240 − 2247.

[34] Zhou L, Liu XD, Sun M, Zhang X, German P, *et al.* Targeting MET and AXL overcomes resistance to sunitinib therapy in renal cell carcinoma. *Oncogene.* 2016, **35**, 2687 − 2697.

[35] Robert C, Soria JC, Spatz A, Le Cesne A, Malka D, *et al.* Cutaneous side-effects of kinase inhibitors and blocking antibodies. *Lancet Oncol.* 2005, **6**, 491 − 500.

[36] Shah RR. Tyrosine kinase inhibitor-induced interstitial lung disease: Clinical features, diagnostic challenges, and therapeutic dilemmas. *Drug Saf.* 2016, **39**, 1073 − 1091.

[37] Roila F, Molassiotis A, Herrstedt J, Aapro M, Gralla RJ, *et al.*; participants of the MASCC/ESMO Consensus Conference Copenhagen 2015. 2016 MASCC and ESMO guideline update for the prevention of chemotherapy — and radiotherapy-induced nausea and vomiting and of nausea and vomiting in advanced cancer patients. *Ann Oncol.* 2016, **27**(**suppl 5**), v119 − v133.

[38] Lacouture ME, O'Reilly K, Rosen N, Solit DB. Induction of cutaneous squamous cell carcinomas by RAF inhibitors: cause for concern? *J Clin Oncol.* 2012, **30**, 329 − 330.

[39] Chu TF, Rupnick MA, Kerkela R, Dallabrida SM, Zurakowski D, *et al.* Cardiotoxicity associated with tyrosine kinase inhibitor sunitinib. *Lancet.* 2007, **370**, 2011 − 2019.

第三部分

癌　症

　　如本书的第二部分一样，本部分内容我们并不打算将每一种癌症的相关资料都包含在内，也不打算对这些癌症的每一种治疗方法做一个详细的概述。因为如果我们这样的话，这本书将太过累赘烦冗。在本部分内容中，我们选择了十种常见的癌症来说明肿瘤治疗方法的多样性。我们希望说明癌症不只是一种疾病，而是需要不同的治疗方法的多种疾病的总称。

3.1 乳腺癌

关键点

(1) 乳腺癌主要包含两类：非浸润性乳腺癌和浸润性乳腺癌。非浸润性乳腺癌包括导管原位癌和小叶原位癌。浸润性乳腺癌包括浸润性导管乳腺癌和浸润性小叶乳腺癌。

(2) 乳腺癌可根据某些受体进行分类：如果它们含有雌激素受体，则属于 ER$^+$ 型乳腺癌；如果它们含有孕激素受体，则属于 PR$^+$ 型乳腺癌；如果它们过度表达人表皮生长因子受体 2（human epidermal growth factor receptor 2，HER2），则属于 HER2$^+$ 型乳腺癌。若肿瘤同时表达这 3 种受体则称为三阳性乳腺癌；反之，若肿瘤均未表达这 3 种受体则称为三阴性乳腺癌。

(3) 传统的化疗、内分泌疗法和生物制剂在乳腺癌的治疗中都发挥着重要的作用。选择哪种治疗方法在很大程度上取决于肿瘤亚型。

3.1.1 流行病学

乳腺癌是全球女性最常见的癌症，估计每年新发病例为 170 万例。总体来说，这个数字大约占所有癌症病例的 12%；但是，如果我们只考虑女性癌症患者，那么这个数字代表了大约 1/4 的女性病例[1]。乳腺癌的发病率在全球范围内持续增加，这在低收入和中等收入国家尤为明显，乳腺癌在这些国家中已成为一个主要的公共卫生问题。事实上，尽管人们认为乳腺癌是发达国家的一种疾病，但其已被描述为主要的公共卫生问题。事实上，尽管人们认为乳腺癌是发达国家的一种疾病，但目前仍有超过 50% 的病例发生在欠发达国家[2]。与欧洲和北美相比，欠发达国家的许多患者也被诊断为晚期乳腺癌，这可能与缺

Anticancer Therapeutics: From Drug Discovery to Clinical Applications, First Edition.
Adam Todd, Paul W. Groundwater and Jason H. Gill.
© 2018 John Wiley & Sons Ltd. Published 2018 by John Wiley & Sons Ltd.

乏常规筛查计划及诊断与治疗设施不足相关[2]。

文献中已经确认了多种乳腺癌的风险因素,其中有一些是可改变的,而另一些则是不可改变的[3]。

(1) 性别:可能是最明显的风险因素,乳腺癌在女性患者中常见,在男性患者中虽然也可以被诊出,但男性患者的乳腺癌却被认为是一种罕见疾病(例如,在英国每年约有50 000 例确诊乳腺癌的女性患者,而男性确诊患者仅有 350 例)[4]。

(2) 年龄:是另一个重要的风险因素,随着年龄的增加,乳腺癌更常见(例如,在英国,近一半的乳腺癌病例发生在 65 岁以上的老年人中)。

(3) 遗传:是另一个风险因素,乳腺癌有很强的遗传性,某些特定基因的突变被认为约占乳腺癌病例的 10%。

如在第一部分中介绍的,这些特定基因中的两个,乳腺癌易感基因 1(BRCA1)和乳腺癌易感基因 2(BRCA2)在乳腺癌的疾病发展中起关键作用。在正常人群中,BRCA1和 BRCA2 基因的突变发生率分别为 0.11% 和 0.12%[5];而对于德系犹太人血统的女性,约 1/40 被认为存在 BRCA 基因突变,这显著增加了她们罹患乳腺癌的风险[6]。事实上,在正常人群中,女性一生中罹患乳腺癌的风险约为 12%;然而,如果存在 BRCA1或 BRCA2 基因突变,则女性一生中罹患乳腺癌的风险可增加到 90%。正因如此,现在很多女性都要求接受检测,以确认自己是否携带这样的突变基因,而携带这些突变基因的患者可以通过乳房切除术(手术切除乳房)来预防疾病的发生。事实上,一些女性名人在发现携带 BRCA1 或 BRCA2 突变基因后,已经接受了预防性双乳切除术[例如,在《古墓丽影》(Tomb Raider)中饰演 Lara Croft 的奥斯卡获奖女演员 Angelina Jolie,以及在《英国偶像》(X-Factor)中出任评委的 Sharon Osbourne]。上述的 3 个风险因素(性别、年龄和遗传)代表了一些后天不可更改的风险因素,这意味着患者没有能力改变它们。但是,患者可以注意一些后天可改变的危险因素,如过量饮酒、超重、缺乏运动、激素替代疗法(hormone replacement therapy, HRT)或服用复合口服避孕药。哈佛大学的Danaei 及其同事的一项研究估计,21% 的乳腺癌死亡病例可以归因于饮酒、超重和缺乏运动[7]。这项研究阐明了如何战略性地关注一些可改变的危险因素,以期改变不健康的行为,而这对于降低乳腺癌的发病率是非常重要的。激素替代疗法及服用复合口服避孕药与乳腺癌的发生相关性可能更为复杂,但其风险是短暂的,停药 10 年后仍可恢复至基线水平。根据研究目前估计,大约 1% 和 3% 的乳腺癌与使用口服避孕药和激素替代疗法相关[8]。

大约 15% 的乳腺癌病例为非浸润性乳腺癌,其余病例为浸润性乳腺癌①。非浸润性乳腺癌也称为原位癌(意思是在同一个地方),其最常见的类型是导管原位癌,癌细胞位于乳腺导管内,另一种最常见的类型是小管原位癌,癌细胞位于乳腺小叶内(图 3.1.1)。

---

① 浸润性意味着癌症具有向乳房外扩散的能力;非浸润性意味着癌症尚未具有向乳房外扩散的能力。

关于如何最好地描述这两种疾病一直存在很大的争议。显然,使用术语"癌"可能会让患者产生恐慌;但是,随着时间的推移,非浸润性乳腺癌有可能发展为浸润性乳腺癌,这一点更为重要且需要考虑到,这也是为什么需要对非浸润性乳腺癌患者提供治疗策略的原因。浸润性乳腺癌中,90%左右的病例为非特殊类型(NST)的乳腺癌,特殊类型的乳腺癌只占10%的病例,其中包括小叶乳腺癌和其他一些较罕见的类型,如髓样乳腺癌、黏液性乳腺癌和管状乳腺癌[9]。

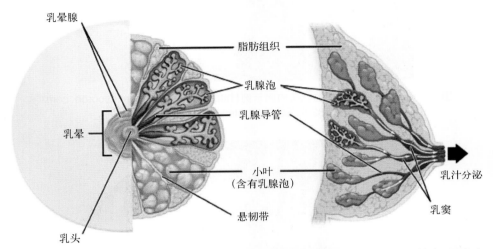

图 3.1.1　乳腺解剖图显示了乳腺导管和小叶。在导管原位癌中,癌细胞在导管内,而在小叶原位癌中,癌细胞则在小叶内

3.1.2　症状

　　与乳腺癌相关的最明显的症状就是乳房出现肿块,但乳房出现肿块并不一定意味着患者就患有乳腺癌。庆幸的是,大多数乳房肿块起初都是良性的,且表现为乳房内的囊肿。其他可提示乳腺癌的症状和体征包括腋窝肿块、乳头内陷(图 3.1.2)、乳头溢液或出血、乳房大小和形状改变(包括皮肤凹陷,也称乳房橘皮样改变①,图 3.1.3)、乳头或周围区域皮疹或结痂及乳房炎症。

　　鉴于上述症状和体征,应积极鼓励女性定期检查乳房有无肿块,以及乳房大小、形状或感觉有无变化。这种检查非常重要,其可以最大限度地发现任何可能提示乳腺癌的症状。该种检查被称为乳房自检(breast self-exam, BSE),可分为 5 个简单步骤[10]:

　　(1)第一步:站在镜子前,两肩打开,双手伸直并置于臀部,观察乳房是否有任何外观变化,如肿胀、凹陷或脱屑等。

---

①　橘皮样改变(Peau d'orange)是法语中橘子皮的意思,用于描述皮肤凹陷或凹陷的外观(就像橘皮)。局部淋巴回流受阻时会引起水肿,乳房内的乳房悬韧带因而收缩,从而导致皮肤出现橘皮样改变。

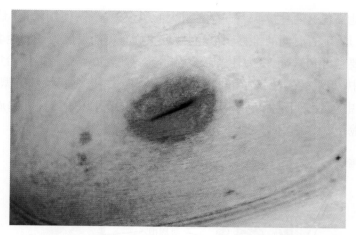

图 3.1.2 与乳腺癌相关的乳头内陷示例（http://images.sciencesource.com/preview/14758222/SQ1847.html，图片经许可转载）

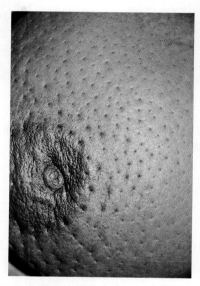

图 3.1.3 在乳腺癌中观察到的橘皮样改变（https://sites.google.com/site/breastproblems/breast-cancer/symptoms）

（2）第二步：仍然站在镜子前，将手臂抬高到头顶上方，与第一步相同观察乳房是否有任何外观变化。

（3）第三步：检查乳头是否有分泌物或液体流出。

（4）第四步：平躺，并拢并伸平手指，以小圆周运动方式用手指用力按压乳房，并从上到下覆盖整个乳房。用右手按压左乳，左手按压右乳。

（5）第五步：坐定或站立，重复第四步所述检查过程（这一步也可在淋浴时进行，以使乳房潮湿顺滑）。

患者在进行乳房自检时如果发现任何肿块或硬块及任何不寻常的情况，应寻求专业医护人员进行进一步检查。一些较晚期的乳腺癌患者还可能出现肿瘤远端转移的症状，如骨性疼痛、呼吸急促、黄疸、头痛和视力障碍等。

有些乳腺癌患者是在出现任何症状之前就被检查确诊的。目前，一些国家开展了全国性的乳腺癌筛查项目。例如，在英国，年龄在 50～70 岁的所有女性每 3 年被邀请进行一次乳腺筛查。筛查过程包括对每侧乳房进行两次 X 线检查（称为乳腺 X 线片，图 3.1.4）。一些专家认为这种筛查项目是比较成功的，据估计，每 1 000 位接受过筛查的女性中大约有 8 人被诊断为乳腺癌。尽管如此，医学界对乳腺癌筛查还存在一些争论。最近的一篇综述总结认为几乎没有证据表明筛查项目会影响患者的死亡率，并且由于存在假阳性结果的风险，许多患者会经历不必要的焦虑和担忧[11]。此外，检测出的癌症患者在存活期间可能并不会引起症状或导致死亡，因此大量患者可能会被过度诊断或治疗。因此，在每位女性决定是否参加筛查之前，建议充分告知她们该方案的风险和获益。

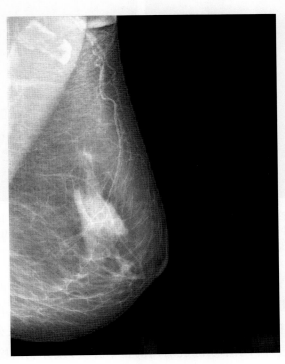

图 3.1.4 乳腺 X 线片显示肿瘤

3.1.3 诊断

患者在进行乳房自检时发现任何异常，应请寻求专业医护人员的建议，并由他们进行进一步体格检查。如果在患者腋下或颈根部发现肿块、硬块或肿大的淋巴结，可进行乳腺

X 线检查或乳房超声扫描。乳房超声扫描通常用于 35 岁以下的女性,因为这个年龄段女性的乳房组织密度太大,无法在乳腺 X 线片上给出清晰的图像。这种技术也具有一种优势,即能够判断乳房肿块是充满液体的囊肿,还是癌症的实体肿块。如果乳腺 X 线检查或超声检查尚不能提供足够的信息,将使用 MRI 扫描来提供乳腺组织的详细图像(图 3.1.5)。有研究表明,在高危乳腺癌患者的检测中,MRI 比乳腺 X 线检查更敏感[12]。在某些情况下,在医护人员首次检查后,患者在转诊前的几周内可能还需要进行再次检查(在女性月经周期中,乳房肿块偶尔也会出现或消失)。事实上,为了帮助专业医护人员做出决策,建议以下患者在 2 周内转诊接受进一步检查[13]:

(1)30 岁及以上的女性,有不明原因的乳房肿块,伴或不伴疼痛。

(2)50 岁及以上女性,仅在一侧乳头出现以下任何症状:溢液、回缩或其他变化。

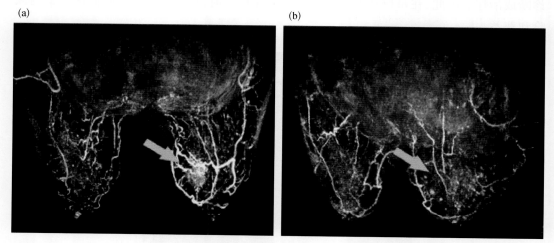

图 3.1.5 一名 64 岁女性患者的巨大浸润性乳腺肿瘤在化疗前(a)和化疗后(b)的 MRI 图像。可以观察到化疗后肿瘤尺寸缩小,同时供应肿瘤的血管也明显减少(http://www.nature.com/articles/srep33832 遵循知识共享署名 4.0 国际许可)

自检异常的患者完成了乳房 X 线、超声波或 MRI 检查后,需要再进行组织活检样本检查(这是真正确定患者是否患有乳腺癌的唯一方法)。多种不同的技术可用于组织活检样本检查,包括真空活检(在超声或 X 线的引导下,用真空辅助探头从乳房中提取组织样本)、手术活检(通过外科手术切除乳房内的整个肿块)或穿刺活检(在局部麻醉下,使用小针头从肿块中获取组织,该技术还有助于区分乳腺癌是属于非侵入性还是属于侵入性)。通过活检获得了细胞样本后,便可对其进行检测,以确定其是否含有特定类型的受体,这在考虑乳腺癌的治疗策略时是重要的考虑因素,将在第 3.1.5 节加以介绍。在根据活检结果确诊为乳腺癌后,患者将接受进一步的影像学检查,如 CT 扫描,以确定疾病的真实程度,这也用于确定疾病的分期,将在下一节中讨论。

3.1.4 分期

正如在第一部分中了解到的,我们使用 TNM 分期系统对乳腺癌进行分期,这涉及了肿瘤的大小(T)、癌症是否已经扩散到淋巴结(N)及是否有任何证据表明癌症已经扩散到身体的其他区域(M)。这种分类是相当复杂的,需要详细了解人体解剖结构,但也发现一种趋势:在 TNM 分期系统中,相比无淋巴结侵袭或任何转移的较小肿瘤,具有淋巴结侵袭及远端转移的较大肿瘤的评分相对较高。TNM 分期系统可用于癌症的总体分期,从 I 期到 IV 期。乳腺癌的 TNM 分期见表 3.1.1 和表 3.1.2。

表 3.1.1 UICC 提出的乳腺癌 TNM 分期(第七次修订版)

TNM 分期	描述
肿瘤(T)	
Tx	无法评估的原发性肿瘤
T0	无原发性肿瘤证据
Tis	原位癌
Tis(DCIS)	导管原位癌
Tis(LCIS)	小叶原位癌
T1	肿瘤最大尺寸≤20 mm
T1mi	肿瘤最大尺寸≤1 mm
T1a	肿瘤最大尺寸>1 mm,但≤5 mm
T1b	肿瘤最大尺寸>5 mm,但≤10 mm
T1c	肿瘤最大尺寸>10 mm,但≤20 mm
T2	肿瘤最大尺寸>20 mm,但≤50 mm
T3	肿瘤最大尺寸>50 mm
T4	任何大小的肿瘤,并已直接扩展至胸壁和(或)皮肤
T4a	扩展至胸壁(不仅侵袭胸肌)
T4b	溃疡、同侧卫星状皮肤结节,或皮肤水肿(包括橘皮样改变)
T4c	同时有 T4a 和 T4b 的症状
淋巴结(N)	
Nx	无法评估的区域性淋巴结
N0	无区域性淋巴结转移
N1	能触及的同侧腋窝 I、II 级淋巴结转移
N2	同侧腋窝 I、II 级淋巴结转移,并与其他组织固定或互相融合;或在无临床证据显示腋窝淋巴结转移情况下,存在临床可触及的内乳淋巴结转移
N2a	同侧腋窝淋巴结转移,并与其他组织固定或互相融合
N2b	仅发生临床检测到的内乳淋巴结转移,而无临床检测到的腋窝淋巴结转移
N3	同侧锁骨下腋窝 III 级淋巴结转移,伴或不伴腋窝 I、II 级淋巴结转移;或临床检测到同侧内乳淋巴结转移,伴腋窝 I、II 级淋巴结明显转移;或同侧锁骨上淋巴结转移,伴或不伴腋窝或内乳淋巴结转移

TNM 分期	描　　述
N3a	锁骨下淋巴结转移
N3b	内乳淋巴结和腋窝淋巴结转移
N3c	同侧内乳淋巴结和腋窝淋巴结转移
远处转移(M)	
M0	无远处转移
M1	远处转移

表 3.1.2　根据 T(肿瘤)、N(淋巴结)和 M(转移)状态得出的乳腺癌分期

分　　期	肿瘤(T)	淋巴结(N)	转移(M)
0	Tis	N0	M0
ⅠA	T1	N0	M0
ⅠB	T0	N1mi	M0
ⅠB	T1	N1mi	M0
ⅡA	T0	N1	M0
ⅡA	T1	N1	M0
ⅡA	T2	N0	M0
ⅡB	T2	N1	M0
ⅡB	T3	N0	M0
ⅢA	T0	N2	M0
ⅢA	T1	N2	M0
ⅢA	T2	N2	M0
ⅢA	T3	N1	M0
ⅢA	T3	N2	M0
ⅢB	T4	N0	M0
ⅢB	T4	N1	M0
ⅢB	T4	N2	M0
ⅢC	任何 T	N3	M0
Ⅳ	任何 T	任何 N	M1

注：绿色表示可为患者提供可能的治愈性手术,而红色表示在许多情况下手术将被视为无效。琥珀色的分期阶段则不那么直接,将根据具体情况决定是否进行手术。

　　乳腺癌的分期对于帮助每个特定患者制订治疗计划及对其预后做出准确的决定都是至关重要的。0 期和Ⅰ期乳腺癌的 5 年生存率约为 99%,Ⅱ期乳腺癌 5 年生存率约为 90%,Ⅲ期乳腺癌 5 年生存率约为 70%,Ⅳ期乳腺癌的 5 年生存率则低得多,约为 20%[14]。尽管不是分期规则的一部分,乳腺癌也可以根据肿瘤是否含有特定类型的受体进行分类①：如果肿瘤细

---

① 如果肿瘤是 ER⁺或 PR⁺,则称为激素受体阳性。

胞含有雌激素受体,则分类为 ER$^+$,如果含有孕激素受体,则分类为 PR$^+$,如果过表达 HER2,则分类为 HER2$^+$。如果肿瘤同时表达这 3 种受体,则称为三阳性乳腺癌;如果肿瘤均未表达这 3 种受体,则称为三阴性乳腺癌。在生存率方面,三阴性乳腺癌的生存率被认为比任何其他类型的乳腺癌更低,并且患者预后较差。正如我们将在下文内容中看到的,这种分类也影响了药物治疗策略。

3.1.5 治疗

与我们将要研究的许多其他癌症一样,手术通常是乳腺癌治疗的首选方法,尽管这还取决于疾病的具体分期。手术治疗最适合分期为 0 期的女性患者,最不适合分期为 IV 期的女性患者,而其他分期患者则获益中等。通常有两种手术干预方法:乳房保留手术(保留乳房外观的同时切除肿瘤)或乳房切除手术(切除整个乳房、多余皮肤、乳头-乳晕复合体和胸大肌筋膜)。手术期间需要对腋窝淋巴结进行采样,以确定是否存在肿瘤的转移扩散。这个操作可能会干扰淋巴在手臂上的进出移动,但这也是外科手术过程的一个必要部分。与此相关的典型不良反应是淋巴水肿,这可能是乳房手术后困扰患者和使患者痛苦的问题(图 3.1.6)。

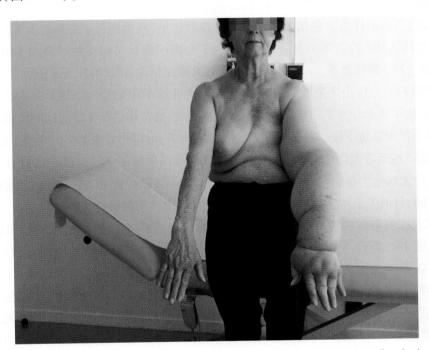

图 3.1.6　乳房手术后左臂淋巴水肿(http://www. intechopen. com/books/breast-reconstruction-current-perspectives-and-state-of-the-art-techniques/treatment-of-breast-cancer-related-lymphedema-using-combined-autologous-breast-reconstruction-and-au)

在深入了解乳腺癌各种药物治疗策略的细节之前,我们需要知晓,目前乳腺癌主要有3种治疗方法:传统化疗、内分泌治疗和生物治疗。为了获得最佳的治疗效果,这3种治疗方法既可以单独使用,也可以联合使用,具体使用哪种方法取决于患者的状态、乳腺癌的类型、淋巴结的转移情况及既往化疗历史。

对于非浸润性乳腺癌(即导管原位癌或小叶原位癌),手术始终被视为首选治疗方案。请记住,非浸润性乳腺癌被认为是乳腺癌的最初形式,且只有一小部分患者会发展为浸润性乳腺癌。手术治疗后,可给予放疗,以确保消灭乳房组织中的所有癌细胞。与浸润性疾病相比,化疗不作为非浸润性乳腺癌的辅助疗法或者新辅助疗法。如果非浸润性乳腺癌细胞属于激素受体阳性类型,一些治疗中心提倡在术后使用他莫昔芬;但许多专家认为这不是必需的,因为非浸润性乳腺癌发展为浸润性乳腺癌的风险很小,他们认为他莫昔芬的治疗风险大于收益。然而,如果患者患有浸润性乳腺癌,并决定手术切除肿瘤,化疗可以作为辅助疗法或者新辅助疗法,以期改善患者的预后。手术后给予辅助化疗,其原理是破坏任何残留的癌细胞;而新辅助化疗是在手术前给予,其原理是缩小肿瘤的体积。对于辅助化疗,建议在手术后 2~6 周(或临床上最早的合适日期)开始,有研究表明,术后延迟超过 12 周会对辅助化疗的有效性产生显著影响[15]。事实上,据估计 6 个月的蒽环类化疗药物的辅助治疗可使 50 岁以下女性的乳腺癌死亡率降低 38%,使 50~69 岁女性的乳腺癌死亡率降低约 20%[16]。具体而言,在淋巴结未浸润的乳腺癌患者中(即未累及淋巴结时),适当的治疗方案包括 FEC(5 - FU、表柔比星、环磷酰胺)或 EC(表柔比星、环磷酰胺)。禁用这些治疗方案的患者(通常是由于心脏问题),可以使用经典的 CMF(环磷酰胺、MTX、5 - FU)替代方案。对于淋巴结浸润的乳腺癌患者,建议治疗方案中包含紫杉烷,其首选方案为 FEC - T(由 3 个周期的 5 - FU、表柔比星和环磷酰胺组成,随后是 3 个周期的多西他赛)。由于该治疗方案与中性粒细胞减少症相关,通常建议在化疗的同时使用粒细胞集落刺激因子作为预防手段。对于 HER2⁺ 的乳腺癌患者,可将曲妥珠单抗(一种靶向 EGFR 的单克隆抗体)加至常规化疗中。辅助化疗后使用曲妥珠单抗 1 年已被证明可改善 HER2⁺ 乳腺癌患者的无疾病生存期[17]。至于新辅助化疗,可采用 FEC 或 EC 等方案在术前缩小肿瘤体积。然而,目前关于新辅助化疗如何与辅助化疗联合使用的研究资料仍较少。

如果乳腺癌患者表现为激素受体阴性,辅助化疗后可以停止治疗。然而,如果患者表现为 ER⁺ 或 PR⁺ 类型,则建议在化疗后开始内分泌治疗。如果患者处于绝经前期,5 年的他莫昔芬治疗被认为是标准治疗;而如果患者处于绝经后期,则可以采用 5 年的芳香化酶抑制剂治疗方案。与 5 年的他莫昔芬治疗相比,尽管 5 年的芳香化酶抑制剂治疗可降低乳腺癌死亡率的 15%[18],但这两种疗法都降低了乳腺癌的复发及与之相关的死亡风险。总之,他莫昔芬在乳房组织中起到雌激素受体拮抗剂的作用,而芳香化酶抑制剂则通过抑制催化反应的芳香化酶,来阻止雄激素转化为雌激素。如果认为芳香化酶抑制剂比他莫昔芬更有效,那么为什么芳香化酶抑制剂不用于所有患者组(如绝经前和绝经后)?这是一个很好的问题,其原因是绝经前女性的卵巢对芳香化酶抑制剂治疗的反应是产生更多的芳香化酶,因而导致芳香化酶抑制剂无效;值得庆幸的是,绝经后女性则不会发生这种情况。通常内分泌治疗应在化疗结束后4周内开始。

对于晚期或转移性乳腺癌患者,治疗的目的并不是治愈疾病,而是改善症状和延长生命(换言之,治疗具有姑息性)。然而,实现这一目的的治疗方法仍然依赖于乳腺癌的分类。总体而言,有4种可能的临床情况:

(1) 激素阳性(如 ER$^+$或 PR$^+$)和 HER2$^+$乳腺癌。

(2) 激素阳性和 HER2$^-$乳腺癌。

(3) 激素阴性(如 ER$^-$或 PR$^-$)和 HER2$^+$乳腺癌。

(4) 激素阴性和 HER2$^-$乳腺癌。

当患者为 HER2$^+$(激素阳性或激素阴性)乳腺癌时,含蒽环类药物的治疗方案(如FEC 或 EC 方案)可与曲妥珠单抗联合使用,尽管不应同时给予蒽环类药物和曲妥珠单抗。然而,这种治疗方案存在一个问题,即很多中晚期乳腺癌患者在手术后疾病已经进展,这意味着患者可能已经接受了辅助化疗。在这种情况下,如果患者之前已经使用过蒽环类药物作为辅助治疗,通常不应再使用相同的方案来治疗晚期乳腺癌,而可以采用曲妥珠单抗与紫杉烷(如紫杉醇)联合的治疗方案。该方案在临床试验中显示对此类患者有效,是晚期乳腺癌患者的一种选择[19-21]。

对于激素阳性和 HER2$^-$型乳腺癌,首选方案是激素治疗。您可能会惊奇地发现,这种特定临床情况的一线治疗并非化疗。有证据表明,化疗和激素治疗在治疗晚期激素阳性乳腺癌的有效性方面相似,而激素治疗引起的不良反应较轻[22]。正如我们在辅助治疗中观察到的,他莫昔芬适用于绝经前女性,而芳香化酶抑制剂则适用于绝经后女性。疾病进展时可以给予化疗,此时如果蒽环类药物治疗不合适,也可给予高剂量(每3周1次)或低剂量(每周1次)的多西他赛单药治疗[23],对于年龄较小且状态较好的患者,最好给予较高剂量的多西他赛(每3周1次)。如果患者接受单药多西他赛后病情进展,可以使用卡培他滨或长春瑞滨作为二线药物,这两种药物均已被证明可有效治疗转移性乳腺癌,也为不能耐受多西他赛的患者提供了有用的替代药物[24,25]。

激素阴性和 HER2$^-$型乳腺癌(三阴性乳腺癌)是最具挑战的肿瘤亚型。众所周知,与其他乳腺癌亚型相比,三阴性乳腺癌的预后较差。尽管三阴性乳腺癌仅占全部乳腺癌病例的20%,但其导致的死亡率却在乳腺癌总死亡率中占据了相当大的比例。鉴于此,晚期三阴性乳腺癌患者可采用特定的方案来进行治疗[26]。其中一种方案是贝伐珠单抗联合紫杉醇,与紫杉醇单药相比,贝伐珠单抗联合紫杉醇可延长晚期乳腺癌患者的无进展生存期,但不能延长总生存期[27]。另一种方案是吉西他滨联合卡铂,但这种治疗方案的临床证据并不充分。因此,进一步研究的机会是显然存在的,人们可以预期这一领域的基础研究在未来几年中将得到长足发展。然而,目前在晚期乳腺癌患者中开展的大多数临床试验并没有明确指出哪种治疗方案对三阴性乳腺癌是最有效的。专门针对三阴性乳腺癌的可靠的循证治疗指南非常缺乏。

参考文献

[1] Breast Cancer Statistics. World Cancer Research Fund International. Available at: http://www. wcrf. org/int/cancer-facts-figures/data-specific-cancers/breast-cancer-statistics (accessed 10. 09. 2017).

[2] Breast cancer: prevention and control. World Health Organisation. Available at: http://www. who. int/cancer/detection/breastcancer/en/index1. html (accessed 10. 09. 2017).

[3] Singletary SE. Rating the risk factors for breast cancer. *Ann Surg.* 2003, **237**, 474 – 482.

[4] Breast cancer in men. Cancer Research UK. Available at: http://www. cancerresearchuk. org/about-cancer/type/rare-cancers/rare-cancers-name/breast-cancer-in-men (accessed 10. 09. 2017).

[5] Peto J, Collins N, Barfoot R, Seal S, Warren W, *et al.* Prevalence of BRCA1 and BRCA2 gene mutations in patients with early-onset breast cancer. *J Natl Cancer Inst.* 1999, **91**, 943 – 949.

[6] Janavičius R. Founder BRCA1/2 mutations in the Europe: implications for hereditary breast-ovarian cancer prevention and control. *EPMA J.* 2010, **1**, 397 – 412.

[7] Danaei G, Vander Hoorn S, Lopez AD, Murray CJ, Ezzati M; Comparative Risk Assessment collaborating group (Cancers). Causes of cancer in the world: comparative risk assessment of nine behavioural and environmental risk factors. *Lancet.* 2005, **366**, 1784 – 1793.

[8] Parkin DM. Cancers attributable to exposure to hormones in the UK in 2010. *Br J Cancer.* 2011, **105**, S42 – S48.

[9] Invasive breast cancer. Cancer Research UK. http://www. cancerresearchuk. org/about-cancer/type/breast-cancer/about/types/invasive-ductal-breast-cancer (accessed 10. 09. 2017).

[10] The five steps of a breast self-exam. Breastcancer. org. Available at: http://www. breastcancer. org/symptoms/testing/types/self_exam/bse_steps (accessed 10. 09. 2017).

[11] Gøtzsche PC, Jørgensen KJ. Screening for breast cancer with mammography. *Cochrane Database Syst Rev.* 2013, (**6**), CD001877.

[12] Kriege M, Brekelmans CT, Boetes C, Besnard PE, Zonderland HM, *et al.* Magnetic Resonance Imaging Screening Study Group. Efficacy of MRI and mammography for breast-cancer screening in women with a familial or genetic predisposition. *N Engl J Med.* 2004, **351**, 427 – 437.

[13] Suspected cancer: recognition and referral. National Institute for Health and Clinical Excellence. 2015. Available at: https://www. nice. org. uk/guidance/NG12/chapter/1 – Recommendations-organised-by-site-of-cancer#breast-cancer (accessed 10. 09. 2017).

[14] Breast cancer survival rates, by stage. American Cancer Society. Available at: http://www. cancer. org/cancer/breastcancer/detailedguide/breast-cancer-survival-by-stage (accessed 10. 09. 2017).

[15] Lohrisch C, Paltiel C, Gelmon K, Speers C, Taylor S, *et al.* Impact on survival of time from definitive surgery to initiation of adjuvant chemotherapy for early-stage breast cancer. *J Clin Oncol.* 2006, **24**, 4888 – 4894.

[16] Early Breast Cancer Trialists' Collaborative Group (EBCTCG). Effects of chemotherapy and hormonal therapy for early breast cancer on recurrence and 15 – year survival: an overview of the randomised trials. *Lancet.* 2005, **365**, 1687 – 1717.

[17] Piccart-Gebhart MJ, Procter M, Leyland-Jones B, Goldhirsch A, Untch M, *et al.*; Herceptin Adjuvant (HERA) Trial Study Team. Trastuzumab after adjuvant chemotherapy in HER2 – positive breast cancer. *N Engl J Med.* 2005, **353**, 1659 – 1672.

[18] Early Breast Cancer Trialists' Collaborative Group (EBCTCG), Dowsett M, Forbes JF, Bradley R, Ingle J, Aihara T, *et al.* Aromatase inhibitors versus tamoxifen in early breast cancer: patient-level meta-analysis of the randomised trials. *Lancet.* 2015, **386**, 1341 – 1352.

[19] Gori S, Colozza M, Mosconi AM, Franceschi E, Basurto C, *et al.* Phase II study of weekly paclitaxel

and trastuzumab in anthracycline — and taxane-pretreated patients with HER2 – overexpressing metastatic breast cancer. *Br J Cancer*. 2004, **90**, 36 – 40.

[20] Seidman AD, Fornier MN, Esteva FJ, Tan L, Kaptain S, *et al*. Weekly trastuzumab and paclitaxel therapy for metastatic breast cancer with analysis of efficacy by HER2 immunophenotype and gene amplification. *J Clin Oncol*. 2001, **19**, 2587 – 2595.

[21] Slamon DJ, Leyland-Jones B, Shak S, Fuchs H, Paton V, *et al*. Use of chemotherapy plus a monoclonal antibody against HER2 for metastatic breast cancer that overexpresses HER2. *N Engl J Med*. 2001, **344**, 783 – 792.

[22] Wilcken N, Hornbuckle J, Ghersi D. Chemotherapy alone versus endocrine therapy alone for metastatic breast cancer. *Cochrane Database Syst Rev*. 2003, CD002747.

[23] Nabholtz JM, Senn HJ, Bezwoda WR, Melnychuk D, Deschenes L, *et al*. Prospective randomized trial of docetaxel versus mitomycin plus vinblastine in patients with metastatic breast cancer progressing despite previous anthracycline-containing chemotherapy. 304 Study Group. *J Clin Oncol*. 1999, **17**, 1413 – 1424.

[24] Reichardt P, Von Minckwitz G, Thuss-Patience PC, Jonat W, Kölbl H, *et al*. Multicenter phase II study of oral capecitabine (Xeloda) in patients with metastatic breast cancer relapsing after treatment with a taxane-containing therapy. *Ann Oncol*. 2003, **14**, 1227 – 1233.

[25] Degardin M, Bonneterre J, Hecquet B, Pion JM, Adenis A, *et al*. Vinorelbine (navelbine) as a salvage treatment for advanced breast cancer. *Ann Oncol*. 1994, **5**, 423 – 426.

[26] André F, Zielinski CC. Optimal strategies for the treatment of metastatic triple-negative breast cancer with currently approved agents. *Ann Oncol*. 2012, **23** (**Suppl 6**), vi 46 – 51.

[27] Miller K, Wang M, Gralow J, Dickler M, Cobleigh M, *et al*. Paclitaxel plus bevacizumab versus paclitaxel alone for metastatic breast cancer. *N Engl J Med*. 2007, **357**, 2666 – 2676.

3.2 结直肠癌

关键点

(1) 辅助化疗可用于改善肠肿瘤手术切除后的预后,这在Ⅲ期患者中效果尤为明显。

(2) 联合化疗可用于改善转移性结直肠癌患者的症状并延长患者寿命。其治疗方案包括 FOLFOX(亚叶酸、5-FU 和奥沙利铂)和 FOLFIRI(亚叶酸、5-FU 和伊立替康)。

(3) 在联合化疗的基础上加用生物治疗(如西妥昔单抗)似乎对转移性结直肠癌的无进展生存期有一定的益处。生物治疗的一个特殊作用是在手术前帮助缩小肝脏的转移病灶。

3.2.1 流行病学

在正式介绍之前,有一点需要特别说明下,有时"肠癌"一词被用来描述结肠癌或直肠癌,这是因为术语"肠"是指将消化的食物从胃运送到肛门的长管。所以当人们说"肠癌"时,他们很可能就是指大肠癌(因为小肠癌罕见)。这些术语可以互换使用,因而可能会引起混淆,在本节中我们将使用"结直肠癌"作为标准术语。

在全球范围内,结直肠癌占癌症总发病率的 9% 以上,是世界上发病率排名第三、致死率排名第四的癌症[1]。最常见的结直肠癌细胞类型是腺癌,占结直肠癌的 95%。其他较少见的类型包括鳞状细胞癌、类癌和肉瘤。结直肠癌发病以发达国家为主,在澳大利亚、新西兰和加拿大最常见,每年每 10 万成人中有超过 35 例新发病例。相比之下,在非洲的一些地区,每年每 10 万成人中仅约有 4 例新发结直肠癌病例[2]。对这些统计数据稍加解读,我们就会发现西方的生活方式显著增加了结直肠癌的发病风险,而饮食则是一个很强

Anticancer Therapeutics: From Drug Discovery to Clinical Applications, First Edition.
Adam Todd, Paul W. Groundwater and Jason H. Gill.
© 2018 John Wiley & Sons Ltd. Published 2018 by John Wiley & Sons Ltd.

的风险因素。事实上,脂肪类食物,特别是那些富含动物脂肪的食物,被认为与结直肠癌发病风险呈正相关[1]。

例如,Willett 等的一项研究表明,与每月只吃一次或不吃牛肉、猪肉或羊肉的女性相比,每天吃牛肉、猪肉或羊肉的女性患结直肠癌的相对风险①为 2.49[3]。该研究的作者认为,尝试用鱼类和鸡肉代替红肉(牛肉、猪肉或羊肉)是明智的,这将有助于帮助降低罹患结直肠癌的风险[3]。造成这种情况的潜在原因之一是富含红肉的饮食可导致结肠内产生 N-亚硝基化合物,而这些化合物具有致癌性。相反,其他研究也表明,饮食中水果和蔬菜含量较低也会增加人罹患结直肠癌的风险,其原因是水果和蔬菜摄入的增加将会增加膳食纤维,而膳食纤维会增加粪便体积并减少粪便的肠道滞留时间(这会导致粪便增多,同时由于肠蠕动的作用,粪便在肠内的滞留时间会减少)[4]。降低水果和蔬菜的摄入将导致膳食纤维的减少、粪便量减少、肠道蠕动减少、粪便驻留时间延长,从而理论上提高了罹患结直肠癌的风险。很显然,这是一个简化的例子,因为任何癌症的发展都是基于多种因素的,但这个例子说明了健康平衡饮食的重要性。

就英国而言,结直肠癌是第四常见癌症,占每年所有新发癌症病例的 12%。自 20 世纪 70 年代以来,结直肠癌的发病率增加了约 14%[5],其中的原因比较复杂,但生活方式(如增加红肉的摄入)很可能是发病率增加的原因之一。事实上,最近 WHO 已经强调了食用培根的风险,并将其归类为 1 类致癌物(即已知其可导致人类癌症)[6]。更重要的是,结直肠癌的存活率存在明显的社会梯度性,即来自富裕地区的人的存活率相比来自贫困地区的人的存活率更高[4]。降低健康的不均衡性可能是未来研究的一个重要领域。

3.2.2 症状

与结直肠癌相关的 3 个最常见的症状是便血、排便习惯改变(如排便频率增加或粪便稀薄)和腹痛。其他一些症状包括直肠出血、粪便稀薄或变窄及不明原因的体重减轻。有趣的是,一项研究显示,与右侧肿瘤相比,左侧肿瘤患者更易出现直肠出血和更严重的排便习惯改变。同一项研究还显示,患者出现症状的数量与患者的癌症分期或结直肠癌相关死亡率无关[7]。上述症状很大程度上是非特异性的,如英国每年估计有 700 万人便血,而更多的人会出现排便习惯改变或腹痛。但显然,我们不能通过每年检查 700 万人来确定他们是否患有结直肠癌。因此,为了管理这一过程,相关研究人员制订了一套标准并规定了需要进一步筛查的参考阈值[8]:

(1)40 岁及以上患者,伴有不明原因的体重下降和腹痛。

---

① 相对风险[有时称为风险比(RR)]是指某一事件在一组研究中发生的风险与同一事件在另一组研究中发生的风险的相对比较。相对风险等于 1 意味着事件发生的组间无差异(在我们的例子中,该事件是指癌症的发生)。相对风险大于 1 表明特定研究组(如每天吃红肉)中发生该事件的风险更高。

（2）50 岁及以上患者，伴有不明原因直肠出血。

（3）60 岁及以上患者，伴有缺铁性贫血。

（4）60 岁及以上患者，伴有排便习惯改变。

（5）患者化验显示粪便中伴有隐血。

该列表提示患者如有上述症状需要及时转诊（通常在 2 周内）并接受进一步检查。该列表可能并不详尽，但可以为临床医生指明转诊的标准。就粪便隐血（faecal occult blood，FOB）检测而言，建议对 50 岁及以上伴有不明原因腹痛或体重下降的无直肠出血患者、60 岁以下伴有排便习惯改变或缺铁性贫血的患者，或 60 岁以上非缺铁性贫血患者全面地进行 FOB 检测。FOB 检测旨在检测粪便中肉眼无法观察到的少量血液。为了完成检测，患者需要将少量粪便擦拭在一张特殊卡片上，将其密封在预先准备好的信封中并送去分析。分析结果将直接从实验室发送给患者，以便确认粪便中是否存在血液。如果发现隐血，则需要进一步检查。目前存在的各种不同的检测方法，可以通过在粪便中寻找血红素、球蛋白或转铁蛋白来确认是否有隐血症状。较新的检测方法还包括粪便免疫化学检测（faecal immunochemical testing，FIT），其使用抗体来检测人血红蛋白（特别是球蛋白）。这些新测试方法优于通过过氧化氢来检测是否存在血红素的旧 FOB 试验[9]。事实上，英格兰的一项公共健康活动每 2 年为所有 60~74 岁的患者提供一次 FOB 检测，其他一些国家也已经采用了这种方法，而澳大利亚则是更早（50 岁）开始了该筛查程序。本书的一位作者在 50 岁生日的早上本想到信箱里取生日贺卡，结果却发现有一张国家肠癌筛查项目寄来的 FOB 检测卡。多好的一张生日贺卡啊！虽然当时他并不太感激被人提醒自己的高龄，但这的确是一个非常有效的筛查工具，也是一项出色的服务。

在某些情况下，当结直肠癌发展到更晚期的时候，肿瘤可以导致肠梗阻，其症状包括严重的腹痛、无法排便、胃部肿胀和呕吐①。肠梗阻是紧急医疗事件，需要立即治疗。

3.2.3 诊断

如果初级保健医生将患者转诊并进行进一步检查，患者接受的第一个检查可能是软式乙状结肠镜检查或结肠镜检查。该检查将一根细的软管插入肛门，用于检查直肠和结肠内部。这根管子内有一个照明装置和一个摄像头，可以用来拍摄肠道内壁的图像，该技术还可以从观察到的任何异常区域进行活检。乙状结肠镜最远只能检查到乙状结肠部分（因此得名），而结肠镜则可检查整个结肠。如果可能，通常首选结肠镜检查；但如果患者有严重的并发症，则可以使用乙状结肠镜检查，并通常配合使用钡剂灌肠（图 3.2.1）。这两种检查均要求在术前排空肠道，患者通常可使用匹可硫酸钠或番泻叶等强泻药以确保

---

① 在某些情况下，可发生粪便呕吐，即呕吐的物质是粪便。呕吐粪便时，呼吸中伴有粪便的气味。

(a)

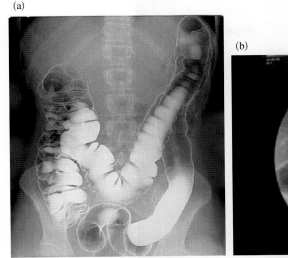
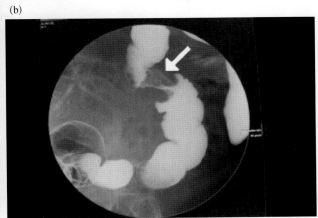

图 3.2.1　（a）钡剂灌肠造影显示的健康肠管。（b）钡剂灌肠显示的结直肠癌的"苹果核心特征"（箭头）。这是结肠的一小段突兀的肩缘，类似苹果核的地方（https://en. wikipedia. org/wiki/Double-contrast ＿ barium ＿ enema http://www. ncbi. nlm. nih. gov/pmc/articles/PMC2769347/http://www. suggest/keywords. com/Y29sb24gc3RyaWN0dXJl/）

肠道中无粪便残留。在某些情况下，CT 结肠镜检查可替代乙状结肠镜检查或结肠镜检查。但是，若使用该技术检测到任何可疑病变，则需要进行进一步的结肠镜检查，以便进行活检并确诊。

如前所述，进行这些检查需要满足一些阈值标准。然而，没有结直肠癌症状的患者进行乙状结肠镜或结肠镜检查，会发生什么？这个想法已经在一项超过 17 万人参与的随机对照试验（年龄范围在 55~64 岁）中得到了实验结果[10]。一半的参与者接受了一次软式乙状结肠镜检查，而另一半接受了常规检查（无任何结肠检查）。然后对参与者进行了大约 11 年的随访，以确定有多少人被诊断为结直肠癌并因此死亡。试验结果显示，接受乙状结肠镜检查患者的结直肠癌发病率降低了 33%，而死亡率降低了 43%。在两个群体中，为预防每 1 例结直肠癌确诊或死亡患者而需要筛查的人数分别为 191 例和 489 例[10]。换句话说，如果我们为 55~64 岁的患者提供软式乙状结肠镜检查，则每筛查约 500 例患者就可以防止 1 例结直肠癌患者死亡。尽管尚未纳入日常政策或实践中，这种筛查的益处显然是巨大的。将来，在你 50 岁或 60 岁生日的时候，除了 FOB 测试外，你还可能会被预约去做一个软式乙状结肠镜检查。这个试验中更有趣的是研究软式乙状结肠镜筛查是如何降低结直肠癌发病率的。筛查降低死亡率是可以理解的，但它如何预防癌症的发生呢？这是由于大多数结直肠癌是由腺瘤（也称为息肉）发展而来。这些腺瘤虽非肿瘤，但随着时间的推移，也可能发展为结直肠癌。如果乙状结肠镜检查发现息肉（图 3.2.2），就可以在其发展为结直肠癌之前将其切除，这就是软式乙状结肠镜检查能够真正降低结直肠癌发病率的原因。

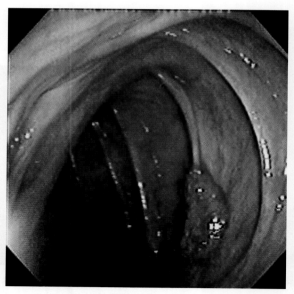

图 3.2.2 乙状结肠镜检查中发现的结肠息肉（http://en. wikipedia. org/wiki/Colonoscopy）

一旦患者确诊为结直肠癌，就必须进行肿瘤分期，这通常可以通过使用对比增强 CT 扫描完成，我们在下文进行详述。

3.2.4 分期

结直肠癌的分期有多种系统，其中最常见的是 TNM 分期系统。一些临床医生使用 Dukes 系统[①]，但目前已经较少使用（表 3.2.1 和表 3.2.2）。

表 3.2.1 UICC 提出的结直肠癌 TNM 分期（第七次修订）

TNM 分期	描　　述
肿瘤（T）	
Tx	无法评估的原发性肿瘤
T0	无原发性肿瘤证据
T1	肿瘤侵入黏膜下层
T2	肿瘤侵犯固有肌层
T3	肿瘤通过固有肌层侵入直肠周围组织
T4	**肿瘤直接侵犯其他器官或结构和（或）穿孔内脏腹膜**
T4a	肿瘤穿透脏层腹膜
T4b	肿瘤直接侵入或黏附于其他器官或结构

[①] Dukes 分类系统是以英国医生和病理学家 Cuthbert Dukes 的名字命名的，他在 20 世纪初设计了该系统。

TNM 分期	描　　　述
淋巴结(N)	
Nx	无法评估的区域性淋巴结
N0	无区域性淋巴结转移
N1	1~3 个区域淋巴结转移
N1a	1 个区域淋巴结转移
N1b	2~3 个区域淋巴结转移
N1c	肿瘤沉积在浆膜下、肠系膜或非腹膜化结肠周围或直肠周围组织,无局部淋巴结转移
N2	4 个或 4 个以上区域淋巴结转移
N2a	4~6 个区域淋巴结的转移
N2b	7 个或 7 个以上区域淋巴结的转移
转移(M)	
M0	无远处转移
M1	远处转移
M1a	转移局限于一个器官或部位
M1b	一个以上器官或部位的转移

表 3.2.2 　根据 T(肿瘤)、N(淋巴结)和 M(转移)状态的结直肠癌分期及等效的 Dukes 分期

分　　期	肿瘤(T)	淋巴结(N)	转移(M)	Dukes 分期
I	T1	N0	M0	A
I	T2	N0	M0	A
ⅡA	T3	N0	M0	B
ⅡB	T4a	N0	M0	B
ⅡC	T4b	N0	M0	B
ⅢA	T1~T2	N1	M0	C
ⅢA	T1	N2a	M0	C
ⅢB	T3~T4a	N1	M0	C
ⅢB	T2~T3	N2a	M0	C
ⅢB	T1~T2	N2b	M0	C
ⅢC	T4a	N2a	M0	C
ⅢC	T3~T4a	N2b	M0	C
ⅢC	T4b	N1~N2	M0	C
ⅣA	任何 T	任何 N	M1a	D
ⅣB	任何 T	任何 N	M1b	D

注:绿色表示可以为患者提供治愈性手术,而红色表示手术在大部分情况下可能是无效的。琥珀色表示需要根据具体情况决定是否进行手术。

如果看大肠癌的生存统计数据,我们会发现,尽早发现病情的重要性是显而易见的。Ⅰ期癌症 5 年生存率约为 93%,Ⅱ期癌症 5 年生存率约为 77%,Ⅲ期癌症 5 年生存率约为 48%,Ⅳ期癌症 5 年生存率则显著降低至 7%[11]。

3.2.5 治疗

如表 3.2.2 所示,在某些情况下,手术干预是治疗结直肠癌的最适当方法。手术方法可能很复杂,并且很大程度上取决于肿瘤的位置。典型的干预措施包括横向的结肠切除术(切除结肠中部)、右半结肠切除术(切除结肠右侧)、左半结肠切除术(切除结肠左侧)和乙状结肠切除术(切除乙状结肠),或者全直肠系膜切除术(直肠肿瘤切除直肠系膜及癌症周围部分的健康组织)。对于结肠癌,一旦外科医生切除了癌变部分的组织,结肠的两端会被重新缝合在一起。有时,为了使这个区域愈合,外科医生会将肠的末端缝合到腹部的一个称为造口的开口处。若使用结肠末端则称为结肠造口术,而若使用回肠末端(小肠)则称为回肠造口术。这使得粪便从造口处排入一个特殊的袋内(结肠造口袋或回肠造口袋),并使肠道其余部分有机会愈合。

手术治疗后,建议进行辅助化疗以确保任何残留的癌细胞均被消灭。然而,情况并不总是如此,因为之前认为辅助化疗的风险大于获益[12]。Moertel 及其同事发现在Ⅲ期结直肠癌手术后使用 5-FU 和左旋咪唑可使癌症复发率降低 40%,死亡率降低 33%,这在当时是一个非常重要的发现[13]。该领域的后续研究表明,5-FU 与亚叶酸联合使用也可有效降低手术患者的癌症复发率并提高生存率[14]。卡培他滨单药也具有与 5-FU 和亚叶酸相似的活性[15]。在辅助治疗中,5-FU 和亚叶酸可以以不同方式联合使用。如果以每周一次静脉推注的方式给药,每 8 周给药 6 次,持续 8 个月,则称为 Roswell Park 治疗方案。如果每月给药 5 天,持续 6 个月,则称为 Mayo Clinic 治疗方案。治疗方案的选择很大程度上取决于患者的不良反应,Roswell Park 治疗方案出现腹泻不良反应的较多,而 Mayo Clinic 治疗方案出现口腔炎不良反应的较多。

后续一项 MOSAIC[奥沙利铂/5-FU/亚叶酸(leucovorin)①辅助治疗结肠癌的国际多中心研究]试验显示,在 5-FU 和亚叶酸方案中添加奥沙利铂可进一步降低癌症复发率[16]。随访 3 年后,奥沙利铂/5-FU/亚叶酸组的无疾病生存率为 78.2%,而 5-FU/亚叶酸组的无疾病生存率为 72.9%,两组差异不明显。同时,还要平衡含奥沙利铂治疗方案带来的更大不良反应,如奥沙利铂组中超过 90% 的人报告有外周神经病变,而不含奥沙利铂组中仅约 15% 的人报告有外周神经病变。奥沙利铂/5-FU/亚叶酸方案尽管降低癌症复发的幅度较小,但从长远来看认为是值得的,因此许多治疗指南提倡使用这个方案进行辅助治疗。

到目前为止,我们引用的大部分证据都支持在Ⅲ期结直肠癌患者中使用辅助化疗,那

① leucovorin 是亚叶酸(folinic acid)的另外一个名称。

么Ⅱ期或Ⅰ期患者使用辅助化疗会如何？这方面的证据不如Ⅲ期结直肠癌辅助化疗强，一项试验分析显示，当Ⅱ期结直肠癌患者使用辅助化疗后，生存率无统计学显著性获益[17]。因此，对于结直肠癌复发高风险患者，辅助化疗尽管有一些作用，但并不在临床实践中常规使用。

关于结直肠癌，我们还需要了解所谓的癌胚抗原（carcinoembryonic antigen，CEA）。CEA 最早于 20 世纪 60 年代被提出，是在结直肠癌组织和胎儿结肠组织中被发现的，但在健康组织中未发现（因此命名为癌胚抗原）。实际上，CEA 是一种糖蛋白，存在于正常组织中，但在结直肠癌病例中表达水平较高。它既不敏感，也不具有特异性，因此不足以作为结直肠癌的筛查工具，但可作为肿瘤标志物来评估治疗效果[18]。CEA 的正常值为2.5~5 μg/L，其水平升高可提示癌症复发。通常，术后将定期进行 CEA 检查，其水平升高提示需要随访检查，以确定肿瘤是否复发。另外，还应注意到术前较高的 CEA 水平与患者预后较差相关。

在无法手术的情况下（如Ⅳ期疾病），可提供姑息性化疗以改善症状并延长预期寿命。就姑息性治疗而言，亚叶酸与 5 - FU 联合使用作为辅助化疗对Ⅳ期结直肠癌也有效。许多研究探讨了这种联合用药的最佳组合方式，其中法国肿瘤学家 Aimery de Gramont 在这方面进行了广泛的研究，目前已有多种方案（均含有 5 - FU 和亚叶酸）以他的名字命名：de Gramont 方案[19]、改良 de Gramont 方案[20]、奥沙利铂改良的 de Gramont 方案[21]和伊立替康改良的 de Gramont 方案[22]，具体总结见表 3.2.3。

表 3.2.3　用于治疗转移性结直肠癌的不同 de Gramont 方案

治疗方案	药　物	治疗周期	频　　率
de Gramont 方案	亚叶酸、5 - FU	14 天	第 1 天：亚叶酸给药超过 2 h，然后 5 - FU 给药 22 h 第 2 天：与第 1 天相同
改良 de Gramont 方案	亚叶酸、5 - FU	14 天	第 1 天：亚叶酸给药超过 2 h，然后 5 - FU 持续给药 46 h
奥沙利铂改良的 de Gramont 方案	奥沙利铂、亚叶酸、5 - FU	14 天	第 1 天：亚叶酸和奥沙利铂给药超过 2 h，然后 5 - FU 持续给药 46 h
伊立替康改良的 de Gramont 方案	伊立替康、亚叶酸、5 - FU	14 天	第 1 天：亚叶酸和伊立替康给药 2 h，然后 5 - FU 持续给药 46 h

奥沙利铂改良的 de Gramont 方案也称为 FOLFOX（亚叶酸、5 - FU 和奥沙利铂）方案，而伊立替康改良的 de Gramont 方案也称为 FOLFIRI（亚叶酸、5 - FU 和伊立替康）方案①。FOLFOX 方案还有不同的细分：FOLFOX4 和 FOLFOX6。这两种治疗方案均在第 1 天通过静脉注射给予奥沙利铂，FOLFOX4 方案在第 1 天和第 2 天两次给予亚叶酸与 5 - FU，这

---

① 还有一种称为 FOLFOXIRI（亚叶酸、5 - FU、奥沙利铂和伊立替康）的治疗方案正在进行临床试验，目前尚未在临床实践中推荐使用。

意味着患者通常第二天还必须返回医院;FOLFOX6 方案仅在第 1 天给予亚叶酸,而 5 - FU 则是在 46 h 内通过输液泵给药,这对患者来说通常更方便,因为他们在 2 周内只需要前往医院一次(或者考虑患者返回医院取出输液泵,共两次)。鉴于此便利性,FOLFOX6 方案相比 FOLFOX4 方案更优一些。表 3.2.3 中奥沙利铂改良的 de Gramont 方案(或使用其别名 FOLFOX)实际上就是 FOLFOX6 方案的示例。

　　FOLFOX 方案与 FOLFIRI 方案均比 5 - FU 和亚叶酸方案(de Gramont 方案或改良 de Gramont 方案)更有效,因此被认为是治疗转移性结直肠癌的首选方案。两者在转移性结直肠癌的治疗中具有相似的疗效[23]。在转移性结直肠癌的治疗上,研究并未止步不前,如在 FOLFOX 方案中去除亚叶酸("FOL"),并用卡培他滨替代 5 - FU("F"),就得到了 XELOX 方案①。XELOX 方案中的卡培他滨具有口服给药的优势,并已被证明与 FOLFOX 方案药效一致,但具有不同的不良反应[24]。然而,很少有研究考察卡培他滨和伊立替康(称为 XELIRI 或 CAPIRI)联合治疗转移性结直肠癌。可以预期这种联合治疗也是有效的,但由于缺乏临床研究,因此常规不推荐作为一线治疗方案。如果患者无法耐受含 5 - FU 或卡培他滨的治疗方案,或存在禁忌证(如心脏问题),则可使用雷替曲塞单药进行治疗[25]。

　　以上介绍了传统(或细胞毒)化疗在转移性结直肠癌治疗中的应用,下面讨论靶向治疗或生物治疗如何增强传统化疗的方法。近年来,该领域令人兴奋的研究成果改变了我们治疗结直肠癌的方式。西妥昔单抗是一种与 EGFR 结合的单克隆抗体,已被证明在转移性结直肠癌的治疗中具有活性[26]。有趣的是,西妥昔单抗治疗仅对部分患者有效,可以降低肿瘤进展的风险。为什么会出现这种情况? Cutsem 及其同事进行了一项试验,比较西妥昔单抗和 FOLFIRI 联用与 FOLFIRI 单用在治疗转移性结直肠癌中的区别,研究表明,对于野生型 KRAS 基因(正常)患者,联用西妥昔单抗可以增加肿瘤缓解率,但两个治疗组之间的总生存期无显著差异;而对于 KRAS 基因突变患者,联用西妥昔单抗未展现额外获益[27],这一发现确实有助于说明基因突变对治疗响应率的影响。大约 40% 的转移性结直肠癌患者存在 KRAS 基因突变,实际上这是一个相当常见的突变[28]。西妥昔单抗对 KRAS 基因正常患者有效,但对 KRAS 基因突变患者无显著获益,那么如何决定谁接受何种治疗? 对 KRAS 基因突变患者给予西妥昔单抗治疗,不仅会使他们产生不必要的不良反应,还会加重患者的经济负担,而通过检测患者并确定他们是否携带野生型或突变型 KRAS 基因就可以解决这个问题。如果患者为野生型 KRAS 基因,可在常规化疗(通常为 FOLFOX,偶尔为 FOLFIRI)的基础上加用西妥昔单抗;如果患者为突变型 KRAS 基因,则不提供西妥昔单抗。Cutsem 及其同事开展的初步试验结果表明,对于携带野生型 KRAS 基因患者,在 FOLFIRI 方案中加入西妥昔单抗可改善肿瘤缓解率,但未增加总生存期(其他临床试验在总生存期方面也显示了类似的结果)。因此,许多医疗系统认为,在常规化

① XEL 来自卡培他滨的商品名称,希罗达®。

疗中加入西妥昔单抗并不能提供足够的经济价值,所以不推荐常规使用西妥昔单抗治疗转移性结直肠癌。西妥昔单抗治疗可能获益的一种情况是患者的肿瘤转移仅局限于肝脏,如果肠道的原发肿瘤有可能进行手术治疗,则可将西妥昔单抗添加到 FOLFOX 或 FOLFIRI 方案中,以便缩小肝脏肿瘤后通过手术将其切除,这可能治愈患者。虽然这方面的证据并不充分,但专家认为,在常规化疗的基础上加用西妥昔单抗,可将肝肿瘤转移的切除根治率提高约 1 倍(从 12%~15%提高至 30%~35%)[29]。

其他生物制剂在与传统化疗联用时,也表现出一些额外的抗转移性结直肠癌的疗效。例如,贝伐珠单抗(一种靶向 VEGF 的单克隆抗体)和帕尼单抗(一种靶向 EGFR 的单克隆抗体)。由于帕尼单抗也靶向 EGFR(就像西妥昔单抗一样),它仅在野生型 *KRAS* 基因患者中显示出活性[30];而贝伐珠单抗由于具有不同的生物靶点(VEGF),因此可用于所有患者,与 *KRAS* 基因突变状态无关。贝伐珠单抗和帕尼单抗的临床试验显示出了一些药物有效性,尽管目前认为它们仅在增加无进展生存期和总生存期方面具有一定获益[31,32]。

参考文献

[1] Haggar FA, Boushey RP. Colorectal cancer epidemiology: incidence, mortality, survival, and risk factors. *Clin Colon Rectal Surg.* 2009, **22**, 191-197.

[2] Cancer incidence by world region. Cancer Research UK. Available at: http://www. cancerresearchuk. org/health-professional/cancer-statistics/worldwide-cancer/incidence#heading-Zero (accessed 10. 09. 2017).

[3] Willett WC, Stampfer MJ, Colditz GA, Rosner BA, Speizer FE. Relation of meat, fat, and fiber intake to the risk of colon cancer in a prospective study among women. *N Engl J Med.* 1990, **323**, 1664-1672.

[4] Boyle P, Langman JS. Epidemiology. ABC of colorectal cancer. *BMJ.* 2000, **321**, 805-808.

[5] Bowel cancer incidence by sex and UK region. Cancer Research UK. Available at: http://www. cancerresearchuk. org/health-professional/cancer-statistics/statistics-by-cancer-type/bowel-cancer/incidence#heading-Zero (accessed 10. 09. 2017).

[6] Agents classified by the IARC Monographs. International Agency for Research on Cancer. World Health Organisation. Available at: http://monographs. iarc. fr/ENG/Classification/(accessed 10. 09. 2017).

[7] Ben-Ishay O, Peled Z, Othman A, Brauner E, Kluger Y. Clinical presentation predicts the outcome of patients with colon cancer. *World J Gastrointest Surg.* 2013, **5**, 104-109.

[8] Suspected cancer: recognition and referral. National Institute for Health and Care Excellence (2015) Available at: https://www. nice. org. uk/guidance/ng12/resources/suspected-cancer-recognition-and-referral-1837268071621 (accessed 10. 09. 2017).

[9] Tinmouth J, Lansdorp-Vogelaar I, Allison JE. Faecal immunochemical tests versus guaiac faecal occult blood tests: what clinicians and colorectal cancer screening programme organisers need to know. *Gut.* 2015, **64**, 1327-1337.

[10] Atkin WS, Edwards R, Kralj-Hans I, Wooldrage K, Hart AR, *et al.*; UK Flexible Sigmoidoscopy Trial Investigators. Once-only flexible sigmoidoscopy screening in prevention of colorectal cancer: a multicentre randomised controlled trial. *Lancet.* 2010, **375**, 1624-1633.

[11] Colorectal Cancer Survival by Stage — NCIN Data Briefing. Public Health England. Available at:

http://www. ncin. org. uk/publications/data_briefings/colorectal_cancer_ survival_by_stage (accessed 10. 09. 2017).

[12] Buyse M, Zeleniuch-Jacquotte A, Chalmers TC. Adjuvant therapy of colorectal cancer. Why we still don't know. *JAMA*. 1988, **259**, 3571 – 3578.

[13] Moertel CG, Fleming TR, Macdonald JS, Haller DG, Laurie JA, *et al*. Levamisole and fluorouracil for adjuvant therapy of resected colon carcinoma. *N Engl J Med*. 1990, **322**, 352 – 358.

[14] O'Connell MJ, Mailliard JA, Kahn MJ, Macdonald JS, Haller DG, *et al*. Controlled trial of fluorouracil and low-dose leucovorin given for 6 months as postoperative adjuvant therapy for colon cancer. *J Clin Oncol*. 1997, **15**, 246 – 250.

[15] Twelves C, Wong A, Nowacki MP, Abt M, Burris H, *et al*. Capecitabine as adjuvant treatment for stage III colon cancer. *N Engl J Med*. 2005, **352**, 2696 – 2704.

[16] André T, Boni C, Mounedji-Boudiaf L, Navarro M, Tabernero J, *et al*.; Multicenter International Study of Oxaliplatin/5 – Fluorouracil/Leucovorin in the Adjuvant Treatment of Colon Cancer (MOSAIC) Investigators. Oxaliplatin, fluorouracil, and leucovorin as adjuvant treatment for colon cancer. *N Engl J Med*. 2004, **350**, 2343 – 2351.

[17] Benson AB, Schrag D, Somerfield MR, Cohen AM, Figueredo AT, *et al*. American Society of Clinical Oncology recommendations on adjuvant chemotherapy for stage II colon cancer. *J Clin Oncol*. 2004, **22**, 3408 – 3419.

[18] Duffy MJ. Carcinoembryonic antigen as a marker for colorectal cancer: is it clinically useful? *Clin Chem*. 2001, **47**, 624 – 630.

[19] de Gramont A, Bosset JF, Milan C, Rougier P, Bouché O, *et al*. Randomized trial comparing monthly low-dose leucovorin and fluorouracil bolus with bimonthly high-dose leucovorin and fluorouracil bolus plus continuous infusion for advanced colorectal cancer: a French intergroup study. *J Clin Oncol*. 1997, **15**, 808 – 815.

[20] Cheeseman SL, Joel SP, Chester JD, Wilson G, Dent JT, *et al*. A 'modified de Gramont' regimen of fluorouracil, alone and with oxaliplatin, for advanced colorectal cancer. *Br J Cancer*. 2002, **87**, 393 – 399.

[21] de Gramont A, Figer A, Seymour M, Homerin M, Hmissi A, *et al*. Leucovorin and fluorouracil with or without oxaliplatin as first-line treatment in advanced colorectal cancer. *J Clin Oncol*. 2000, **18**, 2938 – 2947.

[22] Douillard JY, Cunningham D, Roth AD, Navarro M, James RD, *et al*. Irinotecan combined with fluorouracil compared with fluorouracil alone as first-line treatment for metastatic colorectal cancer: a multicentre randomised trial. *Lancet*. 2000, **355**, 1041 – 1047.

[23] Colucci G, Gebbia V, Paoletti G, Giuliani F, Caruso M, *et al*.; Gruppo Oncologico Dell'Italia Meridionale. *J Clin Oncol*. 2005, **23**, 4866 – 4875.

[24] Ducreux M, Bennouna J, Hebbar M, Ychou M, Lledo G, *et al*.; GI Group of the French Anti-Cancer Centers. Capecitabine plus oxaliplatin (XELOX) versus 5 – fluorouracil/leucovorin plus oxaliplatin (FOLFOX – 6) as first-line treatment for metastatic colorectal cancer. *Int J Cancer*. 2011, **128**, 682 – 690.

[25] Cunningham D, Zalcberg JR, Rath U, Oliver I, van Cutsem E, *et al*. Final results of a randomised trial comparing ' Tomudex' (raltitrexed) with 5 – fluorouracil plus leucovorin in advanced colorectal cancer. Tomudex Colorectal Cancer Study Group. *Ann Oncol*. 1996, **7**, 961 – 965.

[26] Cunningham D, Humblet Y, Siena S, Khayat D, Bleiberg H, *et al*. Cetuximab monotherapy and cetuximab plus irinotecan in irinotecan-refractory metastatic colorectal cancer. *N Engl J Med*. 2004,

351, 337 – 345.

[27] Van Cutsem E, Köhne CH, Hitre E, Zaluski J, Chang Chien CR, *et al*. Cetuximab and chemotherapy as initial treatment for metastatic colorectal cancer. *N Engl J Med.* 2009, **360**, 1408 – 1417.

[28] Neumann J, Zeindl-Eberhart E, Kirchner T, Jung A. Frequency and type of KRAS mutations in routine diagnostic analysis of metastatic colorectal cancer. *Pathol Res Pract.* 2009, **205**, 858 – 862.

[29] Cetuximab for the first-line treatment of metastatic colorectal cancer. National Institute for Health and Care Excellence (2009). Available at: https://www. nice. org. uk/guidance/ta176/resources/ cetuximab-for-the-firstline-treatment-of-metastatic-colorectal-cancer – 82598439035077 (accessed 21. 12. 2016).

[30] Di Nicolantonio F, Martini M, Molinari F, Sartore-Bianchi A, Arena S, *et al*. Wild-type BRAF is required for response to panitumumab or cetuximab in metastatic colorectal cancer. *J Clin Oncol.* 2008, **26**, 5705 – 5712.

[31] Hurwitz H, Fehrenbacher L, Novotny W, Cartwright T, Hainsworth J, *et al*. Bevacizumab plus irinotecan, fluorouracil, and leucovorin for metastatic colorectal cancer. *N Engl J Med.* 2004, **350**, 2335 – 2342.

[32] Douillard JY, Siena S, Cassidy J, Tabernero J, Burkes R, *et al*. Randomized, phase III trial of panitumumab with infusional fluorouracil, leucovorin, and oxaliplatin (FOLFOX4) versus FOLFOX4 alone as first-line treatment in patients with previously untreated metastatic colorectal cancer: the PRIME study. *J Clin Oncol.* 2010, **28**, 4697 – 4705.

3.3 白血病

关键点

（1）白血病主要有 4 种类型：急性淋巴细胞白血病（ALL）、急性髓细胞性白血病（AML）、慢性淋巴细胞白血病（CLL）和慢性髓细胞性白血病（CML）。

（2）急性白血病症状往往出现很快，需要立即治疗，而慢性白血病往往隐匿发生，一些患者在监控多年后才开始积极治疗。急性白血病的患者预后往往较差。

（3）费城染色体是由于人类 9 号染色体的一部分与 22 号染色体的一部分发生"交换"而导致的基因异常。新基因被称为 *BCR - ABL* 基因，其编码一种癌蛋白 BCR - ABL，该蛋白在 CML 发病机制中具有重要作用。当检测到费城染色体时，可以使用伊马替尼（一种 BCR - ABL 特异性抑制剂）来进行治疗。

3.3.1 流行病学

白血病是一组影响白细胞的癌症的总称。在世界范围内，白血病在所有癌症中的发病率占第 11 位，占每年所有癌症新发病例的 2.5%（相当于每年约 350 000 例新发病例）[1]。其中，爱尔兰和澳大利亚的发病率最高，约为 9/10 万，而非洲某些地区的发病率最低，约为 2/10 万[2]。我们可以根据所涉及的白细胞类型及其成熟度来区分不同类型的白血病。在血细胞的正常生成过程中，造血干细胞（haematopoietic stem cell，HSC）能够分化产生髓系和淋巴系两类细胞。这些细胞随后进而分化产生血液中可见的各种细胞。这一过程在体内持续发生，从而产生维持外周循环平衡所需的大量免疫细胞（图 3.3.1）。

在急性白血病中，我们观察到了未成熟细胞或原始细胞的恶性增殖，其表现为两种形式：

Anticancer Therapeutics: From Drug Discovery to Clinical Applications, First Edition.
Adam Todd, Paul W. Groundwater and Jason H. Gill.
© 2018 John Wiley & Sons Ltd. Published 2018 by John Wiley & Sons Ltd.

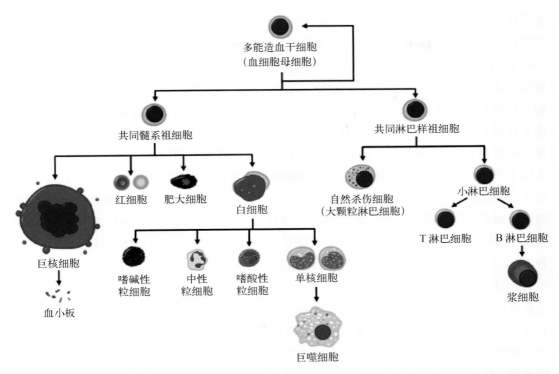

图 3.3.1 不同血细胞发展过程示意图(https://en. wikipedia. org/wiki/Haematopoiesis#/media/File:
Hematopoiesis_simple. svg)

（1）ALL：未成熟淋巴母细胞的恶性增殖。

（2）AML：未成熟髓系细胞的恶性增殖。

在慢性白血病中,我们观察到大量的成熟细胞异常,其表现为两种形式：

（1）CLL：成熟淋巴细胞的恶性增殖。

（2）CML：髓系细胞的恶性增殖。

ALL 是一种相对罕见的癌症,约占所有白血病病例的 8%。与本书介绍的许多其他癌症相比,ALL 的发病年龄较小,65%的病例确诊时小于 25 岁,其发病率最高的年龄区间为 0~4 岁[3]。不幸的是,ALL 是所有婴幼儿癌症中死亡率最高的一种。AML 占所有白血病病例的 35%。与 ALL 不同,大多数 AML 患者年龄较大,大约55%的 AML 病例年龄在 70 岁以上,只有很少一部分儿童病例[4]。CLL 是最常见的白血病类型,约占所有病例的 40%。与 AML 类似,CLL 的发生与年龄有关,其发病率在老年人中较高,目前估计 60%患者年龄大于 70 岁[5]。CML 是一种相对罕见的白血病,约占所有白血病病例的 8%。与 AML 和 CLL 类似,CML 的发病率也与年龄密切相关,约 50%的病例发生在 65 岁及以上的人群中[6]。

尽管我们对发生白血病的风险因素的认识可能不像对其他常见癌症的认识那样透彻。然而,仍有一些研究揭示了导致白血病(特别是急性白血病)发生的一些特定风险因素。其中,电离辐射暴露是导致罹患白血病风险增加的首要风险因素。当长崎和广岛原子弹爆炸后①,许多幸存者在爆炸发生后的几年里便罹患急性白血病,这是电离辐射导致急性白血病的最早证据[7]。随后的研究也表明,原子弹爆炸幸存者发生 ALL、AML 和 CML 的可能性明显更高[8]。另外,遗传因素似乎也在急性白血病的发生中起一定作用。有研究表明,唐氏综合征患者一生中发生白血病的概率是正常人的 10~40 倍[9,10]。这种相关性研究最早在 1930 年以病例报告的形式加以发表[11]。唐氏综合征和白血病之间的遗传联系是复杂的,但目前普遍认为其是由人体 21 号染色体编码的一种称为 HMGN1 的蛋白质过度表达,从而抑制其他蛋白质并导致白细胞过度增殖而产生的。唐氏综合征与人体 21 号染色体的第三个拷贝(也就是 *HMGN1* 基因的一个额外拷贝)相关,这被认为是唐氏综合征患者中白血病高发的重要原因[12]。另一个目前已知的增加罹患白血病风险的风险因素是苯暴露。众所周知,苯暴露可导致骨髓增生异常,这是一种白血病前期状态,其可以缓慢发展成白血病(因此也称为苯诱导型白血病)。大家以前可能听说过苯,作为一种溶剂,由于它引起的相关安全性问题,目前已经很少在实验室中使用。在 20 世纪 60 年代末,在土耳其的伊斯坦布尔就发现了苯暴露会增加人们的患癌风险。当时,当地很多人都从事制鞋行业,而苯在制鞋行业里被用作溶剂。随后的一项研究表明,由于从事制鞋行业的人长期暴露于苯环境下,因此在未来更有可能罹患白血病[13]。苯引起白血病的确切机制尚不完全清楚,但普遍认为苯在肝脏中通过细胞色素 P450 酶系代谢为苯氧化物,进而转化为其他多种与白血病的发生相关的活性代谢产物,如 1,4-苯醌、反式-反式-黏康醛等[14](图 3.3.2)。目前,苯被 WHO 列为 1 类致癌物,从而提醒相关使用者关注其致癌风险[15]。

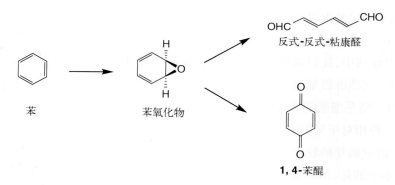

图 3.3.2 苯的致癌代谢产物

3.3.2 症状

为了便于大家了解白血病(或其他任何血液癌症),研究人员开发了助记符 TEST 来说明与该疾病相关的一些常见症状[16]。

---

① 二战期间,美国向日本城市长崎和广岛投掷原子弹,造成数十万人死亡。据估计,爆炸地点 1 km 范围内的人受到了 10 Sv 的辐射,而一次胸部 X 线仅相当于约 0.000 1 Sv 的辐射。

（1）T——疲劳和疲惫。

（2）E——过度出汗。

（3）S——骨骼和关节疼痛。

（4）T——严重瘀伤和异常出血。

正如你所看到的,与白血病相关的常见症状(TEST)是很模糊的,因而其经常会被误认为是其他疾病(谁不经常累呢?)。另外,还有一些不常被认为是白血病的体征或症状,包括面色苍白、发热、贫血、呼吸困难、恶心、早期的饱腹感、皮肤瘀点和皮疹。在一些情况下,白血病细胞还可浸润皮肤,引起皮肤白血病(图3.3.3)。

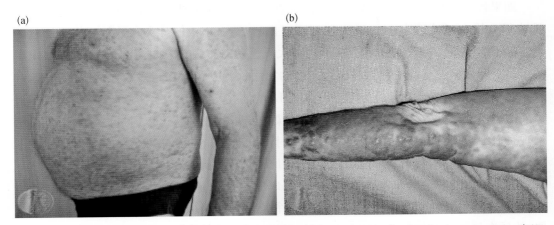

图3.3.3 与皮肤白血病相关的皮肤病变(http://www.dermnetnz.org/topics/leukaemia-cutis,来源:经 DermNet NZ 许可转载)

患者在罹患白血病后,癌细胞通过消耗其他类型的血细胞来发展,对应也会出现一些白血病的典型症状:

（1）疲倦:可能与红细胞数量减少有关。

（2）发热:可能与感染相关。这种情况可使病情发展到非常严重的地步,因为白细胞尚未成熟,不能正常工作,从而导致患者无法抵抗感染。

（3）瘀伤:可能与血小板数量减少有关(常称为血小板减少)。

除此之外,在白血病患者中经常观察到由于免疫器官或淋巴结浸润导致的其他症状,这些症状可以引起淋巴结病和器官肿大。例如:

（1）早期的饱腹感,可能由脾大导致。

（2）呼吸困难,可能由纵隔肿块导致。

（3）恶心,可能由肝大导致。

在一些情况下,白血病细胞可进入中枢神经系统(central nervous system, CNS),引起头痛、视物模糊、癫痫发作,甚至可能发生白血病性脑膜炎。当白血病侵犯 CNS 的时候,患者的预后通常较差[17]。在急性白血病的病例中,症状通常表现为快速发作,而在慢性白血病病例中,症状较为隐匿,常常不被患者注意到。许多慢性白血病的确诊都是偶然的,通常是由于患者出于其他原因进行血液检查时才得以发现。然而,还是有一些慢性白血病患者表现出急性症状,如瘀伤或反复感染。在一些情况下,慢性白血病患者也可发展到"急变期",血液或骨髓中的原始细胞(原粒细胞或淋巴母细胞)水平急剧升高,变现出类似急性白血病的症状。

3.3.3 诊断

如果怀疑患有白血病,首先要进行的检查就是全血细胞计数(full blood count, FBC)。通过 FBC 检查,我们能检查血液中红细胞、白细胞和血小板的分类和数量。值得注意的是,在 FBC 检查结果正常的情况下,一般不太可能是白血病。因此,FBC 检查是一项用于确定是否需要进一步检测存在白血病风险的实用检测手段。在很多白血病病例中,通常存在白细胞增多(白细胞水平超过 300×10^9/L)的情况①。然而,白细胞增多本身不能作为诊断白血病的依据,这也可能只是炎症或感染的结果。我们还可以通过血涂片来可视化地观察血细胞。将血液涂在载玻片上,必要时可以进行一些染色,然后将其置于显微镜下观测,当观察到功能减弱的未成熟白细胞,即原始细胞便提示可能是白血病。

接下来的诊断是检查骨髓样本。样本可以通过骨髓穿刺(在骨骼中插入一个小针头以取出液体骨髓样本)或骨髓活检(使用一个较大的针头取出一小块骨骼和骨髓)来获取,然后在显微镜下观察细胞的大小、形状和相对成熟度(图 3.3.4)。在急性白血病病例中,骨髓中的原始细胞比例通常超过 20%(正常范围为 1%~2%),而在慢性白血病病例中,骨髓中的白细胞则是成熟型的,这与急性白血病中未成熟型恰好相反。

进一步的诊断是确认白血病的细胞类型,是髓系白血病还是淋巴细胞白血病?详细的诊断细节在本书不做赘述,但其基本原理是不同的免疫细胞类型对应于不同的标志物,并依此进行鉴定。例如,在髓系白血病中,原始髓细胞中含有一种髓过氧化物酶,而在淋巴细胞白血病中,原始淋巴细胞中含有一种称为末端脱氧核苷酸转移酶(terminal deoxynucleotidyl transferase, TdT)的 DNA 聚合酶。另一种用于诊断白血病的技术是流式细胞术,这种技术可用于帮助确定血液样本或骨髓活检样本的细胞中是否含有某些标志物。例如,在发生 ALL 的情况下,如图 3.3.1 所示,我们可以看到淋巴母细胞继续发育成 B 淋巴细胞或 T 淋巴细胞,因此对应成为 B 型急性淋巴细胞白血病(B-ALL)或 T 型急性淋巴细胞白血病(T-ALL)。B 淋巴细胞和 T 淋巴细胞中含有不同的细胞标志物,因此流式细胞术有助于确定白血病亚型。X 线、超声和 MRI 扫描等影像学检查同样也可用于白血病的诊断途径,但这些检查不用于白血病的确诊,而是用于评估疾病发展情况,并确定是否侵袭到其他器官。

---

① 总白细胞的正常范围为 $(4.0 \sim 11.0) \times 10^9$/L。

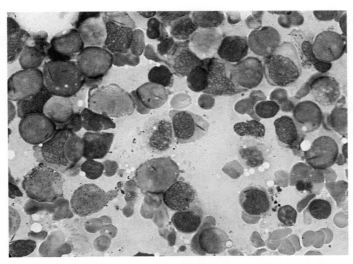

图 3.3.4 骨髓穿刺显示 AML。注意一些原始细胞内的小杆状结构,这些被称为奥氏小体杆,含有晶体形式的髓过氧化物酶(https://en. wikipedia. org/wiki/Auer _ rod #/media/File: Myeloblast_with_Auer_rod_smear_2010 – 01 – 27. JPG)

3.3.4 分期

白血病的分期与迄今我们所见到的其他任何癌症的分期不同,因为无法使用实体瘤的标准 TNM 分期系统。事实上,如下文所述,每种白血病分类系统都略有不同。

ALL 有两种分类系统:法国-美国-英国分类系统和免疫表型系统。法国-美国-英国分类系统是根据细胞被染色后在显微镜下的情况将 ALL 分为 3 种亚型(L1、L2 和 L3),但这个系统目前已很少使用,其在很大程度上已被免疫表型系统取代。免疫表型系统是通过免疫细胞类型(B 淋巴细胞或 T 淋巴细胞)及白血病细胞的成熟程度来进行分类。ALL 的亚型分类如下:

(1) B – ALL

1) 早期前 B – ALL。

2) 一般 ALL。

3) 前 B – ALL。

4) 成熟 B – ALL(也称为 Burkitt 白血病)。

(2) T – ALL

1) 前 T – ALL。

2) 成熟 T – ALL。

AML 有两种分类系统:法国-美国-英国分类系统和 WHO 分类系统。类似于 ALL 分类系统,法国-美国-英国分类系统是基于染色后白血病细胞在显微镜下的镜检情况,从而分为 M0~M7 的 9 个亚型[①]。而 WHO 分类系统则是根据 AML 的预后风险因素进行如下分类:

(1)伴遗传学异常的 AML(如伴有 8 号和 21 号染色体易位)。

(2)伴骨髓发育不良相关变化的 AML。

(3)与既往化疗或放疗相关的 AML。

(4)非特定类型的 AML(该分类的亚型与上述法国-美国-英国分类相似)。

CLL 也有两种分类系统:Rai 分类系统(在美国使用)和 Binet 分类系统(在欧洲广泛使用)。Rai 分类系统通过考虑是否存在淋巴结病、肝大、脾大或血小板减少等症状,将疾病分为低、中或高风险等 5 个阶段:

(1)Rai 0 期:低风险疾病,表现为淋巴细胞增多。

(2)Rai Ⅰ期:中度风险疾病,表现为淋巴细胞增多和淋巴结病。

(3)Rai Ⅱ期:中度风险疾病,表现为淋巴细胞增多伴肝大或脾大,伴或不伴淋巴结病。

(4)Rai Ⅲ期:高风险疾病,表现为淋巴细胞增多伴贫血,伴或不伴淋巴结病、肝大或脾大。

(5)Rai Ⅳ期:高风险疾病,表现为淋巴细胞增多伴血小板减少,伴或不伴贫血、淋巴结病、肝大或脾大。

Binet 分类系统基于淋巴组织受累情况,以及是否存在贫血或血小板减少情况,将疾病分为 3 个阶段:

(1)Binet A 期:淋巴组织增大少于 3 个区域(如颈部淋巴结),未表现出贫血或血小板减少。

(2)Binet B 期:3 个及以上淋巴组织肿大(如颈部淋巴结),未表现出贫血或血小板减少。

(3)Binet C 期:表现为贫血或血小板减少。

CML 只有一个分类系统,它根据血液或骨髓中原始粒细胞的数量将疾病分为 3 个阶段:

(1)慢性期:血液或骨髓中原始粒细胞少于 10%。

(2)加速期:血液或骨髓中的原始粒细胞超过 10%但低于 20%。

(3)急变期:血液或骨髓中原始粒细胞超过 20%。

至于生存预期,本书中未统计每个亚型白血病的详细情况。一般而言,统计数据结果显示,年轻患者的生存预期更好。在白血病不同亚型中,AML 预后最差,具体见表 3.3.1。

[①] 您可能认为我们犯了一个错误,因为 M0~M7 只有 8 个亚型(而不是我们所说的 9 个亚型),这是因为存在两种 M4 亚型:M4(对应于急性粒-单核细胞白血病)和 M4 eos(对应于急性粒-单核细胞白血病伴嗜酸性粒细胞增多)。

表 3.3.1 不同白血病类型的 5 年生存期(由于 CLL 和 CML 少见于 14 岁以下患者,无有意义的生存期数据,不在此展示)

白血病类型	14 岁以下人群中确诊后存活 5 年或以上的百分比	65 岁以上人群中确诊后存活 5 年或以上的百分比	所有人群中确诊后存活 5 年或以上的百分比
ALL	90%	15%	70%
AML	65%	5%	20%
CLL	—	65%	75%
CML	—	40%	75%

资料来源:数据摘自英国癌症研究中心[18-21]。

3.3.5 治疗

3.3.5.1 ALL

在本节中,我们将对用于治疗 ALL 的化疗类型进行概述。如大家所了解的,ALL 是迄今我们看到的最复杂的疾病之一,它的治疗是非常复杂的,可以持续数年,并因患者的年龄而异。

如果患者带有费城染色体,则为 Ph⁺ 类型,治疗方法也会发生改变①;如果患者无费城染色体,则为 Ph⁻ 类型。费城染色体是一种遗传学异常,机体的 9 号染色体的一部分与 22 号染色体的一部分发生"交换"(图 3.3.5),结果产生了一个新的基因 *BCR - ABL*,其位于 22 号染色体(又称费城染色体)上,并编码一种癌蛋白 BCR - ABL,在 ALL 发病机制中起重要作用。但是,并非所有 ALL 患者都带有这种突变,25%~30% 的成人病例和 2%~10% 的儿童病例存在这种基因突变。ALL 是一种相对罕见的疾病(如英国每年仅发生约 800 例病例[3]),因此尚不完全清楚最佳治疗方案。因此,当患者被诊断为 ALL 时,他们通常有机会参加临床试验,来寻求确定化疗的最佳类型、持续时间和剂量。

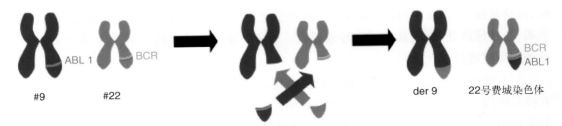

图 3.3.5 一段 9 号染色体和一段 22 号染色体断裂并交换位置,并在 22 号染色体上形成了一个新的基因,称为 *BCR - ABL* 基因。变异的 22 号染色体比正常的显著缩短,被称为费城染色体

① David Hungerford 和 Peter Nowell 在 1959 年发现了费城染色体。当时,Hungerford 在的 Fox Chase 癌症中心工作,Nowell 在宾夕法尼亚大学工作,因此他们的发现以这两个机构所在的城市——费城命名。

ALL 的治疗分为几个阶段：诱导、强化、巩固和维持。在第一阶段，即诱导阶段，治疗的主要目的是完全清除血液、骨髓和 CNS 中的所有 ALL 细胞。这一过程通常在一个月内完成，但由于需要使用多种毒性化疗试剂，通常需要患者在此期间住院治疗。而化疗期间患者的免疫系统不可避免地会受到损害，因此患者很可能意外感染；通过住院治疗，医生可对患者进行密切监测，如果他们发生感染，必要时可立即给予抗真菌或抗生素治疗。诱导阶段可进一步分为前期、1 期和 2 期，分别持续 7 天、4 周和 4 周。在前期诱导治疗中，通常给予患者地塞米松之类的类固醇药物。有研究表明，在这种情况下地塞米松比泼尼松龙更有效[22]。在 1 期诱导治疗中，使用的药物通常包括类固醇（通常也是地塞米松）、柔红霉素、长春新碱、门冬酰胺酶（尽管在 Ph+ 类型患者中不应使用）和 MTX。如果患者属于 Ph+ 类型，在整个诱导治疗阶段应持续给予伊马替尼。如果患者患有 B 细胞前体类疾病，他们也可以接受利妥昔单抗治疗。在 2 期诱导治疗中，使用的药物通常包括环磷酰胺、阿糖胞苷、巯嘌呤和 MTX（在 Ph+ 类型患者中加用伊马替尼）。

伊马替尼是特异性靶向由费城染色体产生的 BCR - ABL 的酪氨酸激酶抑制剂，因此对所有 Ph+ 类型患者均有效[23]。当我们考虑 CML 的治疗时，我们将更详细地讨论伊马替尼。一旦 ALL 患者出现缓解，如通过骨髓形态学检查确认，并且患者的血小板和中性粒细胞已充分恢复的时候，可开始下一阶段的强化治疗。该治疗包括高剂量 MTX①、门冬酰胺酶和伊马替尼（同样，适用于 Ph+ 类型患者），旨在防止白血病细胞扩散至 CNS。在这种治疗后，如果患者不适合骨髓移植，则可以开始巩固治疗，巩固治疗通常持续 6~9 个月。不同药物治疗方案可能包括以下任意药物的组合：MTX、门冬酰胺酶、阿糖胞苷、依托泊苷、柔红霉素、长春新碱、环磷酰胺、巯嘌呤，还包括适用于 Ph+ 类型患者的伊马替尼。在巩固治疗之后，一旦患者的中性粒细胞和血小板恢复，就可以开始维持治疗，维持治疗可以持续数年。该阶段使用的药物包括长春新碱、泼尼松龙、巯嘌呤、MTX，还包括用于 Ph+ 类型患者的伊马替尼。当使用化疗治疗 ALL（或实际上是任何白血病）时，另一个需要考虑的问题是所谓的肿瘤溶解综合征。在化疗治疗过程中，大量的肿瘤细胞被破坏，导致这些细胞的内容物释放到血液中。这反过来又可改变血液的生化学指标，从而引起高钾血症、高磷血症、低钙血症和高尿酸血症。这些变化可能很严重，并导致恶心和呕吐、急性肾衰竭、急性尿酸性肾病，甚至可能导致死亡。为了防止这种情况的发生，患者在化疗前常给予别嘌醇或拉布立海②。

ALL 的治疗中临床给药具有较高的复杂性，有些药物是口服给药，有些是静脉给药，有些是鞘内给药。曾有罕见的给药途径混淆的病例，造成了灾难性的后果。在一个悲惨的案例中，一个叫 Wayne Jowett 的 18 岁的学徒技工正处于 ALL 的维持治疗阶段，他错误地接受了长春新碱的鞘内给药（应该是静脉内给药），从而导致出现了明显的脑损伤，并

---

① MTX 的剂量可高达 3 g/m^2（与诱导阶段的 12.5 mg/m^2 相比）。在此阶段，患者也应给予亚叶酸作为解救治疗。
② 拉布立海是一种重组的尿酸氧化酶，一种负责代谢尿酸的酶。别嘌醇通过抑制黄嘌呤氧化酶而抑制尿酸的生成。你可能听说过别嘌醇，因为它也用于治疗痛风。

在接受长春新碱给药 4 周后死亡。这个案例是医院的一个重大失误,也导致英国对这些药物的给药方式进行了全国性审查[24]。

3.3.5.2 AML

与 ALL 治疗相比,AML 的治疗不太复杂。化疗仍是 AML 主要的治疗方法,但只有两个阶段的化疗。第一阶段化疗(即诱导阶段)的目标是将白血病细胞的数量减少到无法检测的水平。第二阶段化疗(即巩固阶段)旨在消除任何无法检测到的残留癌细胞,从而防止复发。在决定治疗方式时,重要的是要考虑患者是否适合接受密集的化疗。如果患者不适合,则可以给予非密集的化疗。

对于 AML 患者,化疗的诱导阶段可以包括 ADE 或 DA 两种方案:ADE 方案包括阿糖胞苷(cytarabine,A)、多柔比星(daunorubicin,D)和依托泊苷(etoposide,E),而 DA 方案包括阿糖胞苷(cytarabine,A)和柔红霉素(daunorubicin,D)①。在诱导治疗阶段,这两种治疗方案均给药 2 个周期,且给药方式可在两个周期之内加以调整。所以,对于 ADE 方案,第一周期称为 ADE 10+3+5,而第二周期称为 ADE 8+3+5(数字代表每次化疗的治疗天数)。例如,在第一周期 ADE 10+3+5 中,阿糖胞苷连续给药 10 天,柔红霉素给药 3 天(非连续给药,而是在第 1、3 和 5 天),依托泊苷连续给药 5 天;而在第二个周期 ADE 8+3+5 中,阿糖胞苷的治疗天数减少到 8 天。类似,在 DA 方案中,两个周期由 DA 3+10 和 DA 3+8 组成。诱导治疗后,如果患者达到完全缓解,意味着骨髓正在再生正常的造血细胞(含有<5%的原始细胞),并且中性粒细胞和血小板水平恢复到正常水平,则可以考虑开始巩固治疗。然而,在这之前,通常需要评估患者的风险分级,并确定其属于何种风险类别。对于 AML 而言,由于其是一种异质性非常强的疾病,考虑患者的疾病风险评价是非常重要的[25]。一般风险的评价分类可以基于许多标准,但目前使用最为广泛的是患者的细胞遗传学特征:

(1) 良好风险[如 t(8;21),inv(16)]②。

(2) 中度风险(如"正常"细胞遗传学)。

(3) 不良风险[如 del(5q),异常 3q]。

在患者细胞遗传学特征正常的情况下,额外的基因突变也可能导致不良的风险评级。我们不会对每种基因突变情况进行详细讨论,但需要重点考虑患者是否为 FLT3 - ITD(fms 样酪氨酸激酶 3 内部串联重复)阳性突变及 NPM1(核仁磷酸蛋白 1)阴性突变。总体来说,这两种突变被归入不良风险类别。此外,如果患者对诱导化疗的反应较差,即诱导化疗未达到完全缓解,通常也会被归入不良风险类别。如果患者属于不良风险类别,可考虑进行干细胞移植。这是一种非常复杂、费用昂贵的手术,具有显著的死亡率,但许多

---

① 临床试验也在探索将单克隆抗体利妥昔单抗加入 AML 诱导治疗方案的有效性。
② t 代表易位,其中 8 号染色体部分位于 21 号染色体,21 号染色体部分位于 8 号染色体,而 inv 代表倒位,其中 16 号染色体部分顺序相反,但仍附着在染色体上。

专家认为这种方法为患者提供了最佳的治疗机会。如果患者属于良好或中度风险类别,可在诱导治疗后开始标准巩固化疗。然而,目前尚不清楚什么是针对 AML 的最有效地巩固化疗方案,患者目前可以接受一周期的 MACE 治疗(包括安吖啶、阿糖胞苷、依托泊苷),再接着接受一周期的 MidAC 治疗(米托蒽醌和阿糖胞苷)。在这种情况下,可以使用高剂量的阿糖胞苷。

3.3.5.3　CLL

　　CLL 的治疗方法在很大程度上取决于疾病的分期。对于早期疾病患者(Binet A 期),无论预后因素如何,均不需要主动化疗。正如我们在 AML 中所看到的,细胞遗传学特征可以帮助预测 CLL 患者的风险因素。例如,del 13q 与良好风险相关,而 del 11q23 或 *p53* 基因突变与不良风险相关。对于早期疾病患者,如风险因素较低,则第一年每 3~6 个月监测 1 次,如果病情稳定,以后每年监测 1 次即可;如风险因素较高,医生应更频繁地监测患者,如每 3 个月 1 次。但对于晚期疾病患者(Binet B 和 C 期),一般通过 6 个周期的一线金标准 FCR(氟达拉滨、环磷酰胺、利妥昔单抗)方案进行治疗。在氟达拉滨联合化疗不适宜的情况下,苯达莫司汀(烷化剂)可与利妥昔单抗(称为 BR 治疗方案)联合使用以进行治疗。如果患者为老年患者,且病情严重,无法耐受氟达拉滨或苯达莫司汀化疗,也可口服 12 个周期的苯丁酸氮芥。在疾病复发的情况下,治疗时机的选择对于指导治疗决策非常重要。如果疾病以 FCR 方案治疗 24 个月后,或 BR 方案/苯丁酸氮芥方案治疗 12 个月后复发,则可采用初始化疗方案对疾病进行"再治疗"。然而,如果疾病比这更早复发,则属于难治性疾病。在这种情况下,常用到生物药阿仑单抗和糖皮质激素甲泼尼龙。同样,如果发现患者存在 *p53* 基因突变,也会采用这种治疗方法,有研究表明,这种疾病预示着对烷化剂、抗代谢药物和利妥昔单抗有较差的响应。

3.3.5.4　CML

　　在我们考虑 CML 的特异性治疗之前,需要重新回顾一下在 ALL 部分提到的费城染色体。在 ALL 中,25%~30%成年患者带有费城染色体。在 CML 中,这个数字要高得多,约为 95%。在伊马替尼(靶向致癌蛋白 BCR – ABL 的药物)问世前,CML 都是用传统的化疗方法治疗的,患者的预后不是很好;伊马替尼问世以来,CML 的治疗方法发生了革命性的改变,作为靶向方法的一部分,伊马替尼显著提升了疗效和不良反应更少。为了让大家深入了解自伊马替尼问世以来 CML 治疗领域发生的变化,我们介绍 O'Brien 及其同事进行的临床试验。这个试验比较了伊马替尼疗法与干扰素-α 和阿糖胞苷联用疗法的(当时 CML 的首选治疗)结果:随访 18 个月后,伊马替尼组的主要细胞遗传学的缓解率(定义为中期分裂阶段的细胞中费城染色体阳性比例<35%)为 87.1%,而干扰素-α 和阿糖胞苷联用疗法的缓解率仅为 34.7%[26]。因此,当患者首次被诊断为 CML 时,他们最有可能接受伊马替尼治疗,且这种选择往往与疾病的诊断阶段无关,即无论患者是处于慢性期、加

速期还是急变期,伊马替尼都是最有可能的一线治疗药物。在疾病进展进入另一阶段(如从慢性期进入加速期)且患者已经服用过伊马替尼的情况下,接下来的治疗策略可以是增加伊马替尼的剂量,或是更换为另一种治疗药物。在其他治疗药物的选择中,患者可以使用第二代的 BCR - ABL 靶向药物达沙替尼和尼洛替尼,这些药物比伊马替尼对 BCR - ABL 的作用更强(达沙替尼为伊马替尼的 300 倍[27]),并且在伊马替尼耐药的 CML 患者中也展现出活性[28]。然而,这些第二代 BCR - ABL 靶向药物对 T315I 基因突变[BCR - ABL 蛋白的第 315 位的苏氨酸(T)被替换为异亮氨酸(I),从而使结合口袋的形状或构象发生了改变]没有抑制活性。因此,当患者出现 T315I 基因突变时,可以使用对 T315I 基因突变有抑制活性的酪氨酸激酶抑制剂普钠替尼[29]。但普钠替尼的治疗费用非常昂贵,据估计每年的治疗费用超过 6 万英镑(1 英镑≈9.023 元)。

参考文献

[1] Worldwide data. World Cancer Research Fund International. Available at: http://www. wcrf. org/int/cancer-facts-figures/worldwide-data (accessed 10. 09. 2017).

[2] Wordwide Cancer Incidence Statistics. Cancer Research UK. Available at: http://www. cancerresearchuk. org/health-professional/cancer-statistics/worldwide-cancer/incidence#heading-Zero (accessed 10. 09. 2017).

[3] Acute lymphoblastic leukaemia (ALL) incidence statistics. Cancer Research UK. Available at: http://www. cancerresearchuk. org/health-professional/cancer-statistics/statistics-by-cancer-type/leukaemia-all/incidence#JCVuPJA7ixI0fbQw. 99 (accessed 10. 09. 2017).

[4] Acute myeloid leukaemia (AML) incidence statistics. Cancer Research UK. Available at: http://www. cancerresearchuk. org/health-professional/cancer-statistics/statistics-by-cancer-type/leukaemia-aml/incidence#heading-One (accessed 10. 09. 2017).

[5] Chronic lymphocytic leukaemia (CLL) incidence statistics. Cancer Research UK. Available at: http://www. cancerresearchuk. org/health-professional/cancer-statistics/statistics-by-cancer-type/leukaemia-cll/incidence#heading-One (accessed 10. 09. 2017).

[6] Chronic myeloid leukaemia (CML) statistics. Cancer Research UK. Available at: http://www. cancerresearchuk. org/health-professional/cancer-statistics/statistics-by-cancer-type/leukaemia-cml (accessed 10. 09. 2017).

[7] Folley JH, Borges W, Yamawaki T. Incidence of leukemia in survivors of the atomic bomb in Hiroshima and Nagasaki, Japan. *Am J Med.* 1952, **13**, 311 - 321.

[8] Preston DL, Kusumi S, Tomonaga M, Izumi S, Ron E, *et al.* Cancer incidence in atomic bomb survivors. Part III. Leukemia, lymphoma and multiple myeloma, 1950 - 1987. *Radiat Res.* 1994, **137** (**2 Suppl**), S68 - 97.

[9] Fong CT, Brodeur GM. Down's syndrome and leukemia: epidemiology, genetics, cytogenetics and mechanisms of leukemogenesis. *Cancer Genet Cytogenet.* 1987, **28**, 55 - 76.

[10] Langebrake C, Creutzig U, Reinhardt D. Immunophenotype of Down syndrome acute myeloid leukemia and transient myeloproliferative disease differs significantly from other diseases with morphologically identical or similar blasts. *Klin Padiatr.* 2005, **217**, 126 - 134.

[11] Cannon HE. Acute lymphatic leukemia: report of a case in an eleventh month Mongolian idiot. *New Orleans Med Surg J.* 1930, **94**, 289 - 293.

［12］ Lane AA, Chapuy B, Lin CY, Tivey T, Li H, *et al.* Triplication of a 21q22 region contributes to B cell transformation through HMGN1 overexpression and loss of histone H3 Lys27 trimethylation. *Nat Genet.* 2014, **46**, 618 – 623.

［13］ Aksoy M, Erdem S, DinCol G. Leukemia in shoe-workers exposed chronically to benzene. *Blood.* 1974, **44**, 837 – 841.

［14］ Snyder R. Leukemia and benzene. *Int J Environ Res Public Health.* 2012, **9**, 2875 – 2893.

［15］ Agents classified by the IARC monographs, volumes 1 – 117. International Agency for Research on Cancer. World Health Organisation. Available at: http://monographs. iarc. fr/ENG/Classification/ (accessed 10. 09. 2017).

［16］ Signs and Symptoms of Blood Cancer. Leukaemia CARE. Available at: http://www. leukaemiacare. org. uk/signs-and-symptoms-of-blood-cancer (accessed 10. 09. 2017).

［17］ Del Principe MI, Maurillo L, Buccisano F, Sconocchia G, Cefalo M, *et al.* Central nervous system involvement in adult acute lymphoblastic leukemia: diagnostic tools, prophylaxis, and therapy. *Mediterr J Hematol Infect Dis.* 2014, **6**, e2014075.

［18］ Survival statistics for acute lymphoblastic leukaemia (ALL). Cancer Research UK. Available at: http://www. cancerresearchuk. org/about-cancer/type/all/treatment/statistics-and-outlook-for-acute-lymphoblastic-leukaemia (accessed 10. 09. 2017).

［19］ Survival statistics for acute myeloid leukaemia (AML). Cancer Research UK. Available at: http://www. cancerresearchuk. org/about-cancer/acute-myeloid-leukaemia-aml/survival (accessed 10. 09. 2017).

［20］ Survival statistics for chronic lymphocytic leukaemia (CLL). Cancer Research UK. Available at: http://www. cancerresearchuk. org/about-cancer/type/cll/treatment/statistics-and-outlook-for-chronic-lymphocytic-leukaemia (accessed 10. 09. 2017).

［21］ Survival statistics for chronic myeloid leukaemia (CML). Cancer Research UK. Available at: http://www. cancerresearchuk. org/about-cancer/type/cml/treatment/statistics-and-outlook-for-chronic-myeloid-leukaemia (accessed 10. 09. 2017).

［22］ Mitchell CD, Richards SM, Kinsey SE, Lilleyman J, Vora A, *et al.* ; Medical Research Council Childhood Leukaemia Working Party. Benefit of dexamethasone compared with prednisolone for childhood acute lymphoblastic leukaemia: results of the UK Medical Research Council ALL97 randomized trial. *Br J Haematol.* 2005, **129**, 734 – 745.

［23］ Druker BJ, Sawyers CL, Kantarjian H, Resta DJ, Reese SF, *et al.* Activity of a specific inhibitor of the BCR-ABL tyrosine kinase in the blast crisis of chronic myeloid leukemia and acute lymphoblastic leukemia with the Philadelphia chromosome. *N Engl J Med.* 2001, **344**, 1038 – 1042.

［24］ Woods, K. The Prevention of Intrathecal Medication Errors: A report to the Chief Medical Officer. April 2001. The Department of Health. Available at: http://webarchive. nationalarchives. gov. uk/20130107105354/http://www. dh. gov. uk/prod _ consum _ dh/groups/dh _ digitalassets/@ dh/@ en/documents/digitalasset/dh_4065049. pdf (accessed 10. 09. 2017).

［25］ Grimwade D, Walker H, Oliver F, Wheatley K, Harrison C, *et al.* The importance of diagnostic cytogenetics on outcome in AML: analysis of 1,612 patients entered into the MRC AML 10 trial. The Medical Research Council Adult and Children's Leukaemia Working Parties. *Blood.* 1998, **92**, 2322 – 2333.

［26］ O'Brien SG, Guilhot F, Larson RA, Gathmann I, Baccarani M, *et al.* ; IRIS Investigators. Imatinib compared with interferon and low-dose cytarabine for newly diagnosed chronic-phase chronic myeloid leukemia. *N Engl J Med.* 2003, **348**, 994 – 1004.

［27］ O'Hare T, Walters DK, Stoffregen EP, Jia T, Manley PW, *et al*. *In vitro* activity of Bcr-Abl inhibitors AMN107 and BMS － 354825 against clinically relevant imatinib-resistant Abl kinase domain mutants. *Cancer Res*. 2005, **65**, 4500 － 4505.

［28］ Redaelli S, Piazza R, Rostagno R, Magistroni V, Perini P, *et al*. Activity of bosutinib, dasatinib, and nilotinib against 18 imatinib-resistant BCR/ABL mutants. *J Clin Oncol*. 2009, **27**, 469 － 471.

［29］ O'Hare T, Shakespeare WC, Zhu X, Eide CA, Rivera VM, *et al*. AP24534, a pan-BCR-ABL inhibitor for chronic myeloid leukemia, potently inhibits the T315I mutant and overcomes mutation-based resistance. *Cancer Cell*. 2009, **16**, 401 － 412.

3.4 肺癌

关键点

（1）肺癌主要有两种类型：小细胞肺癌（SCLC）和非小细胞肺癌（NSCLC）。

（2）SCLC 通常采用铂类药物联合依托泊苷治疗，很少用到手术治疗。

（3）化疗在 NSCLC 的治疗中发挥着重要作用，但需要根据肿瘤的组织学分型选择治疗方案：对于鳞状细胞癌，首选铂类药物+吉西他滨；对于非鳞状细胞癌（如腺癌或大细胞癌），首选铂类药物+培美曲塞；对于 EGFR 突变的患者，可选择厄洛替尼等靶向药物。

3.4.1 流行病学

肺癌大致可分为两种类型：NSCLC 和 SCLC。如果患者被诊断为肺癌，确定肺癌的类型非常重要，因为这可能影响疾病的治疗方案（将在后面的治疗部分进行深入讨论）。广义上讲，SCLC 被认为是一种癌症类型，而 NSCLC 是一大类癌症，可进一步细分为鳞状细胞癌（起始于鳞状细胞）、腺癌（起始于腺细胞）或大细胞癌[①]（起始于上皮细胞），如图 3.4.1 所示。如果无法确定癌症类型，可将其定为 NSCLC－NOS（NOS：**非其他特定**），这个术语最近才被引入，用于低分化癌症或活检组织不足以准确诊断病理的情况。此外，还有其他类型的 NSCLC，但都比较少见。

肺癌是世界上最常见的癌症类型[2]。不同地区的发病率差异很大。例如，在中欧和东欧，其发病率约为 57/10 万；而在中非、西非和东非，其发病率仅为（3~4）/10 万[3]。肺癌的发生与吸烟密切相关（后文会详细介绍），男性的发病率是女性的两倍多，这也是不同地区肺癌发病率差异如此大的原因之一。肺癌的生存率很低，由于其高死亡率和高发

---

① 大细胞肺癌由于癌细胞在显微镜下体积很大而被命名为大细胞癌。

Anticancer Therapeutics: From Drug Discovery to Clinical Applications, First Edition.
Adam Todd, Paul W. Groundwater and Jason H. Gill.
© 2018 John Wiley & Sons Ltd. Published 2018 by John Wiley & Sons Ltd.

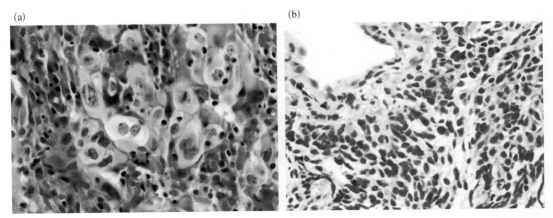

图 3.4.1 肺癌的组织病理学图片。（a）大细胞癌，（b）SCLC。要注意 2 张图片中细胞形态、大小的区别（https：//en. wikipedia. org/wiki/Large-cell_lung_carcinoma）（https：//en. wikipedia. org/wiki/Small-cell_carcinoma）. 授权自 CC－BY－3. 0 https：//creativecommons. org/licenses/by-sa/3. 0/deed. en

病率，在所有癌症引起的死亡中，肺癌是最主要的诱发因素，并导致了全球每年超过 100 多万患者的死亡[3]。

　　不同地区不同肺癌亚型的比例会有一些差异，估计约 15% 为 SCLC，其余 85% 为 NSCLC（约 30% 为鳞状细胞癌，40% 为腺癌，10% 为大细胞肺癌）①[4]。

　　吸烟是肺癌的主要危险因素，其他危险因素包括被动吸烟、空气污染、氡气暴露②和既往肺病史[5]。吸烟与肺癌的联系在 20 世纪 50 年代早期被首次报道，而在此之前人们认为吸烟是健康的。著名的流行病学家 Richard Doll 通过考察伦敦 20 家医院的肺癌患者情况，在 20 世纪 50 年代首次报道了吸烟与肺癌的联系。在 709 例肺癌病例中，仅 21 例患者不吸烟，其余患者均吸烟[6]。这篇文章发表后，著名的《医生研究》（*doctor study*）也发表了，该研究分析了医生的吸烟率，并提出了吸烟会导致肺癌的证据[7]。现在我们知道，约 86% 的肺癌是由吸烟引起的[8]，而这个数字在小细胞肺癌中比例更高，几乎所有的病例都与吸烟有关，极少发生在终身不吸烟的人群中[9]。因此，吸烟率的降低也是近年来小细胞肺癌患病率下降的原因之一。那么吸烟如何导致肺癌的呢？烟草烟雾含有上千种不同的化学物质，其中一些具有致癌性（图 3.4.2）。当这些致癌物质被吸入肺后，它们可与 DNA 发生化学反应并形成 DNA 加合物（图 3.4.3）。在细胞分裂中，这些 DNA 加合物可能被 DNA 聚合酶"误读"（鸟嘌呤衍生物可能被"误读"为胸腺嘧啶或腺嘌呤），从而导致基因突变。有研究表明，大量的 SCLC 和 NSCLC 存在 *p53* 基因的突变[10]。

　　NSCLC 中另外一个常发生突变的基因是 *EGFR*，第 1.3.6 节有更详细的介绍[12]。EGFR 在调节肿瘤细胞的增殖、存活和分化中起重要作用，在非小细胞肺癌中经常高表达[12]。有

---

①　约有 5% 的其他小类型，原文即如此。
②　接触氡气是肺癌的第二大诱因。氡是一种天然存在的放射性气体，随着时间的推移，氡气会在家中积聚。

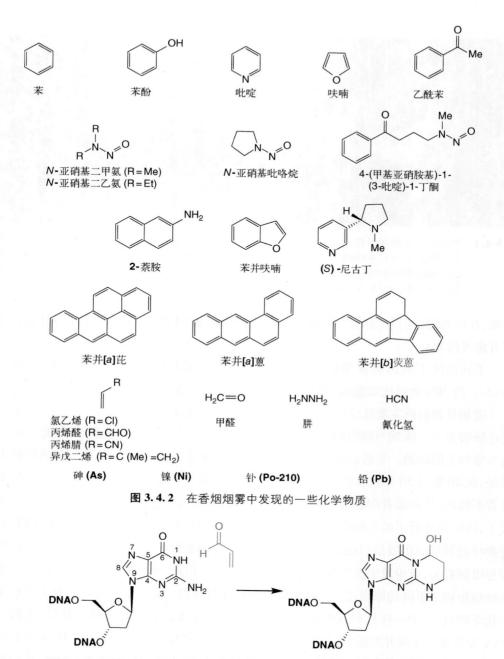

图 3.4.2 在香烟烟雾中发现的一些化学物质

图 3.4.3 DNA 与丙烯醛(一种存在于香烟烟雾中的致癌物质)形成加合物。更多信息参见[11]

趣的是,*EGFR* 基因突变在东亚人群、腺癌、女性和从不吸烟的患者中更常见[13]。一项 NSCLC 患者人群中 *EGFR* 突变率的研究表明,鳞状细胞癌和大细胞癌中几乎没有 *EGFR* 基因突变,而大约 10% 的腺癌含有 *EGFR* 基因突变[14]。因此,在 NSCLC 患者中确定 *EGFR* 基因突变状态在开始化疗前非常关键,因为该结果决定了治疗方案的选择及其预后。

3.4.2 症状

　　肺癌的体征和症状通常是非特异性的,容易被患者和医生忽略。患者会出现一些肺部症状(原发肿瘤所致),其中最常见的症状为咳嗽[15]。约 3/4 的肺癌患者最初表现为咳嗽,由于许多患者吸烟,这种咳嗽通常被误认为是"吸烟者的咳嗽",而未与肺癌相关联。其他一些症状包括体重减轻、呼吸困难、咯血、上腔静脉阻塞①和杵状指等(图 3.4.4)[15]。

(a)

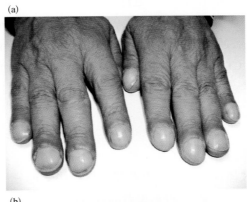

(b)

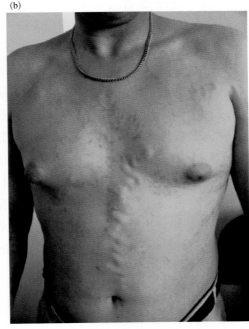

　　图 3.4.4　(a) 杵状指和(b) 上腔静脉阻塞,表现为胸部静脉扩张,两者均可能与肺癌相关 (http://en. wikipedia. org/wiki/Nail _ clubbing, https：//commons. wikimedia. org/wiki/File：Superior. vena. cava. syndrome. aak. jpg)

---

①　当患者患有肺癌时,肺部肿瘤会压迫胸部的血管,使其受压而表现为上腔静脉阻塞。

当患者肿瘤发生转移时,出现的症状可能包括骨痛(提示可能发生骨转移)、意识模糊、癫痫和头痛(所有这些都提示脑转移的发生)。很多情况下,肺癌是在这些转移性症状出现时才被发现的。由于肺癌症状无特异性,肺癌患者通常在出现继发转移引起的症状(如严重头痛)时才首次就医。因此,癌症在确诊时往往已经非常严重,以致没有很好的治疗方法可用,这也是肺癌死亡率如此高的原因之一。为了降低肺癌的死亡率,许多政府机构围绕肺癌的早期检测举行了很多公共卫生活动,以提醒人们注意肺癌的早期体征和症状。尽管几项研究表明,常规筛查有助于发现早期肺癌,并对患者预后有积极的结果,但是目前仍不建议对肺癌高风险人群进行常规筛查(这与 3.1 节介绍的乳腺癌常规筛查不同)。例如,发表在《新英格兰医学杂志》(*New England Journal of Medicine*)[16]上的国家肺癌筛查试验结果显示,通过使用胸部 X 线或低剂量 CT 筛查了有肺癌风险的患者,与 X 线筛查组相比,低剂量 CT 筛查组的肺癌死亡率降低了 20%,而低剂量 CT 筛查组的总体死亡率也降低 6.7%[16]。

3.4.3 诊断

任何表现出肺癌相关体征和症状的患者都应尽快接受进一步检查(通常在患者就诊的 2 周内)[17]。在某些特殊情况下,根据患者的现有症状,可能需要更快地做出反应。例如,如果患者出现上腔静脉阻塞的症状,应立即进行肺癌相关检查。

一旦怀疑为肺癌,通常首先进行胸部 X 线检查(图 3.4.5)。肺癌患者可能在 X 线上显示为肺部结节,其他表型可能更为明显,如淋巴结肿大或胸腔积液。然而,一小部分肺癌会因在胸片上表现不明显而漏诊。因此,如果胸部 X 线显示正常,但仍强烈怀疑有肺癌的患者应进行 CT 扫描。对于胸部 X 线检查提示肺癌的患者,也应进行 CT 扫描。CT 扫描是确认患者是否患有肺癌更准确的方法,通常用于确诊癌症的分期(见下一节)。如果 CT 扫描证实肺部存在肿块,下一步就是取组织活检,以便病理学家检查并确认癌症是否存在及其类型。肺癌确诊并准确分期后,将制订相应的治疗方案。如果寻求根治性治疗,可以进行正电子发射断层扫描(PET-CT)①,以确保患者没有任何肿瘤转移,因为一小部分患者的远端转移灶容易在常规 CT 扫描中被遗漏。这样做是为了确保患者不会接受不必要的手术,因为存在远端转移时是无法进行根治性治疗的。

---

① PET 扫描依赖于肿瘤对^{18}F-氟代脱氧葡萄糖代谢的增加。

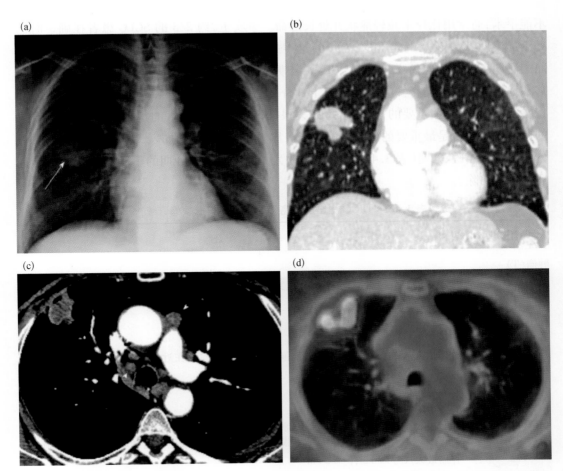

图 3.4.5 用于疑似肺癌患者的各种诊断技术：（a）胸部 X 线显示右肺肿块；（b）经 CT 扫描证实的 4 cm 肿瘤；（c）造影增强 CT 扫描显示靠近肿瘤的淋巴结肿大；（d）PET - CT 分期显示肿瘤的高代谢活性（以黄色/橙色显示），但无淋巴结受累。肿瘤最终分期为 T2aN0M0（https://www.ncbi.nlm.nih.gov/pmc/articles/PMC3351680/，资料来源：宋秀霞主编，Baishideng 出版集团有限公司编辑部）

3.4.4 分期

肺癌的分期在很大程度上取决于其类型，NSCLC 患者可使用 TNM 分期系统；而对于 SCLC 患者，为简单起见，临床医生通常使用两个阶段的分类系统①：局限期和广泛期。局限期肺癌，肿瘤完全局限在肺内；广泛期肺癌，肿瘤已扩散到淋巴结或身体其他器官中。与用于 NSCLC 的 TNM 分期系统相比，该系统要简单得多，且 SCLC 的治疗方案差异不大，因此 SCLC 主要采用这种分型方法。对大多数病例来说，在确诊时癌症已经扩散，因此都

---

① TNM 分期也可用于 SCLC，但许多临床医生更倾向于使用两阶段系统来指导制订治疗相关的决策。

不能手术,通常用化疗来减轻症状并延长寿命。事实上,约 2/3 的 SCLC 患者在确诊时已处于广泛期[18]。不幸的是,未经治疗的这类患者预后极差,局限期患者生存期为 14 周,而广泛期患者生存期仅为 7 周[19]。TNM 分期系统是基于原发肿瘤的大小和范围、淋巴转移和远端转移存在与否。它也比我们上面介绍的 SCLC 的分期系统更复杂,但正如我们将看到的,它是至关重要的,因为治疗方案根据不同分期有很大的不同。事实上,NSCLC 的分期在诊断时是最重要的生存预测因素。肺癌的 TNM 分期如表 3.4.1 所示。TNM 评分将用于 NSCLC 分期(表 3.4.2),分期范围为 Ⅰ ~ Ⅳ。根据分期的不同可判断肿瘤是否适合手术切除。

表 3.4.1 UICC 提出的肺癌 TNM 分期(第七次修订版)

TNM 分期	描　　述
肿瘤(T)	
Tx	原发性肿瘤无法检测;或在痰液或支气管冲洗液中存在恶性肿瘤细胞,但影像学或支气管镜检查中未发现肿瘤
T0	无原发性肿瘤
Tis	原位癌
T1	肿瘤最大尺寸<3 cm,被肺或胸膜包裹,支气管镜检查在近端支气管未发现肿瘤浸润(如在主支气管内未发现肿瘤)
T1a	肿瘤最大尺寸≤2 cm
T1b	肿瘤最大尺寸>2 cm,但≤3 cm
T2	肿瘤最大尺寸>3 cm,但≤7 cm;或肿瘤具有以下任何特征:累及主支气管,距离隆突 2 cm 或以上;侵犯肺胸膜;伴肺不张或阻塞性肺炎,扩展至肺门区域,但未累及全肺
T2a	肿瘤最大尺寸>3 cm,但≤5 cm
T2b	肿瘤最大尺寸>5 cm,但≤7 cm
T3	肿瘤最大尺寸>7 cm,或直接侵犯以下任一脏器:胸壁(包括肺上沟瘤)、膈肌、膈神经、纵隔胸膜、心包壁层;累及主支气管,距离隆突<2 cm,但未累及隆突;伴全肺不张或阻塞性肺炎,或肿瘤结节位于同一肺叶上
T4	侵犯以下任一脏器的任何大小的肿瘤:纵隔、心脏、大血管、气管、喉返神经、食管、椎体、隆突。肿瘤结节位于不同的肺叶上
淋巴结(N)	
Nx	无法评估的区域性淋巴结
N0	无区域性淋巴结转移
N1	同侧支气管周围和(或)同侧肺门淋巴结及肺内淋巴结转移,包括直接侵犯而累及的
N2	同侧纵隔和(或)隆突下淋巴结转移
N3	对侧纵隔、对侧肺门、同侧或对侧斜角肌或锁骨上淋巴结转移
远端转移(M)	
M0	无远端转移
M1	远端转移
M1a	肿瘤结节出现在对侧肺叶中:肿瘤伴胸膜结节或恶性胸膜/心包积液
M1b	远端转移

表 3.4.2　根据 T(肿瘤)、N(淋巴结)和 M(转移)状态得出的肺癌分期

分　　　期	肿瘤(T)	淋巴结(N)	转移(M)
Ⅰ A	T1a、T1b	N0	M0
Ⅰ B	T2a	N0	M0
Ⅱ A	T2b	N0	M0
Ⅱ A	T1a、T1b	N1	M0
Ⅱ A	T2a	N1	M0
Ⅱ B	T2b	N1	M0
Ⅱ B	T3	N0	M0
Ⅲ A	T1b、T1b、T2a、T2b	N2	M0
Ⅲ A	T3	N1,N2	M0
Ⅲ A	T4	N0,N1	M0
Ⅲ B	T4	N2	M0
Ⅲ B	任何 T	N3	M0
Ⅳ	任何 T	任何 N	M1

注:绿色表示可手术且有可能治愈,而红色表示在多数情况下不能手术。琥珀色表示不那么容易确定,将根据具体情况决定是否进行手术。

如前所述,NSCLC 的分期是患者生存期的重要预测因素,ⅠA 期患者的中位生存期为 60 个月(5 年生存率为 50%),而Ⅳ期患者的中位生存期仅为 6 个月(5 年生存率仅为 2%),如图 3.4.6 所示。

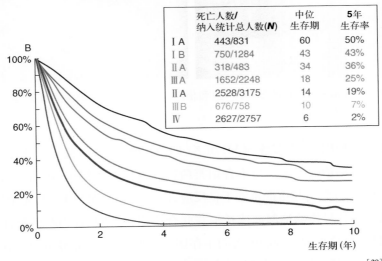

	死亡人数/ 纳入统计总人数(**N**)	中位 生存期	5年 生存率
Ⅰ A	443/831	60	50%
Ⅰ B	750/1284	43	43%
Ⅱ A	318/483	34	36%
Ⅲ A	1652/2248	18	25%
Ⅱ A	2528/3175	14	19%
Ⅲ B	676/758	10	7%
Ⅳ	2627/2757	6	2%

图 3.4.6　NSCLC 不同分期患者的生存率(摘自 *ABC of Lung Cancer* [20])

3.4.5　治疗

如第 3.4.4 节中所讨论的,如果可能,手术切除肺癌将是首先考虑的治疗方式,以便

最大限度给患者提供治愈的可能。然而多数情况是患者已经发展到晚期,无法进行手术治疗。在这种情况下,患者可以接受化疗,而化疗已被证明可减轻肿瘤相关的症状,并延长患者生命。选择什么样的化疗取决于肺癌的组织学分型,将在下一节中详述。

3.4.5.1 SCLC

SCLC 具有较强的侵袭性,并在早期就容易发生转移,因此通常不能手术治疗,只有很早期就确诊的 SCLC 才可通过手术治疗。而手术治疗也与 SCLC 预后较差密切相关。有趣的是,也正是这一发现导致了 SCLC 可以与其他类型的肺癌区别开来。因此,SCLC 的治疗几乎总是以姑息为目的。这听起来很令人沮丧,但庆幸的是,由于这些肿瘤几乎没有间质①,SCLC 初期对化疗响应良好(图 3.4.7)。

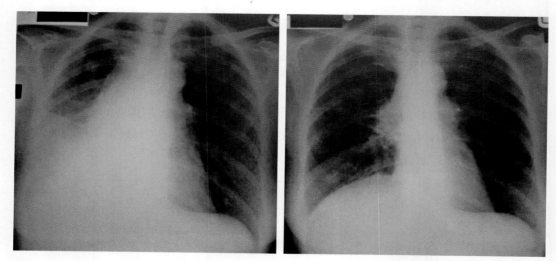

图 3.4.7 胸部 X 线显示未经化疗的 SCLC(左)和化疗 1 个周期后 3 周的缓解情况(右)(摘自 *ABC of Lung Cancer*[20])

正是出于这个原因,绝大多数 SCLC 患者(即使是晚期患者)接受了化疗,且多数情况下使用含铂类药物的治疗方案。与不含铂类药物的治疗方案相比,含铂类药物的治疗方案(如含顺铂或卡铂)会引起更严重的不良反应,但它们会增加 SCLC 的完全缓解率②[21]。含铂类药物常与拓扑异构酶抑制剂依托泊苷联合使用,这种联合用药已被证明具有较好的耐受性,并且可延长小细胞肺癌患者的生存期。例如,一项研究显示,在局限期患者中,顺铂/依托泊苷组合的总缓解率为 73%,卡铂/依托泊苷组合的总缓解率为 86%,而对于广泛期患者,相应的总缓解率分别为 50% 和 64%[22]。此外,各治疗组之间的中位生存期无统计学差异(尽管毒性谱不同),局限期患者的中位生存时间为 14.1 个月,广泛期患者的

① 间质是肿瘤周围的结缔组织。
② 完全缓解是指治疗后癌症的所有体征消失(尽管并不一定意味着治愈癌症)。

中位生存时间为 10.4 个月[22]。

正如上述试验的结果中看到的那样,很难确定选择哪种含铂类药物用于 SCLC 治疗:顺铂和卡铂具有相似的疗效,但毒性谱不同。与顺铂相比,卡铂更容易引起骨髓抑制,但恶心、呕吐和肾毒性发生概率较小[23]。尽管在不同地区可能有所不同,一般来说,卡铂仍然是首选的含铂类药物。就卡铂和依托泊苷的临床给药而言,有两种不同的方案:卡铂与依托泊苷(CE)(3 周)和 CE(4 周),前者适用于体能状态良好和(或)局限期患者,后者适用于体能状态不良和(或)广泛期患者。根据患者的响应情况,两种方案均治疗 4~6 个周期。CE(4 周 1 次)中的额外 1 周可以使体力状态差/广泛期患者在治疗周期之间得到有效、更长时间的恢复,且不会显著影响其临床效果。对于这两种方案,卡铂在第 1 天静脉输注给药,而依托泊苷在第 1 天静脉输注给药,并在第 2 天和第 3 天口服给药。正如我们在第 2.1.3 节中所看到的,大部分卡铂以原形的形式经肾脏系统排泄,根据 Calvert 公式,患者的肾功能状况将会用于计算卡铂的给药剂量。

现在我们知道 CE 方案用于治疗 SCLC。然而,正如我们已经讨论过的,SCLC 是一种侵袭性的肺癌,化疗主要用于姑息治疗。因此,化疗后癌症的复发就会不可避免。当这种情况发生时,您可能会问应该使用何种化疗方案重新治疗复发的肿瘤? 这是一个很好的问题,答案往往取决于肿瘤在化疗首次给药后复发的时间。例如,对于 SCLC,如果肿瘤在接受初始化疗后 6 个月内复发,可采用二线治疗方案;如果肿瘤在接受初始化疗 6 个月后才复发,则可采用初始化疗方案再次治疗[24]。

如果不宜用 CE 方案再次治疗肿瘤(如 SCLC 在 6 个月内复发),可使用其他化疗方案,如托泊替康或 CAV(环磷酰胺、多柔比星①和长春瑞滨)。当患者需要这些治疗方案时,他们的身体状态可能较差,因此毒性较低的托泊替康是比 CAV 更优的选择。有趣的是,临床试验表明口服托泊替康的疗效与耐受性和静脉输注托泊替康相当[25],因此它还具有患者不需要在医院进行长时间静脉输注化疗的优势。鉴于此,复发性 SCLC 患者首选口服托泊替康而非静脉输注治疗,它已被证明对复发性小细胞肺癌有效并可延长生命。例如,O'Brien 等的研究表明,口服托泊替康患者的中位生存期为 25.9 周,而仅接受支持治疗患者的中位生存期为 13.9 周[26]。与支持治疗相比,化疗已经显著提升了患者生存期,但化疗的 25.9 周中位生存时间恰好也说明了这种疾病的恶性程度。

3.4.5.2 NSCLC

正表 3.4.2 所示,手术可以用于 NSCLC 的姑息治疗,但这取决于肿瘤的分期。如果肿瘤体积较大(T4),有明显的淋巴结转移或已远端转移,则可能需要化疗。NSCLC 使用的化疗方案与 SCLC 使用的化疗方案不同,因此在做出任何治疗决策之前进行正确的肿

① 您可能想知道包括环磷酰胺、多柔比星和长春新碱的 CAV 化疗方案缩写中的"A"来自何处。'A'实际上代表柔比星,是多柔比星的商品名。

瘤组织学分型非常重要。即使已经确诊为 NSCLC，进一步确认是大细胞癌、腺癌，还是鳞状细胞癌依然十分重要。因为，化疗的方案可能会有所不同。此外，患者是否存在 *EGFR* 等基因突变也使治疗选择很复杂，因为如果确认了突变，它将再次改变治疗方法。

让我们先假设患者没有 *EGFR* 基因突变。如果患者患有非鳞状细胞 NSCLC（即大细胞癌或腺癌），则首选的治疗方案是含铂类药物（卡铂或顺铂）联合培美曲塞。但是，如果患者被诊断为鳞状细胞 NSCLC，治疗方案就是含铂类药物联合吉西他滨。这些建议是基于 Scagliotti 等进行的临床试验形成的，他们比较了顺铂/吉西他滨与顺铂/培美曲塞的效果[27]。在这项工作完成之前，顺铂/吉西他滨通常是所有 NSCLC 的治疗选择。试验的总体结果显示，顺铂/培美曲塞的疗效不劣于顺铂/吉西他滨（即它们的有效性大致相同）。但是，如果根据组织学类型分析，就会得出不同的结果：在腺癌和大细胞癌患者中，顺铂/培美曲塞的总生存期在统计学上优于顺铂/吉西他滨，分别为 12.6 个月与 10.9 个月（腺癌）和 10.4 个月与 6.7 个月（大细胞癌）。然而，对于鳞状细胞组织学患者，顺铂/吉西他滨相比顺铂/培美曲塞，生存期有显著改善，分别为 10.8 个月与 9.4 个月[27]。尚不完全清楚为什么会观察到这些不同的反应，但有一种理论认为不同的非小细胞肺癌中胸苷酸合成酶的表达不同。研究表明，胸苷酸合成酶的过度表达与培美曲塞的耐药性呈正相关。与腺癌相比，鳞状细胞癌中表达更高水平（基因和蛋白水平）的胸苷酸合成酶[28]。

与 SCLC 的治疗一样，一些肿瘤医院会根据给药的难易程度①和不同的毒性特征，用卡铂替代顺铂，但基本前体仍然是，鳞状细胞 NSCLC 患者使用含铂类药物与吉西他滨，于腺癌或大细胞癌 NSCLC 患者使用含铂类药物和培美曲塞。这两种治疗方案均倾向于给药 2+2 个周期。这意味着患者将接受 2 个周期的化疗，然后进行 CT 扫描；如果扫描显示疾病稳定，则将再接受 2 个周期的化疗以达到最大缓解。在这种情况下，通常的做法是将治疗 NSCLC 的周期数限制为 4 个，因为有证据表明给予更多的化疗周期并不能显著改善患者的预后。如果癌症复发，与 SCLC 相反，则倾向于不再接受初始化疗，因为与该方法相关的结局较差。在这种情况下，通常给予二线化疗。有几种方案可用于一线化疗后癌症复发的二线化疗，包括单药多西他赛或单药培美曲塞。治疗选择将在很大程度上取决于最初使用的化疗方案（例如，如果患者接受培美曲塞和卡铂作为一线化疗，则培美曲塞作为二线化疗的意义不大）和患者的体能状态。此前，厄洛替尼也被用作二线治疗，由于成本大且获益有限，现在已很少使用。2005 年，Shepherd 及其同事在发表于《新英格兰医学杂志》的一项试验中，首次报道了厄洛替尼作为二线药物治疗 NSCLC 的有效性[29]。这项研究表明，与安慰剂相比，厄洛替尼可将总生存期延长约 2 个月（4.7 个月延长至 6.7 个月）。看起来这可能只是生存期的极小增加，但当时它被认为是晚期肺癌治疗的重大

---

① 由于可能引起肾脏毒性，患者在接受顺铂治疗前需要输注生理盐水；在一些情况下，还应静脉注射呋塞米以诱导利尿。此后，顺铂应在 2 h 内输注给药，一些情况下为了尽量减少肾毒性可延长至 6~8 h。这对患者来说很不方便，而且在繁忙的肿瘤科病房也非常耗费人力！幸运的是，对于卡铂所有这些都不是必需的，因为它可以在 30~60 min 静脉输注，这也是为什么许多癌症中心更喜欢它的原因。

突破。

如果患者 *EGFR* 基因突变检测为阳性,就不应给予常规化疗(如含铂类药物和培美曲塞),而是使用厄洛替尼等靶向治疗。这项建议是基于如果患者存在 *EGFR* 基因突变,与传统化疗相比,他们对酪氨酸激酶抑制剂有更高的敏感性,这一结果先后在吉非替尼和厄洛替尼中得到证实。例如,在厄洛替尼的病例中,OPTIMAL 研究[30] 和 EURTAC 研究[31] 这两项已发表的关键研究证实了其在 *EGFR* 突变阳性肺癌中的有效性。OPTIMAL 研究在存在 *EGFR* 基因突变的中国 NSCLC 患者中进行了厄洛替尼与卡铂/吉西他滨的治疗比较。在无进展生存期方面,厄洛替尼对比卡铂/吉西他滨展现统计学优效性(13.1 个月与4.6 个月)[30]。最近的 EURTAC 研究的结果也相当惊人。该研究在存在 *EGFR* 基因突变的欧洲 NSCLC 患者中比较了厄洛替尼与传统化疗(顺铂和多西他赛或顺铂和吉西他滨)的应用,结果再次显示了厄洛替尼组在无进展生存期方面的优效性(9.7 个月与 5.2 个月)[31]。这两项试验均证明了 *EGFR* 基因检测在这一患者人群中的重要性(请记住,在基因检测出现之前,与厄洛替尼相比的药物是作为一线治疗药物来使用的)。虽然,对患者进行基因突变检测只是最近癌症治疗的一点进展,但它给个体化用药提供了一个光明的前景。

参考文献

[1] Goldstraw P, Ball B, Jett JR, Le Chevalier T, Lim E, *et al*. Non-small cell lung cancer. *Lancet* 2011, **378**, 1727 – 1740.

[2] Lung cancer incidence Statistics. Cancer Research UK. Available at: http://www. cancerresearchuk. org/cancer-info/cancerstats/types/lung/incidence/uk-lung-cancer-incidence-statistics (accessed 13. 09. 2017).

[3] World wide cancer statistics. Cancer Research UK. Available at: http://www. cancerresearchuk. org/health-professional/cancer-statistics/worldwide-cancer (accessed 26. 12. 2016).

[4] Lung cancer (non-small cell). American Cancer Society. Available at: http://www. cancer. org/acs/groups/cid/documents/webcontent/003115 – pdf. pdf (accessed 13. 09. 2017).

[5] Blair A and Freeman LB. Lung cancer among nonsmokers. *Epidemiology*. 2006, **17**, 601 – 603.

[6] Doll R and Bradford Hill A. Smoking and carcinoma of the lung. *BMJ*. 1950, **2**, 739 – 748.

[7] Doll R and Bradford Hill A. The mortality of doctors in relation to their smoking habits. *BMJ*. 1954, **1**, 1451 – 1455.

[8] Lung cancer risks and causes. Cancer Research UK. Available at: http://www. cancerresearchuk. org/about-cancer/type/lung-cancer/about/lung-cancer-risks-and-causes (accessed 13. 09. 2017).

[9] Antony GK, Bertino E, Franklin M, Otterson GA, Dudek AZ. Small cell lung cancer in never smokers: report of two cases. *J Thorac Oncol*. 2010, **5**, 747 – 748.

[10] Takahashi T, Takahashi T, Suzuki H, Hida T, Sekido Y, *et al*. The p53 gene is very frequently mutated in small-cell lung cancer with a distinct nucleotide substitution pattern. *Oncogene*. 1991, **6**, 1775 – 1778.

[11] Wang HT, Zhang S, Hu Y, Tang MS. Mutagenicity and sequence specificity of acrolein – DNA adducts. *Chem Res Toxicol*. 2009, **22**, 511 – 517.

[12] da Cunha Santos G, Shepherd FA, Tsao MS. EGFR mutations and lung cancer. *Annu Rev Pathol*.

2011, **6**, 49 – 69.

[13] Sakurada A, Shepherd FA, Tsao MS. Epidermal growth factor receptor tyrosine kinase inhibitors in lung cancer: impact of primary or secondary mutations. *Clin Lung Cancer.* 2006, **7**, S138 – 144.

[14] Marchetti A, Martella C, Felicioni L, Barassi F, Salvatore S, *et al*. EGFR mutations in non-small-cell lung cancer: analysis of a large series of cases and development of a rapid and sensitive method for diagnostic screening with potential implications on pharmacologic treatment. *J Clin Oncol.* 2005, **23**, 857 – 865.

[15] Beckles MA, Spiro SG, Colice GL, Rudd RM. Initial evaluation of the patient with lung cancer: symptoms, signs, laboratory tests, and paraneoplastic syndromes. *Chest.* 2003, **123**, 97S – 104S.

[16] National Lung Screening Trial Research Team, Aberle DR, Adams AM, Berg CD, Black WC, Clapp JD, *et al*. Reduced lung-cancer mortality with low-dose computed tomographic screening. *N Engl J Med.* 2011, **365**, 395 – 409.

[17] Suspected cancer: recognition and referral. NICE guideline (NG12). (2015). Available at: https://www. nice. org. uk/guidance/ng12 (accessed 13. 09. 2017).

[18] Small cell lung cancer stages. American Cancer Society. Available at: http://www. cancer. org/cancer/lungcancer-smallcell/detailedguide/small-cell-lung-cancer-staging (accessed 13. 09. 2017).

[19] Alvarado-Luna G, Morales-Espinosa D. Treatment for small cell lung cancer, where are we now? A review. *Transl Lung Cancer Res.* 2016, **5**, 26 – 38.

[20] Hunt I, Muers MM, Treasure T. *ABC of Lung Cancer* (ABC Series). Wiley-Blackwell, 2009. ISBN 978 – 1405146524.

[21] Amarasena IU, Walters JA, Wood-Baker R, Fong K. Platinum versus non-platinum chemotherapy regimens for small cell lung cancer. *Cochrane Database Syst Rev.* 2008.

[22] Kosmidis PA, Samantas E, Fountzilas G, Pavlidis N, Apostolopoulou F, *et al*. Cisplatin/etoposide versus carboplatin/etoposide chemotherapy and irradiation in small cell lung cancer: a randomized phase III study. Hellenic Cooperative Oncology Group for Lung Cancer Trials. *Semin Oncol.* 1994, **21**, 23 – 30.

[23] Brahmer JR and Ettinger DS. Carboplatin in the treatment of small cell lung cancer. *Oncologist.* 1998, **3**, 143 – 154.

[24] Chemotherapy for small cell lung cancer. American Cancer Society. Available at: http://www. cancer. org/cancer/lungcancer-smallcell/detailedguide/small-cell-lung-cancer-treating-chemotherapy (accessed 13. 09. 2017).

[25] Eckardt JR, von Pawel J, Pujol JL, Papai Z, Quoix E, *et al*. Phase III study of oral compared with intravenous topotecan as second-line therapy in small-cell lung cancer. *J Clin Oncol.* 2007, **25**, 2086 – 2092.

[26] O'Brien ME, Ciuleanu TE, Tsekov H, Shparyk Y, Cuceviá B, *et al*. Phase III trial comparing supportive care alone with supportive care with oral topotecan in patients with relapsed small-cell lung cancer. *J Clin Oncol.* 2006, **24**, 5441 – 5447.

[27] Scagliotti GV, Parikh P, von Pawel J, Biesma B, Vansteenkiste J, *et al*. Phase III study comparing cisplatin plus gemcitabine with cisplatin plus pemetrexed in chemotherapy-naive patients with advanced-stage non-small-cell lung cancer. *J Clin Oncol.* 2008, **26**, 3543 – 3551.

[28] Ceppi P, Volante M, Saviozzi S, Rapa I, Novello S, *et al*. Squamous cell carcinoma of the lung compared with other histotypes shows higher messenger RNA and protein levels for thymidylate synthase. *Cancer.* 2006, **107**, 1589 – 1596.

[29] Shepherd FA, Rodrigues Pereira J, Ciuleanu T, Tan EH, Hirsh V, *et al*. ; National Cancer Institute of

Canada Clinical Trials Group. Erlotinib in previously treated non-small-cell lung cancer. *N Engl J Med.* 2005, **353**, 123 – 132.

[30] Zhou C, Wu YL, Chen G, Feng J, Liu XQ, *et al.* Erlotinib versus chemotherapy as first-line treatment for patients with advanced EGFR mutation-positive non-small-cell lung cancer (OPTIMAL, CTONG – 0802): a multicentre, open-label, randomised, phase 3 study. *Lancet Oncol.* 2011, **12**, 735 – 742.

[31] Rosell R, Carcereny E, Gervais R, Vergnenegre A, Massuti B, *et al.*; Spanish Lung Cancer Group in collaboration with Groupe Français de Pneumo-Cancérologie and Associazione Italiana Oncologia Toracica. Erlotinib versus standard chemotherapy as first-line treatment for European patients with advanced EGFR mutation-positive non-small-cell lung cancer (EURTAC): a multicentre, open-label, randomised phase 3 trial. *Lancet Oncol.* 2012, **13**, 239 – 246.

3.5 食管癌

...
... 105, 159, 165, ...
... Chang C. J., Cao J., Liu C. G., ...
... the presence of abnormal T ...
1992. ...
... Guo Q., Liu X., Leung K., ...
... rediferentiation with forscolin. Clin ...
... tion on Esophageal cancer as ...
... adjuvant ECF chemotherapy ...
... combined-analysis trial. J. surg. technol ...

关键点

(1) 大约 3/4 的食管癌患者会出现吞咽困难。

(2) 三联法联合化疗可用于治疗晚期食管癌,常用方案包括表柔比星、顺铂和 5 - FU (ECF);表柔比星、顺铂和卡培他滨(ECX);表柔比星、奥沙利铂和 5 - FU(EOF); 表柔比星、奥沙利铂和卡培他滨(EOX)。

(3) 曲妥珠单抗可与双联化疗药物(如顺铂和 5 - FU,或顺铂和卡培他滨)联合用于 HER2 阳性食管癌患者的治疗。

3.5.1 流行病学

食管癌是全球第八常见的癌症,约占所有癌症确诊病例的 4%(约 48 万例)[1]。食管癌的发病率存在较大的地域性差异,大多数确诊病例位于欠发达国家,在某些情况下的区域发病率差异高达 16 倍。南非男性的发病率最高,约为 22/10 万;英国患者的发病率在欧洲地区最高,男性约为 14/10 万,女性约为 6/10 万[1]。英国的统计数据表明,食管癌在男性中的发病率高于女性,这与世界范围内男性患者的发病率大约是女性患者的 3 倍这一趋势相近[2]。在进一步探索发病率之前,需要首先了解食管癌有两种主要的组织学类型:鳞状细胞癌和腺癌。鳞状细胞癌起源于食管内的鳞状细胞(这些细胞排列在食管表面),而腺癌起源于食管内壁产生黏液的腺细胞。鳞状细胞癌往往是最常见的食管癌类型(特别是在发展中国家),但这也不是绝对的,如美国现在腺癌比鳞状细胞癌更为常见[3]。

与两种癌症组织学类型相关的风险因素也略有不同,这是不同地区发病率差异的原

Anticancer Therapeutics: From Drug Discovery to Clinical Applications, First Edition.
Adam Todd, Paul W. Groundwater and Jason H. Gill.
© 2018 John Wiley & Sons Ltd. Published 2018 by John Wiley & Sons Ltd.

因之一。对于食管鳞状细胞癌,过量饮酒是一个高风险因素[4];而过量饮酒对食管腺癌(俗称 Barrett 食管①)的影响则更加严重[5]。正如预期的那样,吸烟与这两种类型的食管癌都有关。最近的一项研究表明,与食管腺癌相比,吸烟者更容易罹患食管鳞状细胞癌[6]。由于食管是一个相当长的器官(成人的食管长约 26 cm),癌症发生的可能位置变化较大,并取决于食管的哪一部分受到影响。食管分为上、中、下 3 个部分,食管鳞状细胞癌更常见于食管的上段和中段,而食管腺癌由于与 Barrett 食管及伴随的胃酸反流相关,在食管的下段更常见[3]。

由于吸烟、过量饮酒(直接风险因素)和肥胖(胃酸反流及随着时间推移导致的 Barrett 食管)在贫困区域更常见,食管癌的发生率随着贫困水平的增加而增加的趋势非常明显。例如,在英国,男性的食管癌发病率在贫困地区比富裕地区高 43%,而女性的食管癌发病率在最贫穷的地区比最富裕的地区高 44%,统计结果比较接近。

3.5.2　症状

食管癌最常见的症状是吞咽困难,约 3/4 的患者在确诊时出现吞咽困难,1/5 的患者还伴有吞咽痛[7]。这并不奇怪,因为食管癌可以部分阻塞食管,并影响食物从口腔到胃的转运,如图 3.5.1 所示。如果患者经常描述在进餐时有食物"粘着"的感觉,这提醒临床医

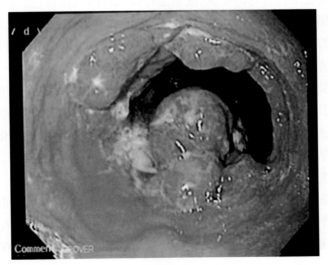

图 3.5.1　内镜所见食管腺癌 (http://www. ddc. musc. edu/public/diseases/esophagus/esophageal-cancer. html)

---

① 长时间的胃酸反流将损害食管细胞(鳞状细胞),并导致它被腺细胞所取代。这是机体的自我保护机制,因为腺细胞往往更耐胃酸。然而,腺细胞持续暴露于胃酸反流中可能会导致它们出现异常(称为异型增生),并导致细胞癌变。这种症状即被称为 Barrett 食管,是由胸外科医生 Norman Rupert Barrett 在 20 世纪 50 年代早期首次提出的。

生应该注意食管癌的可能性。和其他癌症患者一样,大约一半的食管癌患者也会出现体重减轻,这可能是由于吞咽困难而影响患者的进食能力,但也可能是由癌症本身导致。

到目前为止,我们所描述的症状都与所有类型的食管癌有关。然而,正如我们在本节中所看到的,Barrett 食管(一种食管反流病的并发症①)是许多食管腺癌病变的先兆,因此食管腺癌患者可能表现出长期的胃灼热或消化不良的症状。并非所有胃食管反流病患者都会发展为 Barrett 食管,然后发展为食管癌。事实上,仅少数胃食管反流病患者最终发展成癌症。观察性研究表明,Barrett 食管发展为食管癌的年风险约为 0.5%[8];而一项基于人群的队列研究显示,Barrett 食管发展为食管腺癌的年风险比最初认为的要小,仅为 0.1%。当患者患有高度非典型增生时,这个风险率会增大(这是细胞发生癌前病变的过程)[5]。

总之,如果患者出现吞咽困难和无法解释的体重减轻,并伴有吸烟史、过量饮酒、肥胖及长期的胃灼热时,临床医生应注意食管癌的可能性。很明显,我们不能仅根据这些信息就做出诊断,但具有这些病史的患者应被转诊进行进一步的研究。下一节中我们将更详细地讨论食管癌的诊断。

3.5.3 诊断

如果患者出现提示食管癌的症状,应紧急转诊进行内镜检查(更具体地说是食管镜检查②),现行相关指南建议其在 2 周内进行[9]。对于吞咽困难的患者应紧急转诊,因为这是食管癌最常见的相关症状。内镜检查具有两种功能,它可以使肿瘤可视化,并在肿瘤存在的情况下开展活检,以便对肿瘤及其组织学进行确诊。

钡餐吞咽试验是用来辅助初步诊断食管癌的另一项技术,是一种用于检查上消化道的非侵入式医学影像检查,基于 X 线无法穿透硫酸钡(一种造影剂)的原理。患者服用硫酸钡混悬液后,硫酸钡会覆盖在食管上,从而使食管在 X 线检查时可视化。食管表面的不规则性表明可能存在肿瘤,较小的肿瘤表现为小的隆起(有时较扁平),而较大的肿瘤表现为大的不规则性,并导致食管狭窄(图 3.5.2)。

需要注意的是,钡餐吞咽试验可能比内镜检查更方便(尽管钡餐尝起来不是很好③),但其只能显示食管内壁的形状,不能直接确定是否存在肿瘤,而内镜检查还具有可以进行活检的优势,方便确诊癌症。如果钡餐吞咽试验提示了食管异常,需要在 2 周内进行下一步的内镜检查。

一旦通过组织学检查确诊为食管癌,就需要对癌症进行分期,并确定其是否已经扩散到食管以外,这将为治疗提供决策依据。通常使用 CT 扫描或 PET 扫描,或用这些技术的

---

① 常缩写为 GORD,在美国也称为 GERD。
② 食管镜检查是用于检查食管上部的技术。如果需要检查食管下段或胃部,应使用纤维胃镜。
③ 钡餐混悬液是一种白色的、黏土状液体,患者服用几天后会出现白色大便。

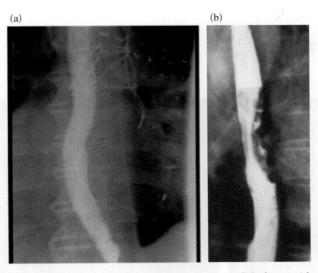

图 3.5.2 （a）正常钡餐吞咽试验和（b）异常钡餐吞咽试验的 X 线影像检查显示出较大的食管癌（http://misc. medscape. com/pi/iphone/medscapeapp/html/A277930-business. html, https：//www. justintimemedicine. com/CurriculumContent. aspx? NodeID＝3288）

组合来进行诊断。如图 3.5.3 所示，联合使用这两种技术是鉴别转移性食管癌的有效方法[10]。

在本节中，我们重点介绍了当患者出现提示食管癌的体征和症状（如吞咽困难）时使用的一些诊断技术。但是，在很多情况下，当患者出现这些体征和症状时，食管癌往往已经进展到了无法手术的晚期，患者只能进行姑息性治疗，这是临床上碰到的实际问题。通过鉴别食管癌高风险患者，并对其进行定期筛查则有可能解决这个问题，如使用内镜检查识别 Barrett 食管患者（图 3.5.4）并对其定期检查，以确定病情是否进展为癌症。理论上，这可以更快地识别患者，并使他们更快地获得挽救生命的治疗。但是，目前支持这一理论的证据并不十分充分。几项研究已经证明，与未参与监测计划的患者相比，入组参与监测计划的 Barrett 食管患者可以更早地检测到癌症，但这对患者总生存率的影响尚不清楚[11,12]。为了回答这个重要的问题，目前一项正在进行的随机对照 Barrett 食管监测研究（BOSS）临床试验将对患者进行 10 年随访，以确定这种监测计划在患者早期死亡率上是否有获益[13]。监测计划的另一个重要问题是其经济性，也就是该计划是否能够足够早地检测出癌症，从而覆盖筛查的成本？目前的估计表明，该监测计划相当昂贵，确诊每个食管癌患者的成本约为 40 000 英镑（1 英镑 ≈ 9.05 元），但获得的质量校正生命年数（QALY①）还不到 1 年[14]。

① QALY 代表质量校正的生命年数，是卫生经济学中使用的术语。它考虑到预期寿命和剩余生命的质量。在英国，NICE 使用 QALY 来帮助决定某一特定治疗是否具有（或不具有）成本效益，目前每 QALY 的阈值大约为 30 000 英镑。

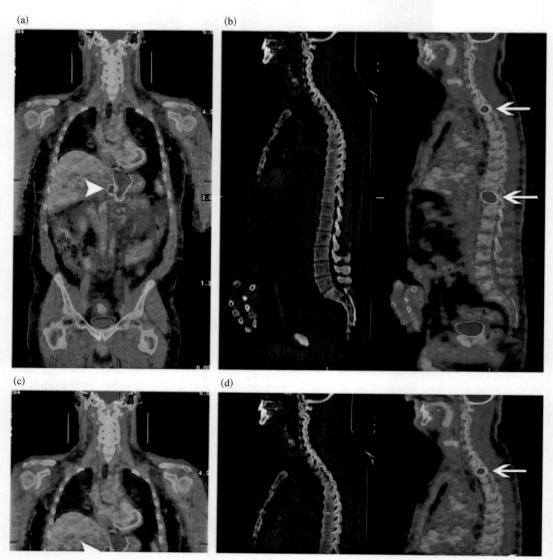

图 3.5.3 39 岁男性食管腺癌患者扫描图。(a),融合 CT/PET 扫描显示食管肿瘤(白色箭头所指);
(b),CT 和融合 CT/PET 扫描显示骨转移部位(两个白色箭头);轴向 CT(c)和融合 PET/CT
(d)图像显示右臀中肌①(箭头所指)内的高代谢病灶,与软组织转移一致。请注意,当单独
使用 CT 扫描时,扫描显示完全不明显,并且未显示转移性疾病的迹象[10]

---

① 原文为"right gluteus medius muscle"(右臀中肌),此处应为脊椎。

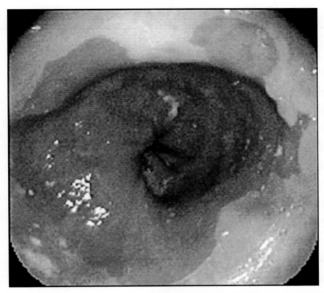

图 3.5.4 Barrett 食管的内镜检查（与粉红色的正常食管组织相比，Barrett 食管组织呈红色）（http://www.aafp. org/afp/2004/0501/p2113. html,资料来源：经美国家庭医生学会许可转载）

3.5.4 分期

正如在其他癌症中看到的,TNM 分期系统也用于食管癌分期,如表 3.5.1 和 3.5.2 所示[15]。不幸的是,文献中缺乏各阶段食管癌存活率的信息。然而,我们对总生存率有也预估,40% 的患者在确诊后至少存活 1 年,13% 的患者存活至少 5 年,但是只有 10% 的患者可在确诊后存活 10 年[16]。该生存率未区分食管鳞状细胞癌和食管腺癌,但一般认为食管腺癌患者的预后略好[17]。

表 3.5.1 UICC 提出的食管癌 TNM 分期（第七次修订）

TNM 分期	描 述
肿瘤（T）	
Tx	无法评估的原发性肿瘤
T0	无原发性肿瘤证据
T1	肿瘤侵犯固有层、黏膜肌层或黏膜下层
T1a	肿瘤侵犯固有层或黏膜肌层
T1b	肿瘤侵犯黏膜下层
T2	肿瘤侵犯固有肌层
T3	肿瘤侵犯外膜

续　表

TNM 分期	描　　　述
T4	肿瘤侵犯邻近结构
T4a	肿瘤侵犯胸膜、心包或膈肌
T4b	肿瘤侵犯其他邻近身体结构,如主动脉、椎体或气管
淋巴结(N)	
Nx	无法评估的区域性淋巴结
N0	无区域性淋巴结转移
N1	1~2 个区域淋巴结转移
N2	3~6 个区域淋巴结转移
N3	7 个或更多区域淋巴结转移
转移(M)	
M0	无远处转移
M1	远处转移

表 3.5.2　根据 T(肿瘤)、N(淋巴结)和 M(转移)状态的食管癌分期

分　　　期	肿瘤(T)	淋巴结(N)	转移(M)
ⅠA	T1	N0	M0
ⅠB	T2	N0	M0
ⅡA	T3	N0	M0
ⅡB	T1,T2	N1	M0
ⅢA	T4a	N0	M0
ⅢA	T3	N1	M0
ⅢA	T1,T2	N2	M0
ⅢB	T3	N2	M0
ⅢC	T4a	N1,N2	M0
ⅢC	T4b	任何 N 类型	M0
ⅢC	任何 T 类型	N3	M0
Ⅳ	任何 T 类型	任何 N 类型	M1

　　注:绿色表示可以为患者提供治愈性手术,而红色表示手术将被视为无效。琥珀色表示手术将根据患者具体情况决定。对于Ⅲ期癌症,在许多情况下,在手术前需要给予化疗以缩小肿瘤。

3.5.5　治疗

　　食管癌的治疗有许多不同的方法。首先,如果可能的话,将通过手术①切除肿瘤以便

---

①　也许最令人印象深刻的食管癌手术是切除整个食管(全食管切除术)。切除整个食管后,可以截取患者的一段结肠,代替食管重新连接到胃部,以便让患者能够进食(结肠插入术)。

彻底治愈。对可切除的食管癌，一些研究表明，手术前进行化疗相比单纯手术具有明显的生存优势。食管癌的新型辅助化疗方案中最有效的是含顺铂和 5－FU 的组合方案。一项大规模随机对照试验表明，与单纯手术相比，术前给予两个周期的顺铂和 5－FU 治疗可将患者生存期延长 3 个月以上（中位生存期 16.8 个月 vs 13.3 个月）[18]。Cunningham 及其同事进行的另一项研究表明，在食管癌切除术前使用顺铂和 5－FU 时加入表柔比星（称为 ECF 方案，将在讨论姑息性治疗中对其进行更深入的讨论）也有益处[19]。尽管其具有积极的试验结果，针对食管癌术前化疗有效性而开展的 Cochrane 综述评估发现，与单纯手术相比，术前化疗可以提供一定生存优势，但证据尚不确定[20]。综述的作者也发现一个问题，即有几项研究将胃癌患者与食管癌患者合并在一起，却没有单独报告研究结果。因此，上述的几项高质量研究（如 Cunningham 等的研究）未被纳入 Cochrane 综述中，这是因为该综述专门考察了食管癌患者的预后。庆幸的是，2015 年该综述更新时纳入了更多的研究，从而得出在胸段食管癌切除术前使用化疗确实改善了患者生存期的结论[21]。

术后给予化疗旨在杀灭残余的癌细胞，但这在常规上并不推荐使用，因为该方案似乎与患者的生存获益无关。对此可能的原因是，如果术后立即给予化疗，患者更有可能获益，但这对处方医生来说很难做到，因为患者一般是手术充分恢复后才开始进行化疗。然而，由于外科手术的特性，患者恢复可能需要数周的时间，这意味着当化疗开始时，术后留下的残余癌细胞可能已经开始增殖并形成另一个肿瘤病灶，或者更糟糕的是，癌细胞已经扩散到淋巴结并导致肿瘤转移。

如果患者患有可切除的肿瘤，但不适合接受手术（或者他们拒绝手术），可使用放化疗作为替代治疗。顾名思义，放化疗就是放疗和化疗的结合。有研究表明，将放疗和化疗结合起来比单纯进行放疗效果更明显。为了了解放化疗联合治疗的益处，值得关注一下 Cooper 和他的同事们开展的试验，该试验结果已经发表在 *Journal of the American Medical Society* 上[22]。这项在局部晚期食管癌患者中使用顺铂和 5－FU 联合放疗的试验结果显示，放化疗联合治疗的 5 年生存率为 26%，而仅放疗治疗的 5 年生存率为 0[22]。基于此项研究，顺铂和 5－FU 经常被用作放化疗治疗的"化疗"部分。

到目前为止，我们已经讨论了如何在手术前使用化疗来改善治疗结果（新辅助治疗），也讨论了术后给予化疗是无法获益的（辅助治疗），以及在不能进行手术的情况下，可以对局部晚期食管癌患者给予放化疗治疗。然而，所有这些都只关注于局部晚期食管癌患者（典型的 Ⅰ~Ⅲ 期）。如果患者的癌症已无法进行手术治疗，我们会采用什么方法？这时，我们将再次看到化疗的重要作用。如果患者的食管癌无法手术切除（可能伴有肿瘤转移），首先应该考虑的是治疗的目标是什么，并同时考虑可能的不良反应（如化疗的不良反应），再由临床医生和患者就治疗方案做出决定。在许多情况下，给予姑息性化疗将具有两个好处：减轻与癌症相关的症状，从而提高患者的生活质量；延长患者的生存时间。

用于食管癌姑息性化疗的经典方案称为 ECF，为表柔比星、顺铂和 5－FU 的组合使用，是由伦敦 Royal Marsdon 医院胃肠病科开发，并于 1991 年首次报道的[23]。该治疗方案开发的缘由是,伦敦的研究团队希望在已知的顺铂与 5 - FU 具有协同活性基础上(正如在新辅助治疗中所看到的)增加一种蒽环类药物,以便增强其抗癌活性。研究团队选择的蒽环类药物为表柔比星,因为其相对于多柔比星不良反应更少(最主要是心脏毒性)。与顺铂和 5 - FU 相比,联合治疗已被证实可以提高疗效,一项临床试验显示,其与晚期胃癌患者的生存获益相关[24]。在一项更大型的随机临床试验中,将 ECF 方案与一种称为FAMTX(5 - FU、多柔比星和 MTX)的治疗晚期食管胃癌的方案进行了比较[25]。选择以FAMTX 方案作为对照方案是因为当时它被认为是治疗晚期食管胃癌的最佳治疗方案。结果令人印象深刻,ECF 组的总响应率为 45%,而 FAMTX 组仅为 21%,同时,ECF 组和FAMTX 组的中位生存时间分别为 8.9 个月和 5.7 个月。但是,ECF 治疗方案的缺点是5 - FU 需要持续给药,这意味着患者在整个化疗期间需要一直使用便携式输液泵。采用这种给药方式是因为较小剂量的 5 - FU 持续给药的疗效优于较大剂量的 5 - FU 一次性推注,且已证明这种给药方式缓解率更高、骨髓毒性更低[26]。5 - FU 输液泵连接到中心或外周静脉导管(PICC),体积较小以便携带在患者皮带上;但从患者的角度来看,使用该输送系统仍不方便,存在着引起感染或导致血栓的风险。ECF 治疗方案的另一个缺点是,由于顺铂可能引起严重的肾毒性,顺铂部分的给药相当复杂,且耗时较长(给药时间超过数小时)。由于顺铂给药的缺点,一些癌症中心采用卡铂代替顺铂,原因是卡铂没有给药的问题(尽管它远不是一种安全的药物),由此产生的治疗方案命名为 ECarboF。小规模研究表明,在晚期食管癌患者的姑息治疗中,用卡铂替代顺铂不会产生负面影响[27]。

毫无疑问,Royal Marsdon 医院研究小组开发的 ECF 方案显著改善并扩大了晚期食管癌患者的治疗选择。由于肿瘤学是一个快速发展的学科,该小组在 ECF 的成功基础上设计了另一项研究[晚期和局部晚期食管胃癌的随机试验(REAL - 2)][28],试图解决两个问题:卡培他滨能否替代 5 - FU,奥沙利铂能否替代顺铂? 为了回答这些问题,超过 1 000例患者被随机分组到以下方案之一:表柔比星、顺铂和 5 - FU(ECF);表柔比星、顺铂和卡培他滨(ECX);表柔比星、奥沙利铂和 5 - FU(EOF);表柔比星、奥沙利铂和卡培他滨(EOX)。试验结果十分显著,ECF、ECX 和 EOF 组的中位生存时间分别为 9.9 个月、9.9个月和 9.3 个月,而 EOX 组的中位生存时间较长,达到了 11.2 个月[28];相似地,ECF、ECX 和 EOF 组的 1 年期生存率分别为 37.7%、40.8% 和 40.4%,而 EOX 组达到了46.8%。在本研究中,EOX 是一种比 ECF 更受欢迎的、效果更优的治疗方案。与顺铂相比,奥沙利铂具有降低肾毒性的优势,且在较短的时间内无须稀释即可完成给药;此外,与5 - FU 相比,卡培他滨可以口服给药,这意味着患者无须使用输液泵,从而避免了相关的并发症。在化疗的有效性不受影响的情况下,患者通常更喜欢口服给药而非静脉给药[29]。然而,应该注意的是,患者在整个 EOX 方案治疗期间将持续使用卡培他滨(就像ECF 方案中通过输液泵持续给予 5 - FU 一样)。尽管 EOX 治疗方案具有积极的一面,但仍存在一个或两个可能可预测的缺点。与 ECF 方案相比,EOX 方案的外周神经病变和手足综合征的发生率更大(可能分别是奥沙利铂和卡培他滨导致的)。在某些情况下,这些毒性非常严重,以至于需要降低化疗药物的剂量或完全终止化疗。但是,这并不意味着 EOX 方案的毒性高于 ECF 方案,只是两个方案的副作用特征不同而已。因此,患者在选择最佳化疗方案时,应考虑到这一点。

如果在 10 年前写这本教科书,我们可能就不会再往下写食管癌的治疗了。然而,由于个性化药物的出现,我们将继续! 到目前为止,所有讨论的治疗方案都没有单独考虑过患者和他们的癌症。患者好比是在玩数字游戏,一些患者反应良好,而另一些患者则不会,因此想要知道化疗效果如何,就必须先进行化疗。这对于肿瘤患者是不科学的,因为患者越早接受最佳治疗,预后越好。如今,临床上倾向于对患者先进行基因筛查以确定他们是否携带与某些癌症相关的特定基因(或是否存在基因突变)。对于食管癌,对患者进行筛查以确定他们是 HER2 阳性还是阴性,如果为阳性,则曲妥珠单抗(一种单克隆抗体)可以与化疗联用。目前,曲妥珠单抗(联合顺铂和卡培他滨,或顺铂和 5-FU)可用于 HER2 高表达[免疫组化(IHC)评分为 3+或 IHC 评分为 2+,且荧光原位杂交(FISH)阳性①]的胃食管结合部(食管的下部与胃相连)腺癌患者。这些治疗建议是基于 Bang 及其同事开展的一项临床试验,该试验研究了在晚期胃癌或胃食管结合部癌 HER2 阳性患者中使用化疗联合或不联合曲妥珠单抗的治疗效果[30]。令人鼓舞的是,该试验结果显示,在 HER2 阳性患者中,化疗(顺铂和卡培他滨,或顺铂和 5-FU)联合曲妥珠单抗的总体中位生存期较长(分别为 13.8 个月与 11.1 个月)。此外,如果仅分析 HER2 高表达患者,其中位生存期将增加至 16.0 个月。尽管试验结果很好,但这个试验的一个主要问题是试验中采用了双联化疗作为对照组,而不是目前使用的三联化疗,所以 NICE 认为此试验中的对照组不能完全与临床实际用药相比[31]。然而,REAL-2 试验[28]的回顾分析显示,在使用 EOX 方案的中晚期食管癌患者的中位生存期仅为 11.2 个月,这已代表了当时患者组的最佳治疗结果。在这种试验情况下,患者的中位总生存期为 13.8 个月,或者 HER2 高表达患者的中位生存期为 16.0 个月,已经显著改善了之前的临床治疗效果,是非常鼓舞人心的。那么为什么曲妥珠单抗并没有加入 HER2 阳性患者的传统三联化疗疗法(如 ECF)中呢? 这是因为曲妥珠单抗是一种生物疗法,因此并非没有不良反应。事实上,正如在第二部分中所讨论的,曲妥珠单抗和蒽环类药物均可引起心脏毒性。虽然这些药物联合使用可能有一些治疗益处,但目前认为发生心脏毒性(如充血性心力衰竭)的潜在风险超过了治疗获益。因此,不推荐曲妥珠单抗联合蒽环类药物治疗晚期食管癌。

参考文献

[1] Cancer Research UK. Oesophageal Cancer Statistics. Available at:http://www. cancerresearchuk.

---

① IHC 技术是使抗体与 HER2 蛋白结合,然后染色并显示。IHC 评分为 3+意味着超过 30%的肿瘤细胞膜已被染色,表明肿瘤为 HER2 阳性。FISH 技术用于表征肿瘤细胞中 *HER2* 基因的拷贝数。FISH 阳性评分是指在每个细胞中检测到的 *HER2* 基因拷贝数超过 6 个,或者在每个 17 号染色体的拷贝中检测到超过 2.2 个 *HER2* 基因(有时称为 17 号染色体的 HER2 比例)。

org/cancer-info/cancerstats/types/oesophagus/incidence/(accessed 28. 08. 2017).

[2] Cook MB, Chow WH, Devesa SS. Oesophageal cancer incidence in the United States by race, sex, and histologic type, 1977 – 2005. *Br J Cancer*. 2009, **101**, 855 – 859.

[3] National Cancer Institute. Cancer of the Esophagus http://www. cancer. gov/cancertopics/wyntk/ esophagus/page4 (accessed 28. 08. 2017).

[4] Lee CH, Lee JM, Wu DC, Hsu HK, Kao EL, *et al*. Independent and combined effects of alcohol intake, tobacco smoking and betel quid chewing on the risk of esophageal cancer in Taiwan. *Int J Cancer*. 2005, **113**, 475 – 482.

[5] Hvid-Jensen F, Pedersen L, Drewes AM, Søensen HT, Funch-Jensen P. Incidence of adenocarcinoma among patients with Barrett's esophagus. *N Engl J Med*. 2011, **365**, 1375 – 1383.

[6] Freedman ND, Abnet CC, Leitzmann MF, Mouw T, Subar AF, *et al*. A prospective study of tobacco, alcohol, and the risk of esophageal and gastric cancer subtypes. *Am J Epidemiol*. 2007, **165**, 1424 – 1433.

[7] Enzinger PC, Mayer RJ. Esophageal cancer. *N Engl J Med* 2003, **349**, 224122 – 224152.

[8] Shaheen NJ, Richter JE. Barrett's oesophagus. *Lancet*. 2009, **373**, 850 – 861.

[9] Referral Guidelines for Suspected Cancer. National Institute of Health and Clinical Excellence. Available at: http://www. nice. org. uk/nicemedia/live/10968/29814/29814. pdf (accessed 28. 08. 2017).

[10] Chowdhury FU, Bradley KM, Gleeson FV. The role of 18F-FDG PET/CT in the evaluation of oesophageal carcinoma. *Clin Radiol*. 2008, **63**, 1297 – 1309.

[11] Wong T, Tian J, Nagar AB. Barrett's surveillance identifies patients with early esophageal adenocarcinoma. *Am J Med*. 2010, **123**, 462 – 467.

[12] Rubenstein JH, Sonnenberg A, Davis J, McMahon L, Inadomi JM. Effect of a prior endoscopy on outcomes of esophageal adenocarcinoma among United States veterans. *Gastrointest Endosc*. 2008, **68**, 849 – 855.

[13] The Barrett's Oesophagus Surveillance Study. Available at: http://dev. bsg. org. uk/research/clinical-trials-updates/boss-barrett-s-oesophagus-surveillance-study. html (accessed 28. 08. 2017).

[14] Jankowski J, Barr H, Wang K, Delaney B. Diagnosis and management of Barrett's oesophagus. *BMJ* 2010, **341**, c4551.

[15] International Union Against Cancer. TNM Classification of Malignant Tumours, 7th edn, edited by Sobin LH, Gospodarowicz MK, Wittekind C. Wiley-Blackwell, 2009. ISBN 978 – 1 – 4443 – 3241 – 4.

[16] Statistics and outlook for oesophageal cancer. Cancer Research UK. Available at: http://www. cancerresearchuk. org/cancer-help/type/oesophageal-cancer/treatment/statistics-and-outlook-for-oesophageal-cancer (accessed 28. 08. 2017).

[17] Bollschweiler E, Höscher AH. Prognosis of early esophageal cancer: differences between squamous cell carcinoma and adenocarcinoma. *Ann Surg*. 2007, **245**, 334.

[18] Medical Research Council Oesophageal Cancer Working Party. Surgical resection with or without preoperative chemotherapy in oesophageal cancer: a randomized controlled trial. *Lancet* 2002, **359** (9319), 727 – 733.

[19] Cunningham D, Allum WH, Stenning SP, Thompson JN, Van de Velde *et al*. MAGIC Trial Participants. Perioperative chemotherapy versus surgery alone for resectable gastroesophageal cancer. *N Engl J Med*. 2006, **355**, 11 – 20.

[20] Malthaner RA, Collin S, Fenlon D. Preoperative chemotherapy for resectable thoracic esophageal cancer. *Cochrane Database Syst Rev*. 2006.

[21] Kidane B, Coughlin S, Vogt K, Malthaner R. Preoperative chemotherapy for resectable thoracic esophageal cancer. *Cochrane Database Syst Rev*. 2015.

[22] Cooper JS, Guo MD, Herskovic A, Macdonald JS, Martenson JA Jr, *et al*. Chemoradiotherapy of locally advanced esophageal cancer: long-term follow-up of a prospective randomized trial (RTOG 85 - 01). Radiation Therapy Oncology Group. *JAMA*. 1999, **281**, 1623 - 1627.

[23] Cunningham D, Mansi J, Ford HT. Epirubicin, cisplatin and 5 - fluorouracil (ECF) is highly effective in advanced gastric cancer. *Proc Am Soc Clin Oncol*. 1991, **10**, 136 (abstr 412).

[24] Kyoto Research Group for Chemotherapy of Gastric Cancer. A randomized, comparative study of combination chemotherapies in advanced gastric cancer: 5 - fluorouracil and cisplatin (FP) versus 5 - fluorouracil, cisplatin, and 4'-epirubicin (FPEPIR). *Anticancer Res*. 1992, **12**, 1983 - 1988.

[25] Webb A, Cunningham D, Scarffe JH, Harper P, Norman A, *et al*. Randomized trial comparing epirubicin, cisplatin, and fluorouracil versus fluorouracil, doxorubicin, and methotrexate in advanced esophagogastric cancer. *J Clin Oncol*. 1997, **15**, 261 - 267.

[26] Lokich JJ, Ahlgren JD, Gullo JJ, Philips JA, Fryer JG. A prospective randomized comparison of continuous infusion fluorouracil with a conventional bolus schedule in metastatic colorectal carcinoma: a Mid-Atlantic Oncology Program Study. *J Clin Oncol*. 1989, **7**, 425 - 432.

[27] Price T, Hill M, Norman A, Sumpter K, Cunningham D. The Royal Marsden experience of the use of carboplatin in oesophageal carcinoma. *GI Cancer*. 2002, **4**, 23 - 26.

[28] Cunningham D, Starling N, Rao S, Iveson T, Nicolson M, *et al*.; Upper Gastrointestinal Clinical Studies Group of the National Cancer Research Institute of the United Kingdom. Capecitabine and oxaliplatin for advanced esophagogastric cancer. *N Engl J Med*. 2008, **358**, 36 - 46.

[29] Liu G, Franssen E, Fitch MI, Warner E. Patient preferences for oral versus intravenous palliative chemotherapy. *J Clin Oncol*. 1997, **15**, 110 - 115.

[30] Bang YJ, Van Cutsem E, Feyereislova A, Chung HC, Shen L, *et al*.; ToGA Trial Investigators. Trastuzumab in combination with chemotherapy versus chemotherapy alone for treatment of HER2 - positive advanced gastric or gastro-oesophageal junction cancer (ToGA): a phase 3, open-label, randomised controlled trial. *Lancet*. 2010, **376**, 687 - 697.

[31] Trastuzumab for the treatment of HER2 - positive metastatic gastric cancer. National Institute for Health and Clinical Excellence. November 2010. Available at: https://www. nice. org. uk/guidance/ta208? unlid = 39107773420168171039 14 (last accessed 28. 08. 2017).

3.6 卵巢癌

关键点

（1）不建议在一般人群中常规筛查 CA－125（一种肿瘤标志物），但如果其在有卵巢癌体征和症状的患者中水平升高，应进行进一步检测（如超声）。

（2）恶性风险指数（risk of malignancy index，RMI）可用于帮助预测卵巢肿瘤是否为恶性。

（3）卡铂联合紫杉醇可用于晚期卵巢癌患者的治疗。当禁用紫杉醇时，可选用卡铂单药治疗。

3.6.1 流行病学

卵巢癌是全球第七大常见癌症，每年约有 240 000 名女性被诊断为卵巢癌，占全世界所有癌症病例的 2%[1]。卵巢癌在世界范围内的发病率各不相同：斐济的发病率最高，约为 15/10 万女性，而中国和非洲部分地区的发病率最低，约为 4/10 万女性[2]。总体而言，女性一生中患卵巢癌的风险约为 1/70[3]。就死亡率而言，卵巢癌是所有妇科恶性肿瘤的主要死因，估计每年造成 15 万人死亡。发病率和死亡率相当，说明本病死亡率相对较高。

发生卵巢癌的危险因素有多种，最重要的危险因素是年龄：卵巢癌主要影响老年妇女，80%~90% 的病例发生在 40 岁以后[4]。的确，40 岁以下的卵巢癌患者相对不常见[5]。第二个重要的风险因素是遗传背景：正如我们在乳腺癌中所看到的，卵巢癌也受遗传因素影响，所有病例中 5%~15% 的患者有 *BRCA1*① 或 *BRCA2* 基因突变。

---

① 该基因虽称为乳腺癌易感基因，但在其他癌症的发病中也有一定作用。人们之所以为它起了该名字，因为它首次是被发现在乳腺癌的发病中起作用。我们在第一部分进行了更详细的讨论，但如果为该基因起另一个名字，则表明其不仅与乳腺癌有关，也许就不会如此令人费解。

Anticancer Therapeutics: From Drug Discovery to Clinical Applications, First Edition.
Adam Todd, Paul W. Groundwater and Jason H. Gill.
© 2018 John Wiley & Sons Ltd. Published 2018 by John Wiley & Sons Ltd.

例如,存在 *BRCA1* 基因突变的女性患卵巢癌的风险比没有 *BRCA* 基因突变的女性大约高 60%,而存在 *BRCA2* 基因突变的女性患卵巢癌的风险比没有 *BRCA* 基因突变的患者大约高 16%[6,7]。最后一个我们要考虑的危险因素是激素。在排卵过程中,卵巢表面会发生变化,使卵子得以释放,然后再为下一个周期进行修复。正如我们看到的任何涉及生长的过程,这个过程有可能会出现错误,也许会导致癌症发展。同样,排卵较少的女性至少在理论上降低了患卵巢癌的风险。因此,妊娠、哺乳和使用口服避孕药都被认为对卵巢癌的发生有保护作用(因为它们可以阻止排卵)。然而,相比之下,长期使用激素替代疗法(使用超过 5 年)已被证明是诱发卵巢癌的一个风险因素。2007 年发表在《柳叶刀》(*Lancet*)上的一项研究估计,英国自 1991 年以来,激素替代疗法的使用导致了 1 300 例卵巢癌患者的增加和 1 000 例患者的死亡[8]。鉴于此,以及由此导致的乳腺癌风险,目前对于绝经后女性使用激素替代疗法有严格的处方指南。

最常见的卵巢癌类型为上皮性卵巢癌,约占所有病例的 90%。这些癌症最初由上皮细胞(覆盖卵巢表面的细胞)发展而来,可分为若干亚型:

(1)浆液型(最常见的上皮性卵巢癌亚型,可分为恶性程度高的或恶性程度低的浆液型)。

(2)子宫内膜型(通常发生于子宫内膜异位症或子宫内膜癌;预后良好)。

(3)透明细胞型(约占所有上皮性卵巢癌的 5%;也可能与子宫内膜异位症相关)。

(4)黏液型(约占所有上皮性卵巢肿瘤的 10%;与其他上皮性卵巢癌亚型相比,预后往往较差)。

(5)未分化型(这些细胞的发育较差,因此无法确定癌症起源于哪种类型的细胞)。

其他不太常见的类型包括生殖细胞肿瘤(由卵巢内的生殖细胞或"卵"细胞发展而来)和间质细胞肿瘤(由卵巢连接处的结缔组织细胞发展而来)。

3.6.2 症状

一直以来,卵巢癌一直被称为"隐形杀手",主要是因为这种疾病直到癌症晚期才会被发现。较早的文献认为,尽管最近的证据显示卵巢癌患者确实存在早期症状。然而,这些症状在本质上并非是与妇科相关的,很可能是非特异性的。在疾病的早期阶段,患者通常呈现饱胀感、腹部不适或疼痛。当患者最初因这些症状就诊时,很容易被诊断是由于肠易激综合征等其他疾病引起的,这将导致卵巢癌的确诊被延误。鉴于此,现在一些指南建议,出现此类症状的 50 岁以上患者(谨记:年龄是卵巢癌的重要危险因素)应检查其 CA-125① 水平。然而,需要注意的是,CA-125 水平升高不能推断一定罹患卵巢癌,并且低水平 CA-125 也不能排除卵巢癌的存在:CA-125 也会在子宫内膜异位症或盆腔炎其他疾病中升高,但在某些

---

① CA-125 是卵巢癌的肿瘤标志物。之所以使用 CA-125(或癌抗原-125)的名称,是因为在 20 世纪 80 年代早期 Bast 及其同事将其发表于科学研究论文中,该抗原可被针对卵巢癌细胞系生产的第 125 种单克隆抗体识别。

卵巢癌病例中,CA-125 水平并未升高。因此,CA-125 并没有足够的灵敏度或特异性来筛查卵巢癌,尽管我们在有非特异性症状的患者中发现 CA-125 水平的升高可以用来提示需要进一步的检测。决定不在大规模筛查项目中使用 CA-125 的证据主要来自 Buys 及其同事进行的一项随机对照试验(超过 75 000 人),该试验表明,筛查 CA-125 并不能降低卵巢癌死亡率[9]。此外,在试验中接受 CA-125 水平筛查的患者中,有超过 3 000 例假阳性,导致超过 1 000 人接受(不必要的)手术随访[9]。另一项未关注发病率或死亡率的研究探讨了与 CA-125 筛查相关的担忧水平。这项研究表明,与知道正常检测结果的女性相比,知道异常检测结果的女性对患上卵巢癌的担忧程度是前者的两倍以上[10]。研究者由此推论,假阳性检测结果可能会对与卵巢癌发生相关的女性担忧程度产生持久且显著的影响。这两项研究均表明,使用 CA-125 筛查卵巢癌并非没有明显缺陷。然而,尽管存在这些局限性,目前的指南仍建议将检测 CA-125 水平作为提示进一步检测的一种方式:如果血清 CA-125 水平高于 35 U/mL,患者应接受腹部和盆腔超声扫描,以排除卵巢癌的可能性[11]。

如果肿瘤在卵巢外生长(如 II 期或 III 期疾病)则可能出现其他更具体的症状,包括:

(1)性交疼痛。

(2)月经不规则。

(3)不明原因的阴道出血。

(4)下背痛。

(5)小便增多。

(6)腹部肿胀。

如果癌症已扩散至机体的远端器官(如 IV 期疾病),还可能出现如下症状:

(1)恶心和呕吐。

(2)头痛。

(3)呼吸急促。

(4)食欲缺乏。

3.6.3 诊断

如果患者出现饱腹感、腹部不适或腹痛等症状,医生可能会进行检查来确定卵巢中是否有肿胀或肿块。医生还应详细询问病史,以确定患者是否存在任何风险因素(如卵巢癌家族史)或保护性因素(如长期使用避孕药)。之后如果有必要,应检查 CA-125 水平:如果水平高于 35 U/mL,则可使用腹部超声或经阴道超声确定卵巢大小是否正常、质地是否正常及是否存在任何囊肿(图 3.6.1)。

如果发现肿瘤,RMI 评分系统可以用来帮助预测它是否为恶性。自 20 世纪 90 年代初 Jacobs 及其同事首次描述 RMI 以来[12],RMI 已经进行了许多更新,包括 RMI II[13]、RMI III[14] 和 RMI IV 等版本[15]。考虑到这一选择,最近的一项系统性综述讨论了在临床

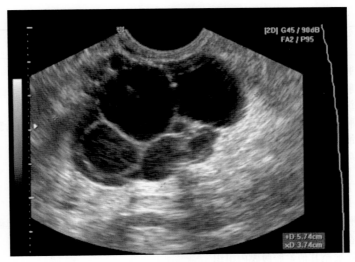

图 3.6.1 经阴道超声显示卵巢囊肿(黑点)。来源: 高等医学教育研究所

实践中应该使用哪一种版本的评分系统,并得出结论,原始 RMI 评分系统(称为 RMI Ⅰ)是预测肿瘤是否为恶性的最有效方法[16]。RMI Ⅰ 的方程式如下:

$$RMI 评分 = 超声评分 × 更年期状态 × CA - 125 水平(U/mL)$$

超声评分是基于超声扫描中是否存在某些特征,包括多腔性囊肿、实性区、转移、腹水或双侧病变。如果这些特征均不存在,则评分为 0;如果有一个特征,则评分为 1;如果存在 2~5 个特征,则评分为 3。如果患者为绝经前,则更年期状态评分为 1;如果为绝经后,则更年期状态评分为 3。在这种情况下,绝经后定义为女性过去 12 个月内没有月经或 50 岁以上的女性接受过子宫切除术。这使得我们有可以计算 RMI 分数的最终元素:CA - 125 水平,其范围可从 0 到数百个单位,在某些情况下可达到数千个单位。相关指南建议,任何 RMI 评分高于 200 的患者应转诊至具有妇科手术专业知识的多学科团队进行进一步讨论,因为任何高于该水平的病例均可提示恶性肿瘤(相对于良性肿瘤)。如果临床表现提示卵巢癌,也应谨慎进行盆腔和腹部 CT 扫描以确定疾病的真实程度。为了确诊卵巢癌,可以使用活检采集组织样本,如果不可行,也可以使用腹腔镜活检。

3.6.4 分期

与我们目前看到的其他癌症的分期不同,卵巢癌的分期通常是基于表 3.6.1 所示的 FIGO 系统①(国际妇产科联盟)[17]。尽管与 FIGO 分期系统相比略有差异,UICC 发布的传统的 TNM 分期系统(表 3.6.2 和表 3.6.3)也可以使用。

---

① 首字母缩写 FIGO 来自法语名字,*Fédération Internationale de Gynecologie et d'Obstétrique*。

表 3.6.1 卵巢癌 FIGO 分期系统

FIGO 分期	描 述
I	肿瘤局限于卵巢
I A	肿瘤局限于一侧卵巢(包膜完整)或输卵管;卵巢或输卵管表面无肿瘤;腹水或腹腔冲洗液中无恶性细胞
I B	肿瘤限于双侧卵巢(包膜完整)或输卵管;卵巢或输卵管表面无肿瘤;腹水或腹腔冲洗液中无恶性细胞
I C	局限于一侧或双侧卵巢或输卵管的 I C 肿瘤,伴有以下任一情况: I C1:手术溢出 I C2:术前包膜破裂或卵巢表面肿瘤 I C3:腹水或腹腔冲洗液中的恶性细胞
II	肿瘤累及一侧或双侧卵巢伴盆腔扩展(骨盆边缘以下)或原发性腹膜癌
II A	在子宫和(或)输卵管、卵巢上有植入物和(或)扩展物
II B	扩展至其他盆腔腹膜内组织
III	肿瘤累及一侧或双侧卵巢,或原发性腹膜癌,细胞学或组织学证实扩散至盆腔外腹膜和(或)转移至腹膜后淋巴结
III A	III A1:仅腹膜后淋巴结阳性(细胞学或组织学证实): III A1(i) 最大尺寸转移不超过 10 mm III A1(ii) 最大尺寸转移超过 10 mm III A2:镜下盆腔外(骨盆边缘上方)腹膜受累,伴或不伴阳性腹膜后淋巴结
III B	肉眼可见腹膜转移,盆腔外最大尺寸不超过 2 cm,伴或不伴腹膜后淋巴结转移
III C	肉眼可见腹膜转移,盆腔外最大尺寸超过 2 cm,伴或不伴腹膜后淋巴结转移(包括肿瘤扩展至肝、脾包膜,无任何器官实质受累)
IV	排除腹膜转移的远处转移
IV A	细胞学呈阳性的胸腔积液
IV B	实质转移和腹腔外器官转移(包括腹股沟淋巴结和腹腔外淋巴结)

表 3.6.2 UICC 提出的卵巢癌 TNM 分期(第七次修订)

TNM 分期	描 述
肿瘤(T)	
Tx	无法评估原发性肿瘤
T0	无原发性肿瘤证据
T1	肿瘤局限于卵巢
T1a	肿瘤局限于一侧卵巢;包膜完整,卵巢表面无肿瘤;腹水或腹腔冲洗液中无恶性细胞
T1b	肿瘤局限于双侧卵巢;包膜完整,卵巢表面无肿瘤;腹水或腹腔冲洗液中无恶性细胞
T1c	肿瘤局限于一侧或双侧卵巢,并伴有以下任一情况:包膜破裂、卵巢表面肿瘤、腹水或腹腔冲洗液中的恶性细胞
T2	肿瘤累及一侧或双侧卵巢并扩展至盆腔
T2a	肿瘤扩展和(或)移植至子宫和(或)输卵管上;腹水或腹腔冲洗液中无恶性细胞
T2b	肿瘤扩展至其他盆腔组织;腹水或腹腔冲洗液中无恶性细胞
T2c	盆腔转移(2a 或 2b),腹水或腹腔冲洗液中有恶性细胞

续 表

TNM 分期	描 述
T3	肿瘤累及一侧或双侧卵巢,经显微镜检查证实骨盆外腹腔转移和(或)区域淋巴结转移
T3a	显微可见骨盆外腹膜转移
T3b	肉眼可见骨盆外腹膜转移,最大尺寸≤2 cm
T3c	腹膜转移,最大尺寸超过 2 cm 和(或)有局部淋巴结转移
淋巴结(N)	
Nx	无法评估区域淋巴结
N0	无区域淋巴结转移
N1	区域淋巴结转移
转移(M)	
M0	无远处转移
M1	远处转移

表 3.6.3　根据 T(肿瘤)、N(淋巴结)和 M(转移)状态得出卵巢癌分期

分　期	肿瘤(T)	淋巴结(N)	转移(M)
ⅠA	T1a	N0	M0
ⅠB	T1b		M0
ⅠC	T1c	N0	M0
ⅡA	T2a		M0
ⅡB	T2b	N0	M0
ⅡC	T2c		M0
ⅢA	T3a	N0	M0
ⅢB	T3b		M0
ⅢC	T3c	N0	M0
ⅢC	Any T		M0
Ⅳ	任意 T	N0	M1
		N0	
		N0	
		N0	
		N0	
		N1	
		任何数量	

注:绿色表示可为患者提供可能的治愈性手术,而红色表示在许多情况下手术将被视为无效。琥珀色表示需要根据具体情况决定是否进行手术。

　　卵巢癌的 5 年生存率如表 3.6.4 所示,如果癌症在早期被发现,患者生存率会更高。这说明了患者接受诊断并尽快接受后续治疗非常重要。

表 3.6.4 上皮性卵巢癌的 5 年生存率(请注意,这些统计是基于旧的 FIGO 分期系统,而不是最新版本)

阶 段	5 年生存率
Ⅰ	90%
Ⅰ A	94%
Ⅰ B	92%
Ⅰ C	85%
Ⅱ	70%
Ⅱ A	78%
Ⅱ B	73%
Ⅲ	39%
Ⅲ A	59%
Ⅲ B	52%
Ⅲ C	39%
Ⅳ	17%

数据来源:数据来自美国癌症协会[18]。

3.6.5 治疗

一旦确诊卵巢癌并进行了分期,下一步就是选择最适合的治疗方法。尽管手术和化疗的具体类型取决于卵巢癌的分期,但手术方法和化疗还是通常用于卵巢癌的治疗。然而,值得注意的是,有些病例在肿瘤能被准确进行分期之前可能有必要进行手术(例如,你仅能确定某种手术干预后腹水或腹腔冲洗液中是否存在恶性细胞)。对于低风险的癌症(根据 FIGO 分期系统定义为Ⅰ A 或Ⅰ B 期),首选治疗方法通常是手术,并根据具体情况决定是否使用辅助化疗。如果可能的话,外科医生将只切除受影响的卵巢和输卵管,保留未受影响的卵巢和子宫,这意味着如果患者愿意,他们仍然可以生育。当癌症为高风险Ⅰ期(根据 FIGO 分期系统定义为Ⅰ C 期)时,建议尽量在手术治疗后的 8 周时间内开始辅助化疗[19]。通常情况下,高风险Ⅰ期卵巢癌的手术方法是切除双侧卵巢、输卵管和子宫(这意味着术后不能再生育),而术后选择的化疗方案是 6 个周期的卡铂。你可能会认为即使这种卵巢癌是低风险的,手术后不进行辅助化疗仍然存在风险。人们这样想完全可以理解,确实很多患者也的确这么理解。这种治疗方法的大部分证据来自 20 世纪 70 年代中期开始的一项临床试验(尽管直到 1990 年才发表),在该临床试验中,一些Ⅰ A 或Ⅰ B 期卵巢癌患者在手术后接受化疗(化疗药为美法仑,不是当前推荐使用的卡铂),而其他患者术后未给予任何化疗。数据显示,中位随访 5 年后,卵巢癌患者组间在无病生存率(91% 与 98%)或总生存率(94% 与 98%)方面无显著差异[20]。最近,Cochrane 的一篇综述认为,尽管尚不清楚低或中等风险女性患者的获益是否与高风险女性患者相同[21],以铂类药物为基础的辅助化疗可有效延长早期上皮性卵巢癌女性患者的生存期。根据该结论，尽管任何决定应该由患者和医护人员来共同制订，并且还应该探索接受或未接受治疗的风险和获益情况，但是低风险卵巢癌患者不即刻进行辅助治疗是合乎情理的。

虽然手术和化疗的使用顺序尚存争议，但是在卵巢癌晚期（根据 FIGO 分期系统一般认为是Ⅱ、Ⅲ、Ⅳ期），手术和化疗也会发挥重要作用。最常见的方法是先进行手术，然后进行化疗。一般来说，手术过程中会尽可能多地切除肿瘤，这个过程被称为肿瘤减灭术。在这种情况下，可选择紫杉醇联合铂类药物（如顺铂或卡铂）或使用铂类药物单药进行化疗。Neijt 及其同事通过研究回答了如何正确使用哪种铂类药物进行化疗的问题，他们开展了一项Ⅲ期研究探索顺铂和紫杉醇的联用相比卡铂和紫杉醇的联用在晚期卵巢癌中的有效性[22]。后经 Cochrane 综述证实[23]，该研究显示，卡铂和紫杉醇联用与顺铂和紫杉醇联用的有效性相当。鉴于此，以及我们在肺癌治疗章节（第 3.4.5 节）中讨论的原因，出于某些实际原因尤其是不良反应特征和给药便利程度，治疗中通常首选卡铂。下一个需要考虑的问题是，我们是否将联合治疗（卡铂和紫杉醇）或单药卡铂作为晚期卵巢癌的一线治疗？在该领域进行的一项临床试验显示，单药顺铂与顺铂和紫杉醇联用相比有相同总生存期，尽管作者的结论是建议联合治疗（即顺铂和紫杉醇），因为其不良反应更少[24]。另一个临床试验，ICON3（国际卵巢肿瘤协作组）证明，单药卡铂和 CAP（环磷酰胺、多柔比星和顺铂）方案治疗晚期卵巢癌的疗效与紫杉醇和卡铂联用相当[25]。该试验得出结论，鉴于较优的安全性和相当的有效性，使用单药卡铂是替代紫杉醇和卡铂联用的合理方案，这一研究结果为晚期卵巢癌的治疗提供了建设性的建议。然而，目前建议将紫杉醇与卡铂联合作为一线治疗，不适合紫杉烷治疗（或专门选择毒性较低方案）的患者应使用单药卡铂来治疗①。

到目前为止，人们还没有考虑使用生物疗法治疗晚期卵巢癌。VEGF 的抑制剂贝伐珠单抗已经与紫杉醇和卡铂一起试用于治疗晚期卵巢癌。研究者得出结论，在紫杉醇和卡铂治疗期间和治疗后 10 个月内使用贝伐珠单抗可延长无进展生存期约 4 个月[26]。然而，许多指南并不认为在紫杉醇和卡铂基础上加用贝伐珠单抗治疗晚期卵巢癌具有成本效益，因此不推荐使用贝伐珠单抗[27]。

如果卵巢癌在化疗后复发，复发的时间是治疗选择的重要考虑因素：如果癌症在化疗 6 个月后复发，则可能需要用卡铂和紫杉醇（或者仅仅是卡铂单药，如果患者最初是使用单药治疗）"再次激发"癌症。事实上，ICON4 试验（与我们上面讨论的 ICON3 试验相反）表明，在治疗后不足 6 个月就复发的晚期卵巢癌患者在无进展生存期方面对卡铂和紫杉醇反应良好[28]。但是，如果癌症在化疗后 6 个月内复发，则使用初始化疗"克服"癌症似乎不合适[29]。在这种情况下，聚乙二醇多柔比星脂质体（PLD）可用作二线治疗[30]，当不适用时，可使用静脉注射托泊替康或口服依托泊苷[31,32]。正如您从参考文献中所看到

---

① 本建议主要基于临床意见，而非高质量证据。

的,我们引用了二线治疗方案,其中许多已相当古老(1994 年和 1997 年),这表明该领域尚未有很大的研究进展。这在某种程度上来说是正确的(特别是关于传统化疗),但我们非常高兴地发现,最近在开发靶向治疗方面取得了重大突破。奥拉帕尼(图 3.6.2)是一种口服活性(ADP -核糖)聚合酶(PARP)①抑制剂,适用于 *BRCA1* 基因或 *BRCA2* 基因突变的复发性铂敏感性卵巢癌患者。

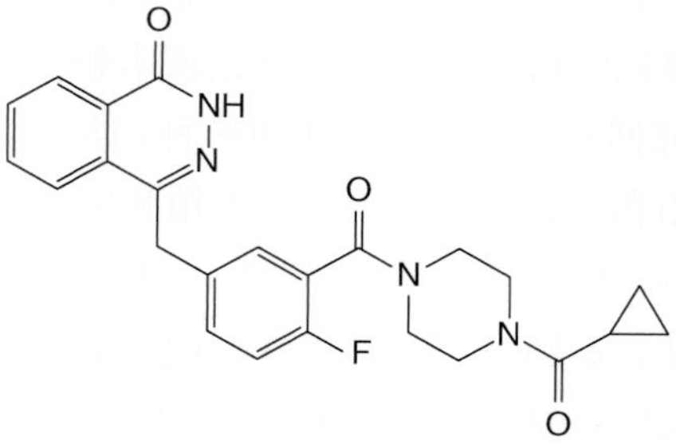

图 3.6.2 PARP 抑制剂奥拉帕尼

奥拉帕尼的有效性研究为一项 Ⅱ 期研究,该研究在晚期铂类药物敏感性卵巢癌患者中比较了奥拉帕尼与常规监测(称为观察和等待策略)[33]。研究数据显示,对于整个人群,奥拉帕尼组的中位无进展生存期为 8.4 个月,常规监测组为 4.8 个月。然而,当仅分析 *BRCA* 基因突变患者时,数据显示奥拉帕尼组的中位无进展生存期为 11.2 个月,安慰剂组为 4.3 个月(显著差异约为 8 个月)。这显然是一个令人兴奋的进展,但是需要更多的研究来确定如何将奥拉帕尼的使用与使用卡铂和紫杉醇再次克服卵巢癌去做比较,或者奥拉帕尼是否可以替代卡铂和紫杉醇作为 *BRCA* 基因突变患者的一线治疗。

参考文献

[1] Ovarian cancer statistics. World Cancer Research Fund International. Available at: http://www. wcrf. org/int/cancer-facts-figures/data-specific-cancers/ovarian-cancer-statistics (accessed 30. 08. 17).

[2] Cancer incidence by world region. Cancer Research UK. Available at: http://www. cancerresearchuk. org/health-professional/cancer-statistics/worldwide-cancer/incidence#heading-Zero (accessed 30. 08. 17).

[3] Cannistra SA. Cancer of the ovary. *N Engl J Med.* 2004, **351**, 2519 – 2529.

[4] Holschneider CH, Berek JS. Ovarian cancer: epidemiology, biology, and prognostic factors. *Semin Surg Oncol.* 2000, **19**, 3 – 10.

[5] What are the risk factors for ovarian cancer? American Cancer Society. Available at: http://www. cancer. org/cancer/ovariancancer/detailedguide/ovarian-cancer-risk-factors (accessed 30. 08. 17).

[6] Ingham SL, Warwick J, Buchan I, Sahin S, O'Hara C, *et al.* Ovarian cancer among 8,005 women from a breast cancer family history clinic: no increased risk of invasive ovarian cancer in families testing negative for BRCA1 and BRCA2. *J Med Genet.* 2013, **50**, 368 – 372.

[7] Mavaddat N, Peock S, Frost D, Ellis S, Platte R, *et al.*; EMBRACE. Cancer risks for BRCA1 and

---

① *BRCA1* 基因或 *BRCA2* 基因突变的癌症通常过度依赖 PARP DNA 修复蛋白。

BRCA2 mutation carriers: results from prospective analysis of EMBRACE. *J Natl Cancer Inst*. 2013, **105**, 812 – 822.

[8] Beral V; Million Women Study Collaborators, Bull D, Green J, Reeves G. Ovarian cancer and hormone replacement therapy in the Million Women Study. *Lancet*. 2007, **369**, 1703 – 1710.

[9] Buys SS, Partridge E, Black A, Johnson CC, Lamerato L, *et al*.; PLCO Project Team. Effect of screening on ovarian cancer mortality: the Prostate, Lung, Colorectal and Ovarian (PLCO) Cancer Screening Randomized Controlled Trial. *JAMA*. 2011, **305**, 2295 – 2303.

[10] Andersen MR, Drescher CW, Zheng Y, Bowen DJ, Wilson S, *et al*. Changes in cancer worry associated with participation in ovarian cancer screening. *Psychooncology*. 2007, **16**, 814 – 820.

[11] Ovarian cancer: recognition and initial management. National Institute for Health and Care Excellence. Available at: https://www. nice. org. uk/guidance/CG122 (accessed 30. 08. 17).

[12] Jacobs I, Oram D, Fairbanks J, Turner J, Frost C, *et al*. A risk of malignancy index incorporating CA 125, ultrasound and menopausal status for the accurate preoperative diagnosis of ovarian cancer. *Br J Obstet Gynaecol*. 1990, **97**, 922 – 929.

[13] Tingulstad S, Hagen B, Skjeldestad FE, Onsrud M, Kiserud T, *et al*. Evaluation of a risk of malignancy index based on serum CA125, ultrasound findings and menopausal status in the pre-operative diagnosis of pelvic masses. *Br J Obstet Gynaecol*. 1996, **103**, 826 – 831.

[14] Tingulstad S, Hagen B, Skjeldestad FE, Halvorsen T, Nustad K, *et al*. The risk-of-malignancy index to evaluate potential ovarian cancers in local hospitals. *Obstet Gynecol*. 1999, **93**, 448 – 452.

[15] Torres JC, Derchain SF, Faundes A, Gontijo RC, Martinez EZ, *et al*. Risk-of-malignancy index in preoperative evaluation of clinically restricted ovarian cancer. *Sao Paulo Med J*. 2002, **120**, 72 – 76.

[16] Geomini P, Kruitwagen R, Bremer GL, Cnossen J, Mol BW. The accuracy of risk scores in predicting ovarian malignancy: a systematic review. *Obstet Gynecol*. 2009, **113**, 384 – 394.

[17] Prat J; FIGO Committee on Gynecologic Oncology. Staging Classification for Cancer of the Ovary, Fallopian Tube, and Peritoneum: Abridged Re-publication of Guidelines From the International Federation of Gynecology and Obstetrics (FIGO). *Obstet Gynecol*. 2015, **126**, 171 – 174.

[18] Survival rates for ovarian cancer, by stage. American Cancer Society. Available at: http://www. cancer. org/cancer/ovariancancer/detailedguide/ovarian-cancer-survival-rates (accessed 30. 08. 17).

[19] Epithelial Ovarian Cancer. Section 5: Chemotherapy. Scottish Intercollegiate Guidelines Network. Available at: http://www. sign. ac. uk/guidelines/fulltext/75/section5. html (accessed 30. 08. 17).

[20] Young RC, Walton LA, Ellenberg SS, Homesley HD, Wilbanks GD, *et al*. Adjuvant therapy in stage I and stage II epithelial ovarian cancer. Results of two prospective randomized trials. *N Engl J Med*. 1990, **322**, 1021 – 1027.

[21] Lawrie TA, Winter-Roach BA, Heus P, Kitchener HC. Adjuvant (post-surgery) chemotherapy for early stage epithelial ovarian cancer. *Cochrane Database Syst Rev*. 2015, (**12**), CD004706.

[22] Neijt JP, Engelholm SA, Tuxen MK, Sorensen PG, Hansen M, *et al*. Exploratory phase III study of paclitaxel and cisplatin versus paclitaxel and carboplatin in advanced ovarian cancer. *J Clin Oncol*. 2000, **18**, 3084 – 3092.

[23] Stewart L; Advanced Ovarian Cancer Trialists Group. Chemotherapy for advanced ovarian cancer. Advanced Ovarian Cancer Trialists Group. *Cochrane Database Syst Rev*. 2000, (2), CD001418.

[24] Muggia FM, Braly PS, Brady MF, Sutton G, Niemann TH, *et al*. Phase III randomized study of cisplatin versus paclitaxel versus cisplatin and paclitaxel in patients with suboptimal stage III or IV ovarian cancer: a gynecologic oncology group study. *J Clin Oncol*. 2000, **18**, 106 – 115.

[25] International Collaborative Ovarian Neoplasm Group. Paclitaxel plus carboplatin versus standard

chemotherapy with either single-agent carboplatin or cyclophosphamide, doxorubicin, and cisplatin in women with ovarian cancer: the ICON3 randomised trial. *Lancet*. 2002, **360**, 505 – 515.

[26] Burger RA, Brady MF, Bookman MA, Fleming GF, Monk BJ, *et al.*; Gynecologic Oncology Group. Incorporation of bevacizumab in the primary treatment of ovarian cancer. *N Engl J Med*. 2011, **365**, 2473 – 2483.

[27] National Institute for Health and Care Excellence. Bevacizumab in combination with paclitaxel and carboplatin for first-line treatment of advanced ovarian cancer. Available at: https://www. nice. org. uk/guidance/ta284/resources/bevacizumab-in-combination-with-paclitaxel-and-carboplatin-for-firstline-treatment-of-advanced-ovarian-cancer – 82600672924357 (accessed 30. 08. 17).

[28] Parmar MK, Ledermann JA, Colombo N, du Bois A, Delaloye JF, *et al.*; ICON and AGO Collaborators. Paclitaxel plus platinum-based chemotherapy versus conventional platinum-based chemotherapy in women with relapsed ovarian cancer: the ICON4/AGO-OVAR – 2. 2 trial. *Lancet*. 2003, **361**, 2099 – 2106.

[29] Blackledge G, Lawton F, Redman C, Kelly K. Response of patients in phase II studies of chemotherapy in ovarian cancer: implications for patient treatment and the design of phase II trials. *Br J Cancer*. 1989, **59**, 650 – 653.

[30] Gordon AN, Fleagle JT, Guthrie D, Parkin DE, Gore ME, *et al.* Recurrent epithelial ovarian carcinoma: a randomized phase III study of pegylated liposomal doxorubicin versus topotecan. *J Clin Oncol*. 2001, **19**, 3312 – 3322.

[31] ten Bokkel Huinink W, Gore M, Carmichael J, Gordon A, Malfetano J, *et al.* Topotecan versus paclitaxel for the treatment of recurrent epithelial ovarian cancer. *J Clin Oncol*. 1997, **15**, 2183 – 2193.

[32] Seymour MT, Mansi JL, Gallagher CJ, Gore ME, Harper PG, *et al.* Protracted oral etoposide in epithelial ovarian cancer: a phase II study in patients with relapsed or platinum-resistant disease. *Br J Cancer*. 1994, **69**, 191 – 195.

[33] Ledermann J, Harter P, Gourley C, Friedlander M, Vergote I, *et al.* Olaparib maintenance therapy in patients with platinum-sensitive relapsed serous ovarian cancer: a pre-planned retrospective analysis of outcomes by BRCA status in a randomised phase 2 trial. *Lancet Oncol*. 2014, **15**, 852 – 861.

3.7 胰腺癌

<table>
<tr><td>要点</td></tr>
<tr><td>

（1）胰腺癌主要分为两类：外分泌胰腺癌和内分泌胰腺癌。外分泌胰腺癌最常见。内分泌胰腺癌由于产生过多的激素，会表现出不寻常的临床症状。

（2）外分泌胰腺癌的预后较差，5 年生存率低于 5%。内分泌胰腺癌生存率高于外分泌胰腺癌。

（3）晚期外分泌胰腺癌的主要治疗药物是吉西他滨。治疗内分泌胰腺癌则使用含链脲佐菌素的联合方案。

</td></tr>
</table>

3.7.1 流行病学

胰腺癌在全球最常见的癌症中位列第 13 位，约占所有确诊癌症的 2%（约 28 万例）[1]。发病率最高的地区为中欧和东欧，而亚洲和非洲的发病率最低[2]。胰腺癌在男性中的发病率略高于女性。最近的一项研究估计，英国男性一生中罹患胰腺癌的风险为 1/73，女性为 1/74[2]。正如在其他癌症中所观察到的那样，胰腺癌发病率随着年龄的增长而增加，大约 75% 的胰腺癌病例发生在 65 岁以上的患者中[2]。

胰腺癌的预后较差，5 年生存率低于 5%。虽然胰腺癌在癌症确诊病例中位列全球第 13 位，但其在癌症相关死亡病例中位列第 8 位[3]。大多数患者会在确诊后 1 年内死亡，遗憾的是，与其他癌症不同，胰腺癌治疗统计数据显示多年来并没有真正改善。这导致了一些癌症慈善机构竞相投入更多的资金来研究治疗胰腺癌的新疗法。由于预后不良，多年来胰腺癌夺去了许多人的生命，其中包括帕特里克·斯韦兹（Patrick Swayze）[他因在电影《辣身舞》（*Dirty Dancing*）中饰演约翰尼·卡斯尔而闻名]、卢西亚诺·帕瓦罗蒂（Luciano Pavarotti）（意大利歌剧歌手）和史蒂夫·乔布斯（Steve Jobs）（苹果公司 CEO）。

Anticancer Therapeutics: From Drug Discovery to Clinical Applications, First Edition.
Adam Todd, Paul W. Groundwater and Jason H. Gill.
© 2018 John Wiley & Sons Ltd. Published 2018 by John Wiley & Sons Ltd.

胰腺癌分为不同种类,但在我们开始讨论之前,有必要重新回顾一下胰腺的生理功能,以帮助理解其中主要的差异。胰腺是一个腺体器官,位于腹膜后,分为内分泌部分和外分泌部分。外分泌部分负责分泌含有消化酶的胰液,辅助食物消化;内分泌部分负责产生激素(如胰岛素和胰高血糖素),这些激素参与调节葡萄糖代谢。最常见的胰腺肿瘤是腺癌,起源于胰腺外分泌部分(具体而言,大部分起源于胰管,胰管负责将胰液分泌到胆管);腺癌占了外分泌胰腺癌病例的95%。其他少见的外分泌胰腺癌包括腺泡细胞癌、巨细胞瘤和腺鳞癌[4-6]。

与外分泌胰腺癌相比,内分泌胰腺癌较少见;大多为良性,偶见恶性。由于内分泌胰腺癌发生在胰腺产生激素的部分,有时会有过量激素产生,导致患者出现特别的症状。例如,胰高血糖素瘤(α_2 胰岛细胞肿瘤)会产生过量的胰高血糖素,导致患者出现糖尿病症状。其他类型的产生激素的肿瘤包括胃泌素瘤(产生过量胃泌素)、胰岛素瘤(产生过量胰岛素)、血管活性肠肽瘤(产生过量血管活性肠肽)和生长抑素瘤(产生过量生长抑素)。产生激素的内分泌肿瘤被称为功能性肿瘤;不产生激素的内分泌肿瘤被称为非功能性肿瘤。内分泌胰腺癌的治疗与外分泌胰腺癌不同,预后往往较好[7],这就是为什么确定患者患有何种类型的胰腺癌非常重要,以便于提供正确和适当的建议和治疗方案。

3.7.2 症状

胰腺癌的临床症状因肿瘤类型(外分泌或内分泌)和肿瘤部位(胰头、胰体或胰尾)而异。然而,在许多情况下,大多数症状是不明显的也是非特异性的,这也是为什么胰腺癌直到晚期才被诊断的原因之一。这些非特异性症状包括食欲缺乏、不明原因的体重减轻和恶心。位于胰头部的肿瘤会阻塞胰腺内胆管,引起阻塞性胆汁淤积,进一步引起胆红素蓄积并导致黄疸(图3.7.1)。

胰腺体、尾部的肿瘤,常表现为非特异性疼痛,如从胃部开始并辐射至背部的钝痛。胰腺癌疼痛的存在与转移性疾病和手术后预后不良相关[8]。胰腺癌患者也可能出现血糖异常,因此,如果老年患者出现糖尿病合并腹痛或近期体重减轻的体征和症状,应考虑患胰腺癌的可能[9]。

鉴于胰腺癌(尤其是外分泌胰腺癌)的不良预后,早期疾病检测方法的开发是一个热点。如果这种疾病在早期被发现,手术切除是可能的,这可以为患者带来更好的预后。例如,一项研究调查了可被手术切除的小肿瘤患者(<1 cm)的预后,显示5年生存率为57%[10]。与胰腺癌的5年生存率(目前低于5%)相比,早期患者的积极结果提示我们尽早诊断这种疾病是多么重要。然而,不幸的是,与其他一些癌症不同,没有一种生物标志物具有足够的灵敏度和特异性,可以用来对人群进行大规模筛查。CA 19-9(糖类抗原19-9)是1981年首次在结直肠癌和胰腺癌患者中发现的肿瘤相关抗原,学者们对应用CA 19-9进行筛查的可能性进行了一些研究[11]。但是,美国临床肿瘤学会目前不建议在

(a)

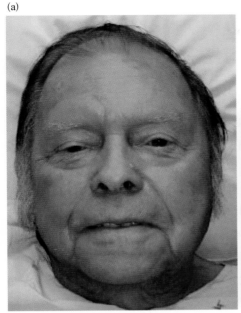

(b)

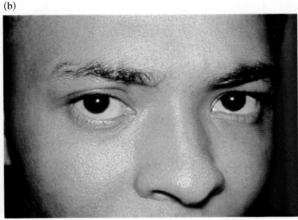

图 3.7.1　可能由胰腺癌引起的黄疸。注意（b）图像的黄色巩膜（https：//en. wikipedia. org/wiki/Jaundice，https：//phil. cdc. gov/phil/details. asp）

常规胰腺癌筛查中检测 CA 19 - 9[12]，因为其特异性和敏感性均不足以支持准确的胰腺癌诊断。换言之，可能存在 CA 19 - 9 水平未升高的胰腺癌患者（假阴性），或 CA 19 - 9 水平升高但没有胰腺癌的患者（假阳性）。如果胰腺癌患者检测到 CA 19 - 9，则有时可用于确定患者对化疗的应答程度及是否应继续使用该方案。显然，考虑到胰腺癌的预后极差，这种疾病的早期诊断和相关的生物标志物应该是未来研究的重点；希望在得到充分支持的情况下，能够在早期诊断这种恶性疾病方面取得进展，从而使患者获得更好的治疗。

　　到目前为止，我们所关注的临床表现主要与外分泌胰腺癌相关，但是，正如我们在第 3.7.1 节中所讨论的，功能性内分泌胰腺癌通常伴有额外的、可能不常见的临床症状。主要结果总结于表 3.7.1。

表 3.7.1　与功能性内分泌胰腺肿瘤相关的体征和症状

内分泌胰腺癌	过度分泌激素	体 征 和 症 状
胰岛素瘤	胰岛素	低血糖（通常低于 2 mmol/L），可引起意识模糊、出汗、虚弱、疲劳和饥饿
血管活性肠肽瘤	血管活性肠肽	重度腹泻（患者可能每天排便超过 20 次，每日排便量超过 3 L）、低钾血症和肌无力
胰高血糖素瘤	胰高血糖素	高血糖引起糖尿病症状，包括烦渴、多尿、疲劳和视物模糊
生长抑素瘤	生长抑素	腹泻、脂肪泻、黄疸和糖尿病
胃泌素瘤	胃泌素	胃内胃泌素亢进，引起消化不良、腹痛、恶心和呕吐

3.7.3 诊断

鉴于胰腺癌的不良预后(在下一节讨论分期时会更详细展开),癌症检测中使用的成像技术一直在不断进步,以提高诊断的效率。胰腺癌的诊断过程相当复杂且包括几个步骤,最后才能确定最合适的治疗方案。治疗方案通常是手术切除(有可能治愈)或化疗(姑息性、以延长生命为目的)。在某些情况下,会在手术前或手术后给予化疗,以提高生存率。

诊断的第一步是检测胰腺肿瘤的存在;随着最近成像技术的进步,现在可以检测到体积更小的肿瘤。由于肿瘤大小是决定是否可手术切除的主要因素,因此检测体积较小的肿瘤对生存率有积极影响。例如,一项研究表明,小于 2 cm 的肿瘤高达 83% 的病例可以通过手术切除,相比之下,大于 3 cm 的肿瘤只有 7% 的病例可以手术切除[13]。

如果患者出现腹痛或黄疸(胰腺癌的典型症状),腹部超声检查通常是确定病因的首选方法;超声具有非侵入性和低成本的优势,是诊断首选[14]。超声显示低回声肿块、胰管扩张或胆总管扩张则提示胰腺肿瘤的可能。大多数胰腺肿瘤,包括内分泌肿瘤和外分泌肿瘤,在超声上均表现为胰腺的低回声区①。因此,超声的一个明显缺点在于超声不能区分不同类型的胰腺肿瘤。其另一个不足是使用该技术时,测试的灵敏度高度依赖操作者;另外,肠道气体和脂肪含量也会影响检测结果。正因如此,超声对于胰腺癌的初步筛查是一个有用的筛查工具,随后一般会采用其他技术进行更准确的诊断,如 CT。CT 是用于检测胰腺癌的最常见的成像技术之一;它具有高度的敏感性,与在其他癌症中一样,CT 也可用于确定胰腺癌的分期。最近,多排螺旋 CT(multi-detector spiral CT,MDCT)技术取得进步,相较早期 CT 技术,MDCT 可获得更高的图像分辨率和更快的图像采集;MDCT 是更好的肿瘤可视化工具,提高了肿瘤检测的效率。

如果 CT 依旧不能确诊(即不能做出明确诊断),MRI 是另一种可用于帮助确定患者是否患有胰腺肿瘤的技术。该技术具有与 CT 扫描相似的灵敏度,但可以更好地发现胰腺囊性病变,这可提供进一步的证据以支持胰腺癌的诊断。除了这些扫描技术外,如果怀疑神经内分泌肿瘤,还需要进行血液学检查,以检测激素水平是否升高;这可提供关于肿瘤类型的线索(如第 3.7.2 节所述,胰岛素瘤产生了过量的胰岛素,胰高血糖素瘤产生了过量的胰高血糖素等)。

一旦确诊胰腺肿瘤,确定其是良性还是恶性就非常重要,因为这将影响治疗方案选择。显然,这不能通过成像技术直接完成,但某些技术可以帮助确定肿瘤的组织学类型。腔内超声检查(endoluminal ultrasonography,EUS)就是这样一种技术,含有超声探头的内

---

① 低回声区代表超声图像中的一个区域,反射的回声比周围区域少或弱。在超声扫描的可视化图像中,该区域看起来比正常情况下更暗。

镜通过患者口腔朝向胃部。探头紧邻胰腺,因此在确定小肿瘤方面高度灵敏(比常规超声扫描更灵敏)。EUS 也可以用于在肿瘤中引导活检,称为 EUS 引导的细针穿刺活检。这是胰腺肿瘤活检的一种方法;其他方法包括内镜逆行胰胆管造影(endoscopic retrograde cholangiopancreatography,ERCP)和腹腔镜检查[15]。

3.7.4 分期

与我们已经讨论过的其他肿瘤一样,肿瘤 TNM 分期系统也适用于胰腺癌的分期。与使用 TNM 分期系统的其他癌症相同,需要把这 3 个参数结合起来为胰腺癌分期,可分为 Ⅰ~Ⅳ期,如表 3.7.2 所示。胰腺癌按照这个方法分期,可以帮助临床医生选择最佳的治疗方案。更重要的是,分期结果将决定治疗是以治愈为目的还是以姑息为目的。

表 3.7.2 UICC 提出的胰腺癌 TNM 分期(第七次修订版)

TNM 分期	
肿瘤(T)	
Tx	无法评估原发性肿瘤
T0	无原发性肿瘤证据
Tis	原位癌
T1	肿瘤局限于胰腺,最大尺寸≤2 cm
T2	肿瘤局限于胰腺,最大尺寸超过 2 cm
T3	肿瘤延伸至胰腺以外,但未累及腹腔干或肠系膜上动脉
T4	肿瘤累及腹腔干或肠系膜上动脉
淋巴结(N)	
Nx	无法评估局部淋巴结
N0	无局部淋巴结转移
N1	局部淋巴结转移
转移(M)	
M0	无远处转移
M1	远处转移

如表 3.7.3 所示,分期为 ⅠA 期的肿瘤可以手术切除①,患者可能有最佳的生存获益,而对于Ⅳ期癌症,手术可能是徒劳的;在这种情况下,患者可接受姑息性化疗。然而,不幸的是,所有胰腺癌病例中只有 10%~20% 的病例适合手术[16],确诊即为晚期的癌症无法手术切除。正如所料,癌症的分期对 5 年生存率有重要影响,表 3.7.4 总结了外分泌胰腺癌和内分泌胰腺癌的 5 年生存率。可以看到,5 年生存率随着癌症分期的增加而降低。该

---

① Whipple 手术是治疗胰头癌最常用的外科技术之一。该手术还可切除胆囊、部分胃和十二指肠。美国外科医生 Allen Whipple 开发了这项技术,因此以他的名字命名。

表还表明,与外分泌胰腺癌相比,内分泌胰腺癌的生存率显然更高。由于内分泌胰腺癌比较罕见,很难获得 5 年生存率的准确估计值;因此,我们将 ⅠA、ⅠB 期和 ⅡA、ⅡB 期癌症的生存率相加。

表 3.7.3 根据 T(肿瘤)、N(淋巴结)和 M(转移)状态得出的胰腺癌分期

分　期	肿瘤(T)	淋巴结(N)	转移(M)
ⅠA	T1	N0	M0
ⅠB	T2	N0	M0
ⅡA	T3	N0	M0
ⅡB	T1,T2,T3	N1	M0
Ⅲ	T4	任何 N	M0
Ⅳ	任何 T	任何 N	M1

注:绿色表示可为患者提供可能的治愈性手术,而红色表示在手术在多数情况下是无效的。琥珀色表示无法直接判断,将根据具体情况决定是否进行手术。

表 3.7.4 胰腺癌 5 年生存率

阶　段	5 年生存率(外分泌胰腺癌)	5 年生存率(内分泌)
ⅠA	14%	61%
ⅠB	12%	
ⅡA	7%	51%
ⅡB	5%	
Ⅲ	3%	41%
Ⅳ	1%	15%

资料来源:美国癌症协会[17]。

3.7.5 治疗

正如我们已经讨论过,为了给患者带来最好的临床获益,只要有可能,肿瘤将通过手术切除。不幸的是,由于大多数胰腺肿瘤直到晚期才被发现,手术方案往往不可行。在这种情况下,化疗只能用来延长生命,而不是以治愈为目的。

晚期胰腺癌的主要化疗药物是单药吉西他滨。1997 年,Burris 及其同事首次发表了临床试验结果证明该药物的疗效[18]。在此之前,化疗的最佳选择尚不清楚,许多化疗药物对减轻疾病相关症状或增加生存期的作用极小。Burris 及其同事进行的试验使用 5 - FU 作为对照药物,这并不是因为 5 - FU 有治疗疾病的疗效,根据笔者的说法,是因为 5 - FU"耐受性良好"且"易于给药"[18]。笔者还在其原始报道中指出,"参与临床试验的大多数研究者认为使用安慰剂作为对照是不可接受的"。这一声明表明,在当时,晚期胰腺癌

的治疗方案严重匮乏且缺少强有力的循证基础。试验结果显示,在接受吉西他滨治疗的患者中,23.8%的患者出现临床获益反应,而接受 5 - FU 治疗的患者中仅 4.8%的患者出现临床获益反应。临床获益定义为疼痛减轻、体力状态改善或体重增加。更值得注意的是,吉西他滨治疗组患者的 12 个月生存率为 18%,而对照组则为 2%。当时,这代表了晚期胰腺癌治疗的重大突破。

吉西他滨单药治疗的成功促使全球的研究小组考虑添加其他化疗药物,以确定临床获益和生存期是否能得到进一步改善。Cunningham 及其同事开展了一项临床研究,将单药吉西他滨与吉西他滨联合卡培他滨(一种被称为 GemCap 的治疗方案)进行了比较。研究表明,与单药吉西他滨相比,GemCap 可改善缓解率和延长无进展生存期[19]。该小组还对所有其他试验进行了荟萃分析,得出的结论为 GemCap 在改善总生存期方面优于单药吉西他滨。使用 GemCap 替代单药吉西他滨的唯一不足是,GemCap 方案的不良反应发生率较高;在接受 GemCap 治疗的患者中,手足综合征和中性粒细胞减少等不良反应更常见[19]。这种情况与 FOLFIRINOX① 方案相似;与单药吉西他滨相比,FOLFIRINOX 方案的总生存期更长(11.1 个月与 6.8 个月),但不良反应也增加,包括发热性中性粒细胞减少、血小板减少、腹泻和感觉神经病变[20]。您可能认为在治疗晚期胰腺癌时,FOLFIRINOX 方案和 GemCap 在某种程度上已经超过了单药吉西他滨。然而,遗憾的是,事实并非如此:大多数晚期胰腺癌患者的体能状态较差,并且由于联合方案的毒性增加而无法耐受联合治疗,因而只能接受吉西他滨单药治疗。

到目前为止,在本节中,我们主要讨论了外分泌胰腺癌(其中最常见的是腺癌)的化疗。然而,正如我们所知,还有其他形式的胰腺癌,如相比于外分泌胰腺癌更为罕见的内分泌胰腺癌。治疗内分泌胰腺癌的一个重大挑战是,其由于罕见性很难进行足够有力的临床试验来确定哪种化疗是最合适的。因此,与外分泌胰腺癌相比,内分泌胰腺癌的治疗策略通常是基于不太可靠的证据,因为典型的内分泌胰腺癌临床试验仅包含数十名患者(或某些情况下的单个病例研究),而非数以万计的患者。其中一个例子是 Murray - Lyon 及其同事发表的案例研究,该研究报道了内分泌胰腺癌对化疗的响应[21]。这项发表在《柳叶刀》杂志上的研究描述了恶性胰岛细胞瘤对链脲佐菌素的良好响应。研究表明,给予链脲佐菌素后,患者症状改善,肿瘤产生的激素减少[21]。自这篇开创性的研究发表以来,已经有许多研究探索了链脲佐菌素联合其他化疗药物以进一步改善患者预后的可能性。例如,有研究表明,与单用链脲佐菌素相比,链脲佐菌素联合 5 - FU 可改善缓解率且显示出生存优势[22]。时至今日(注意起始试验是在 20 世纪 80 年代进行的),该联合化疗方案在临床上仍用于治疗内分泌胰腺癌。一些癌症中心经常用可口服的前体药物卡培他滨替代 5 - FU,因为前者耐受性更好、患者依从性更高。其他的链脲佐菌素联合化疗方案也被用于治疗内分泌胰腺癌。例如,有研究表明,与链脲佐菌素联合 5 - FU 相比,链脲佐

---

① FOLFIRINOX 方案包含亚叶酸(甲酰四氢叶酸的别名)、5 - FU、伊立替康和奥沙利铂。

菌素联合多柔比星可以给患者带来更好的获益,但同时也伴随着毒性风险的增加;链脲佐菌素和多柔比星联合方案报告了更高的骨髓抑制、呕吐、肾毒性和心脏毒性发生率[23]。直到最近,这些联合化疗方案还是唯一公认的治疗内分泌胰腺癌的手段。然而,现在已有证据表明,靶向治疗药物舒尼替尼在治疗内分泌胰腺癌方面也有效[24]。由于这是一种靶向药物,理论上毒性应比传统的含链脲佐菌素的治疗方案低。舒尼替尼已被获批用于治疗晚期内分泌胰腺癌。尽管舒尼替尼治疗内分泌胰腺癌的确切作用尚未通过两种方案的临床比较所证实,但舒尼替尼还是为临床医生提供了一种对含链脲佐菌素方案的替代方案。

到目前为止,我们只讨论了在不能手术切除肿瘤的情况下使用化疗。在实际应用中,联合使用两种手段(手术和化疗)通常可以获得良好的效果。来自名为欧洲胰腺癌研究小组1(ESPAC-1)的临床试验的数据首次证明了这一点[25]。这项工作表明,如果患者在胰腺导管腺癌手术切除后接受5-FU治疗,5年生存率显著高于未接受5-FU治疗的患者(21%与8%)[25]。另一临床试验ESPAC-3①表明,术后给予5-FU与给予吉西他滨的疗效相似[26]。术后化疗使患者获益的原因可能是化疗杀死了手术残留的癌细胞,从而降低了癌症复发的概率。

参考文献

[1] World Cancer Research International. Pancreatic Cancer Statistics. Available at: http://www.wcrf.org/cancer_statistics/data_specific_cancers/pancreatic_cancer_statistics.php (accessed 31.08.17).

[2] Cancer Research UK. Pancreatic Cancer Statistics. Available at: http://www.cancerresearchuk.org/cancer-info/cancerstats/types/pancreas/incidence/uk-pancreatic-cancer-incidence-statistics (accessed 31.08.17).

[3] Cancer Research UK. World Cancer Statistics. Available at: http://www.cancerresearchuk.org/health-professional/cancer-statistics/worldwide-cancer (accessed 31.08.17).

[4] Kitagami H, Kondo S, Hirano S, Kawakami H, Egawa S, et al. Acinar cell carcinoma of the pancreas: clinical analysis of 115 patients from the Pancreatic Cancer Registry of Japan Pancreas Society. *Pancreas*. 2007, **35**, 42-46.

[5] Moore JC, Bentz JS, Hilden K, Adler DG. Osteoclastic and pleomorphic giant cell tumors of the pancreas: A review of clinical, endoscopic, and pathologic features. *World J Gastrointest Endosc*. 2010, **2**, 15-19.

[6] Boyd CA, Benarroch-Gampel J, Sheffield KM, Cooksley CD, Riall TS. 415 patients with adenosquamous carcinoma of the pancreas: a population-based analysis of prognosis and survival. *J Surg Res*. 2012, **174**, 12-19.

[7] American Cancer Society. Pancreatic cancer. Available at: http://www.cancer.org/cancer/pancreaticcancer/detailedguide/pancreatic-cancer-what-is-pancreatic-cancer (accessed 31.08.17).

[8] Kelsen DP, Portenoy R, Thaler H, Tao Y, Brennan M. Pain as a predictor of outcome in patients with operable pancreatic carcinoma. *Surgery*. 1997, **122**, 53-59.

---

① 目前正在进行的另一项试验称为 ESPAC-4,旨在比较吉西他滨单药与吉西他滨联合卡培他滨用于术后胰腺癌的疗效。

［9］ Hidalgo M. *Pancreatic Cancer.* N Engl J Med. 2010, **362**, 1605 − 1617.

［10］ Ishikawa O, Ohigashi H, Imaoka S, Nakaizumi A, Uehara H, et al. Minute carcinoma of the pancreas measuring 1 cm or less in diameter — collective review of Japanese case reports. *Hepatogastroenterology.* 1999, **46**, 8 − 15.

［11］ Koprowski H, Herlyn M, Steplewski Z, Sears HF. Specific antigen in serum of patients with colon carcinoma. *Science.* 1981, **212**, 53 − 55.

［12］ Locker GY, Hamilton S, Harris J, Jessup JM, Kemeny N, et al. ASCO 2006 update of recommendations for the use of tumor markers in gastrointestinal cancer. *J Clin Oncol.* 2006, **24**, 5313 − 5327.

［13］ Agarwal B, Correa AM, Ho L. Survival in pancreatic carcinoma based on tumor size. *Pancreas.* 2008, **36**, e15 − 20.

［14］ Miura F, Takada T, Amano H, Yoshida M, Furui M, Takeshita K. Diagnosis of pancreatic cancer. *HPB (Oxford).* 2006, **8**, 337 − 342.

［15］ Tummala P, Junaidi O, Agarwal B. Imaging of pancreatic cancer: An overview. *J Gastrointest Oncol.* 2011, **2**, 168 − 174.

［16］ Chari ST. Detecting early pancreatic cancer — problems and prospects. *Semin Oncol.* 2007, **34**, 284 − 294.

［17］ Pancreatic cancer survival rates, by stage. American Cancer Society. Available at: http://www. cancer. org/cancer/pancreaticcancer/detailedguide/pancreatic-cancer-survival-rates (accessed 31. 08. 17).

［18］ Burris HA 3rd, Moore MJ, Andersen J, Green MR, Rothenberg ML, et al. Improvements in survival and clinical benefit with gemcitabine as first-line therapy for patients with advanced pancreas cancer: a randomized trial. *J Clin Oncol.* 1997, **15**, 2403 − 2413.

［19］ Cunningham D, Chau I, Stocken DD, Valle JW, Smith D, et al. Phase III randomized comparison of gemcitabine versus gemcitabine plus capecitabine in patients with advanced pancreatic cancer. *J Clin Oncol.* 2009, **27**, 5513 − 5518.

［20］ Conroy T, Desseigne F, Ychou M, Bouché O, Guimbaud R, et al.; Groupe Tumeurs Digestives of Unicancer; PRODIGE Intergroup. FOLFIRINOX versus gemcitabine for metastatic pancreatic cancer. *N Engl J Med.* 2011, **364**, 1817 − 1825.

［21］ Murray-Lyon IM, Eddleston AL, Williams R, Brown M, Hogbin BM, et al. Treatment of multiple-hormone-producing malignant islet-cell tumour with streptozotocin. *Lancet.* 1968, **292**, 895 − 898.

［22］ Moertel CG, Hanley JA, Johnson LA. Streptozocin alone compared with streptozocin plus fluorouracil in the treatment of advanced islet-cell carcinoma. *N Engl J Med.* 1980, **303**, 1189 − 1194.

［23］ Moertel CG, Lefkopoulo M, Lipsitz S, Hahn RG, Klaassen D. Streptozocin-doxorubicin, streptozocin-fluorouracil or chlorozotocin in the treatment of advanced islet-cell carcinoma. *N Engl J Med.* 1992, **326**, 519 − 523.

［24］ Raymond E, Dahan L, Raoul JL, Bang YJ, Borbath I, et al. Sunitinib malate for the treatment of pancreatic neuroendocrine tumors. *N Engl J Med.* 2011, **364**, 501 − 513.

［25］ Neoptolemos JP, Stocken DD, Friess H, Bassi C, Dunn JA, et al.; European Study Group for Pancreatic Cancer. A randomized trial of chemoradiotherapy and chemotherapy after resection of pancreatic cancer. *N Engl J Med.* 2004, **350**, 1200 − 1210.

［26］ Neoptolemos JP, Stocken DD, Bassi C, Ghaneh P, Cunningham D, et al.; European Study Group for Pancreatic Cancer. Adjuvant chemotherapy with fluorouracil plus folinic acid vs gemcitabine following pancreatic cancer resection: a randomized controlled trial. *JAMA.* 2010, **304**, 1073 − 1081.

3.8　前列腺癌

关键点

（1）前列腺特异性抗原（prostate specific antigen，PSA）检测和直肠指检（digital rectal examination，DRE）是患者出现前列腺癌症状时使用的初始检测。

（2）Gleason 量表用于确定不同肿瘤细胞如何从正常前列腺细胞而来。原发性和继发性肿瘤细胞根据 Gleason 评分分级，Gleason 评分相加后，评分较高的前列腺癌往往更具侵袭性，预后较差。

（3）主动监测、雄激素剥夺治疗（androgen deprivation therapy，ADT）和常规化疗（如多西他赛）均为前列腺癌的治疗选择。选择哪种治疗方案取决于癌症分期。

3.8.1　流行病学

前列腺癌是男性中相对常见的癌症，全球每年报告超过 100 万例。它是世界上第二常见的男性癌症，发病率仅次于肺癌；它也是第四常见的癌症。不同国家的病例数差异显著：以年龄标准化为前提，马提尼克岛（加勒比海岛屿）报告的病例数最高，约为 227/10 万，其次是挪威，约为 130/10 万[1]。在远东国家，其发病率低得多。例如，中国每 10 万人中约有 5 例[2]。这些结果反映了不同种族的发病率差异；亚裔和西班牙裔男性的前列腺癌发病率最低，而加勒比裔男性的发病率最高[3]。有趣的是，从低发国移居到高发国（如从中国移居到加勒比海岛屿的国家）的男性患前列腺癌的风险通常低于新居住国的预期，但高于其原籍国。国家之间医疗保健系统的差异（如一个国家可能比另一个国家有更好的诊断方法）可能有助于解释这一观察结果，尽管这并不能完全解释发病率的差异。因此，遗传和环境因素在前列腺癌发病机制中都发挥了作用。然而值得注意的是，发病率问

Anticancer Therapeutics: From Drug Discovery to Clinical Applications, First Edition.
Adam Todd, Paul W. Groundwater and Jason H. Gill.
© 2018 John Wiley & Sons Ltd. Published 2018 by John Wiley & Sons Ltd.

题常常被混淆,因为许多男性不知道自己已经患有前列腺癌(这被称为隐匿性疾病)。一项在《新英格兰医学杂志》(*the New England Journal of Medicine*)发表的前列腺癌预防试验招募了超过 18 000 名男性,并且随访时间长达 7 年。研究结束时,针对 DRE 和 PSA 水平正常的男性进行前列腺活检,结果显示,15%的参与者被发现患有前列腺癌,这提示前列腺癌在普通人群中呈高发趋势[4]。这也证实了前列腺癌流行病学的另一个重要观点:在 20 世纪 80 年代末和 90 年代初,前列腺癌的发病率在许多发达国家显著增加。例如,美国 1985~1995 年,白种人的前列腺癌发病率几乎翻了一番,从大约 100/10 万增加到 200/10 万[5]。你可能会想在这段时间内发生了什么如此显著地增加了该疾病的发病率?为了回答这个问题,我们需要考虑几十年前前列腺癌是如何检测的。例如,在接受常规手术治疗疑似良性前列腺增生(benign prostatic hyperplasia,BPH)①的患者中,高达 25%的患者被发现患有前列腺癌;因此在这些病例中,许多前列腺癌是被偶然诊断发现。这更强调了一点,即许多男性患有前列腺癌,但他们没有意识到。然而,自从 PSA 检测出现以来,这种情况变得不再常见,因为更多人会因为筛查干预而不是偶然被诊断为前列腺癌。当我们考虑前列腺癌的诊断和治疗时会更详细地讨论 PSA,但 PSA 的检测会被认为是造成这种发病率剧增的原因。换句话说,患前列腺癌的男性的实际数量可能没有太大变化,但是确诊为前列腺癌的数量却增加了。

就前列腺癌的死亡率而言,每年有超过 30 万男性死于该疾病;总体而言,前列腺癌是全球第 8 常见的引起死亡的癌症(如果我们仅考虑全球男性癌症死亡,则其位列第 5)[6]。这表明,诊断为前列腺癌的患者数(每年超过 100 万男性)和死于前列腺癌的患者数(每年超过 30 万男性)之间存在不平衡。这与肺癌完全不同,肺癌每年被诊断的人数大致相当于死于肺癌的人数。因此这意味着,许多前列腺癌患者可能死于其他疾病;化疗的出现说明这是事实,当我们在疾病分期章节考虑患者预后时,我们将对此展开介绍。

前列腺癌最常见的类型是腺泡腺癌,它起源于前列腺内的腺细胞。目前,估计90%的前列腺癌属于这种类型。其他不太常见的前列腺癌类型包括导管腺癌(起源于前列腺导管细胞)、尿路上皮癌(起源于尿道细胞)、鳞状细胞癌(起源于鳞状细胞)和良性肿瘤(起源于神经内分泌细胞)。

3.8.2 症状

我们需要考虑前列腺的解剖结构和位置(图 3.8.1),前列腺是一个小的甜甜圈形状的腺体,约核桃大小,环绕尿道。

考虑到前列腺所处的位置,前列腺的任何部位增大都有可能阻碍尿液从膀胱流出。

---

① 这是一种随年龄增长而发生的非癌性疾病,患者前列腺增大。这导致患者出现排尿困难,包括开始排尿的问题、排尿频繁及排尿时膀胱完全排空。

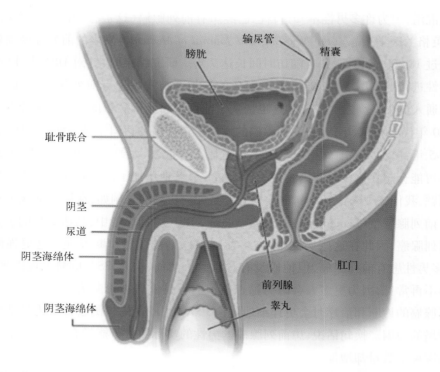

图 3. 8. 1 前 列 腺 的 解 剖 位 置（http：//www. medicalillustration. com. au/portfolio/colour_illustration. html#. ./images/colour_illustrations/image01. jpg）。source：Reproduced with kind permission of Marcus Cremonese

换句话说,患有前列腺癌的男性会经常有排尿困难的问题。这些症状统称为下尿路症状（lower urinary tract symptoms，LUTS）,可包括：

（1）尿潴留（无法完全排空膀胱）。

（2）尿频（必须经常排尿）。

（3）多尿,常在夜间发生（产生大量稀释尿）。

（4）尿急（突然需要排尿）。

（5）尿流量减少（排尿时,流量减少）。

（6）开始排尿时犹豫（开始排尿困难）。

（7）血尿（尿中带血）。

Hamilton 及同事开展了一项研究,试图在诊断前确定并量化前列腺癌的特征,结果显示该疾病有 8 个关键临床特征[7]。确实,这些症状大部分是 LUTS。比值比最高的 LUTS 为尿潴留,其他包括尿频、尿潴留、夜尿和血尿。与 LUTS 无关的症状包括体重减轻和阳痿,同时直肠检查异常也是前列腺癌的重要诊断前特征。这是一项非常有价值的研究,因为它表明男性确实存在前列腺癌相关的症状,这些症状可以指引进一步测试和检查。

然而,与此相关的真正挑战首先是让男性去看医生,导致这种情况的主要有如下几个原因。首先,男性倾向于不去医生那里讨论他们认为尴尬的疾病症状。而许多症状是LUTS,其中一个主要的症状是阳痿,男性往往不愿意与任何人讨论这件事情,更不用说与他们素未谋面的医生来讨论。其次,正如我们将在第3.8.3节看到的,如果医生怀疑前列腺癌,可能进行的检查之一是DRE。正如我们知道,许多男性害怕这种检查,这也是为什么他们一开始就避免去找医生讨论他们的症状。与其他涉及男性的癌症一样(如睾丸癌),许多策略试图开导男性去了解癌症的早期警告体征及由专业的医疗专业人士进行检查的重要性。

这使我们认识到,在很多情况下患者直到疾病晚期才会被诊断为前列腺癌。此时,患者可能出现全身症状,可能包括体重减轻、厌食、贫血和骨痛。

3.8.3 诊断

如果男性出现任何提示前列腺癌的体征和症状,首选要做检查的是DRE。如果我们观察图3.8.1中前列腺的解剖和位置,你就可以想象,DRE是通过将一个手指(指)放入直肠壁来检查前列腺。DRE可以检测前列腺大小和感觉的变化;任何坚硬的感觉或腺体上的任何肿块都可能提示前列腺癌。通常情况下,DRE可能看起来正常,但是患者可能仍然患有前列腺癌,因为肿瘤可能尚未对腺体的形状和感觉造成明显破坏。

在对有前列腺癌症状的患者进行DRE检测后,下一个要进行的检测是PSA检测。PSA是一种由前列腺上皮细胞产生的糖蛋白,它的作用是液化精液以增加受精的机会。重要的是,PSA不是前列腺癌特有的,它可在良性或恶性细胞中产生。最初,PSA检测是作为监测患者化疗反应的一种方式开发的(化疗效果良好时PSA水平降低,而化疗效果较差时PSA则保持在较高水平或进一步升高)。在这之后,PSA的检测被批准与DRE一起用于检测前列腺癌。重要的是要注意,没有"正常"PSA水平一说,但有一个粗略的指南:

(1) 60岁以下男性的PSA水平为3 ng/mL或更低被认为是正常的。
(2) 60~69岁男性的PSA水平为4 ng/mL或更低被认为是正常的。
(3) 对于70岁及以上的男性,PSA水平为5 ng/mL或更低被认为是正常的。

在患者前列腺良性增大的情况下(如BPH),PSA水平通常会升高,但并不显著高于上述数值。然而,在恶性前列腺癌病例中,PSA水平更可能显著升高;在某些病例中,PSA水平可能升高至数千。尽管前列腺癌仍然可能存在PSA水平"正常"的情况,但是根据经验,PSA水平越高,患者患前列腺癌的可能性就越大[8]。目前,尽管在一些地方如美国,医疗保险等保险公司每年对50岁以上的男性进行检查非常普遍,但对无前列腺癌相关症状的男性进行PSA筛查并不普遍。PSA筛查的益处还存在争议:一些专家确信PSA筛查减少了前列腺癌相关死亡,而另一些专家则认为在常规筛查成为临床实践的一部分之前需要更有力的证据[9]。事实上,该领域进行的两项主要试验给出了关于在一般人群中进行常规 PSA 筛查的矛盾信息。欧洲前列腺癌筛查随机研究(the European Randomized Study on Screening for Prostate Cancer, ERSPC)试验显示,平均 1 410 名男性接受筛查可预防 1 例前列腺癌所致的死亡;该试验还报告称,筛查使前列腺癌所致的死亡率降低了约 20%[10]。然而,前列腺、肺、结直肠和卵巢(prostate, lung, colorectal and ovarian, PLCO)癌症筛查试验的结果表明,每年一次的 PSA 筛查并不能降低与前列腺癌相关的死亡率[11]。鉴于这一相互矛盾的证据,可以理解为什么有些国家提供 PSA 检测,而另一些国家不提供 PSA 检测。

为了确定 PSA 筛查在普通人群中的真正意义,需要在这方面进行更多的研究。DRE 或 PSA 检查提示前列腺癌时,可进一步进行前列腺活检,因为不能仅根据 DRE 或 PSA 检查做出前列腺癌的阳性诊断。获得活检的方法是使用一种称为经直肠超声(trans-rectal ultrasound, TRUS)的技术。其是通过探头进入直肠,并使用超声波对前列腺进行成像。然后通过直肠壁将针头插入前列腺,以便获得组织样本。活检并非没有风险:男性可能出现尿道或膀胱壁出血、直肠出血或尿中带血。该手术也增加了患者感染的风险。如果活检证实存在前列腺癌,可能需要进一步的 CT 和 MRI 等影像学检查来确定疾病的程度。

3.8.4　分期

前列腺癌的分期基于 TNM 分期系统,如表 3.8.1 所示,然而,与许多其他癌症相比,前列腺癌的分期将另外两个参数纳入整个分期过程。

表 3.8.1　UICC 提出的前列腺癌 TNM 分期(第七次修订版)

TNM 分期	描　　述
肿瘤(T)	
Tx	无法评估原发性肿瘤
T0	无原发性肿瘤证据
T1	在临床上为明显肿瘤,影像学上既不能触及也不可见
T1a	在不超过 5% 的切除组织中有肿瘤偶发组织学发现
T1b	在超过 5% 的切除组织中有肿瘤偶发组织学发现
T1c	由于血清 PSA 升高进行穿刺活检发现肿瘤
T2	肿瘤局限于前列腺内
T2a	肿瘤累及半个或更少前列腺侧叶
T2b	肿瘤累及一个前列腺侧叶的一半以上,但不同时累及两个前列腺侧叶
T2c	肿瘤累及两个前列腺侧叶
T3	肿瘤延伸穿过前列腺包膜(如果仅部分穿过,则仍为 T2)
T3a	肿瘤已通过一侧或双侧包膜扩散
T3b	肿瘤已侵犯一侧或双侧精囊
T4	肿瘤已侵犯邻近其他结构

TNM 分期	描　　　述
淋巴结(N)	
Nx	无法评估区域淋巴结
N0	无区域淋巴结转移
N1	区域淋巴结转移
转移(M)	
M0	无远处转移
M1	远处转移
M1a	扩散至区域淋巴结以外的其他淋巴结
M1b	扩散至骨
M1c	扩散至其他部位

诊断前列腺癌时还应结合 PSA 水平和 Gleason 评分。然后用这 5 个指标确定前列腺癌的整体分期(表 3.8.2),来指导制订与治疗相关的决策。

表 3.8.2　基于 T(肿瘤)、N(淋巴结)、M(转移)、PSA 水平和 Gleason 评分的前列腺癌分期

分　期	肿瘤(T)	淋巴结(N)	转移(M)	PSA 水平	Gleason 评分
Ⅰ	T1a~c	N0	M0	PSA<10	Gleason≤6
Ⅰ	T2a	N0	M0	PSA<10	Gleason≤6
Ⅰ	T1~2a	N0	M0	PSA X	Gleason X
ⅡA	T1a~c	N0	M0	PSA<20	Gleason 7
ⅡA	T1a~c	N0	M0	PSA≥10<20	Gleason≤6
ⅡA	T2a	N0	M0	PSA≥10<20	Gleason≤6
ⅡA	T2a	N0	M0	PSA<20	Gleason 7
ⅡA	T2b	N0	M0	PSA<20	Gleason≤7
ⅡA	T2b	N0	M0	PSA X	Gleason X
ⅡB	T2c	N0	M0	任何 PSA	任意 Gleason
ⅡB	T1~2	N0	M0	PSA≥20	任意 Gleason
ⅡB	T1~2	N0	M0	任何 PSA	Gleason≥8
Ⅲ	T3a~b	N0	M0	任何 PSA	任意 Gleason
Ⅳ	T4	N0	M0	任何 PSA	任意 Gleason
Ⅳ	任何 T	N1	M0	任何 PSA	
Ⅳ	任何 T	任何数量	M1	任何 PSA	

注:绿色表示可以为患者提供治愈性手术,而红色表示手术治疗无效。琥珀色表示提供手术的决定(经常)将根据具体情况做出。

Gleason 评分用于量化前列腺癌的侵袭性:1 或 2 级代表肿瘤内细胞与正常前列腺细胞相似,因此不是典型的癌症。然而,5 级代表肿瘤内与正常前列腺细胞的相似度低;这

些细胞生长迅速,且具有侵袭性(图3.8.2)。为获得Gleason评分,可在显微镜下对活检组织进行组织学检查,并根据Gleason评分(图3.8.3)分级为1~5级。肿瘤内可能存在不止一种类型的细胞(或分级),因此可取第二种最常见的细胞类型,并将其添加到第一种类型以获得总体Gleason评分。最低Gleason评分为2(提示肿瘤缓慢生长),而最高评分为10(提示肿瘤快速生长)。您通常会看到这样的Gleason评分,例如Gleason 7(4+3)或Gleason 7(3+4)。两个肿瘤的Gleason评分均为7分,但是(4+3)和(3+4)评分之间的差

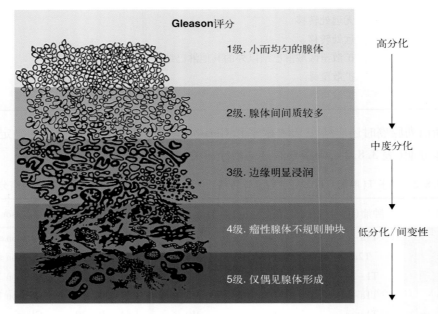

图3.8.2 Gleason评分量表的直观表示(https://commons.wikimedia.org/wiki/File:Gleasonscore.jpg)

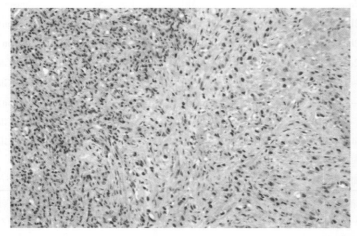

图3.8.3 Gleason分级为4级(左)和5级(右)的前列腺细胞(http://www.wikiwand.com/en/Gleason_grading_system)。在CC-BY-3.0下使用 https://creativecommons.org/licenses/by-sa/3.0/

异是什么？第一个数字(4)代表肿瘤内最常见的细胞类型,而第二个数字(3)代表第二常见的细胞类型,(4+3)分比(3+4)分更具侵袭性。由此可见,前列腺癌的分期是一个复杂的过程,为了尽量将其简化(特别是为了便于患者理解),前列腺癌可分为3组:局限性前列腺癌、局部晚期前列腺癌和转移性前列腺癌。它们的定义如下:

(1)局限性前列腺癌:肿瘤完全存在于前列腺里面,并且没有穿透前列腺包膜;它们可进一步细分为低风险、中等风险和高风险类别,如表3.8.3所示。

表3.8.3　局限性前列腺癌的风险分类

风险类别	特征
低风险	PSA 低于 10 ng/mL
	Gleeson 评分≤6
	TNM 分期为 T1 或 T2a
中风险	PSA 为 10~20 ng/mL
	Gleeson 评分为 7
	TNM 分期为 T2b
高风险	PSA 高于 20 ng/mL
	Gleeson 评分为 8~10
	TNM 分期为 T2c、T3 或 T4

注:对于低风险类别,所有要求的3个特征都需要满足;而对于中等和高风险类别,只需要满足其中1个特征。

(2)局部晚期前列腺癌:肿瘤生长超出前列腺包膜并影响到其他局部结构,如精囊。
(3)转移性前列腺癌:身体其他部位出现肿瘤。

局限性前列腺癌(大致相当于Ⅰ期和Ⅱ期)的5年生存率约为90%。局部晚期前列腺癌(大致相当于未扩散至身体其他部位的Ⅲ期和Ⅳ期)的5年生存率约为70%,而转移性前列腺癌(相当于癌症已扩散至身体其他部位的Ⅳ期)的5年生存率约为30%[12]。

3.8.5　治疗

正如其他大多数癌症一样,前列腺癌的治疗是依赖分期的。然而,比较特别的是,低风险的局限性前列腺癌的治疗方法是不干预。这与我们在其他癌症中观察到的情况几乎完全相反:大体上,如果患者确诊为前列腺癌,尽快治疗至关重要,因为这与患者获得更好的预后相关(这也是许多指南提倡使用快速转诊标准的原因,如果患者疑似癌症,则通常在2周内快速转诊接受进一步检查)。那么为什么我们诊断出患者患有前列腺癌,却不给他们提供任何治疗呢？这是因为局限性前列腺癌往往进展非常缓慢。为了说明该观点,尸检研究表明,50岁以上的男性中大约有一半实际上患有某种前列腺癌。这也提示诊断为前列腺癌的男性最常见的死因实际上不是前列腺癌本身,而是心血管相关疾病。

以上两方面的证据都表明,对于局限性前列腺癌,男性患者可以长期带瘤生存,而这也是医生不为局限性前列腺癌患者提供临床干预的重要前提。在这一点上,我们可以这样说,对于该患者群体,他们不是简单地维持生命;而是对他们进行主动监测,密切监测前列腺癌患者体征和症状的变化。如果主动监测期间①检测提示癌症发生了变化(如 PSA 水平升高),则可提供治疗,如手术或放疗。第一年监测的主动监测方案实例包括:

(1)每 3~4 个月检查 1 次 PSA 水平。

(2)监测 PSA 动力学。②

(3)每 6~12 个月进行 1 次 DRE。

(4)12 个月时再进行前列腺活检。

主动监测的临床证据非常可靠。Klotz 及其同事进行的一项大型队列研究表明,对于局限性前列腺癌,这种方法是可行和安全的[13]。该研究还得出结论,在主动监测期间,其他原因(如心血管疾病)导致死亡的可能性是死于前列腺癌本身的 18.6 倍。你可能会考虑的一点是,为什么要冒险进行主动监测?为什么不直接为每个前列腺癌患者提供明确的治疗?不提供治疗主要出于以下几个原因:首先,正如我们所看到的,证据表明局限性前列腺癌不影响他们的生活;其次,当治疗某一患者时,经常需要评估相对于风险的受益程度(风险-受益比):手术可能有并发症,放疗也可能有并发症,而化疗可能引起非常严重的不良反应,只有在绝对必要情况下才应治疗。对不需要干预的癌症进行治疗称为过度治疗,使用主动监测旨在避免这一问题。然而,值得强调的是,主动监测的决定应由患者和医疗保健专业人员共同决定。患有中度或高度风险局部性疾病的前列腺癌患者可以选择手术切除整个前列腺(称为根治性前列腺切除术)或接受放疗。手术方法通常会导致某种形式的性功能和(或)排尿功能改变,因此建议在治疗前讨论这些并发症。对于不希望接受根治性前列腺切除术或放射性治疗的中度风险患者,如果有任何疾病进展的迹象,则可以选择主动监测,以获得明确的治疗。但是,高风险患者不应接受主动监测,因为如果没有明确的治疗,疾病进展的风险过高。通常,有中危和高危局部疾病的患者,应联合使用激素治疗与放疗。激素疗法也可用于局部晚期前列腺癌患者的单药治疗或与放疗联合治疗,这部分内容我们下一节将会提到。

为了能生长,前列腺癌细胞需要睾酮,所以,阻断睾酮的产生或阻断其作用可以影响前列腺肿瘤的生长。实现这一目的的一种方法是通过手术切除睾丸(因为睾丸是睾酮产生的部位),这种手术被称为双侧睾丸切除术。这种方法确实在某种程度上降低了睾酮水平,但该过程不可逆,并且对患者有心理影响。值得庆幸的是,由于激素治疗(也称为雄激素去势治疗)的发现,该手术现在已很少使用。雄激素去势治疗有多种类型:

---

① 您也可以看到,观察等待(WAW)被列为治疗选项。这是一种强度不大的随访,更多依赖于症状监测,而不是重复检测。

② PSA 动力学研究特定时间段内 PSA 的变化,包括 PSA 倍增时间(PSA－DT)和 PSA 速率(PSA－V)。PSA－DT 是基线 PSA 水平加倍所需的时间,而 PSA－V 是特定时间段内 PSA 的变化率。

（1）促黄体素释放激素（如戈舍瑞林）：因为这类药物是激动剂，最初使用时，它们会诱导促黄体素和卵泡刺激素的一过性升高，从而使睾酮水平激增，也称为潮红现象，潮红现象可以导致肾衰竭、脊髓压迫或心血管死亡。潮红现象可持续约1周，其可通过在治疗初始阶段联合给予抗雄激素药物进行处理[14]。

（2）促性腺激素释放激素拮抗剂（如地加瑞克）：这些药物与促黄体素释放激素相似，但它们是拮抗剂，因此不会引起潮红现象。

（3）抗雄激素：有甾体激素（如环丙孕酮）和非甾体激素（如比卡鲁胺）。与促黄体素释放激素和促性腺激素释放激素拮抗剂不同，这些是口服药物，尽管研究表明它们不如其他两种类型的治疗有效[15]。

使用促黄体素释放激素和促性腺激素释放激素拮抗剂称为药物去势（而不是手术去势）。鉴于ADT通常需要服用数月至数年，最具挑战的是与治疗相关的不良反应的程度。降低体内睾酮水平的确会对前列腺癌的发展产生积极影响，但这种方法也会引起潮热、性欲减退、阳痿、体重增加、体毛脱落、骨密度降低和男子女性型乳房。尽管有这些不良反应，但是ADT是有效的，其可以在相当长的时间内使前列腺癌维持稳定。然而在某些情况下，前列腺癌会对ADT产生耐药性，这将导致疾病进展，称为去势抵抗性前列腺癌（castrate resistant prostate cancer，CRPC）；如果癌症扩散至前列腺以外，则称为转移性去势抵抗性前列腺癌（metastatic castrate resistant prostate，mCRPC）。

前列腺癌患者中比较少见最初即表现为转移性前列腺癌的患者。值得庆幸的是，这种情况并不是很普遍，因为前列腺癌通常是在较早的阶段诊断出来的。通常在ADT开始后的数年内，经常会出现前列腺癌进展。在患者首次出现转移性前列腺癌的情况下，可给予ADT来控制肿瘤生长。然而，大约18个月后患者疾病进展为mCRPC是很常见的，尽管最近的证据表明，多西他赛联合ADT可使患者获益[16]。

mCRPC病例预后较差——患者预期寿命不超过12个月[17]。因此，治疗的目的是改善症状、延长寿命和减缓疾病进展。有多种治疗方案可供选择，治疗方案的选择取决于患者的个人健康状况，但第一选择可能是常规化疗[18]。多西他赛在延长患者生命和改善症状方面均有效。证明多西他赛疗效的关键试验Tax327研究显示，每3周1次多西他赛与每日泼尼松龙联合用药最多10个周期，可使mCRPC患者的生存期延长约3个月[19]。该试验还表明，与每3周1次相比，每周使用多西他赛的效果并不理想。目前，基于这些结果，如果患者的Karnofsky量表的体能状态①评分为60或以上，则多西他赛每周3次是mCRPC的首选化疗方案。其他治疗选择则是使用阿比特龙（图3.8.4）[一种抑制雄激素生物合成关键步骤的17α-羟化酶（CYP17A1）抑制剂]或恩杂鲁胺（一种雄激素受体拮抗剂）[20,21]。当患者无症状或有轻度症状时，这两种形式的ADT通常可以替代多西他赛用

① 体能状态是估计患者进行某些日常生活活动能力的评分。有两种广泛使用的量表用于评估体能状态：ECOG量表和Karnofsky量表。美国东部肿瘤协作组（Eastern Cooperative Oncology Group，ECOG）量表使用的范围为0~5（0代表全功能，5代表死亡），而Karnofsky量表使用的范围为0~100（0代表死亡，100代表无限制）。

于治疗 mCRPC。许多 mCRPC 患者是虚弱的老年患者,不具备接受多西他赛治疗所需的健康状况,因此阿比特龙和恩杂鲁胺可以派上用场。在使用多西他赛后疾病仍进展的病例中,也可使用阿比特龙或恩杂鲁胺。证据显示,对于既往接受过多西他赛治疗的患者,阿比特龙和恩杂鲁胺可延长 mCRPC 患者的生存期[22,23]。

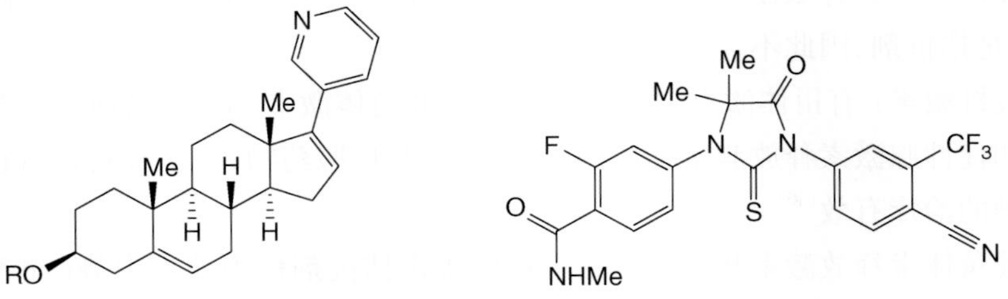

醋酸阿比特龙 (R = Ac)
阿比特龙 (R = H)

恩杂鲁胺

图 3.8.4 抗雄激素药物阿比特龙(及其前体药物醋酸阿比特龙)和恩杂鲁胺

另一种多西他赛治疗后进展的 mCRPC 患者的选择药物是卡巴他赛(一种替代紫杉烷),前提是患者的 ECOG 量表的体能状态为 0 或 1。与阿比特龙和恩杂鲁胺一样,卡巴他赛也可延长既往接受过多西他赛治疗的 mCRPC 患者的生存期[24]。但是,目前尚不清楚阿比特龙、恩杂鲁胺或卡巴他赛中的哪种药物在这种情况下最有效,因为迄今尚没有头对头的临床试验来确定这一点。

参考文献

[1] Prostate cancer statistics. World Cancer Research Fund International. Available at: http://www. wcrf. org/int/cancer-facts-figures/data-specific-cancers/prostate-cancer-statistics (accessed 06. 09. 2017).

[2] Cancer incidence by world region. Cancer Research UK. Available at: http://www. cancerresearchuk. org/health-professional/cancer-statistics/worldwide-cancer/incidence#heading-Zero (accessed 06. 09. 2017).

[3] Kleier JA. Prostate cancer in black men of African-Caribbean descent. *J Cult Divers*. 2003, **10**, 56 - 61.

[4] Thompson IM, Goodman PJ, Tangen CM, Lucia MS, Miller GJ, *et al*. The influence of finasteride on the development of prostate cancer. *N Engl J Med*. 2003, **349**, 215 - 224.

[5] Haas GP, Delongchamps N, Brawley OW, Wang CY, de la Roza G. The worldwide epidemiology of prostate cancer: perspectives from autopsy studies. *Can J Urol*. 2008, **15**, 3866 - 3871.

[6] Cancer mortality for common cancers worldwide. Cancer Research UK. Available at: http://www. cancerresearchuk. org/health-professional/cancer-statistics/worldwide-cancer/mortality # heading-One (accessed 07. 09. 2017).

[7] Hamilton W, Sharp DJ, Peters TJ, Round AP. Clinical features of prostate cancer before diagnosis: a population-based, case-control study. *Br J Gen Pract*. 2006, **56**, 756762.

[8] Thompson IM, Pauler DK, Goodman PJ, Tangen CM, Lucia MS, *et al*. Prevalence of prostate cancer among men with a prostate-specific antigen level < or = 4. 0 ng per milliliter. *N Engl J Med*. 2004, **350**, 2239 - 2246.

[9] Cuzick J, Thorat MA, Andriole G, Brawley OW, Brown PH, et al. Prevention and early detection of prostate cancer. *Lancet Oncol.* 2014, **15**, e484 – 492.

[10] Schröder FH, Hugosson J, Roobol MJ, Tammela TL, Ciatto S, et al. ; ERSPC Investigators. Screening and prostate-cancer mortality in a randomized European study. *N Engl J Med.* 2009, **360**, 1320 – 1328.

[11] Andriole GL, Crawford ED, Grubb RL 3rd, Buys SS, Chia D, et al. ; PLCO Project Team. Prostate cancer screening in the randomized Prostate, Lung, Colorectal, and Ovarian Cancer Screening Trial: mortality results after 13 years of follow-up. *J Natl Cancer Inst.* 2012, **104**, 125 – 132.

[12] Survival statistics for prostate cancer. Cancer Research UK. Available at: http://www.cancerresearchuk.org/about-cancer/type/prostate-cancer/treatment/statistics-and-outlook-for-prostate-cancer (accessed 07. 09. 2017).

[13] Klotz L, Zhang L, Lam A, Nam R, Mamedov A, et al. Clinical results of long-term follow-up of a large, active surveillance cohort with localized prostate cancer. *J Clin Oncol.* 2010, **28**, 126 – 131.

[14] Tsushima T, Nasu Y, Saika T, Maki Y, Noda M, et al. Optimal starting time for flutamide to prevent disease flare in prostate cancer patients treated with a gonadotropin-releasing hormone agonist. *Urol Int.* 2001, **66**, 135 – 139.

[15] Kunath F, Grobe HR, Rücker G, Motschall E, Antes G, et al. Non-steroidal antiandrogen monotherapy compared with luteinising hormone-releasing hormone agonists or surgical castration monotherapy for advanced prostate cancer. *Cochrane Database Syst Rev.* 2014, (**6**), CD009266.

[16] Vale CL, Burdett S, Rydzewska LH, Albiges L, Clarke NW, et al. ; STOpCaP Steering Group. Addition of docetaxel or bisphosphonates to standard of care in men with localised or metastatic, hormone-sensitive prostate cancer: a systematic review and meta-analyses of aggregate data. *Lancet Oncol.* 2016, **17**, 243 – 256.

[17] Docetaxel for the treatment of hormone refractory metastatic prostate cancer. National Institute for Health and Care Excellence. 2006. Available at: https://www.nice.org.uk/guidance/ta101/resources/docetaxel-for-the-treatment-of-hormonerefractory-metastatic-prostate-cancer – 82598007373765 (accessed 07. 09. 2017).

[18] Hotte SJ, Saad F. Current management of castrate-resistant prostate cancer. *Curr Oncol.* 2010, **17** (**Suppl 2**), S72 – 79.

[19] Tannock IF, de Wit R, Berry WR, Horti J, Pluzanska A, et al. ; TAX 327 Investigators. Docetaxel plus prednisone or mitoxantrone plus prednisone for advanced prostate cancer. *N Engl J Med.* 2004, **351**(**15**), 1502 – 12.

[20] National Institute for Health and Care Excellence. Enzalutamide for treating metastatic hormone-relapsed prostate cancer before chemotherapy is indicated. 2016. Available at: https://www.nice.org.uk/guidance/ta377/resources/enzalutamide-for-treating-metastatic-hormonerelapsed-prostate-cancer-before-chemotherapy-is-indicated – 82602794279365 (accessed 07. 09. 2017).

[21] National Institute for Health and Care Excellence. Abiraterone for treating metastatic hormone-relapsed prostate cancer before chemotherapy is indicated. 2016. Available at: https://www.nice.org.uk/guidance/ta387/resources/abiraterone-for-treating-metastatic-hormonerelapsed-prostate-cancer-before-chemotherapy-is-indicated – 82602854745541 (accessed 07. 09. 2017).

[22] de Bono JS, Logothetis CJ, Molina A, Fizazi K, North S, et al. ; COU-AA – 301 Investigators. Abiraterone and increased survival in metastatic prostate cancer. *N Engl J Med.* 2011, **364**, 1995 – 2005.

[23] Scher HI, Fizazi K, Saad F, Taplin ME, Sternberg CN, et al. ; AFFIRM Investigators. Increased

survival with enzalutamide in prostate cancer after chemotherapy. *N Engl J Med*. 2012, **367**, 1187 - 1197.

[24] de Bono JS, Oudard S, Ozguroglu M, Hansen S, Machiels JP, *et al*.; TROPIC Investigators. Prednisone plus cabazitaxel or mitoxantrone for metastatic castration-resistant prostate cancer progressing after docetaxel treatment: a randomised open-label trial. *Lancet*. 2010, **376**, 1147 - 1154.

3.9　皮肤癌

关键点

（1）皮肤癌主要有 3 种类型：基底细胞癌（basal-cell carcinoma，BCC）、鳞状细胞癌和恶性黑色素瘤。

（2）ABCDE 规则已开发用于帮助早期识别恶性黑色素瘤。

（3）多年来，恶性黑色素瘤的治疗方案有了明显的改善。MEK 抑制剂用于携带 *MEK* 突变基因的肿瘤，而对于携带野生型 *MEK* 基因的肿瘤，通常使用生物疗法（单克隆抗体）。

3.9.1　流行病学

皮肤癌的流行病学相当复杂，与我们在其他癌症中看到的完全不同。在我们深入讨论之前，重要的是要了解皮肤癌有 3 种主要类型：基底细胞癌（起始于基底细胞）、鳞状细胞癌（起始于鳞状细胞）和恶性黑色素瘤（起始于黑色素细胞）。基底细胞癌和鳞状细胞癌统称为非黑色素瘤皮肤癌，而恶性黑色素瘤通常被称为黑色素瘤皮肤癌（或有时仅称为是"皮肤癌"）。大约 70% 的皮肤癌是基底细胞癌，25% 的皮肤癌是鳞状细胞癌，5% 的皮肤癌是恶性黑色素瘤（这些数值为粗略估计值，因为还有其他一些我们没有考虑到的罕见的皮肤癌，如 Merkel 细胞癌和皮肤 T 细胞淋巴瘤等）[1]。幸运的是，非黑色素瘤皮肤癌最为常见，但它们很少致命，通常仅需要在初级保健或私人诊所治疗即可。因此，许多非黑色素瘤皮肤癌病例通常并未报告登记，这意味着统计真实患病率非常具有挑战；一般认为约 1/3 的病例未被统计在册[2]。尽管存在这些挑战，非黑色素瘤皮肤癌仍被认为是世界上

Anticancer Therapeutics: From Drug Discovery to Clinical Applications, First Edition.
Adam Todd, Paul W. Groundwater and Jason H. Gill.
© 2018 John Wiley & Sons Ltd. Published 2018 by John Wiley & Sons Ltd.

最常见的癌症形式①,全球每年新发 2 万~3 万例[3]。

研究估计,自 20 世纪 60 年代以来,非黑色素瘤皮肤癌的发病率每年增加 2%~8%[4]。这可能是真实情况,非黑色素瘤皮肤癌患者的统计效率在这段时间内可能显著提高,这可能有助于解释病例逐年明显增加的原因。在恶性黑色素瘤中也观察到这一趋势。例如,2009~2011 年,欧洲男性的年龄标准化发病率比 1975~1977 年高出近 7 倍[5]。这一观察结果也与统计效率的提高有关,但也可能与人们生活方式的改变有关,如有更多的人去度假,而且经常暴露在阳光下或经常享受日光浴(这是诱发恶性黑色素瘤的主要风险因素)。这让我们想到一个关于英国恶性黑色素瘤发病率的有趣观点。与许多其他癌症相比,恶性黑色素瘤发病率与贫困程度呈负相关。这意味着生活在富裕社区的人比生活在贫困社区的人更容易被诊断为恶性黑色素瘤。的确,一份研究报告表明,在英国如果较富裕人群的发病率可以适用于所有社区,每年将累计有多达 2 000 例恶性黑色素瘤患者[6]。造成这种差异的原因非常复杂,但是探索富人和穷人在日晒行为(如长时间在阳光下)方面的差异可能有助于解释上述观察结果。

3.9.2 症状

正如人们所预料,非黑色素瘤皮肤癌的症状与皮肤病变相关,通常发生在经常暴露于阳光直射的部位,包括面部、手和耳。基底细胞癌可能表现为小的透亮区,这些透亮区边缘有隆起的血管,而鳞状细胞癌可能表现为红色的出血和溃疡的硬结区(图 3.9.1)。这些病变往往不会引起太大的痛苦,因此患者往往会拖延向医疗机构向专业人员需求帮助的时间。

关于恶性黑色素瘤,由于癌症与黑色素细胞(产生黑色素的细胞,即皮肤中的黑色素)有关,疾病的早期体征包括出现新的痣或已有痣发生变化(图 3.9.2)。为了帮助早期识别恶性黑色素瘤,相关机构已制订了 ABCDE 规则:

(1) A 表示不对称:痣的一半与另一半是否不同?

(2) B 表示边界:痣的边界是否是不规则的、不清晰的?

(3) C 代表颜色:痣是否有多种颜色?

(4) D 代表直径:直径是否大于 6 mm?

(5) E 代表进化:最近痣的颜色、形状或大小有变化吗?

凡有上述特征之一的痣的患者,应做进一步检查以排除恶性黑色素瘤的可能性。黑色素瘤可发生于含有黑色素细胞的身体任何部位②,最常见的部位是女性的腿部和男性的背部。

---

① 肺癌通常被列为全球最常见的癌症。这并不完全正确,因为迄今非黑色素瘤皮肤癌是最常见的,但它们往往被排除在癌症统计之外。这是因为它们在绝大多数情况下是完全可治愈的,而且也未报告,这意味着很难获得其患病率的真实估计值。

② 虽然罕见,但黑色素瘤可发生于身体的其他部位,如眼和肠道。

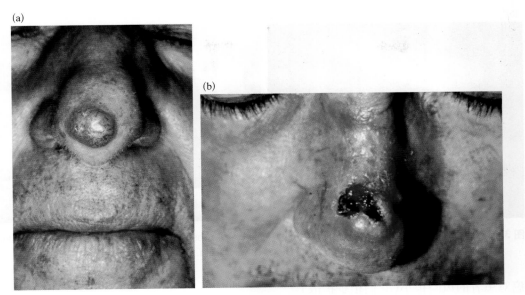

图 3.9.1 （a）基底细胞癌和（b）鳞状细胞癌

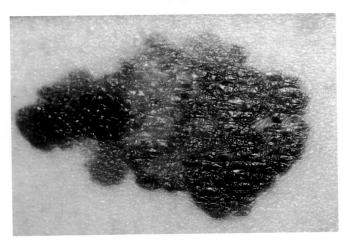

图 3.9.2 恶性黑色素瘤（from：http://en.wikipedia.org/wiki/
Melanoma#mediaviewer/File：Melanoma.jpg）

3.9.3 诊断

诊断皮肤癌的第一步是要从患者那里采集详细的病史，具体询问病变情况及是否（或如何）发生了变化。在询问过程中，也应该询问与日晒或日光浴等相关的显著的皮肤损伤史（图 3.9.3），这些都是引发皮肤癌的危险因素，特别是恶性黑色素瘤。根据初步咨询，如果怀疑为鳞状细胞癌或恶性黑色素瘤，应将患者转诊至专科医生处进行进一步检查。如果怀疑是基底细胞癌，这也可能需要转诊进行手术干预，但不那么紧急，因为基底细胞

(a)　　　　　　　　　　　　　　(b)

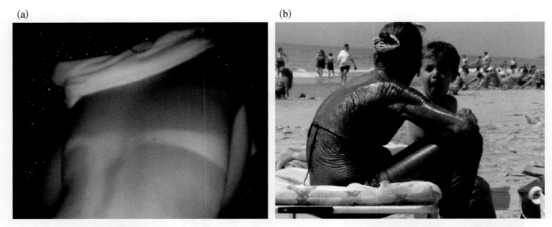

图 3.9.3　（a）与日晒相关的急性和（b）慢性皮肤损伤（https://uk. pinterest. com/wbossmd/skin-health-avoiding-sun-damage/https://en. wikipedia. org/wiki/Sunburn）

癌对患者的风险很小（它们很少扩散）。

　　一旦转诊，专科医生可能会使用皮肤镜更详细地检查皮肤病变，并决定是否需要活检。目前，有多种活检技术可供使用，包括切开或切除活检、打孔活检或刮取活检。当发现肿瘤已在皮肤深处生长时，可采用切开或切除活检。对于切开活检，可以切除少量肿瘤，而对于切除活检，将会切除整个肿瘤，通常包括健康组织的边界。这两种技术均需要使用手术刀切除组织。对于打孔活检，需要使用工具收集一小块皮肤组织，而对于刮取活检，需要使用手术刀片"剃除"皮肤表层。如果怀疑为恶性黑色素瘤，则不倾向于使用刮取活检，因为该技术在皮肤中穿透得不够深。作为诊断过程的一部分，还可能检查患者的淋巴结，以确定其是否存在癌细胞。如果发现淋巴结含有癌细胞，可通过外科干预切除。偶尔会使用成像技术，如 CT 和 PET（或两者的组合，以 PET－CT 的形式）来确定癌症是否已经转移。

　　另一种多年来受到广泛关注的诊断方法是一种被称为犬气味检测的技术，该方法即是借助犬的嗅觉来检测癌症。1989 年，《柳叶刀》首次报道了一条犬对患者的皮肤病变表现出强烈的兴趣[7]。后来该患者被检查出皮肤病变，经诊断是恶性黑色素瘤，这促使了相关领域的进一步研究。最近的一项系统性综述披露，犬气味检测似乎是检测某些癌症的有效方法，但该方法也可能不适用于某些患者[8]。

3.9.4　分期

　　皮肤癌分期可用 TNM 分期系统，尽管非黑色素瘤皮肤癌和恶性黑色素瘤使用了不同的标准（表 3.9.1～表 3.9.4）。更为复杂的是，如果患者眼睑上存在肿瘤，也会使用不同的标准进行描述；本书内容不涵盖眼睑上皮肤癌的分期参数等信息。

表 3.9.1 UICC 提出的非黑色素瘤皮肤癌的 TNM 分期(第七次修订版)

TNM 分期	描 述
肿瘤(T)	
Tx	无法评估原发性肿瘤
T0	无原发性肿瘤证据
Tis	原位癌
T1	肿瘤最大尺寸≤2 cm
T2	肿瘤最大尺寸≥2 cm
T3	肿瘤已侵犯深部结构,如肌肉或软骨
T4	肿瘤直接侵犯或在神经周围侵犯颅底或中轴骨骼
淋巴结(N)	
Nx	无法评估区域淋巴结
N0	无区域淋巴结转移
N1	扩散至单个淋巴结,最大尺寸≤3 cm
N2	扩散至单个淋巴结,直径超过 3 cm 但最大尺寸不超过 6 cm,或多个淋巴结,最大尺寸不超过 6 cm
N3	扩散至最大尺寸大于 6 cm 的淋巴结
转移(M)	
Mx	无法评估远处转移
M0	无远处转移
M1	远处转移

表 3.9.2 根据 T(肿瘤)、N(淋巴结)和 M(转移)得出的非黑色素瘤皮肤癌分期

分　期	肿瘤(T)	淋巴结(N)	转移(M)
I	T1	N0	M0
II	T2	N0	M0
III	T3	N0	M0
III	T1、T2、T3	N1	M0
IV	T1、T2、T3	N2、N3	M0
IV	T4	任何数量	M0
IV	任何 T	任何数量	M1

　　注:绿色表示可为患者提供可能的治愈性手术,而红色表示在许多情况下不适合进行手术。琥珀色表示根据具体情况决定是否进行手术。

表 3.9.3 UICC 提出的恶性黑色素瘤癌 TNM 分期(第七次修订版)

TNM 分期	描 述
肿瘤(T)	
Tx	无法评估原发性肿瘤
T0	无原发性肿瘤证据
Tis	原位黑色素瘤

续　表

TNM 分期	描　　述
T1	
T1a	肿瘤厚度为 1 mm 或更小,无任何溃疡
T1b	肿瘤厚度为 1 mm 或更小,伴溃疡
T2a	肿瘤厚度超过 1 mm,但不超过 2 mm,无溃疡
T2b	肿瘤厚度超过 1 mm,但不超过 2 mm,伴溃疡
T3a	肿瘤厚度超过 2 mm,但不超过 4 mm,无溃疡
T3b	肿瘤厚度超过 2 mm,但不超过 4 mm,伴溃疡
T4a	肿瘤厚度超过 4 mm,无溃疡
T4b	肿瘤厚度超过 4 mm,伴溃疡
淋巴结(N)	
Nx	无法评估区域淋巴结
N0	无区域淋巴结转移
N1	1 个区域淋巴结转移
N1a	仅有微小转移(临床隐匿性)
N1b	肉眼可见转移(临床明显)
N2	2 个或 3 个区域淋巴结转移
N2a	仅镜下淋巴结转移
N2b	肉眼可见淋巴结转移
N2c	卫星或转移中无区域淋巴结转移
N3	4 个或以上区域淋巴结转移
转移(M)	
Mx	无法评估远处转移
M0	无远处转移
M1	远处转移

表 3.9.4　来源于 T(肿瘤)、N(淋巴结)和 M(转移)状态的恶性黑素瘤皮肤癌分期

分　　期	肿瘤(T)	淋巴结(N)	转移(M)
ⅠA	T1a	N0	M0
ⅠB	T1b、T2a	N0	M0
ⅡA	T2b、T3a	N0	M0
ⅡB	T3b、T4a	N0	M0
ⅡC	T4b	N0	M0
ⅢA	T1～4a	N1a、N2a	M0
ⅢB	T1～4b	N1a	M0
ⅢB	T1～4b	N2a	M0
ⅢB	T1～4a	N1b	M0
ⅢB	T1～4a	N2b	M0
ⅢB	T1～4a	N2c	M0

续　表

分　　期	肿瘤(T)	淋巴结(N)	转移(M)
ⅢC	T1~4b	N1b	M0
ⅢC	T1~4b	N2b	M0
ⅢC	T1~4b	N2c	M0
ⅢC	任何 T	N3	M1
Ⅳ	任何 T	任何数量	

注：绿色表示可为患者提供可能的治愈性手术，而红色表示在许多情况下手术将被视为无效。琥珀色表示将根据具体情况决定是否进行手术。

　　如果读者感兴趣，推介阅读 UICC 出版的关于恶性肿瘤 TMN 分类系统的完整版本。

　　大多数非黑色素瘤皮肤癌患者预后良好，经治疗后可完全治愈。某些基底细胞癌术后可能复发，某些鳞状细胞癌可能转移，但庆幸的是这些病例很少。然而，我们很难精确预测非黑色素瘤皮肤癌的生存率，主要是因为流行病学章节讨论提到关于病例统计的问题。然而，恶性黑色素瘤的预后则截然不同，其主要取决于癌症的分期。对于 IA 期恶性黑色素瘤，5 年生存率约为 98%，而对于Ⅳ期恶性黑色素瘤，5 年生存率大幅降至 17% 左右[9]。

3.9.5　治疗

3.9.5.1　非黑色素瘤皮肤癌

　　治疗非黑色素瘤皮肤癌的主要目的是切除病灶，患者也能通过手术获得较好的美容效果。在绝大多数情况下，我们将通过手术来实现。如果肿瘤位于皮肤表层或患者患有 Bowen 病①(图 3.9.4)，也可外用 5 - FU 乳膏。

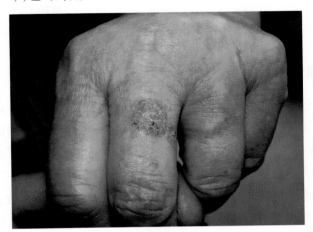

图 3.9.4　手指 Bowen 病(https://en. wikipedia. org/wiki/ Bowen%27s_disease#/media/File：Bowen11. jpg)

---

① 　Bowen 病又称原位鳞状细胞癌，被认为是鳞状细胞癌的一种非常早期的类型。

然而,如果出现肿瘤扩散或术后复发等罕见情况,可进行全身化疗。对于这种情况,传统方案可包括顺铂和多柔比星[10]或卡铂、博来霉素、MTX 和 5－FU(CMF－b)[11]。这些治疗方案虽然很难耐受,但它们的确可完全缓解病情,并且在某些情况下还有可能治愈疾病。

在晚期基底细胞癌的病例中,最近增加的一个治疗方案是 hedgehog① 抑制剂维莫德吉(vismodegib)。关于 hedgehog 信号通路的知识非常有趣。hedgehog 通路的名称源自一个现象的发现,即人们注意到如果控制该通路的基因使其在果蝇中发生突变时,果蝇的幼虫就会变得短小、粗短、尖刺,非常像刺猬[12,13]。第一个被发现的 hedgehog 抑制剂是玉米、百合中的生物碱环巴胺(图 3.9.5)。这种化合物之所以如此命名,是因为当妊娠的绵羊摄入这种物质(通过吃玉米、百合),它们的后代出生时只有一只眼睛(一种被称为独眼畸形的疾病)。事实证明,hedgehog 通路对胚胎发育非常重要,在妊娠中抑制该通路可导致畸胎。这种现象在人体中也很明显,正因如此,任何使用维莫德吉的患者在服用该药期间不能妊娠。由于存在这些风险,建议有生育能力的女性在治疗期间和末次给药后 24 个月内必须使用两种避孕方法(如激素缓释注射剂和物理隔离避孕法)。维莫德吉有效性的证据来自《新英格兰医学杂志》发表的一项非随机研究。该研究探索了维莫德吉在转移性基底细胞癌和局部晚期基底细胞癌中的应用;转移性基底细胞癌的响应率为 30%,而局部晚期基底细胞癌的响应率为43%[14]。该研究可通过互联网获取(该报道披露了一些有趣的治疗前后的对比照片)。

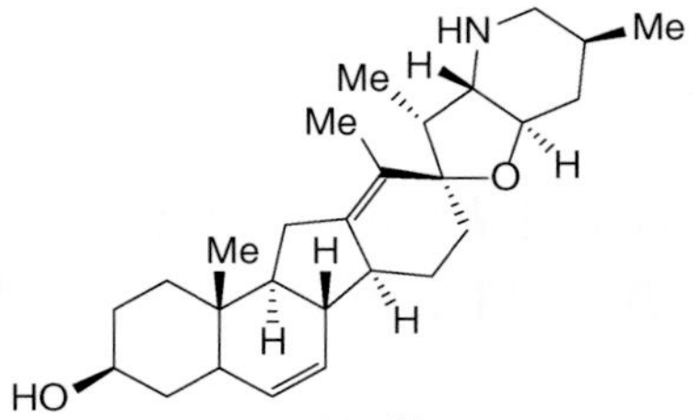

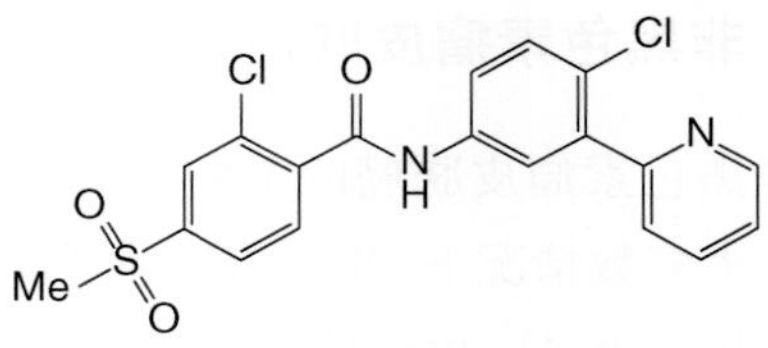

图 3.9.5 hedgehog 抑制剂环巴胺和维莫德吉

3.9.5.2 恶性黑色素瘤

正如我们在其他癌症中所看到的,恶性黑色素瘤的治疗方法往往取决于分期:Ⅰ期恶性黑色素瘤可以手术切除,而对于Ⅲ期或Ⅳ期恶性黑色素瘤,可采用的治疗方法包括手术、放疗和化疗。支持使用辅助化疗的证据有限(术后使用化疗是为了帮助阻止癌症复发或扩散),因此这种方法往往不被使用,除非它是临床试验的一部分[15]。

考虑恶性黑色素瘤化疗的第一步是确定肿瘤患者是否有基因突变:特别是需要检测*BRAF*基因,以确定患者是否有突变②或是否为野生型。为什么这么做很重要?因为大约

① hedgehog 译为刺猬,常见表达方式为 hedgehog 抑制剂、hedgehog 信号通路(hedgehog pathway)。
② 这些突变大部分是由密码子 600 处的谷氨酸残基取代缬氨酸所致(因此该突变称为 BRAF V600E),尽管还有其他已知的突变。

50%的恶性黑色素瘤患者存在 *BRAF* 基因突变。我们知道,存在 *BRAF* 基因突变的肿瘤对某些类型的化疗有不同的响应。例如,在 *BRAF* 基因突变病例中,维莫菲尼(一种 *BRAF* 基因突变的强效抑制剂)(RAS/RAF 信号通路的修订版见第 2.5 节)在改善总体生存率和无进展生存率方面比传统化疗更有效。这是一个很好的例子,根据患者的基因特征使用不同治疗方法来靶向癌症。如果患者被诊断为 *BRAF* 基因突变的晚期恶性黑色素瘤①,BRAF 抑制剂将可能是首选治疗。这在很大程度上是基于临床试验 BRIM - 3(黑色素瘤-3 中的 BRAF 抑制剂)的证据,该试验是首个证明维莫菲尼与达卡巴嗪(当时的首选化疗)相比在转移性恶性黑色素瘤患者中的临床有效性的 3 期临床试验。试验显示,维莫菲尼组 6 个月的总生存期为 84%,相比之下,达卡巴嗪组为 64%;维莫菲尼组估计的中位无进展生存期为 5.3 个月,而达卡巴嗪组估计的中位无进展生存期为 1.6 个月[16]。在 BRIM - 3 临床试验结果公布后不久,另一项达拉菲尼(另一种 BRAF 抑制剂)代替维莫菲尼的 3 期临床试验公布了结果,并且显示达拉菲尼比达卡巴嗪更有效。你可能知道已上市不止一种 BRAF 抑制剂药物,但是哪一种最有效,维莫菲尼还是达拉菲尼? 这是一个非常好的问题,但是你很少会看到一个制药公司将他们的新药及高昂治疗费用与另一个制药公司的新药做比较,更为常见的是一个制药公司会将他们的新药与既有的传统治疗方式去做比较,正如我们已看到的关于达卡巴嗪的例子。然而有趣的是,并没有确定哪种 BRAF 抑制剂是临床上最有效的,一项进行的临床试验是将 BRAF 抑制剂与 MEK 抑制剂联合使用,并与单独使用 BRAF 抑制剂的有效性进行比较,而不是确定哪一个 BRAF 抑制剂在临床上是最有效的。这项发表在《柳叶刀》杂志上的临床试验显示,与单用 BRAF 抑制剂相比,达拉菲尼(BRAF 抑制剂)和曲美替尼(MEK 抑制剂②)联合用药在改善总生存期方面更有效,而两组间的副作用相似[17]。正如大家所期待,这一发现已经转化为临床实践,NICE 现在推荐使用曲美替尼和达拉菲尼联合治疗 *BRAF* 基因突变的恶性黑色素瘤:在已发布新闻稿中,NICE 指出联合治疗的患者"生存期平均比其他药物治疗的患者长 6 个月"[18]。这是一个非常大的进步,但是治疗费用却非常昂贵:28 天的联合用药疗法花费超过 1 万英镑,显然全球不是每个病患都能承受。

所有这些临床试验都是恶性黑色素瘤治疗的重要进展,但是有一个问题,如果肿瘤是野生型 *BRAF* 基因,应该采取什么方案来治疗? 如果基因检测显示患者没有 *BRAF* 基因突变,那么不应该使用 BRAF 抑制剂。对于野生型 *BRAF* 基因患者,目前有两种治疗选择:生物治疗或传统化疗。生物治疗方案包括易普利姆玛(ipilimumab)、帕博利珠单抗(pembrolizumab)和纳武利尤单抗(nivolumab)等单克隆抗体及单一传统化疗药物达卡巴嗪。尽管单克隆抗体的价格明显更高,但是单克隆抗体通常优先于达卡巴嗪,因为它们的毒性(理论上)更低。上述 3 个例子(ipilimumab、pembrolizumab 和 nivolumab)已被证明具

---

① *BRAF* 基因突变导致组成性激活 *BRAF* 基因,即激酶活性不依赖于其他受体的任何刺激,如调节激酶活性的情况。

② MEK 是 MAPK/ERK 通路中 RAF 下游的下一个蛋白,被 RAF 磷酸化(被激活)(图 2.5.3,第 2.5 节)。

有抗恶性黑色素瘤的活性,并且正在临床上用于治疗晚期患者[19-22]。

在单克隆抗体被发现之前,晚期恶性黑色素瘤的治疗依赖于传统的细胞毒化疗。达特茅斯(Dartmouth)疗法就是其中的一个例子,它由达卡巴嗪、顺铂、卡莫司汀和他莫昔芬组成,达特茅斯疗法的毒性很大,骨髓抑制、恶心和呕吐及疲劳是该治疗方案常见的不良反应,主要问题是患者难以接受该治疗方案的不良反应,因此通常会出现停药或治疗期间生活质量差等情况。值得一提的是,在治疗晚期恶性黑色素瘤方面,单药达卡巴嗪与达特茅斯疗法同样有效,并且不良反应明显更少,更多患者可耐受[23]。如果我们回到第二部分,我们会发现,达卡巴嗪是通过对 DNA 甲基化发挥作用,其与化疗药物替莫唑胺相似。考虑到这种相似性,替莫唑胺也有可能具备治疗晚期恶性黑色素瘤的潜力,试验证明替莫唑胺对晚期恶性黑色素瘤确实有一定疗效,并且与达卡巴嗪相比具有更优的口服药效[24]。然而,目前替莫唑胺很少用于治疗恶性黑色素瘤,因为它尚未获得药品监管机构的正式批准。

参考文献

[1] Types of Skin Cancer. Cancer Research UK. Available at: http://www. cancerresearchuk. org/about-cancer/type/skin-cancer/about/types-of-skin-cancer (accessed 08. 09. 2017).

[2] Madan V, Lear JT, Szeimies RM. Non-melanoma skin cancer. *Lancet*. 2010, **375**, 673 – 685.

[3] Skin Cancer. World Health Organisation. Available at: http://www. who. int/uv/faq/skincancer/en/index1. html (accessed 08. 09. 2017).

[4] Green A. Changing patterns in incidence of non-melanoma skin cancer. *Epithelial Cell Biol*. 1992, **1**, 47 – 51.

[5] Skin cancer incidence statistics. Cancer Research UK. Available at: http://www. cancerresearchuk. org/cancer-info/cancerstats/types/skin/incidence/uk-skin-cancer-incidence-statistics (accessed 08. 09. 2017).

[6] Cancer Research UK. Skin Cancer Statistics Report. 2013. Available at: http://publications. cancerresearchuk. org/downloads/Product/CS_CS_SKIN. pdf (accessed 08. 09. 2017).

[7] Williams H, Pembroke A. Sniffer dogs in the melanoma clinic? *Lancet*. 1989, **1**, 734.

[8] Mosera E, McCulloch M. Canine scent detection of human cancers: A review of methods and accuracy. *J Vet Behav*. 2010, **5**, 145 – 152.

[9] Melanoma statistics: Cancer. Net. Available at: http://www. cancer. net/cancer-types/melanoma/statistics (accessed 08. 09. 2017).

[10] Guthrie TH Jr, Porubsky ES, Luxenberg MN, Shah KJ, Wurtz KL, *et al*. Cisplatin-based chemotherapy in advanced basal and squamous cell carcinomas of the skin: results in 28 patients including 13 patients receiving multimodality therapy. *J Clin Oncol*. 1990, **8**, 342 – 346.

[11] Espeli V, Ruegg E, Hottinger AF, Modarressi A, Dietrich PY. Weekly multi-agent chemotherapy (CMF-b) for advanced non-melanoma skin cancer. *Anticancer Res*. 2016, **36**, 2359 – 2364.

[12] Nüsslein-Volhard C, Wieschaus E. Mutations affecting segment number and polarity in Drosophila. *Nature*. 1980, **287**, 795 – 801.

[13] Sandhiya S, Melvin G, Kumar SS, Dkhar SA. The dawn of hedgehog inhibitors: Vismodegib. *J Pharmacol Pharmacother*. 2013, **4**, 4 – 7.

[14] Sekulic A, Migden MR, Oro AE, Dirix L, Lewis KD, *et al*. Efficacy and safety of vismodegib in advanced basal-cell carcinoma. *N Engl J Med*. 2012, **366**, 2171 – 2179.

[15] Veronesi U, Adamus J, Aubert C, Bajetta E, Beretta G, *et al*. A randomized trial of adjuvant chemotherapy and immunotherapy in cutaneous melanoma. *N Engl J Med*. 1982, **307**, 913 – 916.

[16] Chapman PB, Hauschild A, Robert C, Haanen JB, Ascierto P, *et al*.; BRIM – 3 Study Group. Improved survival with vemurafenib in melanoma with BRAF V600E mutation. *N Engl J Med*. 2011, **364**, 2507 – 2516.

[17] Long GV, Stroyakovskiy D, Gogas H, Levchenko E, de Braud F, *et al*. Dabrafenib and trametinib versus dabrafenib and placebo for Val600 BRAF-mutant melanoma: a multicentre, double-blind, phase 3 randomised controlled trial. *Lancet*. 2015, **386**, 444 – 451.

[18] National Institute for Health and Care Excellence. NICE recommends combined drug therapy proven to extend life for skin cancer. Available at: https://www. nice. org. uk/news/press-and-media/nice-recommends-combined-drug-therapy-proven-to-extend-life-for-skin-cancer (accessed 08. 09. 2017).

[19] Robert C, Thomas L, Bondarenko I, O'Day S, Weber J, *et al*. Ipilimumab plus dacarbazine for previously untreated metastatic melanoma. *N Engl J Med*. 2011, **364**, 2517 – 2526.

[20] Hodi FS, O'Day SJ, McDermott DF, Weber RW, Sosman JA, *et al*. Improved survival with ipilimumab in patients with metastatic melanoma. *N Engl J Med*. 2010, **363**, 711 – 723.

[21] Robert C, Schachter J, Long GV, Arance A, Grob JJ, *et al*. KEYNOTE – 006 investigators. Pembrolizumab versus Ipilimumab in Advanced Melanoma. *N Engl J Med*. 2015, **372**, 2521 – 2532.

[22] Larkin J, Chiarion-Sileni V, Gonzalez R, Grob JJ, Cowey CL, *et al*. Combined nivolumab and ipilimumab or monotherapy in untreated melanoma. *N Engl J Med*. 2015, **373**, 23 – 34.

[23] Chapman PB, Einhorn LH, Meyers ML, Saxman S, Destro AN, *et al*. Phase III multicenter randomized trial of the Dartmouth regimen versus dacarbazine in patients with metastatic melanoma. *J Clin Oncol*. 1999, **17**, 2745 – 2751.

[24] Middleton MR, Grob JJ, Aaronson N, Fierlbeck G, Tilgen W, *et al*. Randomized phase III study of temozolomide versus dacarbazine in the treatment of patients with advanced metastatic malignant melanoma. *J Clin Oncol*. 2000, **18**, 158 – 166.

3.10　睾丸癌

关键点

（1）与大多数其他癌症相比,睾丸癌更常见于年轻男性。

（2）肿瘤标志物甲胎蛋白（alpha-fetoprotein, AFP）、人绒毛膜促性腺激素（human chorionic gonadotropin, hCG）和乳酸脱氢酶（lactate dehydrogenase, LDH）在睾丸癌的诊断和监测中发挥重要作用。

（3）铂类药物化疗的出现显著改善了睾丸癌的预后。最常用的治疗方案 BEP 方案包括顺铂、依托泊苷和博来霉素。

3.10.1　流行病学

睾丸癌被认为是一种相对罕见的疾病,约占全球所有男性癌症的1%[1]。世界范围内睾丸癌的发病率存在明显的差异,西欧报告的发病率最高,年龄标准化的发病率约为 8/10 万人。北非的发病率则低得多,约为 0.6/10 万[2]。不同种族人群的发病率也存在差异,美国的一项研究报告称,与黑种人相比,白种人患睾丸癌的可能性大约是其 5 倍[3]。睾丸癌发病率也与年龄密切相关,令人惊讶的是,与我们在大多数其他癌症中观察到的情况正好相反,睾丸癌发病率在年轻男性中报告的最多。事实上,该疾病最常见于 30~34 岁年轻人,发病率约为 16/10 万,相比之下,65~69 岁年龄段的发病率为 1/10 万[4]。一个可能的原因是不同年龄范围人群中雌激素水平的变化不同。也有人认为,母亲子宫内的高雌激素水平可能促进胎儿出生后睾丸癌的发生[5];环境因素也被认为在睾丸癌发展中起作用。挪威的一项研究表明,二战期间挪威被德国占领时出生的婴儿与战争前后出生的婴儿相比,睾丸癌的发病率较低,这表明早期的环境因素如饮食变化和污染,可能在发

Anticancer Therapeutics: From Drug Discovery to Clinical Applications, First Edition.
Adam Todd, Paul W. Groundwater and Jason H. Gill.
© 2018 John Wiley & Sons Ltd. Published 2018 by John Wiley & Sons Ltd.

病机制中起到了作用[6]。

从时间趋势来看,睾丸癌的发病率在最近 40 年中增加了一倍多。其原因尚不清楚,但这一观察现象进一步支持了环境因素在睾丸癌发病机制中起重要作用的假说。然而令人高兴的是,尽管睾丸癌的发病率在过去 40 年中增加了一倍多,但睾丸癌的死亡率却下降了 75% 以上。出现这种情况的原因很多,其中一种合理的解释是以铂类药物为基础的化疗治疗方案的出现(更多信息见后文)。

超过 95% 的睾丸肿瘤起源于生殖细胞,其中有两种主要类型的生殖细胞肿瘤:精原细胞瘤和非精原细胞瘤(图 3.10.1)。约 45% 的睾丸癌为精原细胞瘤,其余大部分为非精原细胞瘤[7]。非精原细胞瘤包括:

(1)胚胎癌(在显微镜下看起来像非常早期的胚胎;它们往往生长迅速并可扩散到睾丸以外)。

(2)卵黄囊癌(在显微镜下看起来像早期人类胚胎的卵黄囊;常发生于儿童,对化疗响应良好)。

(3)绒毛膜癌(一种极具侵袭性的睾丸癌,很可能转移至肺、骨和脑;不过这种形式的睾丸癌相当罕见)。

(4)畸胎瘤(在显微镜下看起来像发育中胚胎 3 层中的每一层:内胚层、中胚层和外胚层;单纯畸胎瘤相当罕见)。

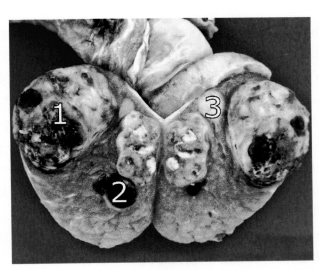

图 3.10.1 睾丸生殖细胞肿瘤,包括胚胎癌(1)、畸胎瘤(2)和精原细胞瘤(3)(https://radiopaedia.org/articles/testicular - teratoma)。来源: Courtesy of A. Prof Frank Gaillard. Reproduced with kind permission of Radiopaedia

大多数非精原细胞瘤是多种肿瘤的混合类型,尽管它们也可能包括精原细胞瘤和非精原细胞瘤的组合(总体而言,包含精原细胞瘤成分和非精原细胞瘤成分的肿瘤仍将被视为非精原细胞瘤）。非精原细胞瘤被认为比精原细胞瘤更具侵袭性，也更容易转移。然而正如我们将在治疗章节中所了解到的，尽管精原细胞瘤和非精原细胞瘤之间存在一两个关键性的差异，癌症类型不会显著影响治疗方法。

3.10.2 症状

睾丸癌最常见的症状是睾丸的某一部分出现肿块或肿胀。肿块常常质硬，就像一颗小豌豆（当然，肿块也可能会大得多，这取决于肿瘤的大小）。但是，这并不意味着在睾丸中发现的所有肿块都是癌变的，在大多数情况下，它们都是良性的；目前的估计表明，不到4%的睾丸肿块可发生癌变[8]。其他症状包括具有阴囊沉重或睾丸疼痛等感觉。疼痛类型可能为钝痛或剧痛。由于这些症状主要发生在年轻男性中（并且年轻男性非常不愿意去看医生，尤其是当疾病与睾丸相关时），因此会有一些针对年轻男性的健康宣传活动，应鼓励他们定期检查睾丸，发现任何肿块应寻求医疗建议。这些健康宣传活动还试图以正确的方式教育年轻人进行睾丸自检①，即：

（1）一次检查一个睾丸。

（2）用拇指和双手的手指捏住睾丸，用手指均匀地滚动睾丸。

（3）如果发现任何硬肿块，光滑或圆形肿块，或在大小、形状或均一性等方面有变化，请立即就医。

许多宣传活动收效甚好，尽管仍有部分男性无视症状，不寻求医生建议。这方面有名的例子包括前凯尔特人足球运动员 John Hartson 和前职业自行车运动员 Lance Armstrong，Lance Armstrong 由于服用兴奋剂，他连续 7 次获得的环法自行车赛冠军资格被取消。John Hartson 和 Lance Armstrong 他们都发现睾丸有肿块，但是却忽视了这些迹象，这种情况在 John Hartson 身上长达 4 年，这意味着当他们求医时，癌症已经扩散到了他们的肺和脑。值得庆幸的是，通过手术干预和化疗，他们到目前为止都还活着。此后，这两名运动员都建立了基金会以援助癌症幸存者：John Hartson 基金会（使用口号"抓住生命的球"）和 Lance Armstrong 基金会（自"兴奋剂事件"以后，已更名为 Livestrong 基金会）。

到目前为止，我们提到的所有症状都与癌症局限于睾丸部位相关。在癌症扩散的病例（如 John Hartson 和 Lance Armstrong 的病例）也可能出现全身症状。这些症状不具有特异性，它们包括呼吸急促、持续咳嗽、严重头痛、咯血和腰痛。

3.10.3 诊断

如果在睾丸内发现肿块，医生首先要做的一件事就是进行超声检查（图 3.10.2）。这

① 重要的是要注意，男性睾丸通常会出现一个比另一个大的情况。一个睾丸下垂到比另一个更低的位置也是正常的。

是一种无痛技术,有助于确定肿块里是否充满液体或肿块是否为实性(实性肿块更能提示癌症)。

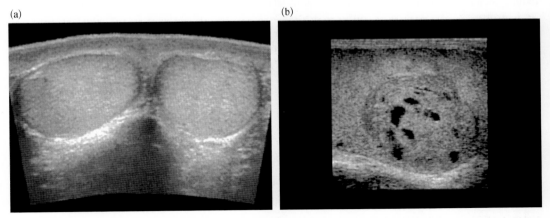

图 3.10.2 正常健康睾丸(a)和胚胎癌睾丸(b)的超声检查。来源:Reproduced with kind permission of Dr. Greetsma, http://www. ultrasoundcases. info/Slide-View. aspx? cat = 583&case=2517

另一种可能更简单的检查方法是用明亮的光线照射阴囊来观察光线是否穿过阴囊:如果肿块充满液体,光线将穿过阴囊,而如果是肿块是固体性质,光线将不会穿过阴囊。虽然这种检测方法易于操作,但不应取代更成熟的超声检查。

血液检查也常常进行。虽然这些不能证实或否定睾丸癌的存在,但它们可以支持诊断,特别是有助于区分不同类型的肿瘤。血液检查将寻找以下肿瘤标志物:

(1)AFP。

(2)hCG。

(3)LDH。

你可能听说过 hCG,hCG 是一种妇女在妊娠时产生的激素,实际上是许多妊娠试验是用来确认妊娠的。AFP 是在胎儿发育过程中产生的一种糖蛋白,被认为是血清白蛋白的胎儿形式(因此妊娠时 hCG 和 AFP 水平均升高),而 LDH 是一种细胞内的酶,其可以催化丙酮酸和乳酸盐的相互转化,在其他疾病状态下也可升高,如肝脏和肾脏疾病。AFP 和 hCG 升高提示非精原细胞瘤,而精原细胞瘤中仅 hCG 水平(非 AFP 水平)升高。然而值得注意的是,睾丸癌可以以多种肿瘤类型的混合物的形式存在(不过含有精原细胞瘤和非精原细胞瘤成分的肿瘤总体上仍然被认为是非精原细胞瘤)。精原细胞瘤和非精原细胞瘤中的 LDH 水平均可能升高,这通常提示疾病扩散[9]。这些肿瘤标志物也是疾病预后的有用指标:术后肿瘤标志物水平较高提示预后较差[10]。此外,这些标志物也可用于监测治疗响应情况和检测疾病复发情况。例如,在手术切除癌性睾丸(称为睾丸切除术或睾丸切除术)后,hCG 水平升高提示疾病持续存在,而术后 hCG 再次升高提示疾病可能复发。基于上述内容,肿瘤标志物应该在治疗期间和治疗后都进行监测,但以后会对此进行更多的监测。

与其他癌症相比,阳性的超声结果和肿瘤标志物水平的升高通常足以支持睾丸癌的诊断。人们认为进行活组织检查会显著增加癌症扩散的风险,所以活组织检查往往不在手术前进行。一旦阳性确诊,患者将进行 CT 或 MRI 扫描(通常是腹部、骨盆、胸部/肺部和脑部)以确定癌症是否扩散。这些检测完成后,将通过手术切除癌变的睾丸并进行活检来确定肿瘤类型,然后可以对癌症进行分期,相关内容我们将在下文讨论。

3.10.4 分期

睾丸癌的分期仍然是基于 TNM 分期系统。尽管睾丸癌具有特异性,但在肿瘤分期过程中还有一个额外的方面需要考虑:肿瘤标志物血清水平(或简称 S)。如果我们回想一下诊断部分的内容,我们提到过,LDH、hCG 和 AFP 是睾丸癌的重要肿瘤标志物。正如表 3.10.1 所示,这些肿瘤标志物可以用于肿瘤的分期。肿瘤大小(T)、是否累及淋巴结(N)及是否存在任何转移性疾病(M)(表 3.10.2)等可以与血清水平(S)结合起来,在整体上对癌症进行分期(表 3.10.3)。除此之外,还可以基于国际生殖细胞癌症协作组(International Germ Cell Cancer Collaborative Group, IGCCCG)指南对癌症的分期进行预分析。

表 3.10.1 肿瘤标志物的血清水平

血清	LDH	hCG(mU/mL)	AFP(ng/mL)
Sx	不可用	不可用	不可用
S0	正常	正常	正常
S1	$<1.5 \times N^*$ 且	<5 000 且	<1 000
S2	$1.5 \sim 10 \times N^*$ 或	5 000~50 000 或	1 000~10 000
S3	$10 \times N^*$ 或	>50 000 或	>10 000

注:N^* 表示 LDH 测定的正常值上限;S 表示血清水平。

表 3.10.2 UICC 提出的睾丸癌 TNM 分期(第七次修订版)

TNM 分期	描述
肿瘤(T)	
Tx	无法评估原发性肿瘤
T0	无原发性肿瘤证据
T1	肿瘤局限于睾丸和附睾,无血管/淋巴管浸润;肿瘤可侵犯白膜,但不侵犯鞘膜
T2	肿瘤局限于睾丸和附睾,伴血管/淋巴管浸润,或肿瘤延伸穿过白膜累及鞘膜
T3	肿瘤侵犯精索,伴或不伴血管/淋巴管浸润
T4	肿瘤侵犯阴囊,伴或不伴血管/淋巴管浸润

TNM 分期	描　　述
淋巴结(N)	
Nx	无法评估区域淋巴结
N0	无区域淋巴结转移
N1	转移伴最大尺寸≤2 cm 的淋巴结肿块或 5 个或以下的阳性淋巴结,最大尺寸不超过 2 cm
N2	转移,淋巴结肿块最大尺寸超过 2 cm 但不超过 5 cm;或 5 个以上淋巴结阳性不超过 5 cm;或有肿瘤结外扩展证据
N3	转移伴最大尺寸超过 5 cm 的淋巴结肿块
转移(M)	
M0	无远处转移
M1	
M1a	非区域淋巴结或肺转移
M1b	非区域淋巴结和肺以外的远处转移

表 3.10.3　来自 T(肿瘤)、N(淋巴结)、M(转移)和 S(血清)状态的睾丸癌分期

分期	肿瘤(T)	淋巴结(N)	转移(M)	血清(S)	预后组 (非精原细胞瘤)	预后组 (精原细胞瘤)
Ⅰ A	T1	N0	M0	S0	—	—
Ⅰ B	T2~T4	N0	M0	S0	—	—
Ⅰ S	任何 T	N0	M0	S1	良好	—
Ⅰ S	任何 T	N0	M0	S2	中间	—
Ⅰ S	任何 T	N0	M0	S3	差	—
Ⅱ A	任何 T	N1	M0	S0	—	—
Ⅱ A	任何 T	N1	M0	S1	—	—
Ⅱ B	任何 T	N2	M0	S0	良好	—
Ⅱ B	任何 T	N2	M0	S1	良好	—
Ⅱ C	任何 T	N3	M0	S0	良好	良好
Ⅱ C	任何 T	N3	M0	S1	良好	良好
Ⅲ A	任何 T	任何数量	M1a	S0	良好	良好
Ⅲ A	任何 T	任何数量	M1a	S1	良好	良好
Ⅲ B	任何 T	N1~N3	M0	S2	中间	良好
Ⅲ B	任何 T	任何数量	M1a	S2	中间	良好
Ⅲ C	任何 T	任何数量	M1a	S3	差	良好
Ⅲ C	任何 T	N1~N3	M0	S3	差	良好
Ⅲ C	任何 T	任何数量	M1b	任何 S	差	中间

注:绿色表示可为患者提供可能的治愈性手术,而红色表示在许多情况下手术将被视为无效。琥珀色表示将根据具体情况决定是否进行手术。

　　正如我们提到,尽管睾丸癌的发病率有所上升,但现在仍有越来越多的人存活下来。的确,Ⅰ 期肿瘤现在 5 年生存率略低于 100%,而 Ⅱ 期肿瘤的 5 年生存率为 95%[11]。对于

Ⅲ期肿瘤,尽管不同亚期之间存在差异,但是总体上 5 年生存率约为 80%;ⅢA 期 5 年生存率为 91%,ⅢB 期 5 年生存率为 79%,ⅢC 期 5 年生存率约为 48%[12]。

3.10.5　治疗

第一种治疗方法通常是手术切除癌变的睾丸。尽管这一决定通常是基于超声检查和肿瘤标志物升高的检测结果,而不是预期的肿瘤活检,但做这些决定非常谨慎,外科医生只有在确信癌变的情况下才会切除一个睾丸。在大多数情况下,当一个睾丸被切除,另一个睾丸将会起代偿作用,所以没有持久性的影响。然而,如果切除了两个睾丸,机体将不再能产生睾酮。在这种情况下,鉴于大多数男性睾丸癌患者都是育龄期男性,应考虑使用精子库,以确保患者将来仍可生育子女(如果他们愿意)。睾酮的补充也可以帮助减轻与睾酮缺乏相关的症状(如性欲降低)。

手术后,当癌症已经完全分期时,可以决定采用何种最适合的治疗方法来确保患者获得最佳的可能结果,确定癌症是精原细胞瘤还是非精原细胞瘤在这一过程中非常重要。我们将首先考虑精原细胞瘤的治疗:对于Ⅰ期精原细胞瘤,如果其被认为是低风险,那么监测是首选策略(换句话说,我们密切关注患者来定期监测肿瘤标志物)。然而,如果医生判断Ⅰ期精原细胞瘤是高风险类型,推荐辅助化疗与一周期的单药卡铂的联用(AUC 7)。第 2.1.3 节内容涉及了 AUC:在 Calvert 公式中 AUC 可以用来计算卡铂的剂量。关键的问题是我们如何确定癌症是低风险还是高风险? 这个决定是基于 Warde 和他的同事们的工作,他们通过多变量分析发现肿瘤大小和睾丸网①的浸润是Ⅰ期精原细胞瘤复发的重要预测因子[13]。如果肿瘤小于 4 cm 且睾丸网没有被侵犯,则认为是低风险,而如果肿瘤大于或等于 4 cm 或睾丸网被侵犯,则认为是高风险。

我们在讨论Ⅱ期和Ⅲ期精原细胞瘤的治疗策略之前,应该对我们在治疗这种疾病方面取得的进展进行历史性回顾。在 20 世纪 50 年代,被诊断为转移性睾丸癌实际上是一种死刑判决:只有 10% 的人在诊断后还可存活 1 年。在 20 世纪 60 年代初,Li 和其同事在这方面取得了一些进展,他们发现化疗可以将生存率从 10% 提高到 20%,这在当时是一个很大的进步,但很显然这样的数据仍然不令人满意[14]。后来的 15 年研究集中在寻找最有效化疗组合,直到 20 世纪 70 年代中期,Einhorn 和 Donohue 发表了他们的里程碑式的论文。这项研究完全改变了我们治疗转移性睾丸癌的方式,它表明引入铂类药物化疗(以顺铂的形式)在当时产生了令人震惊的 64% 的 5 年生存率[15]。基于这项研究的结果,尽管在没有随机试验的情况下,FDA 批准顺铂作为一种商业药物,现在看来也是闻所未闻[16]。该研究中描述的治疗方案为使用顺铂、长春碱和博来霉素②进行 4 个周期的治疗,

---

① 睾丸网是一个由精细管组成的网络,连接精子从生精小管到输精管输出端。精子在睾丸网中浓缩。
② 我们在第二部分中没有讲述博来霉素,它是一种天然抗癌剂(由革兰氏阳性菌轮枝链霉菌产生),可诱导 DNA 链断裂。

随后使用长春碱维持治疗 21 个月,该治疗方案确实具有相当大的毒性(在原始文献中,毒性被描述为"显著"),因此后续研究集中在降低毒性和缩短治疗的持续时间。各种各样的临床试验不断取得进展,在 20 世纪 80 年代早期,一项随机Ⅲ期临床试验比较了 4 个周期的顺铂、长春碱和博来霉素(一种称为 PVB 方案的治疗方案)与 4 个周期的博来霉素、依托泊苷和顺铂(一种称为 BEP 的治疗方案)。在接受 PVB 方案的治疗组中,74% 的患者无疾病进展,相比之下,接受 BEP 方案的治疗组中 83% 的患者为无疾病进展[17]。更重要的是,不仅疗效有所改善,BEP 方案的毒性低于 PVB 方案,这意味着更多患者能够耐受,因此 BEP 方案优于 PVB 方案。但这并不是说 BEP 方案安全且可以避免不良反应;事实远非如此,连续周期的 BEP 方案给药可引起蓄积诱导的肾毒性、神经毒性、耳毒性及博来霉素诱导的肺毒性。这些蓄积的不良反应特别具有挑战性,因为在 Einhorn 和 Donohue 最初的研究中,该治疗持续了 2 年。在尝试减轻这些不良反应的过程中,有另外两个问题需要面对:BEP 方案的治疗周期数是否可以减少,引起毒性的药物(即顺铂和博来霉素)是否可以用其他毒性较低的药物替代? 这些设想通过临床试验进一步研究后表明,对于转移性睾丸癌预后良好的患者,取消第 4 个 BEP 方案的治疗周期似乎不会影响疗效,而毒性却显著降低[18]。进一步的研究还表明,用毒性较低的卡铂替代顺铂(这通常是在肺癌治疗中才采用)或去除 BEP 方案中的博来霉素成分(留下 EP)则效果不佳[19,20]。从现代医学角度看来,所有的这些工作都是非常成功的。现在来看,60 多年前 90% 的转移性睾丸癌患者在确诊后 1 年内死亡的数据着实令人震惊。值得庆幸的是,自 Einhorn 和 Donohue 具有里程碑意义的研究以来,通过高质量的研究,我们通过使用依托泊苷替代长春碱减少了 PVB 方案的毒性问题,并在绝大多数患者中将治疗持续时间从 2 年缩短至 9 周左右。

如今,基于上述成功的研究结果,如果患者被诊断为ⅡA、ⅡB 或ⅡC 期精原细胞瘤,3 个周期的 BEP 化疗是首选治疗方案[21]。同样地,如果患者根据 IGCCCG 标准被诊断为预后良好的Ⅲ期疾病(即ⅢA 期),则首选治疗为 3 个周期的 BEP 化疗方案。但是如果患者被诊断为预后中等(即ⅢC 期)的Ⅲ期疾病,建议进行 4 个周期的 BEP 化疗方案。

对于非精原细胞瘤,尽管其与精原细胞瘤存在较大差异,但其治疗策略与精原细胞瘤相似[22]。与精原细胞瘤相比,对于Ⅰ期疾病,患者可以根据是否存在血管浸润被分为低风险和高风险。对于低风险疾病(ⅠA 期)患者,在切除肿瘤后选择的治疗方案是监测。对于高风险疾病(IB 期)患者,有两种治疗方案可供选择:监测或给予 1~2 个周期的 BEP 化疗。由于没有给予化疗,监测方案看起来更有利,但使用这种方案确实有 40%~50% 的复发风险(意味着最终将需要 3 个周期的 BEP 化疗)。虽然给一个或两个周期的 BEP 化疗会导致更多的不良反应发生,但它确实将复发风险降低到了 3% 左右。对于标记物阴性(即 S0)的ⅡA 期疾病,可能适合每 6 周密切随访患者的腹部影像学检查,直至观察到消退或进展。对于标记物为阳性的ⅡA 期(即 S1)、ⅡB 期和ⅡC 期疾病,应给予 3 个周期的 BEP 化疗。关于 IS 期和Ⅲ期,对于预后良好的患者(表 3.10.3),建议进行 3 个周期的

BEP 化疗,而对于预后中等或较差的患者,建议进行 4 个周期的 BEP 化疗。

迄今,在我们讨论过的精原细胞瘤和非精原细胞瘤的化疗方法中,主要的治疗方法是 BEP 化疗,唯一不同的是周期数。然而,BEP 化疗的问题在于它会引起肺部相关的毒性;这对于从事大量运动的年轻患者或重度 COPD 患者来说可能是个问题。这方面的一个很好的例子是 Lance Armstrong。在确诊时,他已经赢得了多个环法自行车赛的比赛。他先接受了 1 个周期的 BEP 化疗,但随后决定改为另一种称为 VIP(依托泊苷、异环磷酰胺和顺铂)替代治疗方案,以便能保护他的肺功能,从而使他能够再次作为职业运动员进行自行车运动。在治疗转移性睾丸癌方面,VIP 治疗方案的治疗效果与 BEP 化疗相当,但其可引起更多的血液学毒性(如中性粒细胞减少)。值得注意的是,VIP 治疗方案似乎没能避免与 BEP 化疗相关的肺部毒性问题[23]。因此,在 BEP 化疗不耐受的情况下,VIP 治疗方案作为二线治疗方案在治疗晚期睾丸癌中具有重要作用。

在随访方面,在最后一个化疗周期后大约 4 周内,患者应进行肿瘤标志物(LDH、hCG 和 AFP)和影像学(如 CT 或 MRI 扫描)的检查,以确保没有残留的肿瘤病灶。尽管检测频率有所降低,但是这些检查应该持续数年以确保癌症没有复发。在发现肿瘤标志物升高的情况下(这是检测复发的最常见方法),应至少每周对患者进行一次评估,因为这表明存在活动性的睾丸癌,需要非常专业的多学科治疗方案。如果癌症复发,治疗方法可称为补救化疗,如有可能,还包括手术。值得注意的是,癌症复发并不一定意味着癌症对铂类药物化疗耐药。实际上,虽然尚不明确哪种挽救化疗方案最有效,但这种情况下顺铂仍然是主要的治疗方案,包括 VIP(依托泊苷、异环磷酰胺和顺铂)、TIP(帕西他赛、异环磷酰胺和顺铂)和 VeIP(长春碱、异环磷酰胺和顺铂)[24]。

参考文献

[1] Purdue MP, Devesa SS, Sigurdson AJ, McGlynn KA. International patterns and trends in testis cancer incidence. *Int J Cancer.* 2005, **115**, 822 – 827.

[2] Globcan 2012. Estimated cancer incidence, mortality and prevalence worldwide in 2012. International Agency for Research on Cancer. World Health Organisation. Available at: http://globocan. iarc. fr/ (accessed 10. 09. 2017).

[3] Bosl GJ, Motzer RJ. Testicular germ-cell cancer. *N Engl J Med.* 1997, **337**, 242 – 253.

[4] Cancer incidence by age. Cancer Research UK. Available at: http://www. cancerresearchuk. org/ health-professional/cancer-statistics/statistics-by-cancer-type/testicular-cancer/incidence # heading-One (accessed 10. 09. 2017).

[5] Horwich A, Shipley J, Huddart R. Testicular germ-cell cancer. *Lancet.* 2006, **367**, 754 – 765.

[6] Wanderås EH, Tretli S, Fosså SD. Trends in incidence of testicular cancer in Norway 1955 – 1992. *Eur J Cancer.* 1995, **31A**, 2044 – 2048.

[7] Types of testicular cancer. Cancer Research UK. Available at: http://www. cancerresearchuk. org/ about-cancer/type/testicular-cancer/about/types-of-testicular-cancer) (accessed 10. 09. 2017).

[8] Testicular cancer symptoms. Cancer Research UK. Available at: http://www. cancerresearchuk. org/ about-cancer/type/testicular-cancer/about/testicular-cancer-symptoms (accessed 10. 09. 2017).

[9]　Gori S, Porrozzi S, Roila F, Gatta G, De Giorgi U, et al. Germ cell tumours of the testis. *Crit Rev Oncol Hematol*. 2005, **53**, 141 – 164.

[10]　The International Germ Cell Cancer Collaborative Group. International Germ Cell Consensus Classification: a prognostic factor-based staging system for metastatic germ cell cancers. *J Clin Oncol*. 1997, **15**, 594 – 603.

[11]　Testicular cancer stages. Cancer Research UK. Available at: http://www. cancerresearchuk. org/about-cancer/type/testicular-cancer/treatment/testicular-cancer-stages (accessed 10. 09. 2017).

[12]　Oldenburg J, Fosså SD, Nuver J, Heidenreich A, Schmoll HJ, et al.; ESMO Guidelines Working Group. Testicular seminoma and non-seminoma: ESMO Clinical Practice Guidelines for diagnosis, treatment and follow-up. *Ann Oncol*. 2013, **24** (**Suppl 6**), vi125 – 132.

[13]　Warde P, Specht L, Horwich A, Oliver T, Panzarella T, et al. Prognostic factors for relapse in stage I seminoma managed by surveillance: a pooled analysis. *J Clin Oncol*. 2002, **20**, 4448 – 4452.

[14]　Li MC, Whitmore WF Jr, Golbey R, Grabstald H. Effects of combined drug therapy on metastatic cancer of the testis. *JAMA*. 1960, **174**, 1291 – 1299.

[15]　Einhorn LH, Donohue J. *cis*-Diamminedichloroplatinum, vinblastine, and bleomycin combination chemotherapy in disseminated testicular cancer. *Ann Intern Med*. 1977, **87**, 293 – 298.

[16]　Hanna N, Einhorn LH. Testicular cancer: a reflection on 50 years of discovery. *J Clin Oncol*. 2014, **32**, 3085 – 3092.

[17]　Williams SD, Birch R, Einhorn LH, Irwin L, Greco FA, et al. Treatment of disseminated germ-cell tumors with cisplatin, bleomycin, and either vinblastine or etoposide. *N Engl J Med*. 1987, **316**, 1435 – 1440.

[18]　Einhorn LH, Williams SD, Loehrer PJ, Birch R, Drasga R, et al. Evaluation of optimal duration of chemotherapy in favorable-prognosis disseminated germ cell tumors: a Southeastern Cancer Study Group protocol. *J Clin Oncol*. 1989, **7**, 387 – 391.

[19]　Horwich A, Sleijfer DT, Fosså SD, Kaye SB, Oliver RT, et al. Randomized trial of bleomycin, etoposide, and cisplatin compared with bleomycin, etoposide, and carboplatin in good-prognosis metastatic nonseminomatous germ cell cancer: a Multiinstitutional Medical Research Council/European Organization for Research and Treatment of Cancer Trial. *J Clin Oncol*. 1997, **15**, 1844 – 1852.

[20]　de Wit R, Stoter G, Kaye SB, Sleijfer DT, Jones WG, et al.; Importance of bleomycin in combination chemotherapy for good-prognosis testicular nonseminoma: A randomized study of the European Organization for Research and Treatment of Cancer Genitourinary Tract Cancer Cooperative Group. *J Clin Oncol*. 1997, **15** (**5**), 1837 – 43.

[21]　Schmoll HJ, Jordan K, Huddart R, Pes MP, Horwich A, et al.; ESMO Guidelines Working Group. Testicular seminoma: ESMO Clinical Practice Guidelines for diagnosis, treatment and follow-up. *Ann Oncol*. 2010, **21** (**Suppl 5**), v140 – 146.

[22]　Schmoll HJ, Jordan K, Huddart R, Pes MP, Horwich A, et al.; ESMO Guidelines Working Group. Testicular non-seminoma: ESMO Clinical Practice Guidelines for diagnosis, treatment and follow-up. *Ann Oncol*. 2010, **21** (**Suppl 5**), v147 – 154.

[23]　Nichols CR, Catalano PJ, Crawford ED, Vogelzang NJ, Einhorn LH, et al. Randomized comparison of cisplatin and etoposide and either bleomycin or ifosfamide in treatment of advanced disseminated germ cell tumors: an Eastern Cooperative Oncology Group, Southwest Oncology Group, and Cancer and Leukemia Group B Study. *J Clin Oncol*. 1998, **16**, 1287 – 1293.

[24]　Voss MH, Feldman DR, Bosl GJ, Motzer RJ. A review of second-line chemotherapy and prognostic models for disseminated germ cell tumors. *Hematol Oncol Clin North Am*. 2011, **25**, 557 – 576.